SAUTTER

VERLAG FÜR
SYSTEMISCHE
KONZEPTE

Christiane Sautter

Systemische Beratungskompetenz

Das Lehrbuch

mit Beiträgen von

Dr. Christel Kumbruck und Julia Biskupek-Kamleiter

Verlag für Systemische Konzepte

Die Deutsche Nationalbibliothek verzeichnet diese Publikation
in der Deutschen Nationalbibliografie.

Christiane Sautter
mit Beiträgen von Prof. Dr. Christel Kumbruck und Julia Biskupek-Kamleiter
Systemische Beratungskompetenz – Das Lehrbuch

1. Auflage 2009
2., erweiterte Auflage 2016

Redaktion: Carola Fey, Ragna Krbetschek
Satz: Verlag für Systemische Konzepte
Covergestaltung: Martin Burger, www.derBurger.com
Nachweis des Bildmaterials: S. 319
Druck: CPI Ulm

ISBN 978-3-9809936-4-7

Inhalt

Wie Sie sich im Buch zurechtfinden

Um die Übersichtlichkeit zu erhöhen, sind wichtige Inhalte im Text mit verschiedenen Farben gekennzeichnet:

- **Blaue Kästen –** Alles, was den Autorinnen wichtig ist
- **Graue Kästen –** Zitate, Methoden und Theorien anderer Autoren
- **Gelbe Kästen –** Beispiele, Fallstudien
- **Rosa Kästen –** Tabellen
- **Grüne Kästen –** Was Sie brauchen, um die Interventionen durchzuführen

Jede Seite ist außen zusätzlich mit dem Thema des Kapitels beschriftet:

- **Blaue Beschriftung der Seite:** Grundlagen, Methodik
- **Rote Beschriftung der Seite:** Interventionen

Wichtige Begriffe und Themen sind im Text auf zwei Arten vernetzt:

- durch Querverweise auf die Seiten, auf denen der Begriff erklärt oder das Thema umfassend behandelt wird
- durch das Stichwortverzeichnis

Vor jedem der neun Teile gibt ein Mindmap eine erste Übersicht über die behandelten Themen.
Im Anschluss an die Kapitel erhalten Sie Vorschläge zum Literaturstudium.
Das Literaturverzeichnis am Ende des Buches informiert Sie über die Herkunft jeder zitierten Quelle. Darüber hinaus finden Sie Literatur, mit deren Hilfe Sie die Themen vertiefen können.

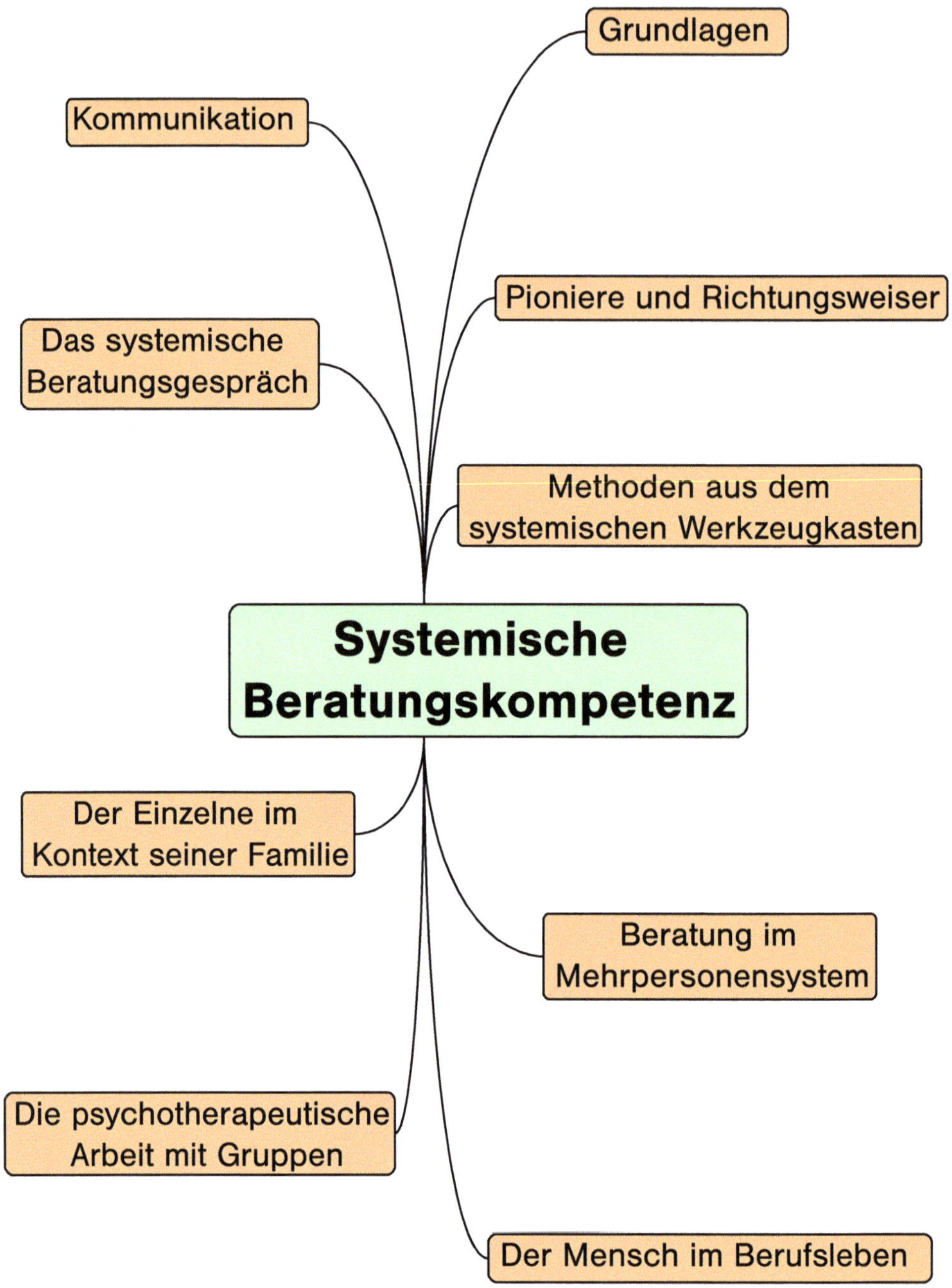
Grundlagen
Kommunikation
Pioniere und Richtungsweiser
Das systemische Beratungsgespräch
Methoden aus dem systemischen Werkzeugkasten
Systemische Beratungskompetenz
Der Einzelne im Kontext seiner Familie
Beratung im Mehrpersonensystem
Die psychotherapeutische Arbeit mit Gruppen
Der Mensch im Berufsleben

Teil 1: Grundlagen

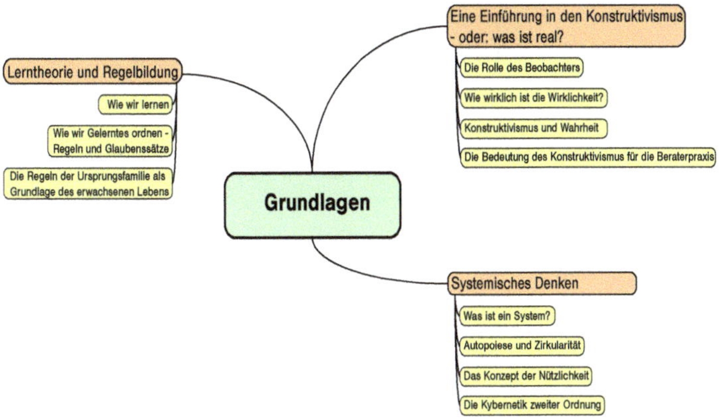

Eine Einführung in den Konstruktivismus – oder was ist real?

„Alles Wissen, wie immer man es auch definieren mag, existiert nur in den Köpfen von Menschen, und das denkende Subjekt kann sein Wissen nur auf der Grundlage seiner Erfahrungen konstruieren. Was wir aus unserer Erfahrung machen, das allein bildet die Welt, in der wir bewusst leben.“ Ernst von Glasersfeld, 1997

In diesem Kapitel befassen wir uns mit einer grundlegenden Frage, deren Beantwortung sich ganz zentral darauf auswirken wird, wie wir die Welt, unsere Mitmenschen und damit unsere Klienten verstehen. Die Frage lautet: Gibt es eine allgemeingültige Realität, nach der sich jeder zu richten hat? Oder nimmt jeder die Wirklichkeit aufgrund seiner Persönlichkeit und seiner Prägung auf seine eigene Weise wahr? Diese Frage erörtert die konstruktivistische Philosophie, die Schlippe und Schweitzer in ihrem Lehrbuch der systemischen Therapie und Beratung *„derzeit die erkenntnistheoretische Grundlage systemischen Denkens“* (2003, S.87) nennen. Aus diesem Grund darf dieses Thema in einem Lehrbuch über systemische Beratungskompetenz nicht fehlen.

Diese Überlegungen sind, zugegebenermaßen, überhaupt nicht neu; fast 2500 Jahre lang versuchten die Forscher des Abendlands, die Welt zu verstehen. Die meisten Denker gingen davon aus, die Welt sei real, eine Wirklichkeit, die unabhängig vom Menschen existiere. Demgegenüber gab es durchaus auch andere Strömungen, nämlich diejenigen, die darauf hinwiesen, dass es ja der Mensch sei, der die ihn umgebenden Phänomene wahrnehme, und dass die *„absolute Wahrheit“* deshalb immer durch die Sichtweise des Betrachters eingefärbt sei. Bereits 500 v. Chr. sagte der Sophist Protagoras den Satz: *„Aller Dinge Maß ist der Mensch.“*

Die Rolle des Beobachters

„Objektivität ist die Wahnvorstellung,
Beobachtungen könnten ohne Beobachter gemacht werden."

Heinz v. Foerster (1998)

Mag der „subjektive" Einfluss menschlicher Wahrnehmung in den Geisteswissenschaften gerade noch toleriert worden sein, ging die Naturwissenschaft immer davon aus, dass es eine vom Menschen unabhängige Realität gebe, die objektiv wahrgenommen werden könne. Ein wissenschaftlicher Versuch muss demnach objektiv, zuverlässig und gültig sein, um einen Sachverhalt zu beweisen. Der Soziologe und Psychologe Prof. Dr. Andreas Diekmann schreibt dazu in seinem Lehrbuch über die empirische Sozialforschung: *„Der Grad der Objektivität eines Messinstruments bringt zum Ausdruck, in welchem Ausmaß die Ergebnisse unabhängig sind von der jeweiligen Person, die das Messinstrument anwendet. Vollständige Objektivität liegt vor, wenn zwei Anwender A und B mit dem gleichen Messinstrument jeweils übereinstimmende Resultate erzielen"* (1996, S.216). Die Eigenschaften des Beobachters dürfen also keinesfalls in die Beschreibung des Beobachteten eingehen.

Der Grundpfeiler *„Objektivität"* wurde jedoch Anfang des zwanzigsten Jahrhunderts durch die Arbeiten des Physikers Werner Heisenberg (1925 und 1927) erschüttert. Dieser stellte bei seinen Forschungen in der Quantenphysik fest, dass der Messvorgang an sich einen entscheidenden Einfluss auf die Reaktion des Gemessenen nimmt und formulierte: *„Wir können nicht beobachten, ohne das zu beobachtende Phänomen zu stören"* (1969, S.154) Heisenberg nannte seine Entdeckung *„Unschärferelation"*. Damit geriet die naturwissenschaftliche Bastion der absoluten Objektivität ins Wanken. Heisenberg schrieb: *„Auch in der Naturwissenschaft ist also der Gegenstand der Forschung nicht mehr die Natur an sich, sondern die der menschlichen Fragestellung ausgesetzte Natur, und insofern begegnet der Mensch auch hier wieder sich selbst"* (1955, S.18).

Dr. Diekmann unterscheidet in seinem Lehrbuch denn auch zwischen der *Durchführungsobjektivität* und der *Auswertungsobjektivität* (1996, S.216 ff.). Obwohl eine Versuchsanordnung genau gleich ausgeführt wird, können verschiedene Menschen durchaus zu unterschiedlichen Auswertungen kommen.

Die Neurobiologen und Philosophen Francisco Varela und Umberto Maturana (1982), die zu den Begründern des *Radikalen Konstruktivismus* gehören, wiesen darauf hin, dass die Durchführung beeinflusst wird, wenn sich die Fragestellung des Forschers verändert: *„Kein Objekt oder Phänomen ist jemals völlig getrennt von seinem Betrachter. Die eigenen kognitiven Prozesse des Betrachters spezifizieren oder ‚generieren', welche Einheiten in Erwägung gezogen werden"* (Tomm, 1996, S.94).

Wie wirklich ist die Wirklichkeit?

„Bei unserer Wahrnehmung von der Welt vergessen wir alles, was wir dazu getan haben, sie in dieser Weise wahrzunehmen." Fancisco Varela (1981)

Der Beobachter gibt dem, was er beobachtet, eine individuelle Prägung. Wir sagen: Ein Mensch konstruiert auf Grund seiner individuellen Prägung seine Realität. Der Konstruktivismus ist jedoch keine Theorie des Seins; er erklärt nicht, ob die Welt, wie wir sie wahrnehmen, existiert. Der Konstruktivismus ist eine Theorie des Wissens. Er erforscht, wie Menschen das, was sie Wissen nennen, erwerben. *„Wissen aus konstruktivistischer Sicht stellt kein Bild der Welt dar ..., es umfasst vielmehr Handlungsschemata, Begriffe und Gedanken, und es unterscheidet jene, die es für brauchbar hält, von den unbrauchbaren"* (Glasersfeld, 1996, S. 87/188).

Menschen erwerben Wissen nicht zum Spaß! Sie versuchen, gemachte Erfahrungen auszuwerten, um positive Erlebnisse zu wiederholen und negative zu vermeiden. Dabei pflegen sie nur das zu wiederholen, was funktioniert hat. Aus dem funktionierenden Verhalten werden Regeln gebildet, die wir weitergeben. *„Mit anderen Worten, Wissen besteht in den Mitteln und Wegen, die das erkennende Subjekt begrifflich entwickelt hat, um sich an die Welt anzupassen, die es erlebt. Daraus folgt, dass das, was wir gewöhnlich als ‚Tatsachen' bezeichnen, nicht Teile einer vom Beobachter unabhängigen Welt sind, sondern ausschließlich Elemente seiner Erfahrung"* (ebd.).

Wenn wir also davon ausgehen, dass unser Wissen von der Welt nicht mit der objektiven Welt übereinstimmen muss, erhebt sich die Frage, wie wir uns in der Welt überhaupt zurechtfinden. Glasersfeld nennt zwei Faktoren: das naturwissenschaftliche Denken und den gesunden Menschenverstand. Das naturwissenschaftliche Denken wird allgemein als solide betrachtet und wir verlassen uns auf seine Erkenntnisse. Wissenschaftliche Erkenntnisse werden durch Forschung gewonnen, die so ausgelegt ist, dass die Ergebnisse von jedem anderen Forscher ebenfalls zu erreichen sein sollen. Diese Wiederholbarkeit ruft in uns ein Gefühl der Verlässlichkeit hervor, weshalb wir wissenschaftliches Denken gerne dem gesunden Menschenverstand vorziehen. Paul Valéry definiert deshalb Wissenschaft als *„ ... eine Sammlung von Rezepten und Verfahren, die immer funktionieren"* (1957, S.1253).

Den Alltag bewältigen wir eher mit Hilfe des gesunden Menschenverstands. Wir lernen als Kinder, dass andere Menschen die Objekte der Umwelt ähnlich oder gleich bewerten wie wir. Je mehr Menschen unsere Art zu denken, zu handeln und zu fühlen teilen, umso realer wirken unsere Wahrnehmungen für uns. In vielen sozialpsychologischen Studien wurde untersucht, wie sich solche *„Stereotype"* bilden (z. B. Duncan, S.L. 1976). Sie dienen dazu, auf der Grundlage von wenigen Hinweisreizen blitzschnell Urteile zu fällen, ohne weitere Informationen zu benötigen. Dies ermöglicht das meist reibungslose Funktionieren des Alltagslebens, führt aber auch zu Vor- und zu Fehlurteilen.

Die Sozialpsychologen Stürmer und Bodansky fassen zusammen, dass *„das, was Menschen als soziale Realität wahrnehmen, nicht einfach ein Abbild einer irgendwie gearteten ‚objektiven Realität' [ist]. Vielmehr handelt es sich um eine subjektive Konstruktion, die aus einem Zusammenspiel zwischen ‚objektiven' Daten und Erwartungen, Zielen und Bedürfnissen des Wahrnehmenden resultiert"* (2015. S.45).

Konstruktivismus und Wahrheit

Wenn jeder die Welt durch seine „Brille" sieht und es für uns keine Möglichkeit zu geben scheint, die „absolute Wahrheit" zu erkennen, müssen wir dann nicht alle Werte, die wir für „gültig" gehalten haben – religiöse oder humanistische Werte –, ebenfalls in Frage stellen? Der Konstruktivismus ist keine Theorie des Seins, sondern eine Theorie des Wissens. Deshalb entscheidet er grundsätzlich nicht darüber, ob etwas gut oder böse, wahr oder falsch ist. Damit gibt er uns andererseits die Freiheit, unsere eigenen Entscheidungen zu treffen. Zwei Denkmodelle bezüglich „der Wahrheit" seien hier zur Diskussion gestellt:

Alles, was Menschen erfahren, entstammt ihrer eigenen Begrifflichkeit. Doch die Heiligen Schriften, nach denen sich Menschen seit Jahrtausenden richten, sollen aus einer dem menschlichen Denken übergeordneten Dimension stammen und könnten deshalb tatsächlich „wahr" sein. Ein Vertreter dieser Denkrichtung ist der Philosoph Immanuel Kant, *„ein Konstruktivist mit Wahrheitsanspruch"* (Müller 2005). Kant klammerte die *„Metaphysik"* ausdrücklich aus der Erfahrungswelt der Menschen aus, weil sie aus einer anderen Ebene der Wahrheit stamme.

Das zweite Denkmodell regte Heinz von Foerster an, indem er sagte: *„Wir können nur jene Fragen entscheiden, die prinzipiell unentscheidbar sind"* (1989, S.351). Damit meinte er, dass alle anderen Fragen sowieso bereits beantwortet sind. Es ist müßig, sich den Kopf darüber zu zerbrechen, ob zwei mal zwei wirklich vier ergibt. Welche Werte ich für mich und mein Leben annehme und ob ich mich damit einer bereits bestehenden Gruppe anschließe oder mir mein eigenes Werteuniversum erschaffe, darf mich allerdings einige Überlegungen und Entscheidungen kosten.

Im Sinne des Konstruktivismus wäre es denkbar, jedem das Recht zuzugestehen, seine eigenen Werte zu leben. Dann wäre es nicht mehr nötig, sich mit Gewalt von Andersdenkenden abzugrenzen. Stattdessen könnten wir uns austauschen, voneinander lernen und damit die Voraussetzung für ein friedlicheres Zusammenleben auf dem Planeten schaffen. Die Frieden stiftende Möglichkeit des systemisch konstruktivistischen Denkens betont Ernst von Glasersfeld: *„Die Kybernetik hat ein noch viel tiefer greifendes Potential. Ihre Begriffe der Selbstregelung, der Autonomie und der interaktiven Anpassung bieten zum ersten Mal in der Geschichte der westlichen Zivi-*

lisation eine theoretische Grundlage für das Erreichen eines dynamischen Gleichgewichts zwischen menschlichen Individuen, Gruppen und Gesellschaften. Wenn man die heutige Welt betrachtet, dann kann man sich kaum dem Schluss entziehen, dass eine Denkweise, die nicht allein Konkurrenz und Konflikte fördert, sondern ganz bewusst Anpassung und Kooperation unterstützt, vielleicht die einzige Möglichkeit ist, das menschliche Leben auf diesem Planeten zu retten" (1992, S.244).

Der Nutzen für die Beraterpraxis

„Ein System ist nicht ein Etwas, das dem Beobachter präsentiert wird, es ist ein Etwas, das von ihm erkannt wird." Umberto Maturana (1982)

Welchen Nutzen haben diese Überlegungen für die systemische Praxis? Wir wissen, dass die psychischen Prozesse eines Menschen durch die Art und Weise geprägt werden, wie er seine Wirklichkeit wahrnimmt. Die Aufgabe des Beraters besteht darin, die Wirklichkeitskonstruktion des Klienten kennenzulernen. Dies kann der Berater jedoch nur aufgrund seines eigenen Verständnisses von Wirklichkeit tun. Steve de Shazer drückt dies folgendermaßen aus: *„Der Therapeut befasst sich ausschließlich mit seiner Konstruktion dessen, wie sein Klient seine persönliche Realität konstruiert; aus diesen beiden Deutungen konstruieren Klient und Therapeut gemeinsam eine therapeutische Realität"* (2008, S.81).

Der Berater weiß, dass der Klient seine eigene Wirklichkeit konstruiert. Der Klient weiß, was er verändern möchte; er kennt sein Ziel. Der Berater hat aufgrund seiner Ausbildung das Handwerkszeug, um Hypothesen darüber aufzustellen, welche Glaubenssätze dem vom Klienten unerwünschten Verhalten zugrunde liegen können, also aufgrund welcher bewussten oder unbewussten Prägung er seine Wirklichkeit konstruiert. Findet der Klient die Hypothese passend, kann er mit Unterstützung des Beraters Wege finden, mit den Mustern zu arbeiten und diese in gewünschter Weise dem aktuellen Leben anzupassen. Das dazu nötige Handwerkszeug ist Thema dieses Buches.

Was Sie sich einprägen sollten:

- Der Konstruktivismus ist die philosophische Grundlage der systemischen Psychotherapie.
- Es gibt keine Beobachtung ohne Beobachter. Daraus folgt:
- Jeder Mensch konstruiert auf Grund seiner persönlichen Erfahrungen und Prägungen die Art und Weise, wie er die Realität wahrnimmt.
- Die Aufgabe des Beraters besteht darin, den Klienten dabei zu unterstützen, seine Wirklichkeitskonstruktion in dem von ihm gewünschten Sinne zu verändern.

Was Sie lesen sollten: Watzlawick. (2005). *Wie wirklich ist die Wirklichkeit? München:* Piper

Systemisches Denken

In den neunzehnhundertvierziger Jahren erkannten Wissenschaftler verschiedener Fachgebiete zum Teil unabhängig voneinander, dass man die Welt nicht allein dadurch erklären kann, dass man sie in immer kleinere Teilchen zerlegt. Viele Phänomene ließen sich nur dann verstehen, wenn man sie in einem relevanten, größeren Zusammenhang untersuchte. Ein solcher Zusammenhang wird *„System"* genannt. Unter diesen Wissenschaftlern finden wir so berühmte Namen wie den Universalgelehrten Gregory Bateson, den Kommunikationswissenschaftler Paul Watzlawick, den Biophysiker und Mitbegründer der kybernetischen Wissenschaft Heinz von Foerster und den Philosophen und Mathematiker Bertrand Russell. Der Biologe Ludwig von Bertalanffy formulierte 1968 die *„Allgemeine Systemtheorie"*.

Systeme sind Gebilde, die als Einheit zu erkennen sind, obwohl sie sich aus verschiedenen, aufeinander wirkenden Komponenten zusammensetzen. Sie funktionieren nach übergeordneten Prinzipien, wodurch es möglich wird, Phänomene in unterschiedlichen Wissenszweigen zu verstehen und zu erklären. Gregory Bateson galt auf Grund seiner Forschungsprojekte in so verschiedenen Bereichen wie Biologie, Anthropologie, Zoologie, Kunst und Psychologie als Pionier in der Erforschung dieser übergeordneten Prinzipien oder *„Metamuster"*. Er schreibt, *„dass nach meiner Überzeugung die Typen von geistigen Vorgängen, die zur Analyse eines Bereichs taugen, in einem anderen ebenso nützlich sein könnten"* (1996, S.115). Er übertrug die Systemgesetze auf die psychotherapeutische Arbeit und gilt deshalb als „Vater der systemischen Psychotherapie".

Was ist ein System?

Wissenschaftlich ausgedrückt versteht man unter einem System ein Ganzes, das aus verschiedenen, miteinander im Austausch stehenden Teilen besteht. Systeme sind also nach außen hin abgegrenzte Einheiten, die aus Komponenten bestehen, die miteinander kommunizieren. Auch den Menschen kann man als System begreifen, weil sich seine Persönlichkeit aus verschiedenen Facetten, Eigenschaften, Fähigkeiten und Aspekten zusammensetzt, die miteinander kommunizieren. Systeme, die sich aus Lebewesen zusammensetzen, nennen wir im Gegensatz zu den technischen Systemen „lebendig".

Die Mitglieder lebendiger Systeme tauschen sich nicht nur untereinander aus, sondern auch mit ihrer Umwelt. Die Umwelt beeinflusst das System und die Mitglieder des Systems wirken ihrerseits auf die Umwelt ein. Die Grenzen, die das lebendige System als Einheit von anderen lebendigen Systemen trennen, sind nicht geschlossen, sondern überwiegend durchlässig. Sie lassen Einflüsse von außen zu.

Geschlossene Systeme finden sich vor allem in der Technik. Da Maschinen normalerweise nicht oder nur gezielt auf Einflüsse ihrer Umwelt reagieren, ist ihre Reaktion vorhersagbar. Diese Art von Vorhersagbarkeit nennt Heinz von Foerster *„trivial"*, wobei *„trivial"* im Sinne Foersters nicht *„platt"* oder *„seicht"* bedeutet, sondern *„vorhersagbar"*. Maschinen, die verlässlich die Antworten geben, die wir von ihnen erwarten, sind demzufolge *„triviale Maschinen"* (z. B. Foerster, 1997, S.206 f).

Lebendige Systeme können allerdings so tun, als seien sie geschlossen, und versuchen, äußere Einflüsse auszuschließen. Geschlossene Systeme finden wir vor allem bei ideologisch ausgerichteten Gruppierungen, in denen durch jahrelange Einflussnahme versucht wird, Menschen dazu zu bringen, vorhersehbare Reaktionen zu liefern und sie damit sozusagen in *triviale Maschinen* zu verwandeln. Dass dies glücklicherweise eher selten gelingt, liegt daran, dass sich Menschen in ihren Reaktionen im Allgemeinen am Kontext orientieren, also daran, wie sie die Umwelt erleben. Diese wird, wie Sie im vorherigen Kapitel erfahren haben, vor allem auf Grund von Prägungen aus der Vergangenheit interpretiert. Daraus ergibt sich, dass verschiedene Menschen unterschiedlich auf dieselbe Umwelt reagieren.

Eine der wichtigsten Eigenschaften von Systemen besteht darin, dass, wie schon Aristoteles feststellte, *„das Ganze mehr ist als die Summe seiner Teile"*. Wenn man zum Beispiel eine Pflanze oder ein Tier in seine Einzelteile zerlegt, wird es bei beiden nicht möglich sein, die Ganzheit durch Zusammensetzen der Teile wiederherzustellen. Wasser, das aus der Kombination von Sauerstoff und Wasserstoff besteht, ist als Leben spendende Substanz viel mehr als die Summe seiner beiden chemischen Elemente, und das Zusammengehörigkeitsgefühl einer Familie ist nicht allein durch das Zusammenleben von zwei Erwachsenen mit Kindern zu erklären.

Autopoiese und Zirkularität

Eine wichtige Eigenschaft lebendiger Systeme besteht darin, sich selbst zu organisieren, aktiv für ihr Überleben zu sorgen, sich von innen heraus zu erneuern oder von außen neue Komponenten einzuführen. Sie können sich vervielfachen, verändern und stabilisieren. Die Biologen Maturana und Varela (1974) nannten diese Eigenschaft *Autopoiese*. Der Soziologe Niklas Luhmann (1984) wandte diesen Begriff als erster auch auf die Gesellschaft an.

Ein System will seine Stabilität unter allen Umständen erhalten, denn nur diese garantiert sein Fortbestehen. Lebendige Systeme, die vielen Einflüssen ausgesetzt sind, schaffen sich diese Stabilität, indem sie flexibel auf die unterschiedlichen Situationen reagieren. Darum bezeichnen wir das Gleichgewicht in lebendigen Systemen als *Fließgleichgewicht*. Darunter versteht man: *„Die Ausgeglichenheit aller Potentiale und Flüsse in einem gegebenen System einschließlich eventueller Zu- oder Abflüsse eines offenen Systems"* (Lexikon der Geothermie). Deshalb tauschen sich alle Mitglieder eines lebendigen Systems ununterbrochen aus: Sie geben einander *Feedback*.

Um Feedback zu geben, kommunizieren die Mitglieder des Systems. Der Begriff *„Kommunikation"* beschränkt sich hier nicht nur auf gesprochene Informationen – auf Worte –, sondern bezieht sich im Sinne Watzlawicks (s. S.42) auf jede Form von Verhalten. Informationen, ganz gleich ob verbal oder nonverbal, die von einem Mitglied gegeben werden, wirken sich auf alle anderen Mitglieder des Systems aus und werden von allen beantwortet. Da jeder auf den anderen einwirkt, beeinflusst eine Veränderung in einem Teil des Systems notwendigerweise das gesamte System. Wir sprechen deshalb von *zirkulären Prozessen*. Daraus folgt, dass es meist keine monokausale Ursache für das Verhalten eines Mitglieds im System gibt:

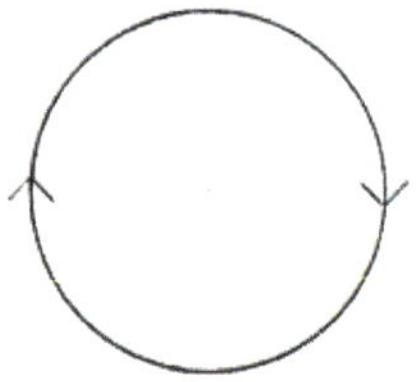

In diesem zirkulären Prozess wirkt das Verhalten der Frau auf das Verhalten des Mannes, das Verhalten des Mannes auf das Verhalten der Frau. Beide bedingen sich gegenseitig. Ein literarisches Beispiel für einen zirkulären Prozess gibt der Mullah Nasrudin, eine Figur, die der Sufimeister Maulana Jalaluddin Rumi im dreizehnten Jahrhundert zur humorvollen Belehrung seiner Schüler erschuf:

Nasrudin wanderte eines Tages eine verlassene Straße entlang. Die Nacht brach gerade herein, als er einen Trupp Reiter erspähte, der ihm entgegenkam. Seine Phantasie begann zu spielen: Er befürchtete, die Reiter könnten ihn ausrauben oder in die Armee zwangsverpflichten. Seine Angst wurde so groß, dass er über eine Mauer sprang und sich auf einem Friedhof wiederfand. Die anderen Reisenden jedoch, der von Nasrudin unterstellten Absichten völlig unverdächtig, wurden neugierig und folgten ihm. Als sie ihn fanden, lag er regungslos am Boden. Einer der Reiter fragte. „Können wir Ihnen helfen – warum befinden Sie sich in dieser misslichen Lage ?" Nasrudin erkannte, dass er sich geirrt hatte, und entgegnete: „Das ist schwerer zu erklären, als Sie annehmen. Sehen Sie, ich bin hier Ihretwegen – und Sie, Sie sind meinetwegen hier" (Schah, 1984, S.70).

Feedback kann positiv oder negativ sein, wobei die Worte „positiv" und „negativ" keine Wertung beinhalten; sie beschreiben nur wie das Feedback verarbeitet wird. Die positive Rückkopplung verstärkt den Anstoß, die negative schwächt ihn ab. Wenn eine Familie in der Familientherapie den Anstoß von außen mit einer positiven Rückkopplung beantwortet, dann entscheidet sie sich für eine Änderung. Eine negative Rückkopplung besagt, dass es besser ist, wenn alles beim Alten bleibt. Im Prinzip der Rückkopplung sehen Systemiker das Geheimnis aller komplexen natürlichen Vorgänge. Ein Wort der Warnung sei an dieser Stelle angefügt: Die Modelle der Kybernetik funktionieren vor allem im Bereich der Technik. Ludwig von

Bertalanffy wies ausdrücklich darauf hin, dass eine Übertragung der Systemgesetze auf andere Bereiche nur insofern gültig ist, *„dass in gewisser Hinsicht einander entsprechende Abstraktionen und Begriffsmodelle auf verschiedene Phänomene angewendet werden können"* (1975, S.75). Die angestrebte Ganzheitlichkeit dürfe nicht auf Kosten der Differenzierung gehen. Deshalb sollten wir uns davor hüten, das Verhalten von Menschen auf diese Prozesse zu reduzieren. Wer mit Menschen arbeitet, wird erleben, dass es durchaus Ereignisse in der Vergangenheit gibt – allen voran die Traumata –, die trotz aller zirkulären Prozesse von dem Betroffenen auch allein bearbeitet werden müssen, auch wenn sie sich im Sinne der Rückkopplung im Familiensystem auswirken.

Das Konzept der Nützlichkeit

Wir kommen offensichtlich nicht weit, wenn wir nach der einzigen wahren Ursache – oder *Monokausalität* – für Verhalten in lebendigen Systemen suchen. Wir erreichen wesentlich mehr, wenn wir zu verstehen versuchen, welchen Nutzen dieses Verhalten allen Beteiligten bringt. Wir wissen, dass die Mitglieder eines lebendigen Systems in erster Linie dafür sorgen, die Stabilität im System aufrechtzuerhalten. Dazu zeigen sie Verhaltensweisen, die sich als nützlich für das Ganze erwiesen haben. Wenn sich Verhaltensweisen so eingeschliffen haben, dass sie sich wiederholen, sprechen wir von *„Redundanzen"*.

Da sich Systeme selbst erhalten, erklären sie sich auch selbst. Wenn systemische Berater wissen wollen, wodurch sich eine Familie stabilisiert, können sie aus dem Verhalten der einzelnen Mitglieder auf die zugrunde liegenden Regeln und Glaubenssätze schließen. Um die Problematik zu lösen, müssen die zugrunde liegenden Muster verstanden werden.

Die Kybernetik zweiter Ordnung (Foerster, 1974)

Als Gregory Bateson in den fünfziger Jahren die Regeln der Systemtheorie auch auf psychische Prozesse anwandte, wurde erstmals nicht nur der Klient mit seinen Symptomen, sondern mit ihm auch seine Familie untersucht, um die zirkulären Prozesse im System in die Behandlung miteinzubeziehen. Die Rolle des Therapeuten oder Beobachters blieb dagegen lange unbeachtet. Diese frühe Form der Familientherapie wird *„Kybernetik erster Ordnung"* oder *„Kybernetik beobachteter Systeme"* genannt (Tomm, 1996, S.94). Erst 30 Jahre später begann Heinz von Foerster die Erkenntnisse Heisenbergs, Varelas und Maturanas auch auf das Verhalten von Familientherapeuten anzuwenden. Indem der Berater das System beobachtet, wird er zum Teil des Systems und sollte seine eigene Rolle darin berücksichtigen. Er nannte dies *„Kybernetik der Kybernetik"* oder *„Kybernetik zweiter Ordnung"* (1974).

Was bedeutet dies für uns Berater? Wenn sich der Berater als Teil des zu beobachtenden Systems versteht, ist er sich der Tatsache bewusst, dass das, was er am Klienten beobachtet, keine *„objektiven Tatsachen"* sind, sondern seine Interpretation der Wirklichkeit seines Gegenübers. Auf Grund seiner eigenen Überzeugungen und Werte stellt der Berater Fragen, die dem Beratungsprozess bestimmte Wendungen geben. Er entwickelt Hypothesen, mit Hilfe derer er die psychischen Prozesse seines Klienten lenkt. Aus diesem Grund sagt Steve de Shazer, dass *„Therapeuten und Klienten miteinander bei der Erzeugung der therapeutischen Wirklichkeit kooperieren, in der sie dann zusammenarbeiten"* (2008, S.88).

Diese Erkenntnisse wirkten sich enorm auf die Arbeitsweise systemischer Therapeuten aus. Das Team um Mara Selvini Palazzoli, dessen Arbeitsweise auch als *„Mailänder Modell"* (s. S.76) bekannt wurde, griff den Ansatz auf und setzte ihn praktisch um. 1980 publizierte das Team einen Artikel mit dem Titel: *„Hypothetisieren – Zirkularität – Neutralität: Drei Richtlinien für den Leiter der Sitzung"* (Selvini, 1992). Diese drei Richtlinien haben sich als Grundlage für systemische Beratungsgespräche bewährt.

Hypothetisieren: Hypothesen sind Annahmen, die der Berater in Hinsicht auf die Verhaltensmuster seiner Klienten aufstellt. Sie unterscheiden sich von Interpretationen insofern, als sie vom Berater jederzeit in Frage gestellt werden. Obwohl sie Einfluss auf die Richtung des Gesprächs nehmen, sind sie nicht „die Wahrheit" über die Familie, sondern eine Erklärung der Dynamik, um einen Ansatz für Interventionen zu liefern.

Zirkularität: Mit diesem Ansatz wird das systemische Gesetz, dass alle Teile eines Systems einander beeinflussen und aufeinander einwirken, konsequent angewandt. Um die Wechselwirkung bewusst zu machen, werden den Mitgliedern zirkuläreFragen gestellt (s. S.101ff) mit deren Hilfe sich die Familie bewusst machen kann, wie wer über wen denkt. Diese Informationen sind für die Klienten besonders nützlich, weil sie aus dem System und nicht vom Berater kommen.

Neutralität: Mit diesem Begriff wird die Haltung des Therapeuten bezeichnet, der für kein Mitglied der Familie Partei ergreifen darf. Mara Selvini beschreibt dies wie folgt: *„Der springende Punkt ist der, dass der Therapeut, solange er mit einem Familienmitglied spricht und es auffordert, sich über das Verhältnis von zwei anderen zu äußern, stets mit dieser Person verbündet zu sein scheint. Sobald er sich aber einem anderen Familienmitglied zuwendet und dieses um seine Meinung bittet, hört das Bündnis mit dem ersten auf, und es entsteht ein neues Bündnis mit dem anderen, dann mit dem nächsten und so weiter. Das Endresultat dieser sukzessiven Bündnisse ist, dass der Therapeut gleichzeitig mit jedem und keinem verbündet ist"* (1980, S.289).

Einstein (1927) lehrt: *„Erst die Theorie entscheidet darüber, was man beobachten kann."* (in Heisenberg 1969, S.85). Als Beobachter der menschlichen Seele sind wir verpflichtet, über die unserer Beratung zu Grunde liegende „Theorie" Bescheid zu wissen. Im Sinne der *Kybernetik zweiter Ordnung* bedeutet das für den Berater, sich in jedem Augenblick des Gesprächs darüber bewusst zu sein, dass die eigenen Werte, Prägungen und Fähigkeiten eine wichtige Rolle im Beratungsprozess spielen. Für den verantwortungsbewussten Berater ergibt sich nicht nur die Verpflichtung zu einer qualifizierten Ausbildung, sondern auch zur Selbstreflexion, bzw. Eigentherapie und/oder Supervision. Nur dann wird er in der Lage sein, im Sinne seiner Klienten erfolgreich zu arbeiten.

Was Sie sich einprägen sollten:

1. Ein System ist ein Ganzes, das aus verschiedenen miteinander im Austausch stehenden Teilen besteht. Das Ganze ist mehr als die Summe seiner Teile.
2. Es gibt geschlossene und offene Systeme: Geschlossene Systeme sind von ihrer Umwelt isoliert und finden sich vor allem im Bereich der Technik. Offene Systeme interagieren mit der Umwelt. Alle lebendigen Systeme sind weitgehend offen und haben durchlässige Grenzen.
3. Menschen sind keine *„trivialen Maschinen"*. Ihr Verhalten ist nicht vorhersagbar, sondern richtet sich nach dem Kontext. Die Interpretation des Kontextes richtet sich nach Regeln aus der Vergangenheit des Menschen. Da verschiedene Menschen denselben Kontext unterschiedlich interpretieren können, gibt es systemisch gesehen kein „richtig" oder „falsch", sondern nur unterschiedliche Deutungen.
4. Lebendige Systeme erhalten sich selbst. Sie erreichen durch dynamische Interaktionen ein *Fließgleichgewicht*. Obwohl das System ständig in Bewegung ist, erhält es durch ständiges Feedback den Zustand des Fließgleichgewichts aufrecht. Diese Eigenschaft lebendiger Systeme wird *„Autopoiese"* genannt.
5. Da jedes Mitglied eines Systems auf das andere einwirkt, beeinflusst eine Veränderung in einem Teil des Systems notwendigerweise das Ganze. Wir sprechen von *zirkulären Prozessen*.
6. Da sich Systeme selbst erhalten, erklären sie sich auch selbst. Wenn wir wissen wollen, wodurch sich das System stabilisiert, können wir aus dessen Verhalten auf die zu Grunde liegenden Regeln und Glaubenssätze schließen.
7. Der systemische Berater ist als Beobachter Teil des beobachteten Systems. Diese Zirkularität wird auch *„Kybernetik zweiter Ordnung"* genannt.

Was Sie lesen sollten:

Tomm, Karl. (2009). *Die Fragen des Beobachters, Schritte zu einer Kybernetik zweiter Ordnung in der systemischen Therapie*. Heidelberg: Carl-Auer

Wir empfehlen darüber hinaus den Kurzfilm „Balance" von Christoph und Wolfgang Lauenstein auf der DVD „Feine Deutsche Kurzwaren", bitfilm SMS 01

Lerntheorie und Regelbildung

Menschen, die in einem Haushalt zusammenleben, müssen dieses Zusammenleben regeln. Es gibt zweierlei Arten von Regeln: Diejenigen, die ausgesprochen werden, und solche, die so selbstverständlich scheinen, dass sie nicht verbalisiert werden. Die unausgesprochenen Regeln sind uns häufig nicht bewusst, denn als wir sie in unseren Familien lernten, waren wir viel zu jung, um uns als Erwachsene daran erinnern zu können. Jeder hat solche Regeln verinnerlicht und wendet sie, ohne es zu bemerken, in seinem Leben an.

Im ersten Teil dieses Kapitels befassen wir uns damit, wie Menschen lernen. Im zweiten Teil wenden wir uns dem Phänomen der Regelbildung zu und beziehen uns dabei auf die Forschungen von Paul Watzlawick und auf die Erkenntnisse der Sozialpsychologie. Im dritten Teil befassen wir uns damit, wie diese häufig unbewusst gewordenen Regeln unser erwachsenes Leben bestimmen.

Wie wir lernen

Unter dem Wort „Lernen" verstehen wir in der Psychologie nicht nur den bewussten Erwerb von Wissen oder Fertigkeiten, sondern auch das dauerhafte Verändern von Verhalten aufgrund gemachter Erfahrungen. Diese Definition sagt nicht, ob diese Erfahrungen positiv oder negativ sind und ob freiwillig oder unfreiwillig, bewusst oder unbewusst gelernt wird.

Wir unterscheiden vier Formen des Lernens:

- Das Signallernen oder *„Konditionieren";*
- das Lernen durch Verstärkung oder das *„operante Konditionieren";*
- das Lernen am Modell oder das *„selbstwirksame Lernen"* und
- die *„black box"* oder die innere Instanz des Menschen.

Signallernen oder *„Konditionieren"*

Die einfachste Art des Lernens besteht darin, zwei Reize miteinander zu verknüpfen. Das geschieht dann, wenn die Abfolge der Reize gleich bleibt und mehrfach angeboten wird (Selg & Schermer. 2011. S.105–108). Das bekannteste Beispiel für das Konditionieren ist wohl der Hund des Igor Pawlow. Wenn das Tier Futter bekam, wurde gleichzeitig eine Glocke geschlagen. Nach einiger Zeit konnte Pawlow feststellen, dass der Hund bereits beim Schlagen der Glocke Speichel produzierte.

Angenehme und unangenehme Signale *„konditionieren"* und können Ursache für Phobien werden: Wenn jemand z. B. schlechte Erfahrungen mit einem Hund gemacht hat, lernt er zuerst, sich vor diesem Hund in Acht zu nehmen. Möglicherweise bleibt die Angst nicht auf diesen einen Hund beschränkt, sondern weitet sich auf alle Hunde dieser Rasse oder gar auf alle Hunde aus, auch auf harmlose Tiere. Die Angst wird generalisiert. Ähnlich verhält es sich mit Triggersituationen und Triggerreaktionen (s. S.140). Ursprünglich galt die emotionale Reaktion der auslösenden traumatischen Situation. Im Laufe der Zeit wird diese Reaktion mit ähnlichen, harmlosen Situation verknüpft.

Wir können Signale auch verlernen: Wer z. B. neben einer Kirche wohnt, „hört" die Glockenschläge nach kurzer Zeit nicht mehr, weil sie keine Bedeutung für ihn haben.

Lernen durch Verstärkung oder *„operantes Konditionieren"*

Der amerikanische Psychologe Borhus F. Skinner (Selg & Schermer. 2011. S.108–111) fand durch Versuche mit Ratten heraus, dass Lebewesen schneller und leichter lernen, wenn sie dafür belohnt werden oder wenn negative Folgen ausbleiben. Diese Form des Lernens wird *„operantes Konditionieren"* genannt. Strafen wirken demgegenüber weitaus weniger im gewünschten Sinne.

In ihrem Buch *„Lernpsychologie für den beruflichen Alltag"* schreiben die Autoren Heineken und Habermann: *„Bestrafung führt jedoch niemals zu einer Verstärkung eines erwünschten Verhaltens, sondern immer nur zu einer kurzfristigen Abschwächung oder Unterdrückung eines unerwünschten Verhaltens"* (1994, S.48). Das Sprichwort: „Wenn die Katze aus dem Haus ist, tanzen die Mäuse auf dem Tisch", bringt diese Erkenntnis auf den Punkt. Menschen – und auch Mäuse – entscheiden sich offensichtlich für die Variante, die ihnen mehr Freude bereitet.

Auch das „Lügen" von Kindern können wir in diese Kategorie einordnen: Hat ein Kind gelernt, dass es bestraft wird, wenn es eine Verfehlung zugibt, müssen sich Eltern nicht wundern, dass es die Bestrafung das nächste Mal vermeidet, indem es die Realität zu seinen Gunsten verändert. Und tun Erwachsene das nicht ebenso?

Lernen am Modell oder *„selbstwirksames Lernen"*

Dem kanadischen Psychologen Albert Bandura (Selg & Schermer. 2011. S.111–112) fiel jedoch auf, dass Menschen auch dann lernen, wenn sie nicht unmittelbar dafür belohnt werden. Die Aktionen, die Menschen unternehmen, um gewünschte Ziele zu erreichen, nannte er *„selbstwirksames Lernen"*. Selbstwirksames Lernen geschieht dann, wenn Menschen Fähigkeiten beobachten, beschließen, diese zu erwerben und versuchen, die erstrebten Fähigkeiten nachzuahmen. Kinder lernen die wichtigsten Kompetenzen – die Sprache, das Laufen, die angemessenen emotionalen Reaktionen – indem sie ihre Eltern oder älteren Geschwister beobachten und kopieren, auch wenn sie Rückschläge hinnehmen müssen. Sie lernen *„am Modell"*.

Bandura (1961) wies seine Lerntheorie mit dem *„Bobo-doll-Experiment"* nach. Die Kinder einer Experimentalgruppe, die einen Film sahen, in dem aggressives Verhalten gegen eine Puppe – die *Bobo-doll* – belohnt wurde, verhielten sich danach viel aggressiver als die Kinder der Kontrollgruppe, die einen harmlosen Film mit der Puppe sahen („Albert Bandura, Bobo-Doll Experiment", You Tube). Die Arbeiten des Neurophysiologen Giacomo Rizzolatti (2006), der im Gehirn eine neue Art von Nervenzellen entdeckte, gibt diesem Verhalten eine physiologische Erklärung. Die sogenannten *Spiegelneuronen* lösen *„im Gehirn während eines Vorgangs die gleichen Potenziale aus..., wie sie entstünden, wenn dieser Vorgang nicht bloß passiv betrachtet, sondern aktiv gestaltet würde"* (Diem-Wille, 2007. S.124).

Das, was wir aufmerksam beobachten, wird im Gehirn genauso verschaltet, wie wenn wir es tatsächlich täten! Je genauer wir beobachten, umso größer ist unser Lernerfolg. Im Leistungssport wird diese Erkenntnis umgesetzt, indem Bewegungsabläufe oder Spielverläufe mental geübt werden. Auch in der Medizin wird diese Fähigkeit genutzt: Bei der Behandlung von Lähmungen nach Schlaganfällen kann das genaue Beobachten der richtigen Bewegungsabläufe den Betroffenen helfen, ihre Beweglichkeit zu verbessern (Binkofski. 2015).

Die *„black box"* oder die innere Instanz des Menschen

Kinder nutzen alle drei Lernmethoden: Sie verknüpfen Signale, sie nutzen das, womit sie Erfolg haben und sie lernen am Modell ihrer Eltern. Wie alle Eltern wissen, ist es jedoch keineswegs so, dass sich Kinder immer an dem Vorbild ihrer Eltern orientieren. Das mussten auch die Behavioristen einsehen, die meinten, man könne Kinder nach eigenem Gutdünken formen (Watson, 1930, s. S.211).

Es gibt in jedem Menschen eine Instanz, die die erhaltenen Lernangebote auswertet, und nur aufgrund dieser Bewertung handelt der Mensch. Diese innere Instanz hat viele unterschiedliche Bezeichnungen, die mehr oder minder alle etwas Ähnliches meinen. Die Behavioristen nannten sie *„black box"*, den undurchsichtigen Raum, der sich der experimentellen Beobachtung entzog, obwohl dessen Wirksamkeit nicht geleugnet werden konnte. Manche nennen diese Instanz *„Seele"* oder *„Psyche"*, andere bezeichnen die Funktion, die zu dieser komplexen Verarbeitung imstande ist, mit den Begriffen *„Bewusstsein"* oder *„Kognition"*.

Obwohl Menschen keine *„trivialen Maschinen"* (s. S.17) sind und jeder von uns über einen freien Willen verfügt, verhalten wir uns dennoch vorhersehbarer als uns lieb sein dürfte. Unsere Gepflogenheiten, Verhaltensmuster und Eigenarten lassen uns häufig wie auf Schienen fahren, oder, wenn Ihnen das lieber ist, in gewohnten Bahnen kreisen. Und so einfach lassen wir uns das Gewohnte nicht nehmen! Jeder, der uns besser kennt, wird mit seinen Tipps bezüglich unseres zu erwartenden Verhaltens gar nicht so falsch liegen. Wie vorhersehbar unser Verhalten ist, wird uns schmerzlich dann bewusst, wenn wir versuchen, eine Gewohnheit zu verändern, die wir an uns selbst nicht mögen. Und das wirft Fragen auf. Warum entgleitet uns immer wieder die Kontrolle über unsere Gedanken und Handlungen? Wieso funktionieren wir so wie wir funktionieren?

Wie wir das Gelernte ordnen – Regeln und Glaubenssätze

In der Sozialpsychologie wird der Wissenserwerb und das Abspeichern des Gelernten *„soziale Kognition"* genannt. Die Wissensstrukturen – bestehend aus Regeln und Mustern – nennt man *„mentale Repräsentationen".* Hier finden wir z. B. die *sozialen Stereotype* (s. S.13), das Wissen um die *Kategorien*, in die die Welt unterteilt werden kann – konkrete Kategorien wie Pflanzen und Tiere, soziale Kategorien wie Männer und Frauen, abstrakte Kategorien wie Werte und Ideale – das Wissen um zeitliche Abläufe, aber auch die *assoziativen Netzwerke*, die alles Wissen miteinander verbinden und Menschen ermöglichen, Einstellungen bezüglich anderer Menschen oder Situationen zu bilden und danach zu handeln (Stürmer & Bodansky, 2015, S.47). Jeder von uns verfügt über zahllose Muster, die durch äußere Reize ausgelöst werden: Wasch- und Zahnputzmuster, Anzieh- und Ausziehmuster, Geschirrspül- und Einkaufsmuster.

Auch Menschen ordnen wir – bewusst und unbewusst – bestimmten Kategorien zu. Die Unterscheidung zwischen Zugbegleitern und Passagieren ist offensichtlich, doch wie verhält es sich mit den Kategorien, die wir anwenden, um Menschen offen oder misstrauisch zu begegnen? Die Sozialpsychologen Fiske und Neuberg (1990) gehen in ihrem *Kontinuum-Modell* davon aus, dass jede fremde Person automatisch in Kategorien eingeordnet wird, wobei leicht zugängliche Merkmale wie Geschlecht, Hautfarbe und Alter ausgewertet werden. Diese Einordnung geschieht unbewusst. Erst wenn durch irgendein Merkmal das Interesse geweckt ist, werden darüber hinausgehende Daten über diese Person erfragt. Gerade in Bezug auf die Partnerwahl haben viele Menschen ein „Beuteschema", das meist durch äußere Reize ausgelöst wird.

Das Bedürfnis, Erfahrungen in Strukturen einzuordnen, ist groß. Da wir gelernt haben, dass wir Probleme eher lösen, wenn wir das Muster identifizieren, das diesem Problem zugrunde liegt, versuchen wir, Lösungswege zu etablieren. Auch wenn das gewünschte Ergebnis vom Zufall abhängt, versuchen wir trotzdem, Gesetzmäßigkeiten zu entdecken, sonst wären die Berechnungen, die angestellt werden, um die „sechs Richtigen" im Lotto zu tippen, nicht so beliebt.

Der Kommunikationsexperte Paul Watzlawick beschrieb in seinem sehr lesenswerten Buch *„Wie wirklich ist die Wirklichkeit"* (2005) einen Versuch, bei dem Ratten ihr Futter nur dann erhielten, wenn sie den Napf zehn Sekunden nach Öffnen des Käfigs erreichten. Die meisten Ratten verstanden nach einiger Zeit, dass es dauerte, bis das Futter in den Napf fiel. Jede Ratte interpretierte diese Situation indes anders: Die Ratte, die die acht Sekunden zwischen Öffnen des Käfigs und Futter durch Drehungen überbrückte, tat dies ab jetzt immer, denn sie interpretierte die Situation dergestalt, dass es die Drehungen waren, die für Futter sorgten. Eine andere Ratte, die einfach nur hin- und hergelaufen war, tat dies auch weiter-

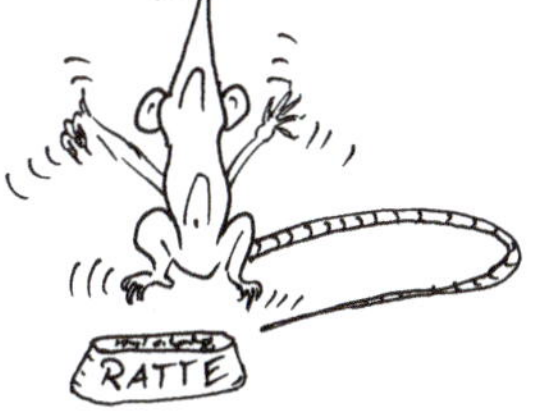

hin, denn sie hatte aus der Situation die Regel abgeleitet: Hin- und Herlaufen bringt Nahrung (2005, S.60).

Was ein Mensch in seiner Umwelt wahrnimmt, bewertet er entsprechend seiner persönlichen Geschichte. Wir nennen das komplexe Muster aus Erfahrungswissen, Verhaltensregeln und Bewertungsmaßstäben *„Lebensskript"*. Dieses Skript ist uns in grundlegenden Teilen völlig unbewusst, weil es zum größten Teil aus jenen impliziten, nicht ausgesprochenen Regeln besteht, nach denen Beziehungen in unseren Familien gelebt wurden.

Dieses Skript wirkt in zwei Richtungen:

- Zum einen hilft es uns, Situationen zu bewerten, einzuordnen und demgemäß zu handeln oder nicht zu handeln;
- zum anderen sind wir unbewusst davon überzeugt, dass das Leben nur so funktionieren kann, wie wir es erlebt und gelernt haben. Aus diesem Grund tragen wir unbewusst im Sinne einer *„Sich-selbst-erfüllenden-Prophezeiung"* (s. S.87f.) in hohem Maße dazu bei, dass sich unser unbewusstes Drehbuch erfüllt.

In der Sozialpsychologie wird dieses Skript *„Beziehungsschema"* (Baldwin 1992) genannt und besteht aus drei Komponenten:

- einem *Selbst-Schema* – wie man sich selbst in der Beziehung zu der Person wahrnimmt,
- einem *Partner-Schema* – wie man den anderen mit seinen Eigenschaften erlebt und
- einem Skript, das die Verhaltens- und Handlungsmuster enthält, die in der Vergangenheit mit der Person erlebt wurden (Stürmer & Barth, 2015, S. 109).

Das Erkennen von unbewussten Lebensskripten und Beziehungsschemata und deren lösungsorientierte Verwandlung ist die „Königsdisziplin" der systemischen Psychotherapie. Genau davon handelt dieses Buch.

Die Auswirkungen des unbewussten Lebenskripts

Menschen werden durch das Leben in ihren Familien geprägt. Unter Prägung verstehen wir erlerntes Verhalten, für das wir entweder direkt – durch Lob oder Geschenke – oder indirekt – durch das Ausbleiben von unangenehmen Erlebnissen – belohnt wurden. Wenn sich dieses Verhalten oft genug wiederholt, bilden sich Regeln. Nach einer gewissen Zeit glaubt der Mensch, dass das Verhaltensmuster zu seiner Persönlichkeit gehört. Damit verwechselt er erlerntes Verhalten mit seinem Charakter.

Die Interpretationen der Kinder sind jedoch keineswegs „die Wahrheit" über die Familie. Zwischen dem fünften und dem zehnten Lebensjahr leben sie in einer magischen Welt, in der sie alles auf sich beziehen, das heißt, dass sie sich für Spannungen in der Familie bewusst oder unbewusst schuldig fühlen. Deshalb versuchen sie auf ihre Weise, die Spannungen auszugleichen, damit das Gleichgewicht in der Familie erhalten bleibt.

Alle Klienten waren einmal Kinder, und viele spielen die Rolle, die sie zur Stabilisierung der Paarbeziehung ihrer Eltern spielten, unbewusst auch in ihren aktuellen Beziehungen. Wenn der Klient zum Beispiel dazu neigt, Spannungen einfach wegzulächeln und zu beschwichtigen, liegt die Vermutung nahe, dass er genau diese Rolle auch in der Kindheit gespielt hat. Bekommt er Migräne, wenn es ihm zu viel wird, durfte er seine Gefühle wahrscheinlich nicht zeigen und muss sich in körperliche Symptome flüchten. Wenn er freiwillig immer die Schuld für alles und jedes übernimmt und sein Selbstwert am Boden liegt, oder wenn er grundsätzlich alle Schuld weit von sich weist, könnte es sein, dass er der Sündenbock der Familie war.

Kinder aus sehr harmonischen Familien, in denen die Eltern nie vor dem Nachwuchs gestritten hatten, haben möglicherweise Schwierigkeiten damit, Probleme anzusprechen. Sie halten einen offen ausgetragenen Konflikt für eine ernste Bedrohung der Partnerschaft. Kinder aus Familien, in denen dauernd gestritten wurde, versuchen dagegen häufig, es ganz anders als ihre Eltern zu machen, und vermeiden Auseinandersetzungen. Gab es eine traumatische Scheidung, ertragen sie möglicherweise die destruktiven Verhaltensweisen des Partners, nur um nicht denselben Terror wie früher zu erleben. Andere lassen sich erst gar nicht auf einen Partner ein. Sie leben in einer mehr oder weniger funktionalen Wohngemeinschaft, weil sie von ihren Eltern gelernt haben, dass Beziehungen nicht halten. Kinder aus freien Beziehungen, die viele Partnerwechsel der Eltern erlebt haben, könnten sich leidenschaftlich zur Kleinfamilie bekennen, während Kinder, die sich in ihren Familien von Konventionen beengt fühlten, z. B. nie heiraten wollen und Besitz als „Spießertum" deklarieren.

All diese Muster eint, dass sie aus der Herkunftsfamilie stammen. Die Regeln mögen in der Vergangenheit vielleicht genutzt haben, in der Gegenwart wirken sie meist destruktiv und belastend. Hinweise auf unbewusste Regeln geben uns Klienten nicht nur durch ihr Verhalten, sondern auch durch die Erwartungen, die sie an ihre Mitmenschen, besonders aber an den Partner haben. Häufig liefert die Kindheit des Klienten die Erklärung für Verhaltensmuster, unter denen der Erwachsene leidet.

Bevor sie sich damit befasst haben, handeln Menschen entweder genau so oder überhaupt nicht so wie die Eltern, das heißt, sie reagieren auf die Beziehungsmuster ihrer Eltern, ohne eine eigene, ihnen gemäße Form entdeckt zu haben. Wenn sie darüber hinaus erkennen, dass sie versuchen, ihr aktuelles Leben auf der Basis der Interpretationen jener Kleinkinder zu regeln, die sie vor vielen Jahren waren, steht dem Ausprobieren neuer, eigener Verhaltensmuster meist nichts mehr im Weg. Denn das ist die gute Nachricht: Es gibt noch einen dritten Weg, den eigenen.

Was Sie sich einprägen sollten:

Wir unterscheiden vier Formen des Lernens:

- Das Signallernen oder *„Konditionieren"* durch Wiederholen desselben Reizes;
- das Lernen durch Verstärkung oder das *„operante Konditionieren"* durch Belohnen oder das Ausbleiben von Bestrafen;
- das Lernen am Modell oder das *„selbstwirksame Lernen"* durch selbstgesetzte Ziele und
- die *„black box"* oder die innere Instanz des Menschen, die aus den Lerninhalten auswählt.

Regelbildung
Wenn ein bestimmtes Verhalten in einem bestimmten Kontext erfolgreich war, neigen Menschen dazu, dieses Verhalten zu wiederholen. Erweist sich das Verhalten als weiterhin erfolgreich, bildet der Mensch daraus eine Regel. Die Beurteilung einer Situation erfolgt demnach nicht aufgrund objektiver Kriterien, sondern beruht auf subjektiven Interpretationen.

Die Auswirkungen des unbewussten Lebensskripts
Kinder lernen in ihren Familien, wie Beziehungen funktionieren. Diese Regeln sind unbewusst und werden noch vor dem Grundschulalter geprägt. Erwachsene gestalten ihr Leben zum größten Teil nach diesen unbewussten Regeln. Werden diese Regeln in einer systemischen Beratung bewusst gemacht und der Vergangenheit zugeordnet, können sie vom Klienten verändert werden.

Teil 2: Kommunikation

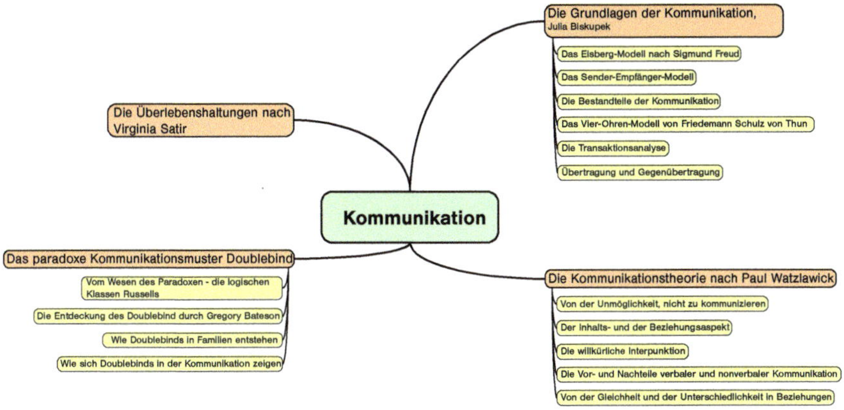

Die Grundlagen der Kommunikation

von Julia Biskupek-Kamleiter

Was macht einen Berater zum Berater? Ist es seine Ausbildung oder sein Zertifikat? Sein Werdegang oder seine Fähigkeiten? In den meisten Fällen ist es wohl eine Kombination aus vielen verschiedenen Komponenten. Was der Berater aber auf jeden Fall braucht, um seine Klienten kompetent und vertrauenswürdig zu begleiten, ist die Fähigkeit zu kommunizieren.

Was verstehen wir unter Kommunikation? Die Wortbedeutung lässt sich aus dem Lateinischen herleiten: communicare = etwas mitteilen, etwas gemeinsam machen. Somit kann Kommunikation nur dann stattfinden, wenn mindestens zwei Parteien beteiligt sind, oder, wie Friedemann Schulz von Thun es ausdrückt: *„Kommunikation ist ein Tango, der zu zweit getanzt wird"* (1981). Kommunikation ist ein hochkomplexes, vielschichtiges Thema, und bei den vielen Stolpersteinen und Möglichkeiten, sich misszuverstehen, grenzt es immer wieder an ein Wunder, wenn zwei Menschen einander verstehen. Nicht umsonst wurden über Kommunikation unzählige Bücher geschrieben, und viele Menschen haben der Erforschung dieses Themas ihr Leben gewidmet. Eine Voraussetzung dafür, dass Sie Ihr Gegenüber richtig verstehen, besteht darin, dass Sie sich selbst möglichst gut kennenlernen. Dadurch erhöhen Sie die Möglichkeit, dass das, was Sie verstehen, tatsächlich das ist, was der andere gemeint hat.

Das Eisberg-Modell nach Sigmund Freud

Sigmund Freud verglich die Kommunikation mit einem Eisberg (Ruch/Zimbardo, 1974, S.367). Dies tat er deswegen, weil auch bei der Kommunikation nur 20 % oberhalb der Wasseroberfläche im sichtbaren Bereich auf der uns bewussten Sachebene geschieht, auf der wir mit Hilfe von gesprochenen Worten Informationen austauschen. Der wesentlich größere Teil der Kommunikation, ca. 80 %, findet auf der emotionalen Ebene statt, dem Teil des Eisbergs, der unterhalb der Oberfläche schwimmt. Hier sind unsere Gefühle und nonverbalen Signale zu Hause, unsere inneren Einstellungen, die Lebenserfahrungen und Prägungen. Sie befinden sich im unbewussten Teil der Kommunikation und beeinflussen unsere Bewertungen, unsere Reaktionen und unser Handeln. Für jeden Berater ist es unerlässlich, seinen eigenen Eisberg zu kennen und zu wissen, was sich oberhalb und was sich unterhalb der Wasseroberfläche befindet. Denn nur wer sein eigenes Inneres kennt und tauchen kann, ist in der Lage, anderen Menschen Unterstützung bei ihren Tauchgängen zu bieten, ohne selbst in Atemnot zu geraten.

Warum kümmern wir uns im Alltag hauptsächlich um unsere Worte, den sichtbaren Teil des Eisberges, und so wenig um das, was darunter ist – um die Gefühle? Haben wir Angst? Und wenn ja, wovor? Oder wussten wir bisher einfach nicht, dass es unter der Oberfläche noch etwas anderes gibt?

Der Berater sagt am Ende der Sitzung: „Wie verbleiben wir?"
Klient: „Heißt das, dass Sie nicht weiter mit mir arbeiten möchten?"

Was ist geschehen? Wie hat der Klient die Frage auf der emotionalen Ebene verstanden? Rein sachlich hat der Berater eine offene Frage gestellt, um zu erfahren, wie der gemeinsame Weg weitergehen soll. Doch wie wir an der Reaktion des Klienten merken, scheint er etwas anderes verstanden zu haben. Das werden wir nur herausfinden, wenn wir die Situation analysieren, indem wir nach den Signalen fragen, die unter der Wasseroberfläche der bewussten Wahrnehmung aufgenommen wurden: *Wie hat der Berater die Frage gestellt? Wie klang seine Stimme? Wie könnte die Körpersprache des Beraters zu der Interpretation des Klienten beigetragen haben?*

Nicht das WAS ist entscheidend, sondern das WIE ! Vielleicht könnten wir durch Nachfragen den Klienten dazu einladen, bei sich selbst nachzuforschen, wie es dazu gekommen ist, dass er die Frage in dieser Weise aufgefasst hat.

Das Sender-Empfänger-Modell nach Schulz von Thun

Kommunikation ist ein ständiges Senden und Empfangen von Signalen. Dazu ist eine Person nötig, die ein Signal sendet, und eine, die dieses Signal empfängt. Sowohl das Senden als auch das Empfangen kann verbal – mit Worten – als auch nonverbal – mit Hilfe der Körpersprache und Stimme – geschehen.Wir senden und empfangen zu jedem Zeitpunkt – ob wir es beabsichtigen oder nicht. Jeder Blick, jede Geste, jede kleine Bewegung unseres Körpers ist ein Signal. Selbst im Schlaf senden und empfangen wir. Natürlich ist der Beratungskontext davon nicht ausgenommen.

Das beginnt mit der Terminvereinbarung am Telefon, auch wenn Sie gar nicht zu Hause sind: *Wie lange muss der Teilnehmer warten, bis der Anrufbeantworter an-*

springt? Wie ist Ihr Anrufbeantworter besprochen? Wie klingt Ihre Stimme? Solche Details beeinflussen den Klienten ebenso wie Ihre Mimik, wenn Sie sich Notizen machen. Rümpfen Sie die Nase, weil Sie die Inhalte oder den Klienten unangenehm finden oder haben Sie Schnupfen ? Machen Sie sich die Signale bewusst, die Sie senden, denn sie wirken auf jeden Fall! Und machen Sie sich klar: Auch Sie empfangen Signale, die auf Sie einwirken, und es ist egal, ob Sie das bemerken; Sie werden in jedem Fall beeinflusst. Der Klient, der zu spät kommt, sendet dadurch ein Signal, ohne dass er überhaupt anwesend ist. Die Pause im Gespräch sagt manchmal mehr als tausend Worte. Man kann, wie der Kommunikationswissenschaftler Paul Watzlawick sagte, *„nicht nicht kommunizieren“* (1969, S.53).

Sie könnten jetzt antworten: Aber so habe ich das doch gar nicht gemeint! Ich habe die Augen nicht verdreht, weil mir der Klient unangenehm ist, sondern nur, weil er mich an etwas aus meiner eigenen Geschichte erinnert hat. Ich habe nicht alle drei Minuten auf die Uhr geschaut, weil ich ungeduldig war, sondern weil ich einen wichtigen Anruf erwartete. Die Arme hatte ich verschränkt, weil ich gefroren habe und nicht, weil ich abweisend sein wollte. An diesen alltäglichen Missverständnissen können Sie verstehen, wie unbewusst gesandte Signale wirken.

Wenn Sie nicht wissen, wie Sie ein Signal Ihres Gegenübers auffassen sollen, tun Sie sich selbst den Gefallen und fragen Sie nach, bevor Sie bewerten! Rätselraten ist eine der sichersten Möglichkeiten, den anderen falsch zu verstehen ! Und damit kommen wir zu einem wichtigen Aspekt der Kommunikation:

Das, was Sie sagen, ist nicht unbedingt das, was Ihr Gesprächspartner versteht, denn die Interpretation einer Botschaft wird vor allem von dem bestimmt, der sie empfängt und nicht von dem, der sie sendet.

Ein Signal ist immer wertneutral. Dasselbe Signal kann von unterschiedlichen Menschen unterschiedlich interpretiert werden. Jeder gibt dem Signal eine subjektive Bedeutung, denn jeder interpretiert es auf Grund seines persönlichen Wahrnehmungsfilters. Dieser Filter sorgt dafür, dass die aktuelle Erfahrung mit Erlebnissen aus der Vergangenheit verglichen und eingeordnet wird. Wenn Sie es schaffen, das Signal von seiner Bewertung zu trennen, vergrößert sich Ihr Handlungsspielraum. Sie sind nicht mehr Opfer Ihrer emotionalen Reaktionen, Sie nehmen das Signal einfach nur wahr, ohne sich über die Interpretation den Kopf zu zerbrechen.

Eine Klientin, mit der Sie einen Termin ausgemacht haben, klingelt an der Tür. Sie öffnen, und die Frau ist Ihnen auf Anhieb unsympathisch. Als Berater reflektieren Sie: *Welches Signal hat das bewirkt? Hat die Frau dieses Signal gesendet? Ist es ihre Kleidung oder ihr Parfum? Oder kenne ich jemanden, der der Frau ähnlich sieht, und projiziere dieses Gefühl unbewusst auf die Dame?*

Wenn Sie das Signal von der Bewertung trennen wollen, müssen Sie sich Ihre eigene Reaktion bewusst machen. Der erste Eindruck lässt sich nicht abstellen, wohl aber der Umgang damit verändern (s. S.87). So könnten Sie sich in die Lage versetzen, unvoreingenommen mit der Klientin zu arbeiten. Berater sollten in der Lage sein, sich parallel zum Klientengespräch folgende Fragen zu stellen: Wie reagiere ich gerade und aus welchem Grund? Wie wirke ich? Was geschieht hier auf der Sachebene und was auf der emotionalen? Welche Signale sende ich, welche empfange ich?

Trotzdem müssen wir uns bewusst sein, dass wir nur einen Teil der Signale analysieren können und den Klienten immer aufgrund unserer subjektiven Prägung wahrnehmen.

Bisher: Situation – unreflektierte Reaktion.
Ab jetzt: Situation – subjektive Bewertung wahrnehmen – Signal erkennen – Bewertung zuordnen – reflektiert reagieren.

Die Bestandteile der Kommunikation

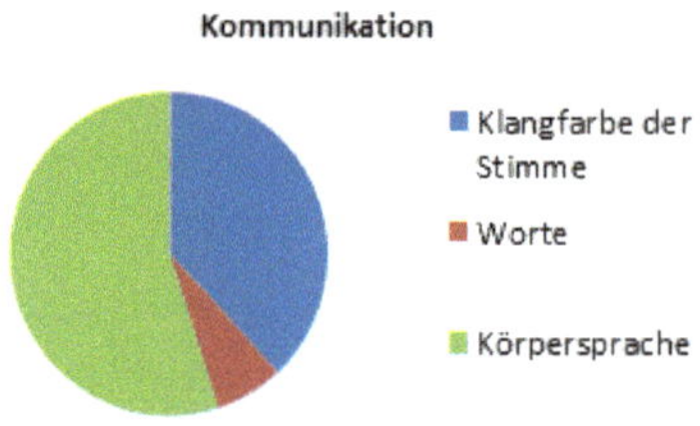

Sie wissen, dass das WIE in der Kommunikation einen hohen Stellenwert hat. Das WAS tritt auch Forschungen zufolge stark in den Hintergrund. Nur zu 7 % bestimmt das WAS – unsere Worte – die Kommunikation, also noch weniger, als der Eisberg uns glauben machte. Einen viel größeren Anteil, nämlich 38 % haben der Klang, der Ton und die Lautstärke unserer Stimme, kurz: WIE wir etwas sagen. Den Hauptteil der Kommunikation – 55 % – macht unsere Körpersprache aus: Unsere Gestik, die Mimik, das Auftreten, die Kleidung, unsere Haltung. Glaubwürdig und kompetent wirken wir dann, wenn diese drei Bereiche dasselbe aussagen.

Wenn Sie einen Klienten empfangen, sollten Sie sich an diese Gesetzmäßigkeit erinnern und sich entsprechend verhalten: Ihre Körpersprache signalisiert Offenheit. Die Stunde beginnt pünktlich. Der Raum ist sauber und aufgeräumt. Ihre Kleidung ist ansprechend und neutral. Sie sprechen mit Ihrer ganzen Erscheinung und das gesamte Umfeld der Beratung beeinflusst den Prozess! Wenn Sie Ihren Klienten freundlich begrüßen, aber die Raumtemperatur viel zu kalt ist, Sie erst noch aufräumen müssen, damit der Klient sich überhaupt setzen kann, war Ihre verbale Botschaft zwar eindeutig: Ihre nonverbalen Signale sagen jedoch das Gegenteil.

Die Worte

Sprache ordnet unsere Welt, liefert Beschreibungen und sorgt dafür, dass wir einen Tisch als Tisch und einen Stuhl als Stuhl erkennen und benennen. Zudem bietet sie uns die Möglichkeit zu reflektieren. Wenn es die Sprache nicht gäbe, könnten Sie diese Zeilen jetzt nicht lesen und würden sich nicht mit Kommunikation beschäftigen. Auch wenn Sprache nur einen kleinen Teil der Wirklichkeit benennt, ist dieser

Teil von großer Bedeutung. Ihre Wortwahl beeinflusst die Wirkung, die Sie auf andere Menschen haben. Vielleicht haben Sie auch schon die Erfahrung gemacht, wie sehr ein einzelnes Wort verletzen kann. Unabhängig davon, wie die Worte gemeint waren, können sie tiefe Verletzungen verursachen. Daher ist dieser Teil der Kommunikation von entscheidender Bedeutung. Es lohnt, sich die eigene Wortwahl bewusst zu machen. Folgende Empfehlungen für das Beratungsgespräch haben sich bewährt:

- Sprechen Sie in ganzen Sätzen.
- Verwenden Sie ein angemessenes Sprechtempo und sprechen Sie laut, deutlich, klar und ruhig.
- Sagen Sie „bitte" und „danke".
- Nutzen Sie den Konjunktiv. Damit machen Sie deutlich, dass Sie Ihren Klienten nicht festlegen wollen und nur Vorschläge machen.
- Stellen Sie Fragen und hören Sie aktiv zu.
- Haben Sie den Mut, auch Unangenehmes auszusprechen.
- Nutzen Sie positive Formulierungen: statt Problem können Sie auch *Herausforderung, Thema, Frage oder Hürde sagen*.
- Sprechen Sie Gefühle und Eindrücke an.

Die Art, wie Sie Sprache einsetzen, hat einen großen Anteil daran, wie erfolgreich Sie als Berater arbeiten.

Die Stimme

Nicht nur die Worte, die Sie sprechen, wirken auf die Kommunikation, sondern auch Ihre Stimme. Jede Stimme ist Ausdruck der inneren Stimmung. Es ist kein Zufall, dass die Worte "Stimme" und "Stimmung" so ähnlich klingen. Achten Sie bei Ihrem Klienten auf die Stimme. Wie klingt sie? Laut und kräftig oder leise und zerbrechlich? Verändert sie sich, wenn er über bestimmte Themen spricht oder bleibt sie konstant? Indem Sie Ihr Gehör sensibilisieren, erhalten Sie Informationen über die Stimmung Ihres Klienten. Und seien Sie sich bewusst: Auch Ihre Stimme transportiert Ihre Stimmung. Die Art wie Sie sprechen hat eine entscheidende Wirkung auf Menschen. Achten Sie deshalb darauf, wie Sie mit dem Klienten sprechen. Nutzen Sie die Wirkung Ihrer Stimme, um das zu unterstützen, was Sie sagen.

Die Körpersprache

Die Körpersprache beeinflusst Ihre Wirkung zu 55 %. Sie liegt zu einem Großteil im unbewussten Bereich und ist auch nur bis zu einem bestimmten Grad steuerbar. Sie ist zudem die älteste Sprache der Welt. Jeder spricht sie zu jeder Zeit. Zur Körpersprache gehören: *Gestik* – die Bewegungen unserer Arme und Hände, *Mimik* – der Ausdruck des Gesichts, *Blickkontakt* – die Art wie wir Menschen anschauen, *die Körperhaltung* und die Art wie wir stehen, sitzen, uns bewegen, der *Stil unserer*

Kleidung, das Parfum oder After shave und unsere Frisur und unser Körper selbst, sein Bau, seine Beschaffenheit.

Auch die Distanzzonen, – wie nahe wir jemandem kommen –, gehören zur Körpersprache, wobei es wichtig ist, den kulturellen Hintergrund eines Menschen bei der Bewertung zu berücksichtigen. In südlichen Ländern wie zum Beispiel Italien, Spanien oder Griechenland kommen sich die Menschen gerne näher als in Deutschland. Wir unterscheiden je nach Kontext verschiedene Distanzzonen:

Intimzone:	0 – 60 cm	Dialogzone:	60 – 120 cm
Respektzone:	120 – 200 cm	Publikumszone:	200 cm und mehr

Berücksichtigen Sie im Beratungskontext diese Distanzzonen. Seien Sie sensibel, wenn Sie sich Ihrem Klienten nähern. Fragen Sie den Klienten, ob Sie ihn anfassen dürfen. Wahren und achten Sie seine Intimzone und halten Sie sich vorrangig in der Dialogzone auf.

Auch die Blickhöhe gehört in die Welt der Körpersprache. Achten Sie darauf, dass Sie mit Ihrem Klient stets auf Augenhöhe sprechen. Wenn er sitzt, sitzen Sie auch, wenn er steht, stehen auch Sie. Auf diese Weise erhöhen Sie den Rapport. Wenn Sie zum Klienten aufschauen, machen Sie sich klein; wenn er zu Ihnen aufschaut, erhöhen Sie sich über ihn. Wenn Sie sehr groß oder der Klient sehr klein ist, wählen Sie eine sitzende Position. Dadurch gleichen Sie den Größenunterschied um ca. 50 % aus.

Ihren Beratungskontext können Sie ansprechender gestalten, wenn Sie auf die Sitzpositionen achten. Wenn Sie Ihrem Klienten gegenübersitzen, können Sie sich zwar gut in die Augen schauen, doch der Klient muss, wenn er überlegen möchte, den Blick sehr weit abwenden. Zudem könnte er sich konfrontiert fühlen. Dies vermeiden Sie, wenn Sie eine Sitzposition über Eck wählen. Auf diese Weise können Sie einander bequem anschauen, und auch wenn der Klient zum Überlegen mal woanders hinschaut, können Sie sein Gesicht immer noch sehen. Kontakt und Distanz sind möglich.

Niemand hat seine Körpersprache zu 100 % im Griff. Es gibt nämlich Teile des Körpers, die wir nicht willentlich beeinflussen können. Nehmen Sie sich in einer Sitzung mal auf Video auf und schauen sich an, wie Sie wirken. Dadurch erfahren Sie am besten, worauf Ihre Klienten reagieren.

Was Sie sich einprägen sollten:

Das Eisberg-Modell: Nur 20 % der Kommunikation sind bewusst. 80 % finden auf einer unbewussten, emotionalen Ebene statt, die sich in Form von nonverbalen Signalen mitteilt.

Das Sender-Empfänger-Modell: Signale sind wertneutral. Ihre Bewertung bestimmt nicht der Sender, sondern der Empfänger aufgrund seiner Prägung. Deshalb ist es für Berater erstrebenswert, das Signal von seiner Bewertung zu trennen.

Die Bestandteile der Kommunikation
Kommunikation setzt sich aus folgenden Bestandteilen zusammen: 7 % verbale Inhalte, 38 % Stimme und 55 % Körpersprache. Um klar zu kommunizieren, sollte sich der Berater seine eigenen nonverbalen Signale bewusst machen.

Das Vier-Ohren-Modell von Schulz von Thun

Erinnern Sie sich an das Senden und Empfangen von Signalen? Diese Signale können wir – laut Friedemann Schulz von Thun – auf vier verschiedenen Kanälen senden und mit vier verschiedenen Ohren empfangen:

- mit dem Sachohr bzw. auf der Sachebene,
- dem Beziehungsohr bzw. auf der Beziehungsebene,
- dem Appellohr bzw. auf der Apellebene und dem
- Selbstoffenbarungsohr bzw. auf der Selbstoffenbarungsebene.

Auf der Sachebene werden Informationen vermittelt, auf der Beziehungsebene wird über die Beziehung gesprochen. Auf der Apellebene geht es darum, den anderen zu etwas zu bewegen und auf der Selbstoffenbarungsebene sagt der Mensch etwas über sich selbst. Nehmen wir den schon bekannten Satz unseres Klienten *„Heißt das, dass Sie nicht weiter mit mir arbeiten möchten?"*, und hören wir, wie verschieden dieser Satz auf den vier Kanälen und mit den vier Ohren verstanden werden kann:

Sachebene: *Worüber sollen Sie informiert werden?*	Der Klient möchte wirklich wissen, ob Sie nicht mehr mit ihm arbeiten möchten.
Beziehungsebene: *Wie stehen Sie zueinander?*	Der Klient könnte fragen: „Mögen Sie mich nicht mehr?"
Appellebene: *Wozu will der Klient Sie veranlassen?*	Möglicherweise bittet er: „Bitte bitte bleiben Sie bei mir, verlassen Sie mich nicht!"
Selbstoffenbarungsebene: *Was sagt der Klient über sich?*	Er könnte meinen: „Ich brauche Sie!"
Sachohr: *Worüber soll ich informiert werden?*	„Er möchte wissen, ob ich nicht mehr mit ihm arbeiten möchte." Eine Antwort könnte sein: „Doch, natürlich !"
Beziehungsohr: *Wie stehen wir zueinander?*	„Er sagt mir, dass ich ihm wichtig bin." Eine Antwort könnte sein: „Es ist schön, dass ich Ihnen wichtig bin."
Appellohr: *Wozu will er mich veranlassen?*	„Er bittet mich, bei ihm zu bleiben." Eine Antwort könnte sein: „Wieso sollte ich Sie verlassen?"
Selbstoffenbarungsohr: *Was sagt er mir über sich?*	„Er hat Angst, mich zu verlieren." Eine Antwort könnte sein: „Wie kommen Sie darauf?"

Für Berater ist es hilfreich herauszufinden, mit welchem Ohr die Klienten vorrangig hören und auf welcher Ebene sie senden. Ich mache gute Erfahrungen damit, dem Klienten das Vier-Ohren-Modell vorzustellen.

Auch Sie selbst könnten mit einem „Lieblingsohr" hören und auf einer Lieblingsebene senden. Die Wissenschaft hat festgestellt, dass Männer eher auf dem Sachohr und Frauen eher auf dem Beziehungsohr empfangen. Das hat wenig mit Klischee zu tun, sondern mit Forschung, Beobachtung und Erfahrung. Wenn Sie dies wissen, wenn es also bewusst ist, können Sie es bei sich selbst ändern.

Jeder hat die vier Ebenen, auf denen er sendet, und jeder hat die vier Ohren, mit denen er empfängt. Welcher Kanal nun besonders gut ausgebaut ist und welches Ohr besonders gut hört, liegt in unserer Erziehung und unserer Entwicklung begründet und natürlich daran, wie gut wir den jeweiligen Kanal, das jeweilige Ohr trainiert haben. Das Gute daran ist, dass die Vorlieben auch umtrainiert werden können und Sie somit Spielräume gewinnen und flexibler werden.

Was Sie sich einprägen sollten:

Das Vier-Ohren-Modell

Signale können auf vier verschiedenen Kanälen gesendet und mit vier verschiedenen Ohren gehört werden:

- auf der Sachebene bzw. mit dem Sachohr;
- auf der Beziehungsebene bzw. mit dem Beziehungsohr;
- auf der Appellebene bzw. mit dem Appellohr und auf der
- Selbstoffenbarungsebene bzw. mit dem Selbstoffenbarungsohr.

Auf der Sachebene werden Informationen vermittelt. Auf der Beziehungsebene geht es darum, was die Worte über die Beziehung auszusagen scheinen. Auf der Appellebene geht es darum, den anderen zu etwas zu bewegen. Auf der Selbstoffenbarungsebene sagt der Mensch etwas über sich selbst. Jeder hat eine Lieblingsebene, auf der er sendet, und ein Lieblingsohr, mit dem er hört. Missverständnisse können entstehen, wenn Menschen auf verschiedenen Ebenen senden und empfangen.

Was Sie lesen sollten:

Schulz von Thun, Friedemann. (2002). *Miteinander Reden, I, II, III.* Reinbek: Rowohlt

Die Transaktionsanalyse nach Berne

In den 60er Jahren beschäftigte sich Eric Berne stark mit Sigmund Freud und seinem Instanzenmodell. Das Instanzenmodell ordnet dem Individuum drei Aspekte zu:

- Das *Über-Ich*, das für die Moral und die Werte der Gesellschaft steht;
- das *Es*, der triebhafte Aspekt im Menschen, das mit dem *Über-Ich* darum kämpft, wessen Verhalten die Oberhand gewinnt, und
- das *ICH*, das den Anteil repräsentiert, der sich entweder für das triebhafte Wollen, das moralische Sollen oder einen Kompromiss von beidem entscheidet.

Berne übernahm die drei Instanzen, gab ihnen jedoch andere Bezeichnungen, die seiner Überzeugung nach besser passten.

- Das *„Eltern-Ich"* vertritt das Freudsche Über-Ich und steht für Moral, Kontrolle und Bevormundung;
- das *„Erwachsenen-Ich"* steht für das Ich und die selbstreflektierten, erwachsenen Entscheidungen des Menschen;
- das *„Kind-Ich"* steht für das Es und vertritt die kindlichen Anteile und Triebe im Menschen.

Ähnlich wie bei den „vier Seiten einer Nachricht" senden und empfangen wir auf diesen verschiedenen Ebenen. Nur sprechen wir in diesem Fall von Persönlichkeitsanteilen, die unser Handeln motivieren. Wie erkennt der Berater, mit welchem Ich-Aspekt sein Klient kommuniziert?

Dem *Eltern-Ich* sind zwei Charaktere zugeordnet: ein kritischer und ein behütender. Typische Sätze für das ***kritische Eltern-Ich*** lauten: *„Das schaffst du eh nicht!" Dafür bist du zu dumm!"* Das ***behütende Eltern-Ich*** trifft dagegen Aussagen wie: *„Pass bloß auf, dass du dich nicht übers Ohr hauen lässt!"*

Das *Kind-Ich* kann einen freien, einen angepassten oder einen rebellischen Charakter haben. Das ***freie Kind*** plant nicht und geht froh, offen, ungestüm mit viel Gefühl und Vertrauen in die Welt. Es könnte denken: *„Ich schau mal, was passiert!" „Was kümmert es mich, was andere Menschen denken?"* Das ***angepasste Kind*** macht sich dagegen gedanklich klein. Es gibt keine Widerworte, passt sich an und ist sehr bemüht, es allen Menschen recht zu machen. Es könnte sagen: *„Ich mach es lieber so, wie du willst." „Ich trau mich sowieso nicht."* Das ***rebellische Kind*** wiederum gibt gerne contra, zeigt sich kämpferisch und emotional aufbrausend. Frei nach dem Motto: *„Dir zeig ich's!"*

Das *Erwachsenen-Ich* hat keine Teilaspekte. Es ist einfach erwachsen und bildet die rationale Brücke zwischen dem Eltern-Ich und dem Kind-Ich. Aus dem Erwachsenen-Ich heraus handeln wir überlegt, sachlich und abwägend.

Bitte seien Sie sich bewusst: Auch Sie agieren und reagieren aus einem Ihrer Ich-Anteile. Im Kontext einer Beratung ist jedoch nur das Erwachsenen-Ich angemessen. Wie merken Sie, dass Sie sich mit einem anderen Aspekt identifizieren? Schleicht sich das ***kritisches Eltern-Ich*** ein, machen sich Gedanken breit wie: *„Das kann er doch nicht machen!" „Bei dieser Vergangenheit schafft er das und das nie!"* Das ***fürsorgliche Eltern-Ich*** steht dagegen dem Klienten zu jeder Tages- und Nachtzeit zu Verfügung, frei nach dem Motto: *„Da muss ich doch helfen! Der kommt ja alleine nicht klar, der Arme!"* Und wie reagieren Ihre Kindaspekte, wenn der Klient beispielsweise eine Stunde absagt? Das ***angepasste Kind***, das sich für alles verantwortlich fühlt, fragt sich: *„Habe ich vielleicht etwas falsch gemacht?* Das ***rebellische Kind*** sagt: *„Dann eben nicht. Er wird schon sehen, was er davon hat!"* Vielleicht hat bei Ihnen ja auch das ***freie Kind*** das Sagen, und Sie denken: *„Wie cool, dann habe ich mehr Zeit für mich!*

Bitte verstehen Sie richtig: Kein Anteil ist nur gut oder generell schlecht. Vielmehr geht es darum, sich selbst zu beobachten und wahrzunehmen, welcher Persönlichkeitsanteil gerade das Sagen hat und ob dies in der momentanen Situation zielführend und hilfreich ist. Auch hier gilt: Wenn Sie bei einem Klienten eine Tendenz bemerken, kann es oft schon sehr viel bewirken, wenn Sie ihm das zugrunde liegende Modell erklären. Sich selbst zu erkennen und zu beobachten liefert die Möglichkeit, das eigene Verhalten zu reflektieren und zu verändern.

Jeder Mensch hat alle sechs Persönlichkeitsanteile in sich. In jedem Menschen kommunizieren diese Anteile miteinander. Deshalb können Sie auch die Kommunikation, die Sie mit sich selbst führen, mit den Werkzeugen der Transaktionsanalyse untersuchen:

Nehmen wir an, es ist jetzt 23:30 Uhr und Sie haben morgen früh um 9 Uhr Ihren ersten Klienten. Da Sie dieses Buch so spannend finden, kommunizieren und verhandeln Ihre inneren Anteile miteinander. Ihr freies Kind-Ich sagt: „Au ja, ich lese jetzt noch weiter, ist doch egal wie spät es ist!", während Ihr fürsorgliches Eltern-Ich sagt: „Bitte geh schlafen, du möchtest doch für deinen Klienten morgen fit sein."

Wenn sich diese beiden Anteile nicht einigen können, schaltet sich vielleicht Ihr kritisches Eltern-Ich ein und schimpft: „Mach und geh schlafen, nie hältst du dich an Regeln. Nicht mal an deine eigenen!" Wie reagiert in diesem Fall Ihr Kind-Ich? Eher rebellisch – Sie lesen erst recht weiter –, oder eher angepasst – Sie klappen das Buch zu und werten sich selbst womöglich noch weiter ab? Oder schaltet sich doch noch das Erwachsenen-Ich ein und Sie fällen eine vernünftige Entscheidung?

Parallele und gekreuzte Transaktionen

Nehmen wir unsere Situation von vorhin. Der Berater sagt: „Wie verbleiben wir?" Der Klient antwortet: „Heißt das, dass Sie nicht weiter mit mir arbeiten möchten?"

Nun ist es wichtig zu wissen, wie die beiden ihre Transaktionen gesendet haben. Das „Wie-verbleiben-wir" des Beraters könnte durchaus als sachliche Frage von seinem Erwachsenen-Ich an das Erwachsenen-Ich des Klienten gestellt worden sein. Oder aber er hat es von oben herab gesendet, sozusagen vom fürsorglichen Eltern-Ich an das angepasste Kind-Ich. Die Reaktion des Klienten kommt nun aus dem angepassten Kind-Ich heraus, überlegend, in der Befürchtung etwas falsch gemacht zu haben: „Heißt das, dass Sie nicht weiter mit mir arbeiten möchten?", mit leiser Stimme und gesenktem Blick oder auch aus dem freien Kind heraus, das diese Frage als Spielangebot, als Scherz aufgefasst hat und nun keck, mit schief geneigtem Kopf und ein wenig herausfordernd fragt: „Heißt das, dass Sie nicht weiter mit mir arbeiten möchten?"

Wenn beide auf derselben Ebene kommunizieren oder sich auf ihre Rollen geeinigt haben, sprechen wir von einer *parallelen Transaktion.* Derjenige, an den gesendet wird, reagiert erwartungsgemäß. Die jeweilige Aktion und Reaktion sind für den jeweils anderen normal.

Ein Paar sitzt gemütlich auf der Couch. Sie sagt vorwurfsvoll zu ihm: „Nimm deine Schuhe vom Tisch!" *(kritisches Eltern-Ich sendet an Kind-Ich)*
Er antwortet unterwürfig: „Natürlich, entschuldige bitte, Schatz!" *(angepasstes Kind an Eltern-Ich*)

Das Kind-Ich ist mit seiner Situation zufrieden und reagiert kindgemäß, wobei es seine Antwort an den richtigen Adressaten sendet. Das kritische Eltern-Ich ist auch zufrieden, da seine Kritik angenommen und das beanstandete Verhalten geändert wurde. Die beiden haben ihre Rollen in diesem Kontext akzeptiert. Bei der *gekreuzten Transaktion* wird dagegen aus unterschiedlichen Ich-Zuständen kommuniziert, ohne dass der eine die Rolle des anderen akzeptiert:

Er sagt zu seiner Frau: „Gehen wir ins Kino?" *(Erwachsenen-Ich an Erwachsenen-Ich)*
Sie antwortet: „Nie gehst du mit mir Eis essen!" *(rebellisches Kind an Eltern-Ich)*

Aus solchen gekreuzten Transaktionen können sehr leicht Missverständnisse und Streitigkeiten entstehen, denn der Sender meint etwas anderes als das, was der Empfänger verstanden hat, und das erkennt er an einer für ihn völlig „unlogischen" Antwort. Der Mann könnte völlig verwirrt sein, weil er doch nur wissen wollte, ob seine Frau mit ihm ins Kino gehen will. Seine Erwartung bleibt unerfüllt. Die Frau ist ebenfalls unzufrieden, denn unser Beispiel zeigt nicht, was diesem Gespräch voraus gegangen ist. Vielleicht hatte sie sich einen Besuch im Eiskafé gewünscht? Klären lassen sich gekreuzte Transaktionen nur durch Nachfragen: *„Wie hast du das gemeint?" „Wie hast du das verstanden?"*

Die Transaktionsanalyse bietet die Möglichkeit, zwischenmenschliche Kommunikation zu beschreiben, zu erklären und zu verstehen. Die Kenntnis der verschiedenen Ich-Aspekte gibt dem Berater gute Ansatzpunkte zur Klärung von Missverständnissen und Streitigkeiten. Besonders in der Paarberatung leistet dieses Modell hervorragende Dienste, weil sehr häufig das rebellische Kind-Ich mit dem kritischen

Eltern-Ich streitet, ohne dass beiden Partnern bewusst ist, dass sich beide nicht auf der Erwachsenen-Ebene befinden. Sobald der Berater diese Erwachsenen-Ebene deutlich gemacht und beide sich darauf eingelassen haben, können Konflikte geklärt und Lösungen gefunden werden.

Die Ich-Aspekte der Transaktionsanalyse im Überblick

Persönlichkeitsanteil	Vorteil	Gefahr
Kritisches Eltern-Ich (emotional)	Grenzen setzen, Handlungen hinterfragen	Abwerten, Selbstvertrauen schwächen
Fürsorgliches Eltern-Ich (emotional)	Mitfühlen, fürsorglich sein, liebevoll vorausschauend sein	Andere abhängig machen, andere schwächen und die Eigenverantwortung absprechen
Erwachsenen-Ich (rational)	Abwägen, rationale Entscheidungen treffen, geduldig den richtigen Zeitpunkt abwarten, handlungsfähig bleiben	In Vernunft erstarren, langweilig und gefühllos sein
Rebellisches Kind-Ich (emotional)	Nein-sagen können, sich abgrenzen, emotional reagieren	Kindisch emotional, unüberlegt, andere Menschen abwerten und verletzen
Angepasstes Kind-Ich (emotional)	Teamfähig, respektvoll anderen gegenüber, vorsichtig, sich zurücknehmen können	Ängstlich, nicht handlungsfähig, sich klein machen, die Opferrolle
Freies Kind-Ich (emotional)	Vertritt seine Meinung, hört auf sich selbst, vertritt seine eigenen Bedürfnisse	Unreflektiert emotional, verletzend, ungeduldig, egoistisch

Was Sie sich einprägen sollten:

Die Transaktionsanalyse

Eric Berne unterschied folgende Persönlichkeitsanteile:

- Das *„Eltern-Ich"* mit seinen kritischen und behütenden Anteilen,
- das *„Erwachsenen-Ich"*, das die selbstreflektierten, erwachsenen Entscheidungen des Menschen repräsentiert, und
- das *„Kind-Ich"*, das die kindlichen Anteile und Triebe im Menschen darstellt, und sich als angepasstes, freies oder rebellisches Kind zeigt.

Wir sprechen von *parallelen Transaktionen*, wenn sich Menschen auf ihre jeweiligen Rollen geeignet haben. Senden und empfangen sie auf verschiedenen Ebenen, sprechen wir von *gekreuzten Transaktionen*.

Übertragung und Gegenübertragung

Schon Sigmund Freud wusste ein Lied davon zu singen, welche Dynamik sich in der Beziehung zwischen Berater und Klient entwickeln kann und wie wichtig diese Beziehung für den Verlauf der Beratung ist. Die Beziehungsdynamik wird mit den Begriffen *Übertragung* und *Gegenübertragung* bezeichnet (Freud, 1910, S.37).

Übertragung bedeutet, dass der Klient seinem Therapeuten dieselben Gefühle entgegenbringt wie seinen Eltern, ohne dass der Analytiker dazu einen konkreten Anlass gibt. *„Aus diesem Grund werden in der Regel die jeweiligen besonderen Gefühle des Patienten für den Psychotherapeuten und seine Vorstellungen von den Gefühlen des Psychotherapeuten als Übertragungen aus vergangenen Beziehungen interpretiert"* (W. Tomann. 1996, S.2386).

Das Phänomen der Übertragung beschreibt also die Tatsache, dass ein Klient etwas in Sie hineinprojiziert. Er überträgt Gefühle auf Sie, die er gegenüber einem anderen Menschen hat. So kann es passieren, dass sich eine Klientin in ihren männlichen Berater verliebt und ein Klient in seine weibliche Beraterin. Sie verwechseln unbewusst die Liebe zu ihrem Vater oder ihrer Mutter mit dem Vertrauen, das sie zu ihren Beratern haben. So wird der Berater, ob er will oder nicht, zum idealen Vater gemacht und die Beraterin zur idealen Mutter, die dem Klienten endlich das Verständnis und die bedingungslose Akzeptanz entgegenbringen, die sie von ihren realen Eltern nicht bekamen.

Übertragungen finden nicht nur in therapeutischen Sitzungen statt, sondern sind ein bekanntes Phänomen in sozialen Beziehungen. Ich spreche vom gut erforschten Phänomen der „Projektion" (z. B. Newman et al. 1997), das besagt, dass Menschen dazu neigen, unerfüllte Wünsche, Bedürfnisse und Emotionen anderen zuzuschreiben oder – stellvertretend für die eigenen Eltern –, die Erfüllung dieser Bedürfnisse von anderen Menschen zu erwarten.

Der Berater kann dieses Phänomen jedoch nutzen. Er erkennt es daran, dass sich der Klient ihm gegenüber sehr emotional verhält. Dies gilt sowohl für positive als auch für negative Übertragungen. Professionell verhält sich ein Berater, wenn er beides nicht auf sich bezieht, also weder die positive Projektion der idealen Mutter/des idealen Vaters, die verehrt und geliebt werden, noch die böse Mutter/den bösen Vater, die der Klient bekämpft. Das Lexikon führt weiter aus:

„Wenn der Psychotherapeut dem Patienten jedoch konkreten Anlass zu solchen Gefühlen gegeben hat, befindet er sich selbst möglicherweise im Zustand der Gegenübertragung. In dieser verkennt der Psychotherapeut seine Beziehung zum Patienten im Lichte eigener irrationaler unbewusster Bedürfnisse und ungelöster Konflikte. Wenn der Psychotherapeut solchen Gegenübertragungstendenzen nachgibt, kann er die psychotherapeutische und psychoanalytische Behandlung ernsthaft gefährden. Daher gehört zu den wichtigsten Aspekten in der Ausbildung zum Psychotherapeuten die Kontrolle der eigenen Gegenübertragungstendenzen, die durch

Lehranalyse gewährleistet wird" (W. Tomann. 1996, S.2386). Mit „Gegenübertragung" wird also der Zustand beschrieben, dass Sie als Berater eine Begebenheit aus Ihrer Vergangenheit auf den Klienten projizieren. Die Klientin erinnert Sie zum Beispiel an Ihre Mutter und Sie beginnen, sich Ihrer Klientin gegenüber wie ein Kind zu verhalten oder fangen an, kindliche Forderungen zu stellen, in dem Sie besondere Anerkennung oder Wertschätzung einfordern. Vielleicht erinnert Sie der Klient an einen früheren Chef, und Sie verhalten sich auf einmal emotionaler als es die Beraterrolle erfordern würde. Dies passiert, doch es ist wichtig, dass Sie es merken, weil Sie sonst Ihre Funktion als Berater nicht mehr ausüben können.

Die Übertragung des Klienten können Sie nutzen, weil Sie daran sowohl erkennen, welche Beziehungssituationen der Betroffene erlebt hat, als auch, wie er mit anderen Menschen umgeht. Wenn Sie eine Gegenübertragung bei sich bemerken, sollten Sie jedoch Supervision nehmen.

Die Kommunikationstheorie nach Watzlawick

Paul Watzlawick und seine Mitstreiter Janet H. Beavin und Don D. Jackson sind *die* Pioniere auf dem Gebiet der Erforschung der Kommunikation unter Berücksichtigung der Systemgesetze. Ihr Buch *„Menschliche Kommunikation"* (1969) gilt heute als wissenschaftliches Standardwerk; an den fünf *„metakommunikativen Axiomen"*, den „Grundgesetzen der Kommunikation", kommt kaum ein Student jedweder pädagogischen oder psychosozialen Richtung vorbei. Watzlawick gelang es mit Hilfe dieser Axiome, die Basis für eine Ordnung zwischenmenschlicher Beziehungen zu schaffen. Die Anwendung seiner Erkenntnisse bildet die Grundlage der strategisch arbeitenden systemischen Therapeuten. So ist die Kenntnis der Kommunikationstheorie Watzlawicks für alle, die systemisch arbeiten, eine Selbstverständlichkeit.

Von der Unmöglichkeit, nicht zu kommunizieren

Unter Kommunikation verstehen wir üblicherweise einen Vorgang, in dessen Verlauf Mitteilungen ausgetauscht werden. Kommunikation bedarf jedoch nicht der verbalen Äußerung. Auch durch unser Verhalten übermitteln wir Informationen. Verhalten ist ein wichtiger Bestandteil der Kommunikation. Es ist unmöglich, sich nicht zu verhalten; selbst wenn wir schweigen, übermitteln wir damit eine Botschaft. Im *„Nonverbalen Kommunikationsheftchen"*, das der Carl-Auer-Systeme-Verlag als Werbegag auf Buchmessen verschenkt, wird der Machtaspekt des Schweigens durch die vielsagende Botschaft verdeutlicht: *„Noch ein Wort und ich schweige dich unter den Tisch!"* Da Verhalten ein wichtiger Bestandteil von Kommunikation ist, ist es unmöglich, nicht zu kommunizieren. Für die Beraterpraxis ist diese Erkenntnis aus folgenden Gründen wichtig: In der Alltagssprache wird der Begriff „Kommunikation" häufig nur für das gesprochene Wort genutzt. Die meisten Klienten berücksichtigen nicht, dass sie auch durch ihr Verhalten Informationen geben. Da das, was jemand tut, häufig mehr sagt als das, was jemand spricht, richten systemisch arbeitende Berater ihren Fokus sogar mehr auf das Verhalten als auf die verbalen Mitteilungen.

Das erste Axiom lautet: *„Man kann nicht nicht kommunizieren"* (1996, S.53).

Der Inhalts- und der Beziehungsaspekt
Kommunikation hat in der Regel zwei Bestandteile: Worte und nonverbale Signale wie Gestik, Mimik, Klangfarbe der Stimme, die das Gesprochene unterstreichen. Die nonverbalen Signale fassen wir unter dem Begriff *Metakommunikation* zusammen. Durch die Metakommunikation werden die verbalen Mitteilungen präzisiert: Tonfall, Gestik und Mimik unterstreichen die Bedeutung des gesprochenen Wortes. Es ist unmöglich, eine Mitteilung nicht nonverbal zu unterstreichen, weil wir uns beim Sprechen auf eine wie auch immer geartete Weise verhalten.

Im Allgemeinen verstehen sich Menschen dann, wenn Übereinstimmung herrscht zwischen der verbalen und der nonverbalen Ebene, wenn also die verbale Mitteilung durch die nonverbale verifiziert wird, das heißt, wenn Mimik, Gestik und Tonfall der verbalen Botschaft entsprechen und sie unterstreichen. Wenn die nonverbale Kommunikation der verbalen nicht entspricht, sind, wie Haley dies treffend ausdrückt, *„Schwierigkeiten in den zwischenmenschlichen Beziehungen unvermeidlich"* (1988, S 86).

Es gibt Ausnahmen, über die man sich innerhalb sozialer Systeme einig ist: Humor und Ironie und Spiel und Sport. Beim Humor und mehr noch bei der Ironie deckt sich das Gesagte nicht mit dem Gesichts- und Stimmausdruck, doch da alle Erwachsenen die Spielregeln kennen, weiß jeder, wie er zu reagieren hat. Kinder, die gewöhnlich sagen, was sie meinen, brauchen eine Weile, bis sie gelernt haben, auf Humor und Ironie „richtig" zu reagieren. In anderen Ländern kann eine humorige oder ironische Bemerkung jedoch leicht missverstanden werden.

Indem der Sender mit Hilfe der Metakommunikation unterstreicht, wie er möchte, dass das Signal aufgenommen wird, definiert er einen Bezugsrahmen. Dieser Rahmen kann angenommen oder verweigert werden. Diesen Vorgang nennt Watzlawick *„die Beziehung definieren"*. Der Bezugsrahmen wird mit jeder Kommunikation angeboten, wenn auch nur selten bewusst. Beziehungen sind dann funktional, wenn beide wissen, dass Bezugsrahmen ausgehandelt werden und wenn über diese Kommunikation gesprochen werden darf. In einer gesunden Beziehung muss der Rahmen nicht ständig neu ausgehandelt werden und Informationen können auch auf Sachebene ausgetauscht werden. Wenn es jedoch Konflikte gibt, ist eine genauere Betrachtung beider Aspekte hilfreich.

Die Arbeit mit dem Inhalts- und Beziehungsaspekt einer Kommunikation ist Beratungsalltag. Beratungen misslingen dann, wenn sich die Berater dazu verführen lassen, ebenfalls einem der beiden Aspekte den Vorzug zu geben.

Das zweite Axiom lautet: *„Jede Kommunikation hat einen Inhalts- und einen Beziehungsaspekt, derart, dass letzterer den ersteren bestimmt und daher eine Metakommunikation ist.“* (1996, S.53).

Ein Paar konnte sich nicht auf eine gemeinsame Vision der Zukunft einigen. Der Konflikt war so eskaliert, dass er drohte, die Beziehung zu beenden. Das Paar beharrte jedoch darauf, das Problem sei allein auf der Sachebene zu lösen und übertraf sich darin, immer bessere Sachargumente hervorzuzaubern. Wir akzeptierten den globalen Rahmen (s. S.117) und ermutigten die beiden, ihre Ziele noch genauer zu definieren. Alexander unterstützte die eine Seite, Christiane die andere. Das Paar bemerkte, dass auch wir mit all unserem kommunikationstechnischen Wissen das Problem nicht lösen konnten. Erst dann waren die beiden bereit zu akzeptieren, dass es möglicherweise nicht in erster Linie um ein Sachthema, sondern um ein Beziehungsthema gehen könnte.

Die beiden räumten ein, dass sich keiner dem anderen unterordnen wolle. Diese Erkenntnis löste den Konflikt jedoch noch nicht, da beide in ihrem Trotz verharrten. So fragten wir, was beide befürchteten, wenn sie nachgäben. Plötzlich wandelte sich die Stimmung vollkommen: Aus zwei erbitterten Kämpfern wurden zwei unsichere Menschen, die sich nach Anerkennung und Liebe sehnten. Beide konnten über ihre Ängste und ihr mangelndes Vertrauen zueinander sprechen und endlich wieder aufeinander zugehen.

Die willkürliche Interpunktion

Sie erinnern sich, dass in lebendigen Systemen Informationen mit Hilfe von Feedbacks übermittelt werden. Dabei beeinflusst jeder mit seinem Verhalten den anderen. Wir haben es mit *zirkulären* Prozessen zu tun.

Nun sind wir, wie Heinz von Foerster treffend schreibt, *„als Kinder unserer Kultur in triviale Systeme vernarrt, und wann immer die Dinge nicht so funktionieren, wie man es erwartet, werden wir versuchen, sie zu trivialisieren“* (1993, S.144). So versuchen wir auch in der Kommunikation, eindeutige Kausalzusammenhänge zu finden. Wenn wir davon überzeugt sind, dass wir die „einzig richtige Ursache“ gefunden haben, also dass das Verhalten von A das Verhalten von B bewirkt, dann setzen wir eine Interpunktion – einen Punkt. Damit schaffen wir eine Gliederung, die uns logisch erscheint. Hören wir dazu den Mullah Nasrudin:

Nasrudin und seine Frau wachten eines Nachts auf, weil sich zwei Männer lautstark unter ihrem Fenster stritten. Sie schickte den Mullah nachzusehen, was denn los sei. Er warf sich eine Decke um die Schultern und ging nach unten. Als er sich aber den Männern näherte, entriss ihm einer die Decke – es war seine einzige -, und beide rannten davon. „Worum haben die sich denn gestritten?" fragte seine Frau, als der Mullah ins Schlafzimmer zurückkam. „Offensichtlich ging es um meine Decke. Als sie die hatten, sind sie verschwunden" (Schah, 1984,S.76).

Unser Gegenüber kann die Interpunktion völlig anders empfinden und sie an einer anderen Stelle vornehmen, die er als die einzig richtige empfindet. Interpunktionen sind ein wesentlicher Bestandteil von Beziehungen. *Da jeder den Punkt nach seiner subjektiven Einschätzung setzt, sind Interpunktionen willkürlich*. Die Qualität von Beziehungen hängt in nicht geringem Maße davon ab, wie einig sich alle Beteiligten über die Interpunktionen sind. Unterschiedliche Einschätzungen sind häufig die Wurzel von Beziehungskonflikten.

Das dritte Axiom lautet: *„Die Natur einer Beziehung ist durch die Interpunktion der Kommunikationsabläufe seitens der Partner bedingt"* (1996, S. 61).

Die Berücksichtigung dieses Axioms dient in der Praxis nicht allein zur Analyse von Paarkonflikten, sondern auch in der Einzelberatung. Klienten interpunktieren in der Regel willkürlich die Ursache ihrer Probleme. Damit schaffen sie einen Bezugsrahmen, auf Grund dessen sie ihr eigenes Verhalten und das ihrer Mitmenschen bewerten. Nicht selten hält jedoch gerade dieser Bezugsrahmen das Problem aufrecht. Gelingt es dem Berater, berechtigte Zweifel daran zu wecken, kann sich das Problem lösen.

Eine junge Frau suchte mich wegen sexueller Probleme auf. Sie berichtete, dass nach einer gewissen Zeit jede Beziehung deswegen zerbreche, weil sie keine Lust mehr auf Sex habe. Zu Anfang könne sie ihre Sexualität häufig und lustvoll genießen. Doch das gebe sich mit der Zeit, etwa nach einem Jahr, besonders dann, wenn sie viel Stress im Beruf habe.

Da die Klientin ihre Sexualtität es ein ganzes Jahr lang genossen hatte, vermutete ich, dass das Problem nicht dort, sondern woanders zu finden sei. Ich bezweifelte die willkürliche Interpunktion der Klientin und ließ mir das Problem noch genauer schildern. Dazu fragte ich nach Unterschieden: Wie erlebte die Frau die Anfangszeit ihrer Beziehung und was war nach einem Jahr anders.

Die Frau berichtete, dass sie sich in einer Partnerschaft schlecht abgrenzen könne und Schwierigkeiten habe, ihre eigenen Interessen wahrzunehmen und zu äußern. Im Stadium der Verliebtheit würde ihr das nicht auffallen, doch später schaffe sie es einfach nicht, ihre Freiräume wahrzunehmen – außer in der Sexualität. Da sich der jeweilige Partner an die pflegeleichte Freundin gewöhnt hatte, konnte er ihre Weigerung, mit ihm zu schlafen, nicht einordnen, und beide machten aus ihrer Unlust ein sexuelles Problem. Statt zu erkennen, dass Sexualität der einzige Bereich war, in dem Abgrenzung gut funktionierte, wurde diese durch die willkürliche Interpunktion zum Problem gemacht. Ich fand mit der Klientin noch andere Situationen, in denen diese sich gut gegen die Wünsche von anderen abgrenzen konnte und gab ihr auf, dieses Verhalten wahrzunehmen und auch in anderen Kontexten zu üben.

Die Vor- und Nachteile verbaler und nonverbaler Kommunikation

Es gibt grundsätzlich zwei Möglichkeiten, Botschaften zu übermitteln: durch Worte und/oder durch Zeichen, Gesten, Mimik, Gefühlsäußerungen. Worte haben mit dem Ding, das sie bezeichnen, nichts zu tun. Die Speisekarte schmeckt nicht nach dem Essen, das auf ihr angeboten wird, und der Autoprospekt kann nicht fahren. Menschen, die dieselbe Sprache sprechen, verständigen sich darüber, was die verschiedenen Worte bedeuten sollen. Die Worte „sitzen" oder „schlafen" werden nur deshalb den damit bezeichneten Tätigkeiten richtig zugeordnet, weil wir in der deutschen Sprache eine Übereinkunft bezüglich der Bedeutung dieser Worte getroffen haben. Die Kommunikation, die zusammengesetzte Buchstabenketten oder Zeichen benutzt, um Informationen zu übermitteln, nennt Watzlawick *digital*.

Die digitale Kommunikation ist äußerst differenziert. Nur mit ihrer Hilfe ist Wissenschaft möglich. Obwohl man sich mit Hilfe von Worten sehr genau ausdrücken kann, kommt es sehr leicht zu Missverständnissen, wenn dem Empfänger einer Botschaft der Sinn der Worte unklar ist. Dies ist die größte Schwäche der digitalen Kommunikation.

Dagegen haben nonverbale Kommunikationssignale wie Gestik, Mimik und Tonfall den Vorteil, dass sie universell verstanden werden. Lachen, Weinen, Zorn und Ekel nennt man *„Basisgefühle"*, weil sie auf der ganzen Welt gleich ausgedrückt und gleich aufgefasst werden (Ekmann, 2010). Die Kommunikation, die sich durch nonverbale Signale ganz unmittelbar ausdrückt, nennt Watzlawick *analog*. Analoge Kommunikation ist wenig differenziert, ja oft können Gesten durchaus ambivalent zu verstehen sein. Ein Lächeln kann Zuneigung oder Verachtung ausdrücken und es gibt Tränen der Freude, des Schmerzes und des Zorns. Ohne digitale Erklärungen gibt es häufig keine Hinweise darauf, wie das ausgedrückte Signal verstanden werden soll; dann bleibt dem Empfänger nur die Möglichkeit, das Signal zu interpretieren.

In der Beraterpraxis haben wir es immer damit zu tun, dass analoge Gefühlsinhalte digitalisiert werden müssen, dass also versucht wird, Gefühle mit Worten zu beschreiben, und andererseits werden digitale Informationen – Worte – in analoge Signale – Gefühle – umgeformt. Ohne es zu wissen, übersetzen wir von der einen in die andere Ausdrucksweise. Dabei können wichtige Informationen verloren gehen und Missverständnisse sind auch nicht auszuschließen.

Auch die eigenen Gefühle müssen interpretiert werden und dabei kann man sich irren. Dies zeigt das klassische Experiment von Schachter und Singer (1962), bei dem demonstriert wurde, dass nicht eindeutig erklärbare Erregung, die durch ein pharmazeutisches Präparat ausgelöst wurde, entweder als Hochgefühl oder als Ärger gedeutet wurde, je nachdem, welche Interpretation durch eine Vergleichsperson, die sich in derselben Situation befand, nahegelegt wurde. Auch traumatisierte Menschen, die in Triggersituationen geraten, reagieren dadurch, dass sie an ein früher erlebtes Trauma erinnert werden, emotional äußerst heftig, ohne dass die aktuelle Situation die Heftigkeit rechtfertigen würde. Gefühle lügen nie; die Fehler passieren bei der Interpretation. Berater sollten sich deshalb durch Rückfragen vergewissern, ob das, was sie verstanden haben, das ist, was vom Klienten ausgedrückt werden wollte. Sonst wird, wie Antione de Saint-Exupéry (1950) in seinem Buch *„Der kleine Prinz"*, schreibt, die Sprache *„zur Quelle aller Missverständnisse"*.

Das vierte Watzlawicksche Axiom lautet: *„Menschliche Kommunikation bedient sich digitaler und analoger Modalitäten. Digitale Kommunikationen haben eine komplexe und vielseitige logische Syntax* [Satzbau], *aber eine auf dem Gebiet der Beziehungen unzulängliche Semantik* [Bedeutung]. *Analoge Kommunikationen dagegen besitzen dieses semantische Potential, ermangeln aber die für eindeutige Kommunikationen erforderliche logische Syntax"* (1996, S.68).

Von der Gleichheit und der Unterschiedlichkeit in Beziehungen

Das fünfte und letzte metakommunikative Axiom von Watzlawick befasst sich mit den Verhaltensmustern in Beziehungen, die er nennt. Er unterscheidet zwei Formen:

- Beziehungen, bei denen die Gleichheit aller Partner betont oder angestrebt wird, nennt er *symmetrisch*. Bei symmetrischen Beziehungen werden Unterschiede vermieden bzw. ausgeglichen.
- Beziehungen, bei denen die Unterschiedlichkeit der Partner im Vordergrund steht, nennt er dagegen *komplementär*. Hier nimmt einer der Partner die dominante Position ein, der andere ordnet sich ihm unter. Solche Beziehungen entstehen z. B. ganz natürlich zwischen Lehrer und Schüler oder Arzt und Patient.

Symmetrie und Komplementarität sind weder gut noch schlecht, sondern bezeichnen nur zwei Kategorien, in die sich Beziehungsverhalten einteilen lässt. In gesunden Partnerschaften sind beide Formen vorhanden und werden dem Kontext entsprechend eingesetzt.

Störungen in der Beziehungsdynamik sind ebenfalls entweder symmetrisch oder komplementär. Bei der symmetrischen Eskalation kämpfen beide verbissen darum, dem anderen nur ja nicht zu unterliegen, weil er sich dann unterordnen müsste. Viele Paarkonflikte laufen symmetrisch ab und in der Praxis kann der Berater dies daran erkennen, dass der Bezugsrahmen des jeweils anderen nie akzeptiert wird. Es gibt kein Thema, bei dem sich beide auf eine Version der Realität einigen können.

Ein Paar war einige hundert Kilometer weit gefahren, um seine Beziehung mit unserer Hilfe zu retten. Die Beiden schienen in völlig unterschiedlichen Realitäten zu leben, so verschieden, dass wir uns mehrfach versicherten, ob sie überhaupt von derselben Situation erzählten. Dieses Muster zog sich durch das gesamte Beratungsgespräch.

Wir sprachen unsere Beobachtung an und fragten, ob sie jemals einer Meinung seien. Darauf gab es den ersten Konsens, denn beide antworteten: „Nie!" Da sich die beiden nur hier einig zu sein schienen, drückten wir unsere Verwunderung darüber aus, dass sie es überhaupt zusammen in unsere Praxis geschafft hätten. Wie war es möglich gewesen, dass sie zum selben Zeitpunkt im selben Auto gesessen und dasselbe Ziel angesteuert hatten? Die beiden lachten herzlich und wir hatten eine weitere Übereinstimmung, denn beide gaben zu, ziemliche Dickköpfe zu sein. Wir gaben folgenden Kommentar, der die Ambivalenz zum Ausdruck brachte:

„Wir waren uns in der Beurteilung der Sitzung nicht ganz einig. Einerseits scheint der Mangel an Übereinstimmung darauf hinzudeuten, dass Sie sich am liebsten trennen würden und nur noch nicht wüssten, wie Sie das machen sollten. Andrerseits zeigen Sie beide schon allein dadurch, dass Sie hergefahren sind und viel Zeit und Geld investiert haben, dass es Ihnen beiden sehr wichtig ist, die Beziehung zu verbessern. Deshalb schlagen wir Ihnen vor, sich täglich neu zu entscheiden, ob Sie den Tag Ihren Trennungsabsichten oder Ihrem Zusammenbleiben widmen wollen. Am Abend zuvor machen Sie beide eine Art Voraussage, wie Sie sich am nächsten Tag entscheiden werden. An den Tagen, die Sie Ihrem Zusammenbleiben widmen wollen, tun Sie alles, was bisher gut funktioniert hat. Die Tage, die sie ihrer Trennung widmen wollen, verbringen Sie so wie gewohnt."

Die erste Rückmeldung des Paares war entspannt. Sie hatten einen herrlichen Tag verbracht und sich bestens verstanden. Diesen Tag werteten sie als einen Neuanfang und bekamen die Aufgabe, auch weiterhin verstärkt das zu tun, was gut funktioniert. Bei einem Feedback zwei Monate später berichteten sie, dass es ihnen gutgehe.

Bei der komplementären Eskalation versucht einer von beiden, die eigene Machtposition gegenüber dem anderen zu behaupten. Diese Konflikte können in Beziehungen entstehen, in denen ein natürliches oder verordnetes Machtgefälle herrscht, wie zum Beispiel zwischen Lehrern und Schülern oder Chefs und Angestellten. Auch das alte patriarchale Rollenmodell in Paarbeziehungen führt zu solchen Konflikten, wenn sich die Frau nach Meinung des Mannes nicht unterordnet. Bei komplementären Eskalationen steht der offene Machtkampf im Vordergrund. Für den Berater geht es auch hier darum, seine Neutralität zu bewahren. Wenn er sich verführen lässt, Partei zu ergreifen, wird er Teil der komplementären Eskalation.

Das fünfte Axiom lautet: *„Zwischenmenschliche Kommunikationsabläufe sind entweder symmetrisch oder komplementär, je nachdem, ob die Beziehung zwischen den Partnern auf Gleichheit oder Unterschiedlichkeit beruht“* (1996, S.70).

Was Sie sich einprägen sollten:

1. Auch Verhalten ist Kommunikation. Aus diesem Grund ist es unmöglich, nicht zu kommunizieren.
2. Kommunikation besteht meist aus einem verbalen und einem nonverbalen Teil. Die nonverbalen Aspekte fassen wir unter dem Begriff *„Metakommunikation“* zusammen. Mit Hilfe der nonverbalen Kommunikation zeigt der Sender, wie er möchte, dass der Empfänger die Botschaft versteht. Dadurch bietet er dem Empfänger einen Bezugsrahmen an, den dieser annehmen, aber auch ablehnen kann.
3. In zirkulären Prozessen zwischen Menschen gibt es keine „alleinige Ursache“ für ein Problem. Menschen neigen jedoch dazu, bestimmten Ereignissen mehr Bedeutung zu geben als anderen. Diese Gliederungen sind willkürlich und dürfen vom Berater hinterfragt werden.
4. Die verbale Kommunikation hat den Vorteil, dass sie Sachverhalte differenziert ausdrücken kann. Ihr Nachteil besteht darin, dass man die Bedeutung der Worte kennen muss. Nonverbale Kommunikation muss vom Empfänger interpretiert und verbalisiert werden. Bei dieser Übersetzungsarbeit passieren häufig Fehler. Der Berater muss sich dieser Gefahr bewusst sein und seine Interpretationen der nonverbalen Signale seines Klienten stets hinterfragen.
5. Zwischenmenschliche Kommunikationsabläufe sind entweder symmetrisch oder komplementär. Bei der symmetrischen Beziehung wird die Gleichheit, bei der komplementären die Verschiedenheit betont. In gesunden Beziehungen gibt es beide Aspekte. Den symmetrischen Konflikt erkennen Berater daran, dass beide vermeiden, sich dem anderen unterzuordnen, indem der eine den Kommunikationsrahmen des anderen grundsätzlich ablehnt. Der Machtkampf ist verdeckt. Beim komplementären Konflikt besteht ein offener Machtkampf.

Was Sie lesen können, wenn Sie das Thema interessiert:

Watzlawick, Paul & Beavin, Janet H. & Jackson, Don. (2000). *Menschliche Kommunikation*. Bern: Hans Huber

Das paradoxe Kommunikationsmuster Doublebind

In diesem Kapitel befassen wir uns mit einem Phänomen, das erstmals Gregory Bateson bei seiner Arbeit mit Schizophrenen aufgefallen war: der Wirkung eines Kommunikationsmusters, bei dem der verbale Aspekt den nonverbalen Aspekt verneint. In Palo Alto formulierten Bateson, Jackson, Haley und Weakland (1963) die Theorie der *Doublebinds*, der doppelten Bindungen oder Doppelbotschaften. Dieses Kommunikationsmuster wirkt destruktiv, ja sogar traumatisierend. Es ist meist dafür verantwortlich, dass sich schwierige Situationen nicht ändern, keine Lösungen zu erreichen sind und das ganze Leben unerträglich kompliziert zu sein scheint.

Die Forschungen Batesons sind für uns nicht nur wegen seiner Doublebindtheorie interessant. Bei der Arbeit mit schizophrenen Patienten stellte er fest, welchen Einfluss die Kommunikation in der Familie auf deren Zustand hatte (1996, S.268). Damit ist die Geburtsstunde der Doublebindtheorie auch die Geburtsstunde der systemischen Familientherapie.

Vom Wesen des Paradoxen – die logischen Klassen Russells

Doublebinds sind ein paradoxes Kommunikationsmuster. Das Wort Paradoxon stammt aus dem Altgriechischen und bedeutet: *„widersinnig, einen Widerspruch in sich enthaltend."* Darüber hinaus erfahren wir: *„scheinbar falsche Aussage ..., die aber bei genauerer Analyse auf eine höhere Wahrheit hinweist"* (Duden, 1990. S. 571). Das Paradoxon enthält also einen Widerspruch in sich. Nun ist ein Widerspruch nicht dasselbe wie ein Paradoxon, denn beim Widerspruch besteht die Möglichkeit, sich für eine von beiden Möglichkeiten zu entscheiden. Ein Paradoxon ist dagegen grundsätzlich nicht entscheidbar.

NEHMEN SIE DIESEN SATZ NICHT ZUR KENNTNIS!

Haben Sie den Satz gelesen, obwohl dort steht, dass Sie ihn nicht lesen sollen? Wie, Sie haben erst durch das Lesen erfahren, dass Sie ihn nicht lesen sollten? Genau das ist das Wesen einer Paradoxie. Sie können sich nicht für oder gegen das Lesen des Satzes entscheiden. Indem Sie seine Botschaft ignorieren, haben Sie seinen Sinn bereits zur Kenntnis genommen. Sie können es nicht richtig machen!

Die Menschheit befasst sich schon sehr lange mit Paradoxien. Viele Denker versuchten, ihr Rätsel zu lösen, ohne indes einen brauchbaren Ansatz zu finden. Bertrand Russell (1872 - 1970), dem englischen Mathematiker und Philosophen, der 1950 den Nobelpreis für Literatur erhielt, gelang indes um die Jahrhundertwende ein entscheidender Durchbruch. Er stellte fest, dass ein Paradoxon deshalb unlösbar erscheint, *weil verschiedene logische Ebenen miteinander vermischt werden*, und formulierte seine *„Theorie der logischen Klassen"* (1903), durch die Gregory Bateson auf die Möglichkeit der paradoxen Kommunikation aufmerksam gemacht wurde.

Russell unterscheidet zwischen Klassen und ihren Elementen. Das Wort *„Klasse"* könnten wir mit dem Wort „Überbegriff" gleichsetzen, und die Elemente sind demzufolge deren Bestandteile. Der Überbegriff „Obst" gehört zur logischen Ebene der Klassen. Äpfel, Birnen, Bananen usw. entsprechen dagegen der logischen Ebene der Elemente. Klassen gehören nicht zur selben logischen Ebene wie ihre Elemente; sie stehen höher, denn sie schaffen sozusagen den Rahmen für den Inhalt. Logisch ist, zwischen Klassen und ihren Elementen klar zu unterscheiden. Wir verstehen einander dann, wenn es eine allgemein geteilte Übereinstimmung gibt, ob wir über Äpfel oder über Obst reden. Die Sprache legt fest, auf welcher logischen Ebene wir uns befinden.

Russell unterscheidet drei logische Sprachebenen:

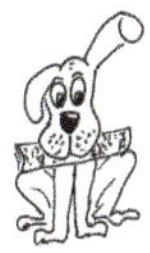

- *Die **Objektebene*** beschreibt das Ding an sich und ist sozusagen die Vokabelebene der Sprache. Das Tier, das bellt, nennt man in Deutschland „Hund", das Tier, das miaut, nennt man hier „Katze".

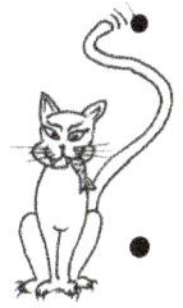

- *Die **Metaebene der ersten Ordnung*** informiert über die Eigenschaften des Objekts. Der Hund ist wachsam, freundlich und gehorsam, die Katze unabhängig, verfressen und wild.
- ***Die Metaebene der zweiten Ordnung*** trifft Aussagen über die wahrgenommenen Eigenschaften und spiegelt damit meine Haltung zu ihnen wider. Ich mag z. B. Hunde lieber als Katzen. Meine Schwiegermutter bevorzugt Katzen. Die Katze meiner Schwiegermutter mag keine Hunde, und deshalb muss unser Hund leider draußen bleiben.

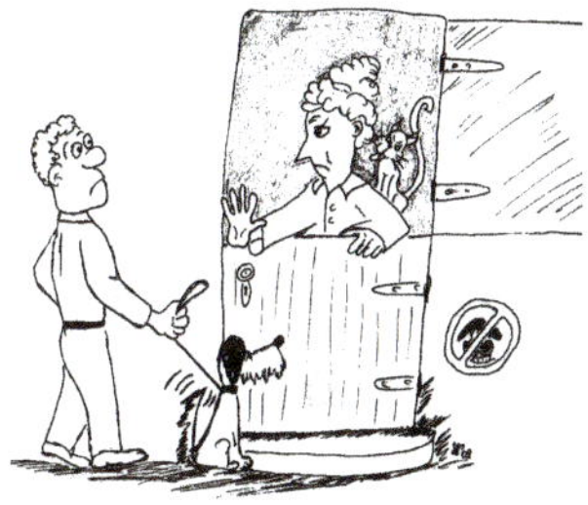

Jede Ebene steht höher als die vorausgegangene und stellt ein und dasselbe Wort in einen anderen Rahmen. Natürlich können wir uns unbegrenzt viele weitere, übergeordnete Ebenen vorstellen, je nachdem welchen Kontext wir für unsere Betrachtung wählen. Solange alle Beteiligten wissen, auf welcher logischen Ebene sie sich befinden, gibt es keine Missverständnisse. Nach Russells Überzeugung entstehen Paradoxien dann, wenn verschiedene logische Ebenen vermischt werden.

In der Kommunikation bestimmt die nonverbale Ebene den Rahmen, innerhalb dessen die verbale Botschaft verstanden werden soll. Das geschieht deshalb, weil die visuelle Wahrnehmung vom Gehirn zuerst ausgewertet wird (Grabe & Bucy. 2009). Von einem kommunikativen Paradoxon sprechen wir dann, wenn die nonverbale Ebene, die bestimmt, wie eine Botschaft verstanden werden soll, in diametralem Widerspruch zu der gleichzeitig erfolgten verbalen Aussage steht. Damit widerspricht das Element seiner logischen Klasse. Auf derselben Ebene, auf der die Paradoxie entstanden ist, kann sie nicht gelöst werden. Dazu muss eine höhere logische Ebene, eine Metaebene mindestens zweiter Ordnung gefunden werden, auf der über die Eigenschaften der Kommunikation nachgedacht und gesprochen werden kann.

Gregory Bateson, der „Vater" der systemischen Familientherapie, nutzte die Erkenntnis Russells von den verschiedenen logischen Ebenen bei seiner Arbeit mit an Schizophrenie Erkrankten. Damit entdeckte er einen Schlüssel für psychische Probleme, die bis dorthin als nicht therapierbar galten.

Die Entdeckung der Doublebinds durch Gregory Bateson

Der Brite Gregory Bateson ist vielleicht einer der letzten großen Universalgelehrten und sicherlich einer der wichtigsten Denker der westlichen Welt. Seine Beiträge zur Wissenschaft werden mit denen Charles Darwins und Sigmund Freuds verglichen. Fritz B. Simon, selbst Professor für Psychologie und systemischer Therapeut, schreibt über Batesons Lebenswerk: *„Es ist von einer Variationsbreite und Relevanz, die allen einzelwissenschaftlichen Schranken und Beschränktheiten der akademischen Forschung Hohn spricht"* (1997, Klappentext). Er gilt als einer der Begründer der systemischen Psychotherapie.

Gregory Bateson wurde am 9. Mai 1904 in Grantchester in England geboren. Er studierte in Cambridge Naturhistorie und schloss dieses Studium bereits mit 21 Jahren ab. Danach unternahm er eine lange Reise, nach deren Rückkehr er sich für ein weiteres Studium entschied – für die Anthropologie. Mit 26 Jahren schloss er auch diesen Studiengang ab. Danach reiste er zu Feldforschungen nach Neu Guinea, wo er mit seiner Frau, Margaret Mead, tätig war. 1942 arbeitete er zusammen mit Norbert Wiener an den ersten Entwicklungen der Kybernetik. Nach einem Intermezzo als Professor in Harvard begann er, Kommunikationsprozesse zu erforschen und arbeitete mit schizophrenen Patienten an zwei berühmten Krankenhäusern in San Francisco und Palo Alto. Doch was brachte Bateson zu der Entdeckung der paradoxen Kommunikation?

Im Zuge seiner Forschungen begann er 1952 im Fleishhacker-Zoo in San Francisco die Kommunikation der Tiere zu untersuchen. Dazu beobachtete er junge Affen beim Spielen und stellte folgendes fest: Obwohl die Gesten und Signale, die die Affen gaben, einem Kampf zum Verwechseln ähnlich sahen, wussten sowohl die Affen als auch ihre menschlichen Beobachter, dass es sich nicht um einen Kampf, sondern um Spiel handelte. Die Tiere mussten also fähig sein, ihre Signale mit einer Metakommunikation zu versehen (Bateson, 1996, S.247). Um die logische Klasse „Spiel" zu definieren, müssen Tiere drei Typen von Mitteilungen unterscheiden können:

- Sie müssen Signale geben, durch die sie eine Stimmung zum Ausdruck bringen;
- sie müssen Signale geben, durch die sie eine Stimmung vortäuschen, also nicht wirklich meinen, was sie ausdrücken, zum Beispiel knurren, zwicken, drohen usw.
- und sie müssen Signale geben, durch die der Empfänger versteht, dass es sich um ein Spiel handelt.

Die Mitteilung: „Das ist ein Spiel!", legt den Rahmen fest, in dem alle anderen Mitteilungen verstanden werden sollen. Sie gehört damit einem höheren logischen Typ an als die Signale, die innerhalb des Rahmens gegeben werden.

Die Unfähigkeit, logische Ebenen zu unterscheiden und die Folgen
Bei seiner Arbeit mit schizophrenen Patienten war Bateson aufgefallen, dass diese nicht erkennen konnten, ob etwas wörtlich oder als Metapher zu verstehen war. Er fragte sich: Können bestimmte Formen der Psychopathologie durch die Unfähigkeit des Patienten gekennzeichnet sein, zwischen den logischen Typen klar zu unterscheiden, also bestimmte Signale einem dazugehörigen Rahmen zuzuordnen? Und welchen Einfluss haben die Paradoxien, die entstehen, wenn der Rahmen nicht erkannt wird, auf die Psyche des Patienten?

Bateson stellte fest, dass dem Schizophrenen tatsächlich die Fähigkeit fehlt, eine Mitteilung über den Rahmen zu verstehen, innerhalb welchem ein Signal einzuordnen ist, zum Beispiel: „Das ist ein Spiel !", oder „Das ist ein Witz !". Im Gegensatz zu früheren therapeutischen Ansätzen verstand Bateson diese Unfähigkeit jedoch nicht als persönlichen Defekt oder Ich-Schwäche des Patienten. Er fragte sich, warum seine Patienten nicht in der Lage waren, Unterscheidungen zu treffen, die selbst höher entwickelte Säugetiere leisteten. Deshalb wandte der Forscher sein Augenmerk vermehrt auf die Interaktion zwischen den Patienten und ihren Familien.

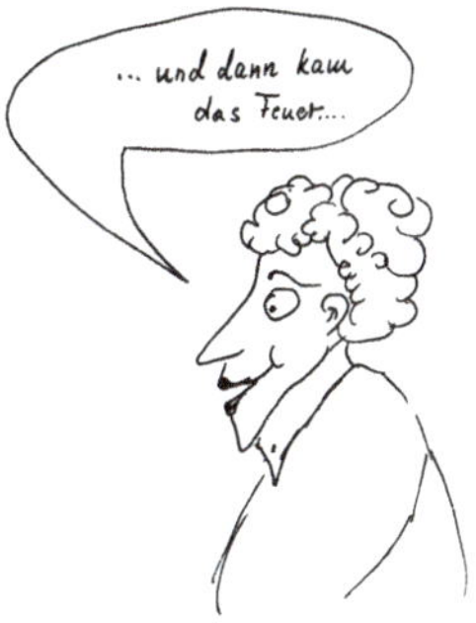

Ihm fiel auf, dass seine Mitteilungen immer anders bewertet wurden, als er selbst sie klar kommunizierte. Die Mitteilungen, die er von den Eltern der Erkrankten erhielt, wiesen ebenfalls eine Besonderheit auf: Verbal wurde etwas anderes ausgedrückt als nonverbal: *„...dem, was bei ihr* [der Mutter] *zur Identifikation von Mitteilungen führt, widerspricht sie ständig. Sie lacht, wenn sie sagt, was für sie am wenigsten lustig ist, und so weiter"* (1996, S.268). Da, wie wir uns erinnern, die nonverbale Kommunikation den Rahmen definiert, also bestimmt, wie eine Botschaft aufgefasst werden soll, wird bei einer Diskrepanz zwischen der verbalen und der nonverbalen Aussage Verwirrung darüber ausgelöst, wie die Botschaft zu verstehen ist. Bateson schrieb: *„Womit der Patient heute zu kämpfen hat – und in seiner Kindheit zu kämpfen hatte –, ist die falsche Interpretation seiner Mitteilungen"* (ebd S.268).

Bateson war der erste, der die Möglichkeit eines *„Beziehungstraumas"* in Betracht zog, also eines Traumas, das dadurch hervorgerufen wird, wie die Familie ihre Kommunikation organisiert. Schizophrenie ist seiner Überzeugung nach nicht ausschließlich, aber doch zu einem großen Teil *„ein Ergebnis der familiären Interaktion"* (1996, S. 275). Die Art der Interaktion muss sich so häufig wiederholen, dass der Patient sie als „normal" einstuft und nichts anderes erwartet. *„Das* heißt, *er muss in einem Universum leben, in dem die Abfolgen von Ereignissen so aufgebaut sind, dass seine unkonventionellen Kommunikationsgewohnheiten in gewissem Sinne angemessen sein werden"* (ebd.). Bateson und sein Forscherteam formulierten die Hypothese, dass die äußeren Erfahrungen der Patienten für ihre Unfähigkeit, logische Typen in der richtigen Weise zuzuordnen, verantwortlich sein mussten: *„Für solche unauflösbaren Sequenzen von Erfahrungen verwenden wir den Terminus doublebind"* (ebd. S. 276). Der Betroffene wird, *„gleichsam zu einem Tänzer auf dem Seil des Russellschen Paradoxon"* (Selvini et al. 1993, S.31).

Wie ein Paradoxon ist auch ein Doublebind viel mehr als ein bloßer Widerspruch. Bei einer widersprüchlichen Aussage kann man sich für eine von zwei Möglichkeiten entscheiden. Wenn jemand zum Beispiel behaupten würde, die Sonne sei blau, können wir entweder diese Ansicht teilen oder wir können beschließen, dass die Sonne weiterhin gelb ist. Auch wenn die Entscheidung für eine der beiden widersprüchlichen Aussagen schmerzlich sein mag, ist sie dennoch logisch machbar. Beim Doublebind dagegen ist – wie beim Paradoxon – die Entscheidung unmöglich.

Jeder Mensch ist Doublebinds ausgesetzt, jeder Mensch gebraucht sie. Schädlich wirken sie erst dann, wenn dieses Kommunikationsmuster in der Kindheit überwiegt, wenn also die Interaktionen in der Familie durch Paradoxien bestimmt sind. Doublebinds alleine verursachen keine schweren psychischen Erkrankungen, dazu gehören noch andere Faktoren wie eine genetische Disposition und eine besondere Verletzlichkeit. Wenn in einer Familie allerdings Psychosen vorkommen, sollten Berater die Hypothese „Doublebind" unbedingt im Hinterkopf behalten.

Wie Doublebinds in Familien entstehen

Doublebinds entstehen meiner Erfahrung nach dadurch, dass es zwei Wirklichkeiten gibt, von denen eine verschwiegen wird. Dies gilt in allen Familien, in denen es Geheimnisse gibt, z. B. Suchterkrankungen oder psychische Erkrankungen von Familienmitgliedern, aber auch die Misshandlung und der Missbrauch von Kindern. Zuweilen sind Traumatisierungen der Eltern für das Entstehen der beiden Wirklichkeiten verantwortlich. Dazu ein Beispiel aus einer ganz normalen Familie:

Eine Frau, verheiratet, drei Kinder, kommt wegen Schwierigkeiten mit ihrer Tochter, 18 Monate, in die Praxis. Die Beziehung zu beiden Söhnen, 8 und 6 Jahre, ist unproblematisch. Mit ihrer Tochter fühlte sich die Frau von Anfang nicht wohl. Für sie selbst unbegreiflich, kann sie sich an der Nähe ihres Kindes nicht erfreuen. Sie empfindet Ablehnung, möglicherweise sogar feindselige Gefühle, wenn sie sich mit dem Kind beschäftigen muss.

Die ablehnenden Gefühle kann sie nicht mit ihrer Mutterrolle vereinbaren. Deshalb verbirgt sie vor dem Kind ihre negativen Emotionen und tut so, als ob sie ihm liebevoll zugetan sei. Das Kind spürt jedoch die feindseligen Gefühle, die die Mutter auf der nonverbalen Ebene z. B. durch eine erhöhte Körperspannung ausdrückt. Es reagiert darauf mit Ängstlichkeit, Aufregung und Verwirrung, findet schlecht in den Schlaf und schreit viel. Die ambivalenten Gefühle der Mutter werden durch das nervöse Kind noch verstärkt. Die Frau weiß sich nicht mehr zu helfen und kommt in die Beratung.

Bei der Anamnese erfahre ich, dass die Frau eine höchst problematische Beziehung zu ihrer eigenen Mutter hat. Sie wurde als Kind vernachlässigt und misshandelt. Ich erklärte ihr, dass sie durch die Geburt der Tochter unbewusst an ihre eigene Kindheit erinnert wurde (s S. 216). Weil die damit verbundenen Gefühle nur in Zusammenhang mit der Tochter auftraten, ist es verständlich, dass sie diese auf das Kind projizierte. Durch die Aufarbeitung ihrer eigenen traumatischen Kindheit entspannte sich die Beziehung zu ihrem Kind.

Hätte sich die Frau nicht in die Beratung begeben, hätte sich das Gefühlsdilemma der Mutter für das Kind intensiviert. Es hätte die unbewusste Ablehnung der Mutter durch ihre Körpersprache oder die Klangfarbe ihrer Stimme erlebt. Würde es auf ihre abweisende Haltung reagieren, hätte sich die Mutter schuldig gefühlt. Sie hätte möglicherweise ihre Fürsorglichkeit verstärkt, doch wenn das Kind auf diese Fürsorglichkeit reagiert hätte, hätte sich die Ablehnung der Mutter intensiviert, welche sie hätte leugnen und stattdessen Nähe vorspielen müssen. Das Kind befände sich in einem Dilemma, dem es nicht entfliehen kann: Traut es seinen Gefühlen und reagiert auf die wahrgenommene Ablehnung der Mutter, gibt diese ihm zu verstehen, dass es falsch empfindet, indem sie ihm Nähe zeigt. Reagiert das Kind auf die Nähe, fühlt es wiederum falsch, weil es die Ablehnung der Mutter spürt.

Das Kind steht vor folgender Zwickmühle: Der Rahmen, der als höhere logische Ebene vorgibt, wie es die Worte der Mutter auffassen soll, passt nicht zu seinen Elementen. Die Elemente, die freundlichen Worte, scheinen den übergeordneten Rahmen, die feindselige Haltung, zu negieren. Um die Beziehung nicht zu gefährden, darf das Kind diese beiden logischen Klassen nicht voneinander unterscheiden oder die Kommunikation interpretieren. Wenn es das täte, wäre es damit konfrontiert, durch die nonverbalen Signale einerseits abgelehnt und durch die verbalen Signale gleichzeitig angenommen zu sein. Da es zu dieser klaren Analyse natürlich nicht in der Lage ist, lernt es, *das Gefühl der Täuschung als Normalzustand zu akzeptieren* und kommuniziert ebenfalls paradox. Ein Teufelskreis! An diesem Beispiel wird deutlich, dass bei der paradoxen Kommunikation die *„Macht in den Spielregeln liegt"*, denen alle unterworfen sind (Selvini et al. 1993, S.15).

Wie sich Doublebinds in der Kommunikation zeigen

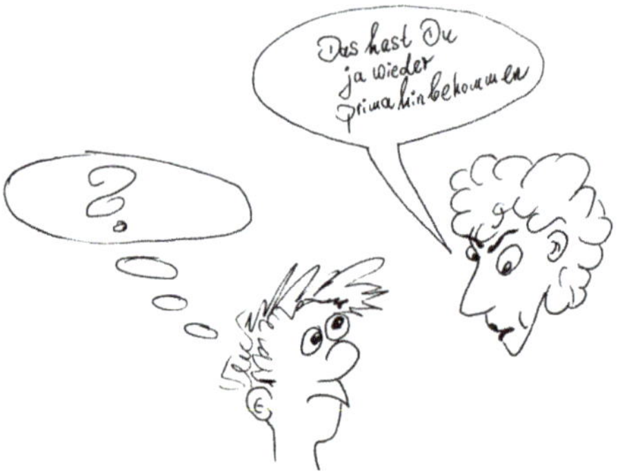

Doublebind bedeutet, dass das, was verbal zum Ausdruck gebracht wird, durch nonverbale Signale negiert wird. Zum einen geschieht das durch inkongruente Kommunikation: Jemand erzählt z. B. etwas Trauriges und lächelt dabei. Der Empfänger der Botschaft weiß nicht, wie er das Gesagte einschätzen soll: Soll er den Sender trösten oder mit ihm lächeln? Es entsteht eine paradoxe Situation, in der es der Empfänger nicht richtig machen kann: Lächelt er, könnte ihn der Sender der Herzlosigkeit bezichtigen; tröstet er, könnte der Sender sein Unverständnis über die unangemessene Reaktion zum Ausdruck bringen.

Es ist gar nicht so leicht, einen Doublebind zu erkennen. Da die beiden Botschaften verschiedenen logischen Typen – also der verbalen und der nonverbalen Kommunikation – angehören, stehen sie in keinem direkt vergleichbaren Widerspruch. Man kann nicht einfach sagen, dass das eine *falsch* und das andere *richtig* ist. Außerdem verhält sich der Sender gegenüber dem Empfänger dergestalt, dass vollkommen klar ist, dass *nur eine* Botschaft übermittelt wurde.

Dies tut der Sender nicht aus Boshaftigkeit. Doublebinds werden nicht bewusst angewendet; auch der Sender hat das Kommunikationsmuster in seiner Familie gelernt. Damit unterscheiden sich Doublebinds von „sozialen Lügen" oder von Täuschungen, deren sich der Sender bewusst ist. Aus diesem Grund ist es häufig schwierig, über die Kommunikation zu sprechen. Sollte der Empfänger versuchen, seine Verwirrung zu kommunizieren, wird ihm dies als falsche Wahrnehmung, möglicherweise sogar als bösartiger Angriff ausgelegt. Das Sprechen über die Kommunikation – die *Metaebene zweiter Ordnung* – wird somit unmöglich gemacht, weil *„ein Nebelschleier erzeugt wird, der jede Form von Metakommunikation verhindert, so daß man den Anfang des Fadens nicht findet und sich nichts klärt"* (Selvini et al. 1993, S.36).

Ich weiß besser als du, wie es dir geht – Mystifizieren

Eine überaus wirksame Verschleierungstechnik, das *„Mystifizieren"*, beschreibt der britische Psychiater Ronald D. Laing. Dazu gibt er folgendes Beispiel: *Ein Kind spielt* *am Abend lärmend; seine Mutter ist müde und möchte, dass es ins Bett geht. Eine offene Erklärung wäre: „Ich bin müde und möchte, dass du ins Bett gehst", oder „Geh ins Bett, weil ich dir das sage!" Eine mystifizierende Art, das Kind zum Zu-Bett-gehen zu bewegen, ist: „Ich bin überzeugt, du bist müde, Liebling, und möchtest jetzt ins Bett, nicht wahr?"* (1988, S.277) Mystifizieren bedeutet also, dass ein Mensch einem anderen Gefühle unterstellt, die seinen eigenen Vorstellungen entsprechen, um den anderen zu kontrollieren oder zu manipulieren. Dazu einige Beispiele aus der Praxis:

Ein Klient erzählte, dass seine Mutter ihn zu fragen pflegte: „Welches Eis möchtest du?" Wenn er antwortete: „Schokoladeneis", entgegnete sie: „In Wirklichkeit hast du Erdbeereis viel lieber, und weil ich deine liebe Mama bin, bekommst du ein Erdbeereis von mir!"

Ein Paar zerstritt sich wegen folgender Episode: Der Mann sagte zu seiner Frau: „Du liest wenig." Sie erwiderte: „Gib doch zu, dass du eigentlich meinst, dass ich langsam lese. In Wahrheit hältst du mich sowieso für dumm!"

Bei einem anderen Paar forderte die Frau, sie würde sich trennen, wenn der Mann nicht endlich über seine Gefühle redete. Der Mann überwand seine Ängste, sprach über seine Gefühle, worauf die Frau erregt ausrief: „Aber ich spüre, dass du lügst! In Wirklichkeit fühlst du etwas ganz anderes!"

Die Doublebind-Falle

Menschen haben ein vitales Interesse daran, die Realität richtig einzuschätzen. In Situationen, die als „persönlich wichtig" bewertet werden, wächst dieses Interesse (Stürmer & Bodansky, 2015, S.54). Leon Festinger (1957) beschreibt, dass sich bei logisch nicht zu vereinbarenden Kognitionen deshalb ein Zustand innerer Anspannung einstellt – eine *kognitive Dissonanz*, die bei Familien mit paradoxer Kommunikation sozusagen zum Alltag gehört. Um in die Doublebind-Falle zu geraten, bedarf es folgender Faktoren (Selvini et al. 1993, S.38):

1. *Der Mensch befindet sich in einer intensiven Beziehung, in der er es für lebenswichtig hält, die empfangenen Botschaften richtig zu interpretieren, um angemessen darauf reagieren zu können.*
2. *Er erhält Botschaften, bei denen die verbale Mitteilung die nonverbale aufhebt. Wie bei jeder Paradoxie ist der „wahre" Sinn der Botschaft logisch nicht entscheidbar.*
3. *Es ist verboten, über die Kommunikation zu reden. Aus diesem Grund kann sich der Mensch nicht vergewissern, welche der widersprüchlichen Botschaften richtig ist.*
4. *Der Mensch kann der Situation nicht entfliehen, weil er – wie zum Beispiel das Kind von seiner Familie – abhängig von den Bezugspersonen ist.*

Doublebinds traumatisieren, weil der Empfänger keine Möglichkeit hat, Klarheit über sich und seine Wahrnehmungen zu erlangen. Damit lernt er weder, Botschaften klar zuzuordnen, noch Botschaften klar zu formulieren. Ab einem bestimmten Zeitpunkt erwartet der Betroffene nichts anderes als Verwirrung und Orientierungslosigkeit, und weil er nur das gelernt hat, kommuniziert auch er Unklarheit und Verwirrung. Die Beziehungen zu anderen Menschen und die Beziehungen zur Welt scheinen unlösbar kompliziert und schwierig. Unzählige Menschen leiden an dieser Art von Beziehungsschwierigkeiten und halten sich für nicht beziehungsfähig, weil sie nicht wissen, dass sie als Kinder ein destruktives Kommunikationsmuster lernten, welches sie heute als Erwachsene selbst anwenden.

Was Sie sich einprägen sollten:

Die Lehre der logischen Klassen von Bertrand Russell: Russell unterscheidet zwischen einer Klasse und ihren Elementen. In der Kommunikation definiert der nonverbale Aspekt den Rahmen für die verbalen Elemente. Wenn der nonverbale Ausdruck dem verbalen diametral widerspricht, sprechen wir von paradoxer Kommunikation oder Doublebind. Ein Doublebind ist nicht auf der logischen Ebene lösbar, auf der er entstanden ist. Wir brauchen dazu im Sinne Russells eine Metaebene, auf der wir über die Kommunikation sprechen können. Erst wenn die Vermischung der logischen Ebenen aufgedeckt wird, kann die Paradoxie aufgelöst werden.

Die Doublebind-Falle: Ein Kind befindet sich in einer intensiven Beziehung, in der es lebenswichtig ist, die empfangenen Botschaften richtig zu interpretieren, um angemessen darauf reagieren zu können. Es erhält Botschaften, bei denen die verbale Mitteilung der nonverbalen widerspricht. Wie bei jeder Paradoxie ist der „wahre" Sinn der Botschaft logisch nicht entscheidbar. Es ist verboten, über die Kommunikation zu reden. Aus diesem Grund kann sich das Kind nicht vergewissern, welche der widersprüchlichen Botschaften richtig ist. Wenn es die Konfusion anspricht, wird es als ungehorsam oder verrückt bezeichnet. Das Kind kann der Situation nicht entfliehen, weil es abhängig von den Bezugspersonen ist.
Doublebinds werden *immer* unbewusst angewandt. Niemand weiß, dass er paradox kommuniziert, sonst handelt es sich um eine Täuschung.

Mystifizieren: Ein Mensch bestreitet die Gefühlsqualität eines anderen und unterstellt ihm stattdessen Gefühle, die seinen eigenen Vorstellungen entsprechen. Derjenige, der einen anderen mystifiziert, kontrolliert und manipuliert.

Was Sie lesen sollten:

Sautter, Christiane und Alexander. (2014). *Wege aus der Zwickmühle, Doublebinds verstehen und lösen*. Ravensburg: Verlag für Systemische Konzepte

Die Überlebenshaltungen nach Virginia Satir (1995, S.49-70)

Kommunikation besteht, laut Satir, aus zwei Personen und dem Kontext, in dem die Kommunikation stattfindet. Menschen verstehen einander, wenn jeder sich selbst wahrnimmt, bemerkt, wie die eigene Reaktion auf den anderen wirkt und gleichzeitig auch den Kontext berücksichtigt. Unter Kontext versteht Satir sowohl das Umfeld als auch bestimmte gegebene Fakten, die möglicherweise nicht zu verändern sind. Wenn Menschen in der Lage sind, diese drei Aspekte – *Selbst, Anderer und Kontext* (1995. S.84 f) – ausgewogen wahrzunehmen, kommunizieren sie kongruent.

Jeder Mensch kann kongruent sein, wenn er in einer Familie aufwuchs, in der er sich wertvoll und geliebt fühlen konnte. Ein solcher Mensch verhält sich so, wie Virginia Satir es in ihren „Fünf Freiheiten" beschrieb:

„Die Freiheit zu sehen und zu hören, was ist,
statt zu sehen und zu hören, was sein sollte oder einmal sein wird.
Die Freiheit zu sagen, was du fühlst und denkst,
statt zu sagen, was du darüber sagen solltest.
Die Freiheit zu fühlen, was du fühlst,
statt zu fühlen, was du fühlen solltest.
Die Freiheit, um das zu bitten, was du möchtest,
statt immer auf die Erlaubnis dazu zu warten.
Die Freiheit, um der eigenen Interessen willen Risiken einzugehen,
statt sich dafür zu entscheiden, auf Nummer Sicher zu gehen
und das Boot nicht zum Kentern zu bringen" (1995. S.84 f.).

Satir arbeitete jedoch vor allem mit Menschen aus Familien, die diesem Anspruch nicht gerecht werden konnten. Aus diesem Grund entwickelte sie Modelle, welche die Betroffenen dabei unterstützen, kongruent zu werden.

Jedes Verhalten birgt in sich bereits den Keim zur Kongruenz. Deshalb ist es nicht nötig, dieses Verhalten aufzugeben. Meist reicht es aus, das Muster um genau den Aspekt zu erweitern, der bisher fehlte. Bei den von Satir beschriebenen vier Verhaltensweisen, mit denen die meisten Menschen versuchen, auf wahrgenommene und vermutete Bedrohungen zu reagieren, fehlt jeweils mindestens einer der drei Aspekte *„Selbst, Anderer und Kontext"*. Gelingt es dem Betroffenen mit Hilfe des Beraters, den Mangel zu identifizieren und das Fehlende hinzuzufügen, erweitert sich sowohl die Wahrnehmung von sich selbst als auch vom Anderen und vom Kontext. Sie erinnern sich: In lebendigen Systemen reicht es aus, einen Faktor zu verändern, damit sich das gesamte Bild wandelt. Beginnen wir mit dem Ziel und erläutern Satirs Vorstellung von Kongruenz.

Kongruenz

Der Begriff *„Kongruenz"* bezeichnet sowohl einen Seinszustand als auch eine Qualität des Kommunizierens. Er bedeutet die Übereinstimmung des verbalen und des nonverbalen Aspekts der Kommunikation. Damit ist eine wichtige Voraussetzung gegeben, um vom Anderen verstanden zu werden. Als Seinszustand zeigt sich Kongruenz auf drei Ebenen (1995. S.85f.):

1. Auf der ersten Ebene, der *Ebene der Gefühle*, bedeutet Kongruenz, dass der Mensch seine Emotionen bewusst wahrnimmt und sich bereitwillig damit auseinandersetzt. Er nimmt sich mit all seinen Gefühlen an, ohne diese zu bewerten. Dadurch verlieren die Emotionen die Macht, sein Verhalten zu bestimmen. Auf dieser Ebene lernt der Mensch kongruentes Kommunizieren.
2. Auf der zweiten Ebene, der *Ebene des Selbst*, bedeutet Kongruenz, dass der Mensch sich mit sich als Ganzem auseinandersetzt. Auf dieser Ebene befasst er sich mit seinen Erwartungen und seinen Wahrnehmungen. Er lernt, dass diese von den Erlebnissen seiner Vergangenheit beeinflusst werden und dass er dazu neigt, seine unerfüllten Wünsche auf andere Menschen zu projizieren. Indem er diese Prägung loslässt, findet er Frieden mit sich selbst, mit anderen und mit dem Kontext, in dem er lebt.
3. Auf der dritten Ebene, der *Ebene der Lebenskraft*, bedeutet Kongruenz, dass der Mensch sich selbst als Teil eines größeren Ganzen erlebt und sich seiner Spiritualität bewusst wird. Satir schrieb über diese dritte Ebene: *„Wir alle haben die ganze Welt in uns, und wir alle haben eine besondere Funktion. Wir sind Teil eines universellen Ganzen"* (1995, S.99).

Der kongruente Mensch kann seine Wünsche klar äußern und ehrliche Entscheidungen treffen. Interpretationen und Wertungen vermeidet er. Stattdessen versucht er, den anderen wirklich zu verstehen. Er geht insofern Risiken ein, als er wagt, anderen Menschen nahe zu sein, und er ist offen für neue Möglichkeiten. Entscheidungen trifft er ganzheitlich: Neben seiner Ratio und seinen Gefühlen erhält auch das „Bauchgefühl" ein Mitspracherecht (1995, S.83). Ein kongruenter Mensch hat ein unerschütterliches Gefühl für seinen eigenen Wert. Er weiß, dass er Fehler macht, doch dies ändert nichts daran, dass er liebenswert und einzigartig bleibt. In dieser Weise geht er auch mit seinen Mitmenschen um.

Die Werte, die Satir nennt, finden sich in allen Religionen und Weisheitslehren. Sie selbst hält die Entwicklung der Kongruenz für eine Möglichkeit, Frieden auf der Welt zu schaffen. Sie schreibt: *„Ich frage mich, was passieren würde, wenn plötzlich über Nacht alle Menschen unserer Welt die Erfordernisse einer kongruenten Lebensweise erlernen würden: Klar zu kommunizieren, zu kooperieren, statt miteinander zu konkurrieren, zu befähigen, statt zu unterjochen, der menschlichen Individualität gerecht zu werden, statt zu kategorisieren, Autorität zu nutzen, um anzuleiten und* *etwas Passendes zu erreichen, statt durch die Tyrannei der Macht Unterwerfung zu erzwingen, sich selbst ganz und gar zu lieben, zu schätzen und zu respektieren, persönlich und sozial verantwortlich zu sein, Probleme als Herausforderungen und Gelegenheiten zur Entwicklung kreativer Lösungen zu nutzen. Ich glaube, wir würden in einer völlig anderen Welt aufwachen, einer Welt, in der Friede möglich wäre"* (1999, S.469).

Die im Folgenden beschriebenen vier Überlebenshaltungen nutzen Menschen, die Kongruenz noch nicht verwirklicht haben.

Anklagen (1995, S.59 f)

Für Menschen, die anklagen oder beschuldigen, ist es ungeheuer wichtig zu wissen, wer „schuld ist", wenn etwas schief geht. Für sie steht außer Frage, dass diese Verantwortung auf jeden Fall nicht sie selbst betrifft, sondern immer den Anderen. Obwohl sie nach außen mächtig und aggressiv wirken, haben Beschuldiger tatsächlich große Angst davor, selbst zur Rechenschaft gezogen zu werden. Deshalb leben sie nach dem Motto „Angriff ist die beste Verteidigung". Je wilder sie sich aufführen, umso geringer ist die Gefahr eines Gegenangriffs.

Die Angst des Beschuldigers ist deshalb so überwältigend, weil sie zu seiner Kindheit gehört. Deshalb muss der Beschuldiger alles, was auch nur im Entferntesten diese Minderwertigkeit beweisen könnte, zum Beispiel Vorwürfe oder Mitverantwortung an etwas, was nicht gut gelaufen ist, nach außen projizieren. Sich selbst dagegen stellt er stets ins beste Licht, wobei er auch darin gern eine Beschuldigung verpackt: „Im Gegensatz zu dir bin ich liebevoll, großmütig, edel." Für Beschuldiger ist die Welt in schwarz und weiß, in falsch und richtig eingeteilt. Es gibt kaum Grautöne, wenig Raum für Kompromisse. Im Streit verwenden Beschuldiger gerne Verallgemeinerungen wie nie, immer oder ständig. Gern gebrauchte Sätze sind:

- Nur wegen dir!
- Immer bist du/machst du...
- Nie bist du/machst du...
- Es ist ganz allein deine Schuld !

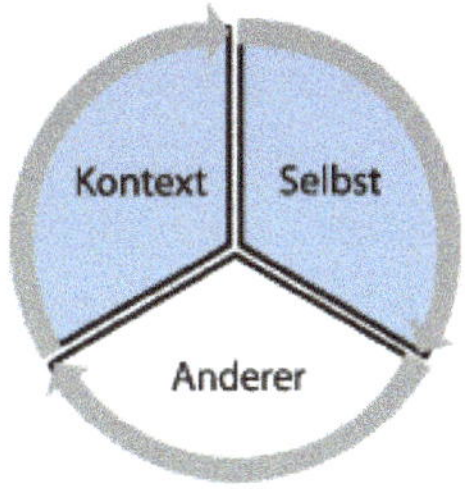

Beschuldiger nehmen vor allem sich selbst wahr und den Kontext, innerhalb dessen sie glauben, dass ihnen Unrecht geschieht. Wie die eigene Reaktion auf den anderen wirkt, entgeht ihnen oder ist ihnen gleichgültig. Dadurch haben Beschuldiger häufig Schwierigkeiten mit anderen Menschen.

Andererseits ist der Beschuldiger in der Lage, eindeutige Positionen zu vertreten, Regie zu führen und nötige Veränderungen durchzusetzen. Wenn er wirklich etwas verändern will, kann der Beschuldiger sein Mitgefühl üben. Sobald er anderen gegenüber empathischer auftritt, nimmt er auch sich selbst liebevoller wahr und kann auf das Beschuldigen verzichten.

Beschwichtigen (1995, S.54 f)
Beschwichtiger tun genau das Gegenteil vom Beschuldiger: sie versuchen, Konflikte unter allen Umständen zu vermeiden. Für sie wirken Auseinandersetzungen so bedrohlich, dass sie sogar lügen, um ihnen zu entgehen. Sie reden anderen nach dem Mund und beziehen nie eine eigene Position. Alles Negative fressen sie in sich hinein oder „kehren es unter den Teppich". Zuweilen wird Beschwichtigen gleichgesetzt mit Friedfertigkeit oder Sanftmut. Übersehen wird bei dieser Einschätzung, dass das Vermeiden einer eigenen Position Konflikte nicht verhindert, sondern sie häufig nur in die Länge zieht. Beschwichtiger lösen nichts; sie schieben das Unangenehme nur zur Seite. Wenn Paare Jahre lang beschwichtigt haben und dann erst zur Beratung kommen, ist die unter der freundlichen Fassade gewachsene Zerstörung häufig weit fortgeschritten.

Wie wird ein Mensch zum chronischen Beschwichtiger? Es ist möglich, dass er als Kind erlebt haben, dass Konflikte mit körperlicher und/oder verbaler Gewalt ausgetragen wurden. Deshalb tut das Kind alles, um den aggressiven Vater oder die wütende Mutter zu beruhigen, denn es weiß, dass ein falsches Wort den Ausbruch auslösen kann. Oder der Mensch kommt aus einer Familie, in der das Kind dafür bestraft wurde, wenn es für sich eintrat. Es lernte, dass es wesentlich mehr erreichte, wenn es dem anderen nach dem Mund redete und für gute Stimmung sorgte. Möglicherweise waren Vater oder Mutter Beschuldiger, die durch Beschwichtigen beruhigt werden konnten. In jedem Falle lernte das Kind, dass Auseinandersetzungen keinen Nutzen bringen. Sätze, die Beschwichtiger bei Konflikten gern verwenden, lauten:

- Ist doch gar nicht so schlimm!
- Morgen sieht die Welt schon wieder anders aus.
- Nimm's doch nicht so ernst!
- Ich bin überhaupt nicht wichtig!

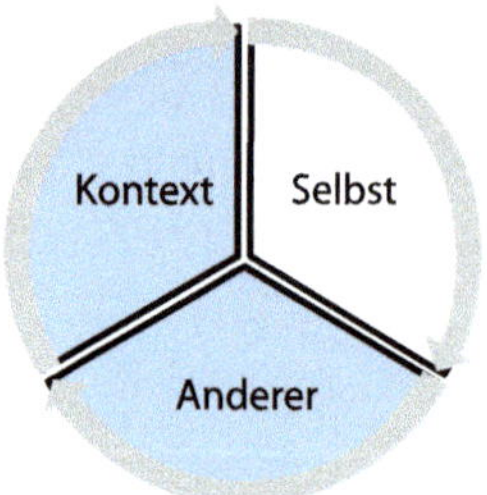

Beschwichtiger nehmen nur den anderen und den Kontext wahr. *Sie sind s*ensibel und einfühlsam und können meist gut zuhören. Sich selbst, ihre Gefühle und Bedürfnisse spüren sie jedoch nicht wirklich. Wenn es ihnen gelingt, sich selbst als wertvollen Menschen wahrzunehmen, können sie ein Gefühl für die Gleichheit aller Menschen entwickeln und finden damit die Grundlage für gesunde Beziehungen.

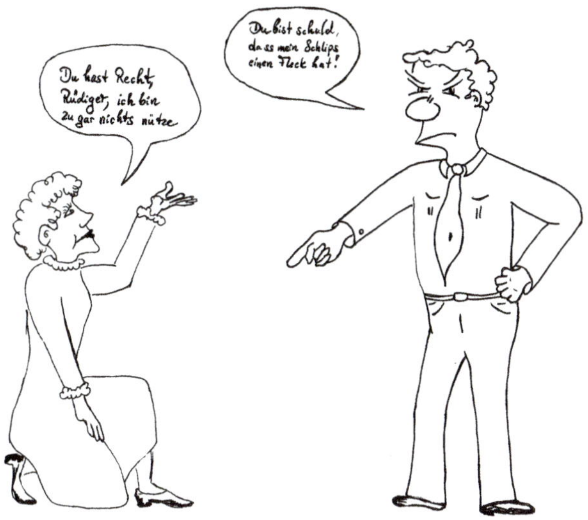

Übermäßig rational sein (1995, S.63f.)
Rationalisierer haben Recht! Sie sehen die Welt logisch, realistisch, objektiv, eben rational. Gefühle sind, da nicht rational, überflüssig. Rationalisierer gehen Konflikten nicht aus dem Weg! Es sollte doch möglich sein, Schwierigkeiten durch ein vernünftiges, sachliches Gespräch aus der Welt zu schaffen! Rationalisierer sind in unserer Gesellschaft hoch angesehen. Viele Männer sehen in diesem Verhaltensmuster ein anzustrebendes Ziel, und wenn eine Frau Karriere in bestimmten Bereichen machen will, tut sie gut daran, sich ebenfalls möglichst emotionsfrei zu verhalten. Im Militär und in den Wissenschaften, in der Wirtschaft und in der Politik, überall wird rationalisiert.

Bei Auseinandersetzungen erklärt der Rationalisierer die Gefühle seines Gegenübers einfach weg, denn in seinen Augen sind Emotionen Störfaktoren auf dem Weg zur vernünftigen, friedlichen Lösung. In seinem Elfenbeinturm kann er große wissenschaftliche Taten vollbringen, doch er vollbringt sie einsam. Weil er die emotionale Wirkung seiner Kommunikation und damit die Beziehungsebene leugnet, hat er meist große Schwierigkeiten mit seinen Partnerinnen. Denn Rationalisieren ist ein Thema, das mehr Männer als Frauen betrifft. Frauen können auf Grund der anderen Struktur ihres Gehirns Gefühle nicht so leicht ausblenden wie Männer. Redewendungen, die der Rationalisierer gerne verwendet, sind:

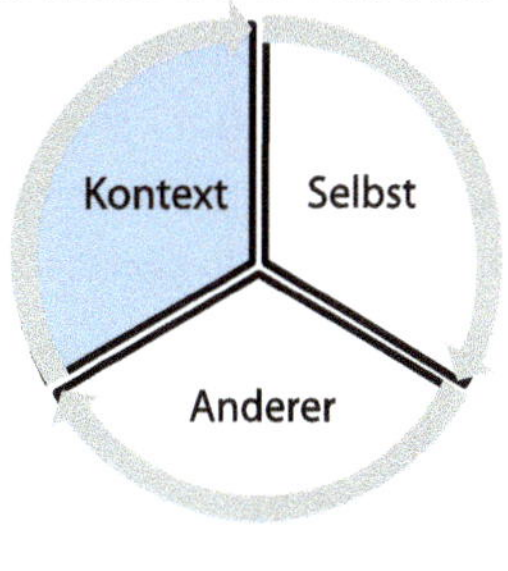

- Lass uns das Ganze vernünftig besprechen!
- Rational betrachtet....
- Sei doch mal objektiv!
- Wir wollen sachlich bleiben!

Rationalisierer nehmen weder sich selbst noch den anderen wahr. Sie konzentrieren sich nur auf den Kontext und die Fakten. Ihre Fähigkeiten sind unbestritten, klar zu denken, sauber zu formulieren und häufig auch gut zu strukturieren und zu organisieren. Darüber hinaus müssten Rationalisierer lernen, sich selbst als emotionale Wesen zu spüren. Sobald ihnen das gelingt, sind sie in der Lage, auch die Gefühle anderer Menschen wahrzunehmen und zu berücksichtigen.

Irrelevantes Reagieren (1995, S.88f)

Auch Ablenker vermeiden Konflikte. Sie beschwichtigen nicht, sie wechseln das Thema. Dieses Verhalten wird in vielen Sketchen und Witzen persifliert, wenn in einem peinlich zu werdenden Gespräch plötzlich jemand völlig unpassend sagt: „Haben Sie übrigens schon gehört, dass Frau Meier ...". Meist geschieht der Themenwechsel jedoch viel subtiler.

In der Paarberatung zeigt sich das Ablenken zum Beispiel daran, dass immer dann, wenn ein gefährliches Thema auf den Tisch kommt, neue Geschichten aus dem Hut gezogen werden. „Gerade fällt mir ein, dass deine Mutter mich vor zehn Jahren irrsinnig verletzt hat ...", und schon ist der Sicherheitsabstand zum eigentlichen Konflikt hergestellt. Wenn der Berater darauf hereinfällt und sich um die „Verletzung" vor zehn Jahren kümmert, hat er sich gemeinsam mit dem Paar im Muster verfangen, denn das aktuelle Problem wurde erfolgreich vermieden.

Ablenker kommen wie Beschwichtiger aus Familien, in denen sie bei Auseinandersetzungen nur verlieren konnten. Sie sind jedoch aktiver als die Beschwichtiger, da sie gestaltend in das Geschehen eingreifen. Mit dem Einbringen eines neuen, ungefährlichen Themas vermeiden sie nicht nur den Konflikt, sondern lenken das Gespräch in ihnen genehme Bahnen. Ablenker sagen in Auseinandersetzungen gerne:

- Gerade fällt mir noch ein...
- Übrigens, hab ich dir schon erzählt...
- Was ich dir noch sagen wollte ...

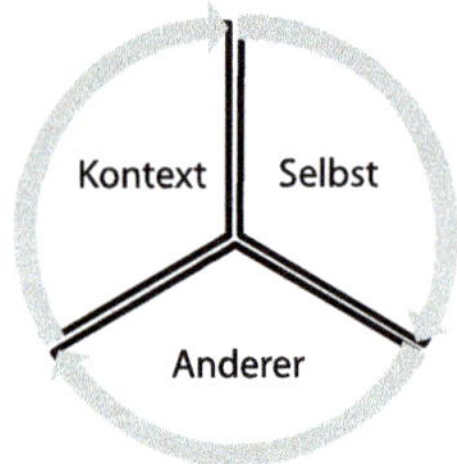

Der Ablenker spürt sich nicht. Die Anderen und den Kontext nimmt er sehr eingeschränkt wahr, weil er ständig damit beschäftigt ist, Spannungen zu erspüren und von ihnen abzulenken. Er ist meist beliebt, spontan, fröhlich und flexibel. Doch erst wenn es ihm gelingt, sich selbst und sein Unbehagen bei Spannungen zu spüren, kann er lernen, kongruent zu reagieren.

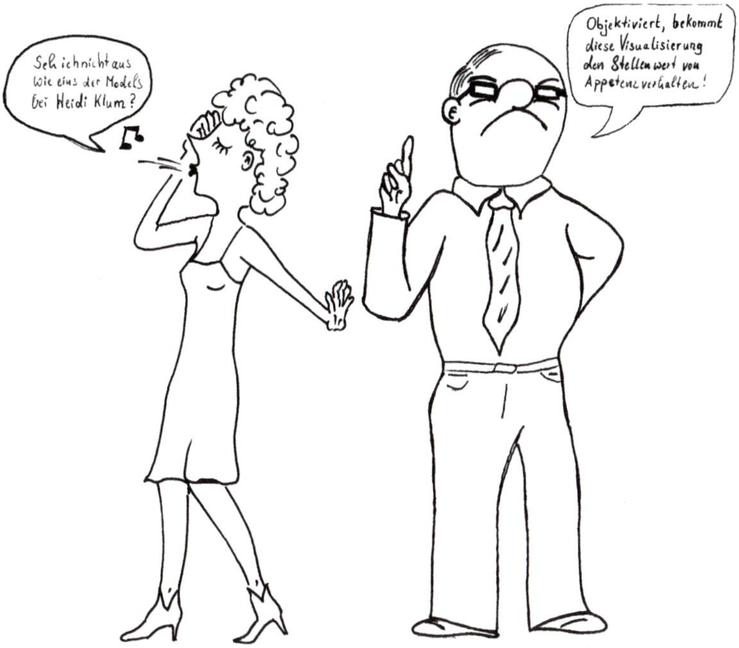

Was Sie sich merken sollten:

Wenn Menschen in der Lage sind, sich selbst, den Anderen und den Kontext ausgewogen wahrzunehmen, kommunizieren sie kongruent. In den *vier Überlebenshaltungen* nach Satir (1995) *„anklagen, beschwichtigen, übermäßig rational sein und irrelevant reagieren"* fehlt mindestens einer dieser drei Aspekte. Jedes Verhalten birgt in sich bereits den Keim zur Kongruenz. Deshalb reicht es aus, das Muster um genau den Aspekt zu erweitern, der bisher fehlte.

Was Sie lesen können, wenn Sie das Thema interessiert:

Satir, Banmen, Gerber, Gomori (1995). *Das Satir-Modell.* S. 49 – 103. Paderborn: Junfermann

Teil 3: Pioniere und Richtungsweiser

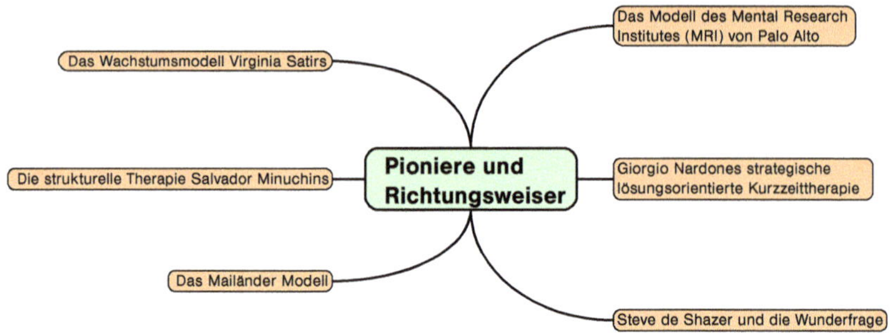

Sie kennen jetzt die Grundlagen der systemischen Psychotherapie. Im Folgenden befassen wir uns damit, wie die Systemgesetze in der therapeutischen Arbeit umgesetzt wurden. Dies geschah, je nach Persönlichkeit und Ansatz der verschiedenen Therapeuten, auf unterschiedliche Art und Weise. Unterschiede gelten in der systemischen Psychotherapie jedoch als Bereicherung: Deshalb stelle ich Ihnen die wichtigsten Vertreter, die Pioniere und Richtungsweiser vor. Dies geschieht nicht nur aus historischem Interesse; die unterschiedliche Anwendung der Systemgesetze durch die verschiedenen Schulen kann die eigene Beratungskompetenz erweitern und bereichern. Jede Schule hat ihre Vorzüge, und der Berater kann wählen, was für ihn und seine Praxis am besten passt.

Ihren Ausgang nahm die Entwicklung der systemischen Psychotherapie in Palo Alto, im berühmten **M**ental **R**esearch **I**nstitute. Aus dem dort entwickelten *strategischen Ansatz* differenzierten sich zwei Hauptäste: die Kurzzeittherapie des MRI mit ihren Vertretern Watzlawick, Weakland und Fisch und die strukturelle Familientherapie mit Minuchin, Haley und Mandanes. Das Mailänder Team um Mara Selvini brachte den strategischen Ansatz nach Europa und gab ihm eine ganz eigene Prägung.

Steve de Shazer entwickelte mit seinem lösungsorientierten Behandlungsmodell einige für uns unverzichtbare Werkzeuge wie die berühmte *„Wunderfrage"*. Von den jüngeren strategischen Therapeuten sei Giorgio Nardone erwähnt, der mit seiner Vorgehensweise große Erfolge bei der Heilung von Angst-, Zwangs- und Essstörungen verzeichnet. Virginia Satir verfolgte ab 1963 mit ihrem Wachstumsmodell einen eigenen Ansatz. Salvador Minuchiun ist der berühmteste Vertreter des *strukturellen Ansatzes.*

Die kurze Zusammenfassung der Arbeitsweise dieser Pioniere soll dazu dienen, Ihnen Appetit auf mehr zu machen. Wir können von jeder Schule Entscheidendes für die Praxis lernen. Die zur Vertiefung vorgeschlagenen Bücher sind Standardwerke der systemischen Fachliteratur.

Das Modell des Mental Research Institute in Palo Alto

„Jeder Mensch ist ein Individuum. Die Psychotherapie sollte deshalb so definiert werden, dass sie der Einzigartigkeit der Bedürfnisse des Klienten gerecht wird, statt den Menschen so zurechtzustutzen, dass er in das Korsett einer hypothetischen Theorie vom menschlichen Verhalten passt." Milton Erickson (1979)

In den fünfziger Jahren sammelten sich in Palo Alto, Kalifornien, einige kreative Forscher, die es sich zur Aufgabe gemacht hatten, die bestehende Psychotherapie grundlegend zu reformieren. Zum Teil kamen sie aus der klassischen Psychoanalyse, zum Teil arbeiteten sie in der Psychiatrie, doch alle waren sie mit den bestehenden Systemen unzufrieden. Don D. Jackson gründete zusammen mit Gregory Bateson, Richard Fisch, Virginia Satir und John Weakland 1959 das Mental Research Institute in Palo Alto. Die Gruppe hielt Kontakt zu Milton Erickson, dem berühmtesten Hypnotherapeuten seiner Zeit.

Ein Jahr später stieß der Kommunikationsforscher Paul Watzlawick dazu und entwickelte dort nicht nur seine fünf *metakommunikativen Axiome*, sondern auch zusammen mit Bateson die *Doublebindtheorie*. Unter der Leitung von Virginia Satir entstand die erste familientherapeutische Ausbildung in den USA. Wie in der Einleitung des Kapitels erwähnt, sind die wichtigsten Strömungen der systemischen Psychotherapie entweder in Palo Alto entstanden oder dort entscheidend beeinflusst worden.

Die Psychotherapie in den fünfziger Jahren war defizitorientiert, d. h. Therapeuten und Psychiater behandelten psychisch kranke und gestörte Patienten, deren Probleme eindeutig im Vordergrund standen. Fachleute für die Behandlung der Probleme waren Ärzte und Psychiater. Die Behandlung wurde meist mit Hilfe der Psychoanalyse Sigmund Freuds durchgeführt. Laut Freud besteht die Psyche zu 90 % aus unbewussten Anteilen, deren Deutung dem Klienten nicht zugänglich ist. Die angehenden Analytiker bereiteten sich in jahrelanger Schulung und durch eine eigene, mindestens drei Jahre dauernde Lehranalyse auf die verantwortungsvolle Aufgabe vor, die Psyche des Klienten zu analysieren.

Die Gründer des Mental Research Institute von Palo Alto, die entweder nach Freud oder nach C.G. Jung ausgebildete Analytiker waren, hatten sich lange genug ausschließlich mit den Problemen ihrer Klienten befasst. Angeregt durch die von Gregory Bateson auf die Psychologie und Psychiatrie angewandte Systemtheorie suchten sie nach neuen Wegen, um ihren Klienten besser gerecht werden zu können.

Worauf gründet sich die neue systemische Therapie?

Das Verhalten des Einzelnen wird als logische Antwort auf sein Umfeld interpretiert. Aus diesem Grunde kann das Defizitmodell – die Vorstellung vom psychisch kranken Individuum in einer gesunden Umwelt – nicht aufrecht erhalten werden. Der identifizierte Patient, derjenige mit dem sogenannten Symptom, scheint die Familiendynamik mit seinem Verhalten in logischer Weise zu spiegeln. Daraus folgt, dass das Symptom als fehlgeschlagener Versuch gilt, ein Familienproblem zu lösen. Es muss deshalb nicht interpretiert werden und ist kein Symbol für etwas ganz anderes. Die Therapeuten verabschiedeten sich endgültig von der Vorstellung des zu deutenden Unbewussten. *Damit gilt der Klient als Experte für seine Seele.*

Da das Problem nicht als Hinweis auf eine krankhafte Störung der Seele, sondern als missglückter Lösungsversuch verstanden wurde, konzentrierte sich die Therapie auf die vom Klienten gewünschte Lösung. War dieses Ziel erreicht, würde das Symptom verschwinden.

Um den Klienten wirklich zu verstehen, musste der Berater dessen Sprache sprechen. Damit entwickelte sich eine ganz neue, dem Klienten zugewandte, mitfühlende Gesprächstechnik. Der Begriff des *„Widerstands"* wurde aufgegeben. Abwehrendes Verhalten des Klienten zeigt, dass der Therapeut ihn nicht richtig verstanden hat.

Entgegen anderen familientherapeutischen Ansätzen ist das Team in Palo Alto nicht davon überzeugt, dass immer alle Mitglieder einer Familie bei der Therapie anwesend sein müssen, um Veränderungen zu bewirken. Nach der Systemregel, dass sich die Änderung eines Teils im System auf alle anderen auswirkt, wird derjenige zum Klienten erklärt, dessen Leidensdruck am größten ist.

Den Teufelskreis von Problem und ungeeigneter Lösungsstrategie unterbrechen

Um den Teufelskreis von Problemverhalten und ungeeigneten Lösungsversuchen zu durchbrechen, muss der Therapeut genau wissen, was bereits gegen das Symptom unternommen wurde, denn das, was der Lösung des Problems am meisten im Weg steht, sind die bisher eingeschlagenen Lösungsversuche – die Symptome. Die Therapie besteht darin, den Klienten dazu zu motivieren, diese ungeeigneten Lösungsversuche aufzugeben, damit das Problem lösbar wird.

Am besten geeignet sind alle Verhaltensweisen, *die das Muster unterbrechen*. So wird Klienten, die das Problem verschweigen, zum Beispiel aufgetragen, häufig darüber zu sprechen. Klienten, die viel reden, sollen dagegen eher schweigen. Zuweilen wird das Symptom selbst rezeptartig verschrieben. Das, was der Klient unbedingt vermeiden möchte, soll er gerade tun. Dadurch verwandelt sich das Symptom: Es ist nicht mehr etwas, das dem Klienten passiert, sondern eine freiwillige Handlung. Das Team am MRI glaubt daran, dass jeder Klient über genügend Ressourcen verfügt, um neue, besser geeignete Verhaltensmuster zu bilden. Jedoch geht das Team den Weg der kleinen Schritte. Watzlawick und Nardone beschreiben dieses Vorgehen in ihrem Buch *„Irrwege, Umwege und Auswege"*: *„Große Veränderungen sind immer katastrophisch. Die sogenannte Negentropie der Natur (die langsame Veränderung in Richtung auf größere Komplexität) dagegen wirkt in kleinsten Schritten und ist dennoch die Grundlage ihrer Selbstorganisation. Ich glaube, dass dann, wenn wir Therapeuten uns zu Dienern der Negentropie machen, wir* *unserer Aufgabe eher gerecht werden dürften, als wenn wir uns für Weltbeglücker und Gurus halten"* (1994, S.26).

Der Klient wird auf die Möglichkeit von Rückschritten hingewiesen. Um positive Veränderungen besser wahrnehmen zu können, wird er angewiesen, jede kleine Verbesserung aufzuschreiben und rückzumelden. Als Fortschritt gilt bereits, wenn das erwünschte Verhalten öfter als zuvor auftritt.

Die Wiege der Kurzzeittherapie

Das Therapiemodell des MRI veranschlagt für jeden Klienten maximal 10 Stunden. Wenn man berücksichtigt, dass die klassische Analyse häufig 300 Stunden und mehr veranschlagte, wird klar, wie revolutionär dieser Ansatz war. Kurzzeittherapie bedeutet jedoch nicht, dass die therapeutische Betreuung des Klienten eingeschränkt würde. Die systemische Kurzzeittherapie des MRI kommt deshalb mit so wenigen Stunden aus, weil sie – wie oben beschrieben – ganz anders arbeitet.

Der Klient und nicht der Therapeut entscheidet, wann die Therapie beendet ist. Auch darin unterscheidet sich die Arbeit des MRI von den klassischen Verfahren. Die Therapie gilt als erfolgreich, wenn sich das Problem in die vom Klienten gewünschte Verbesserung gelöst hat. Sollte das Ziel vor Beendigung der 10 Stunden erreicht sein, werden dem Klienten die restlichen Stunden gutgeschrieben. Er kann sie bei Bedarf später nehmen.

If it doesn't work, do something else

Andràs Wienands zitiert in seinem Artikel *„Palo Alto, die Wiege des systemischen Denkens"* (2000) einen der Begründer von Palo Alto, John Weakland, der die Vorgehensweise der Therapeuten des MRI auf einen einfachen Nenner brachte: *„If it ain't broken, don't fix it. If it doesn't work, do something else. If it works, do more about it."* Zu deutsch: „Was nicht kaputt ist, muss nicht repariert werden. Wenn etwas nicht funktioniert, dann versuch etwas anderes. Wenn etwas funktioniert, dann wiederhole es" (Übersetzung: Ch. Sautter).

Vieles von dem, was das MRI entwickelte, ist heute so selbstverständlich, dass wir uns immer wieder klar machen müssen, dass dieser Ansatz in den fünfziger und sechziger Jahren absolut neu und revolutionär war. Eine der wichtigsten Neuerungen war sicher, dass Ärzte und Therapeuten ihren Status aufgaben und zu Begleitern ihrer Klienten wurden. Damit geriet das Selbstverständnis eines ganzen Berufsstandes ins Wanken. Möglicherweise ist dies einer der Gründe dafür, dass der systemischen Psychotherapie in Deutschland erst auf Grund des Urteils des Oberverwaltungsgerichts NRW vom 4. 8. 2008 die Wissenschaftlichkeit zuerkannt wurde.

Was Sie sich einprägen sollten:
Das Modell des Mental Research Institute in Palo Alto

Grundlagen:
Das MRI arbeitet auf der Grundlage der Systemtheorie, die Gregory Bateson erstmals auch auf die Psychologie und Psychiatrie anwandte. Watzlawick formuliert seine *fünf metakommunikativen Axiome*, die die Basis für die dort praktizierte systemische Psychotherapie bilden. Es entsteht die erste Kurzzeittherapie mit einer Dauer von etwa 10 Stunden. Der Klient bestimmt das Ende der Therapie.

Inhalte:
Das Defizitmodell der klassischen Psychotherapie wird verabschiedet: Die Lösung steht im Vordergrund. Das Symptom ist so wie der Klient es beschreibt; es muss nicht gedeutet werden. Der Klient bestimmt selbst, welche Lösung er erreichen will. Er wird zum Mitarbeiter im therapeutischen Prozess, ja zum Fachmann für seine Seele. Der Therapeut wird zum Begleiter des Klienten. Widerstände des Klienten sind ein Zeichen dafür, dass ihn der Berater nicht gut genug verstanden hat.

Das, was der Lösung des Problems am meisten im Weg steht, sind die bisher eingeschlagenen Lösungsversuche. Das Mittel, um den Teufelskreis zu unterbrechen, ist eine wie auch immer geartete Unterbrechung des Musters. Jeder Klient hat genügend eigene Ressourcen, um das Problem zu lösen. Doch versprechen kleine Schritte mehr Erfolg als große.

Was Sie lesen können, wenn Sie das Thema interessiert:

Nardone, Giorgio & Watzlawick, Paul. (1994). *Irrwege, Umwege und Auswege, Zur Therapie versuchter Lösungen.* Bern: Hans Huber

Watzlawick, Paul & Nardone, Giorgio (Hrsg.) (2005). *Kurzzeittherapie und Wirklichkeit.* München: Piper

Giorgio Nardones strategische lösungsorientierte Kurzzeittherapie

Giorgio Nardone, der jüngste der hier vertretenen Richtungsweiser, ist Direktor des Strategischen Therapiezentrums von Arezzo, das 1989 in Zusammenarbeit mit dem MRI gegründet wurde. Er arbeitete mit Paul Watzlawick bis zu dessen Tod 2008 eng zusammen und verfasste einige Bücher mit ihm. Auch er ist natürlich ein Kurzzeittherapeut und braucht im Schnitt 6 – 10 Sitzungen. *„Die Tatsache, dass ein Problem kompliziert und langwierig ist und mit einer grausamen Symptomatik einhergeht, bedeutet nicht, dass es zu seiner Lösung einer ebenso komplizierten, langwierigen und qualvollen Behandlung bedarf"* (1997, S.15). Nardone wurde bekannt durch seine überaus erfolgreiche Arbeit mit Angst-, Panik-, Zwangs- und Essstörungen. Diese Erfolge kann er beweisen: Die Sitzungen werden protokolliert und nach einem Jahr gibt es eine Kontrolluntersuchung. Die Auswertungen ergeben einen Erfolg von 84 – 87 % geheilter Fälle (1994, S.136. 1997, S.98).

Der Lösungsversuch ist das Problem

Die Ursache für ein Problem ist die Art und Weise, wie der Betroffene es zu lösen versucht. Nardone erklärt dies am Beispiel von Angststörungen: Nach einer ersten Erfahrung mit Angst versucht der Betroffene meist, die angstauslösende Situation zu vermeiden. Durch die Angst vor der Angst werden immer mehr Situationen vermieden, bis der Betroffene seine Wohnung nicht mehr verlässt. Häufig ist die Anwesenheit von anderen Personen hilfreich. Diese Personen verdeutlichen dem Betroffenen jedoch, dass er abhängig und hilfsbedürftig ist. *„Auf diese Weise wirkt die versuchte Lösung auf das Problem zurück und führt zu einer Verschlimmerung"* (1997, S.46). Jeder Versuch, sich von der Furcht zu befreien, führt zu einer Verstärkung derselben.

„Wenn wir also eine Veränderung anstreben, müssen wir uns auf die dysfunktionalen Lösungsversuche konzentrieren. Wenn wir die permanenten und nicht hilfreichen Lösungsversuche abblocken oder modifizieren, durchbrechen wir den Teufelskreis, der das Fortbestehen des Problems ermöglicht, und öffnen den Weg zu echter Veränderung der anderen Art. An diesem Punkt wird der Wandel unausweichlich; denn die Störung eines Gleichgewichts führt automatisch zur Herstellung eines neuen Gleichgewichts, das auf neuen Wahrnehmungen von Realität beruht" (2007, S.24).

Nardone untersuchte die wenig hilfreichen Lösungsstrategien auch bei anderen Störungen, wobei er auch die psychiatrischen Erkrankungen vor allem *„dysfunktionale Weise, die Realität wahrzunehmen"* (2007, S.25) nennt. Er entdeckte, dass die Betroffenen ihre Lösungsstrategien so ähnlich wählten, dass er Behandlungskonzepte entwickelte, die den Menschen zu einer veränderten Wahrnehmung seiner Realität veranlassen und damit ein anderes Verhalten begünstigen. Sowohl die Lösungsstrategien als auch die Behandlungskonzepte beschreibt er in seinem Buch *„Systemische Kurztherapie bei Zwängen und Phobien"* (1997).

Um die Störung zu beseitigen, muss zuerst der Teufelskreis *„Symptom–Lösungsversuch–Symptom"* unterbrochen werden. Danach folgt eine Phase der Neudefinition und Veränderung der Realitätswahrnehmung. Die Besserung setzt meist schon nach drei bis vier Sitzungen ein. Sollte sich der Erfolg nicht einstellen, muss eine andere therapeutische Strategie gewählt werden.

Giorgio Nardones therapeutische List

Nardone, der auch Meister asiatischer Kampfsportarten ist, nutzt nicht nur die Konzepte des MRI, sondern auch *Strategeme* – Kriegslisten, hilfreiche Täuschungen und Suggestionen –, um die Realitätswahrnehmung seiner Klienten zu verändern. Dabei bezeichnet er die Rolle des Therapeuten als die eines *„wissenschaftlichen Schama-*

nen. Schamane ist er insofern, als er in seiner Interaktion mit dem Patienten Realitäten konstruieren kann, denen die „magische“ Kraft innewohnt, ihn zur Veränderung seiner früheren Formen der Wahrnehmung und Reaktionsweisen zu führen. Wissenschaftlich ist seine Methode insofern, als die vielen beschriebenen Techniken einer Systematik folgen und wiederholt werden können und ihre Wirksamkeit, Leistungsstärke und Vorhersagbarkeit messbar sind“ (2007, S.89).

Wenn man Nardone bei seiner therapeutischen Arbeit beobachtet, gerät in Vergessenheit, dass dahinter eine jahrelange gut dokumentierte Forschungsarbeit steckt. Ob er einem Mann dazu verhilft, seine Dissertation zu schreiben, indem er ihn dazu bringt, mit dem Schlusssatz zu beginnen (2007, S.90), ob er die Heilung der Bulimie eines Mädchens einleitet, indem er deren Mutter rät, sie jeden Morgen mit der Frage: *„Was möchtest du heute essen und erbrechen?“* (2007, S.72) wecken lässt: Die oft provokanten Interventionen führten zu dem Ziel, den Klienten von seinen Symptomen zu befreien.

Immer wieder wird Nardone der Vorwurf gemacht, er manipuliere seine Klienten. Sein Freund und Kollege Paul Watzlawick antwortet darauf so: *„Aufgrund eigener Erfahrungen, die meine Kollegen am Mental Research Institute mit mir teilen, bin ich ziemlich sicher, dass man den Autor dieses Buchs als ‚Manipulator' bezeichnen wird. Dieser so moderne... Vorwurf führt zu der folgenden Frage (die mir bislang noch keiner meiner Kollegen beantworten konnte): Ist es möglich, sich eine Hilfeleistung vorzustellen, die nicht manipulativ wäre? Helfen bedeutet immer, Einfluss auszuüben“* (1997, S.269).

Wer einmal – wie ich 2006 auf einem Workshop –, miterlebt hat, wie einfühlsam und liebevoll Giorgio Nardone mit Klienten umgeht, erkennt, dass er diese Techniken nur dazu einsetzt, um dysfunktionale Muster auszuhebeln, die die Menschen unsäglich quälen und ihn, im Falle schwerer Essstörungen, letztlich umbringen können. Den Kampf mit dem Symptom gewinnt der Listigere; der Gewinner ist in jedem Fall der Klient.

Niemand, dem das strategische Arbeiten liegt, kommt heute um die Auseinandersetzung mit Giorgio Nardone herum. Sein Umgang mit *paradoxen Verschreibungen* (s. S.147) ist genial und gleichzeitig humorvoll. Ich verwende in meiner Praxis mit großem Erfolg einige von Nardones Strategien, die ich nur insofern verändert habe, als ich dem Klienten erkläre, warum ich die Intervention vorschlage. Diese Transparenz wirkt sich nicht störend aus, was Gunther Schmidt in seinem Vorwort zu Nardones Buch *„Pirouetten im Supermarkt“* bestätigt (2007, S.13). Seine Bücher sind gut zu lesen und inspirierend. Ein Seminar mit ihm sollten sich diejenigen, die gut englisch sprechen, keinesfalls entgehen lassen.

Was lernen wir von Giorgio Nardone?

„Die Tatsache, dass ein Problem kompliziert und langwierig ist und mit einer grausamen Symptomatik einhergeht, bedeutet nicht, dass es zu seiner Lösung einer ebenso komplizierten, langwierigen und qualvollen Behandlung bedarf."

Strategische Interventionen und *Strategeme* – hilfreiche Täuschungen und Suggestionen – werden eingesetzt, um die Realitätswahrnehmung des Klienten in eine von ihm gewünschte Richtung zu verändern. Daraus ergibt sich eine wirkungsvolle Unterbrechung destruktiver und pathologischer Muster.

Nardone ist bekannt für die Entwicklung von wirkungsvollen kurzzeittherapeutischen Behandlungskonzepten für Angst-, Panik-, Zwangs- und Essstörungen.

Was Sie lesen sollten:
Nardone, Giorgio. (2007). *Pirouetten im Supermarkt, Strategische Interventionen für Therapie und Selbsthilfe.* Heidelberg: Carl-Auer-Systeme Verlag

Was Sie lesen können, wenn Sie das Thema interessiert:
Nardone, Giorgio. (1997). *Systemische Kurztherapie bei Zwängen und Phobien.* Bern: Hans Huber

Steve de Shazer und die „Wunderfrage"

Steve de Shazer gehörte ebenfalls zu den Therapeuten, die aus der Schule des Mental Research Institute in Palo Alto hervorgegangen sind. Er entwickelte eigene Ansätze, die für die Gestaltung des therapeutischen Prozesses unverzichtbar geworden sind. Auch de Shazer war Kurzzeittherapeut; er kam mit einer Gesamtzahl von 6 – 10 Sitzungen aus. Längere Behandlungen seien nicht notwendig, weil der Berater *„das, was der Klient mitbringt, nutzt, um seine Bedürfnisse in der Weise zu erfüllen, dass er sein Leben zu seiner Zufriedenheit gestalten kann"* (1985, S.23).

Der Beobachter nimmt immer Einfluss auf das Beobachtete, und so erschafft der Therapeut zusammen mit seinem Klienten eine therapeutische Realität; er wird zum Bestandteil von dessen Wirklichkeitskonstruktion. *„Therapeuten und Klienten kooperieren miteinander bei der Erzeugung der therapeutischen Wirklichkeit, in der sie dann zusammenarbeiten"* (2008, S.88). Der Klient schildert ein für ihn unlösbares Problem und der Berater kreiert aus den gewonnenen Informationen ein Problem, das lösbar wird.

De Shazer geht davon aus, dass es *nicht* notwendig ist, das Problem zu kennen, um es zu lösen. Eine Änderung des Verhaltens, so verrückt sie auch sein mag, reiche aus, um eine befriedigende Lösung herbeizuführen. Die Lösung steht immer im Zentrum der Therapie. Es geht es nicht darum, den Menschen zu therapieren, sondern das Problem zu lösen. Nicht der Mensch ist in der Therapie, sondern das Problem.

Der therapeutische Fokus auf das positive Ziel

Die Formulierung eines positiven Ziels ist die Voraussetzung für das Gelingen der Therapie. *„Ohne Ziele können Therapeut und Klient nicht wissen, wann die Therapie zum Erfolg geführt hat oder misslungen ist"* (2005, S.131). Ein positives Ziel beinhaltet die Erwartung, dass sich etwas verbessern kann. Laut der Theorie der Erwartungszustände (Berger u.a. 1974) steigert die positive Erwartung die Wahrscheinlichkeit, das Ziel tatsächlich zu erreichen. Deshalb hält de Shazer die Erwartung, dass sich etwas verbessern kann, für die zentrale Voraussetzung jeder Therapie. Die Antwort auf die Frage: *„Woran merken Sie, dass Ihr Problem gelöst ist?"* ist deshalb von entscheidender Bedeutung für das Gelingen der Beratung. In diesen Zusammenhang passt die *Wunderfrage,* die am häufigsten mit dem Therapieansatz de Shazers verbunden wird. Sie lautet:

> *„Angenommen, es würde eines Nachts, während Sie schlafen, ein Wunder geschehen, und Ihr Problem wäre gelöst. Wie würden Sie das merken? Was wäre anders? Wie wird Ihr Ehemann davon erfahren, ohne dass Sie ein Wort darüber zu ihm sagen"* (de Shazer, 1989, S.24).

Mit dieser Frage gelingt es de Shazer, den Klienten zu einer genauen Beschreibung seiner Zukunftsvision zu bringen. Die Vorwegnahme des Ziels bewirkt darüber hinaus, dass dem Klienten ein möglicher Nutzen seines Problems bewusst wird. Er merkt das daran, dass das gewünschte Ziel keine glückliche oder zufriedene Stimmung auslöst. Das Ziel muss dann entweder neu formuliert oder die „Kosten" der Veränderung angenommen werden.

Die Ausnahme als Lösung

Das Problem entsteht laut de Shazer durch die Art, wie der Klient seine Sicht der Wirklichkeit konstruiert. Es wird durch die Überzeugung des Klienten erhalten, bereits alles getan zu haben, um die Schwierigkeit zu bewältigen. Dabei vergisst er, dass es zu dem Zeitpunkt, als das Problem entstanden war, durchaus auch andere Lösungsmöglichkeiten gegeben hätte. Er hatte sich damals für eine bestimmte Variante entschieden und alle anderen damit ausgeschlossen.

Menschen neigen zu Verallgemeinerungen, besonders dann, wenn sie Probleme haben. Sie versuchen sich zu helfen, indem sie den eingeschlagenen Lösungsweg intensivieren. Um diesen Teufelskreis zu unterbrechen, lässt sich de Shazer die Ausnahmen schildern. Ausnahmen sind *„alles, was passiert, wenn die Beschwerde nicht vorhanden ist"* (de Shazer 1989, S.70). Um das herauszufinden, können wir fragen:

- Was hat der Klient anders gemacht, als das Problem noch nicht bestand?
- Welche anderen Möglichkeiten hätte es noch gegeben, das Problem zu lösen?
- Gibt es Situationen oder Orte, wo das Problem nicht auftritt?

Damit wird der Blick des Klienten systematisch vom Problem auf die Lösung gelenkt. Der Fokus auf den beschwerdefreien Zeitraum wird verstärkt durch die Beschreibung einer Zukunftsvision, in der es die Beschwerde nicht mehr gibt. Das Problem rückt immer mehr in den Hintergrund.

Die kleine Veränderung

In den meisten Fällen reicht schon eine kleine Veränderung aus, damit der Klient seine Probleme selbst lösen kann. Der Therapeut hat die Aufgabe, den Klienten dazu zu bringen, diese kleine Veränderung durchzuführen. De Shazer lässt zum Beispiel den Kontext verändern. Hat sich das Paar bisher nur in der Küche gestritten, darf es sich ab jetzt nur noch im Schlafzimmer streiten. Wurde das Kind für ein unerwünschtes Verhalten immer bestraft, wird es ab jetzt für das gewünschte Verhalten immer belohnt. Mit der *„Ausnahme von der Regel"* wird der Teufelskreis durchbrochen und neues Verhalten kann sich ausbilden, welches das Problem tatsächlich lösen wird. Der Klient verfügt über genügend Ressourcen, um die Veränderung umzusetzen. Schafft er die Veränderung in einem Aspekt, werden sich alle anderen ebenfalls verändern. Für de Shazer sind Hausaufgaben ein integraler Bestandteil des therapeutischen Prozesses. Er legt dafür ein ausgearbeitetes Schema vor, das Interessierte in seinem Buch *„Der Dreh"* (2008) nachlesen können (s. S.149).

Was ist neu bei Steve de Shazer?

- Es ist nicht nötig, ein Problem zu kennen, um es zu lösen.
- Ohne die Formulierung eines positiven Ziels hat die Therapie keine Chance auf Erfolg.
- Die *Wunderfrage* (de Shazer, 1989, S.24).
- Durch die Vorwegnahme des Ziels erfährt der Klient etwas über einen eventuellen Nutzen seines Problems. Diesen Nutzen muss er opfern, wenn er sein Ziel tatsächlich erreichen möchte.
- Es reicht aus, das problematische Muster zu unterbrechen. Kleine Veränderungen genügen.
- Die Ausnahme, *„alles, was passiert, wenn die Beschwerde nicht vorhanden ist"*, ist häufig die Lösung.

Was Sie lesen sollten:

De Shazer, Steve. (2005). *Wege der erfolgreichen Kurztherapie.* Stuttgart: Klett-Cotta

De Shazer, Steve. (2008). *Der Dreh, Überraschende Wendungen und Lösungen in der Kurzzeittherapie.* Heidelberg: Carl-Auer-Systeme

Das Mailänder Modell

Als die Ärztin und Psychoanalytikerin Mara Selvini Palazzoli und ihr Kollege Luigi Boscolo 1967 damit begannen, Ehepaare und Familien zu gemeinsamen Gesprächen einzuladen, hatten sie damit die Familientherapie in Italien eingeführt. Im Laufe der Zeit begannen immer mehr Kollegen, an diesem Projekt mitzuarbeiten, doch die Ausrichtung blieb einige Jahre lang psychoanalytisch. 1971 schlug Mara Selvini vor, das Palo-Alto-Modell des Mental Research Institute von Paul Watzlawick und seinen Kollegen zu übernehmen. Da nicht alle diese Meinung teilten, spaltete sich die Gruppe. Zwei weitere Kollegen, ebenfalls Ärzte und Psychoanalytiker, Gianfranco Cecchin und Giuliana Prata, schlossen sich den beiden an. Diese Gruppe wird das *„Mailänder Team"* genannt. Es entwickelte ein ganz spezielles Vorgehen mit Familien, das sich u. a. auf die Erkenntnisse aus Palo Alto stützte. Im Laufe der Zeit entstanden jedoch Interventionen, die sich deutlich von denen des MRI unterschieden.

Das besondere Setting

Das Mailänder Team durchlief mehrere Entwicklungsphasen. 1971 ging das Team davon aus, dass Familien mit einem auffälligen Mitglied ihr Gleichgewicht durch starre Verhaltensmuster erhalten. Diese starren Interaktionsmuster hielt das Team für die Ursache des Problems. Sobald sich dieses Muster veränderte, wäre auch die Familie in der Lage, sich zu verändern. Um dieses Muster aufzuspüren, entwickelten die Mailänder ein völlig neues therapeutisches Setting, das oft kopiert wurde.

1. Das Team spricht vor dem eigentlichen Interview etwa 20 Minuten über die Familie. Grundlage des Gesprächs bildete die Art der Anmeldung und die Darstellung der problematischen Situation. Erste Hypothesen über die Familie werden gebildet.
2. Ein Mitglied des Teams befragt die Familie, während die anderen hinter einem Einwegspiegel die Sitzung supervidieren. Durch das Interview soll die Familie nicht zu einer Verhaltensänderung angeregt, sondern ihr sollen bisher unbekannte Zusammenhänge klargemacht werden. Es kann durchaus vorkommen, dass das Supervisionsteam den befragenden Therapeuten herausruft, wenn es der Meinung ist, dieser verstricke sich im Familiensystem.
3. Das Team bespricht das Interview mit dem Therapeuten, während die Familie wartet. Hypothesen werden ausgetauscht und schließlich eine Intervention formuliert.
4. Diese Intervention wird der Familie mitgeteilt.
5. Abschließend wird der gesamte Prozess noch einmal vom Team diskutiert.

Das Gegenparadoxon

Da die Mailänder häufig mit Familien mit psychotischen und magersüchtigen Mitgliedern arbeiteten, stießen sie immer wieder auf *Doublebinds*. Eine von paradoxer Kommunikation geprägte Familie gibt folgenden Auftrag: *„Verändern Sie das problematische Mitglied, aber als Familie sind wir – so wie wir sind – in Ordnung."* Für den Therapeuten bedeutete dies, etwas ändern zu sollen, ohne etwas zu verändern. Um dieses Paradoxon zu lösen, schufen die Mailänder ein *Gegenparadoxon*, das wie folgt lauten könnte: *„Von uns als Therapeuten wird erwartet, dass wir Veränderungen einleiten, doch wir sind der Meinung, dass Sie sich nicht ändern sollten ..."* (Tomm, 1996, S.40). Das *Gegenparadoxon* wirkt als Katalysator, der es der Familie ermöglicht, selbst neue Wege einzuschlagen. Diese Arbeitsweise wird ausführlich im Buch des Mailänder Teams *„Paradoxon und Gegenparadoxon"*(1993) beschrieben. Das *Gegenparadoxon* wurde denn auch das Kennzeichen des Mailänder Modells, wobei das Team die systemische Psychotherapie um viele andere, allerdings weniger spektakuläre Interventionen bereicherte.

Wozu nützt das gezeigte Verhalten? – Die Musterebene

Ausgelöst durch Gregory Batesons (1996) Buch *„Ökologie des Geistes"* korrigierte das Team 1975 seine bisherige Annahme, Familien seien homöostatisch und funktionierten nach starren Regeln. Bateson hatte darauf aufmerksam gemacht, dass das Abbild der Realität nicht mit der Realität gleichzusetzen sei; es handele sich hierbei um verschiedene logische Ebenen im Sinne Russells (s. S.51). Das wertete das Mailänder Team insofern aus, als es Folgendes erkannte: Wenn der Therapeut das von den Familienmitgliedern gezeigte Verhalten für Realität hält, verwechselt er die Beschreibung der Handlung mit deren Bedeutung. Viel wichtiger ist die Botschaft, die das gezeigte oder beschriebene Verhalten vermittelt. Wozu nützt es? Damit gelang einer der wichtigsten Schritte in der systemischen Therapie: der Blick von der Metaebene auf die den Handlungen zu Grunde liegenden Muster.

Hypothesenbildung – Zirkularität - Neutralität

In dieser Phase begannen Boscolo und Cecchin zu unterrichten. Zu ihrem größten Erstaunen richtete sich das Interesse der Studenten mehr auf das Verhalten der Therapeuten als auf das Verhalten der Klienten. Das führte dazu, dass sich das Team im Sinne der Kybernetik zweiter Ordnung (s. S.19) vermehrt mit der eigenen Wirkung befasste. Es entwickelte eine spezielle Form systemischer Interviewtechniken, die heute aus kaum einer systemischen Praxis wegzudenken sind: *Hypothetisieren – Zirkularität – Neutralität* (s. S.20, 88 f.). Die gesamte Palette zirkulärer Fragen (s. S.101f) gehört ebenfalls zu den Entwicklungen des Mailänder Teams.

Im Gegensatz zum Modell des MRI in Palo Alto, das den Lösungsversuch zum Problem erklärte, gehen die Mailänder davon aus, dass das Problem einen Lösungsversuch darstellt. Aus diesem Grund werden Symptome und beklagte Verhaltensweisen positiv gedeutet. Um Schlimmeres zu verhindern, zeigt ein Mitglied der Familie ein Symptom. *„Das Symptom wird als – allerdings nur vorläufige – Lösung für ein anderes, hypothetisch angenommenes Problem gedeutet, das zur Oberfläche kommen würde, wenn das Symptom nicht da wäre. So wird in der Umdeutung das, was die Familie für schädlich oder schlecht hält, vom Therapeuten als notwendig und gut bezeichnet“* (Tomm 1996, S. 80).

1980 trennte sich das Viererteam. Boscolo und Cecchin widmeten sich vor allem ihrer Ausbildungstätigkeit, während sich Selvini und Prata weiterhin mit Erforschung von *„universalen“* Verschreibungen befassten, dem Generalschlüssel für alle Pathologien. Die Entwicklungen des Mailänder Modells sind aus den systemischen Praxen nicht wegzudenken. Auch wenn nicht alle Berater mit paradoxen Verschreibungen und Ritualen arbeiten, so können wir ohne Hypothetisieren, Zirkularität, Neutralität und vor allem ohne die Berücksichtigung der Musterebene kaum arbeiten. Eine tiefergehende Beschäftigung mit den Werken Mara Selvinis aber auch mit dem Buch Karl Tomms, in dem die Entwicklung des Mailänder Modells beschrieben ist, sei allen Interessierten ans Herz gelegt.

Was ist neu am Mailänder Modell?

- Das fünfteilige therapeutische Setting, bestehend aus Vorsitzung, Interview, Zwischenbesprechung, Intervention und Nachbesprechung;
- die Integration der Kybernetik zweiter Ordnung in das Beratungsgespräch: *Hypothetisieren, Zirkularität, Neutralität*;
- die Interpretation des Problems als Lösungsversuch;
- die Entwicklung der zirkulären Fragen;
- die Konzentration auf die Musterebene;
- das Verschreiben von Hausaufgaben wie z. B. dem *Gegenparadoxon*.

Was Sie lesen sollten:

Tomm, Karl. 2009. *Die Fragen des Beobachters, Schritte zu einer Kybernetik zweiter Ordnung in der systemischen Therapie.* Heidelberg: Carl-Auer

Was Sie lesen können, wenn Sie das Thema interessiert:

Selvini, Matteo (Hrsg.) 1992. *Mara Selvinis Revolutionen, Die Entstehung des Mailänder Modells.* Heidelberg: Carl-Auer

Selvini Palazzoli, M. & Boscolo, L. & Cecchin, G. & Prata. G. 1993. *Paradoxon und Gegenparadoxon.* Stuttgart: Klett-Cotta

Die strukturelle Familientherapie: Salvador Minuchin

Bei unserer Beschäftigung mit den Schulen der strategischen Familientherapie dürfen wir keinesfalls die strukturelle Richtung des Salvador Minuchin vergessen. Immer, wenn ich sein Buch *„Familie und Familientherapie, Theorie und Praxis struktureller Familientherapie"* (1992) wieder einmal lese, wird mir bewusst, wie mir der von ihm gelehrte Umgang mit der Familienstruktur sozusagen in Fleisch und Blut übergegangen ist.

Salvador Minuchin arbeitete lange Jahre mit Familien aus sozialen Brennpunkten, *„denen die Möglichkeiten des assoziativen Denkens und Vorstellens, der Eigenbeobachtung und die Mittel eines differenzierten Sprachgebrauchs fehlen"* (Krähenbühl in Minuchin 1976, S.7). Da ihm diese, bei systemischen Therapeuten hoch geschätzten Ausdrucksmittel nicht zur Verfügung standen, entwickelte er Interventionen, die mit einfachen Mitteln zur Lösung führten. Seine Erfolge bezeugen, dass systemische Familientherapeuten auch mit ganz anderen Interventionen als den sprachlichen arbeiten können.

Minuchin wendet sich entschieden dagegen, Familien mit Schwierigkeiten zu pathologisieren. Familien stehen häufig unter großem Druck, der immense Anpassungsleistungen verlangt. Zum einem muss das System die entwicklungsbedingten Veränderungen der einzelnen Mitglieder verkraften, zum anderen muss sich die Familie mit Anforderungen von außen auseinandersetzen. Häufig zeigen sich die Schwierigkeiten zu einem Zeitpunkt, wo die Anpassung mit Hilfe der gewohnten Mittel misslingt. *„Nach dieser Orientierung würden sehr viel mehr Familien, die zur Behandlung kommen, als normale Familien betrachtet werden, die sich gerade in einer Situation des Übergangs befinden und unter den Unannehmlichkeiten der Anpassung zu leiden haben"* (1976, S.78).

Die strukturelle Ordnung der Familie

Die Familie ist hierarchisch geordnet, wobei der Begriff Hierarchie nicht wertend im Sinne von besser oder schlechter verstanden werden darf. Hierarchien sind natürlich und lebendigen Systemen immanent. Minuchin nennt diese Regel *„universal"* und schreibt: *„Es muss ... eine Machthierarchie in der Familie geben; Eltern und Kinder besitzen innerhalb dieser Hierarchie unterschiedliche Autorität. Es muss auch ein ausgewogenes Verhältnis hinsichtlich der Funktionen vorhanden sein, und Mann und Frau müssen ihre Interdependenz akzeptieren und als Team zusammenarbeiten"* (1977, S. 67).

Die Familie gehört zu den offenen Systemen; ihre Funktionsweise zeigt sich darin, wie sie sich organisiert. Die Familie als Ganzes gesehen bildet das *System,* welches sich in verschiedene *Subsysteme* gliedert. Die Eltern bilden ein Subsystem, bestehend aus der Paar- und der Elternebene. Die Kinder bilden ebenfalls ein Subsystem, das sich in verschiedene weitere Subsysteme einteilen lässt: alle Brüder und alle Schwestern, alle Sportler, alle Leseratten, usw. Jede Familie hat ihre eigenen Unterteilungen. Das System „Familie“ gibt seinen Mitgliedern ein Gefühl der Zusammengehörigkeit; die Subsysteme geben ihnen die Möglichkeit, sich zu differenzieren. So gibt das Subsystem vor, wie sich seine Mitglieder verhalten. Die Mutter handelt im Subsystem „Eltern“ gegenüber ihrem Kind anders als im Subsystem „Paar“ gegenüber ihrem Mann.

Die Funktion von Grenzen

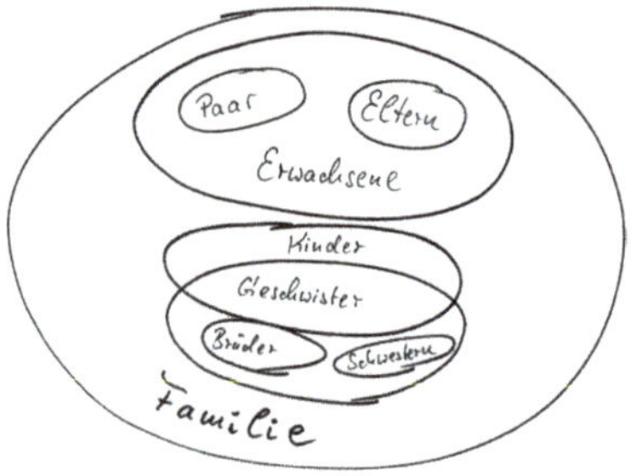

Jedes Subsystem folgt eigenen Regeln; diese Regeln grenzen ein Subsystem vom anderen ab. Minuchin schreibt: *„Grenzen haben die Funktion, die Differenzierung des Systems zu beschützen. Jedes familiale Subsystem hat seine spezifischen Funktionen und stellt spezifische Anforderungen an seine Mitglieder; und die Entwicklung derjenigen interpersonalen Fertigkeiten, die in diesen Subsystemen erworben werden, kann nur gelingen, wenn andere Subsysteme dabei nicht interferieren... Damit die Familie angemessen funktionieren kann, müssen die Grenzen der Subsysteme deutlich sein. Sie müssen so gut abgesteckt sein, dass die Mitglieder des jeweiligen Subsystems ihre Funktionen ohne unzulässige Einmischung von außen vollziehen können“* (1977, S. 69). Im Einhalten klarer Grenzen sieht Minuchin eine Vorbedingung für das gesunde Funktionieren von Familien, ja, er sieht darin einen nützlichen Indikator, wie gut es einer Familie geht. Er unterscheidet drei Formen:

- Die *klare Grenze* zwischen den Subsystemen ist deutlich wahrnehmbar bzw. wird offen kommuniziert.
- Die *unangemessen starre Grenze* eines Subsystems grenzt alle anderen Familienmitglieder aus und bewirkt dadurch eine Art Ausschluss, weil die Betroffenen keine Chance sehen, Zugang zu erhalten.
- Die *Verstrickung* zeigt sich in übermäßiger Zuwendung, wodurch die Autonomie des einzelnen beschnitten wird. Jeder mischt sich in die Angelegenheiten des anderen ein; die Grenzen sind *diffus*. Die verstrickte Familie reagiert schnell und aufgeregt auf Veränderungen.

Der Umgang des Beraters mit den sich wandelnden Subsystemen

Grenzen zwischen Subsystemen wandeln sich. Wenn ein Mann und eine Frau zusammenleben, erfahren sie sich ausschließlich auf der Paarebene. Minuchin betont die Wichtigkeit einer guten Abgrenzung des ehelichen Subsystems gegenüber anderen Systemen. *„Die Erwachsenen brauchen ein eigenes psychosoziales Territorium, einen Hafen, in dem sie einander emotionale Unterstützung gewähren können... Um* *es einfach auszudrücken: Mann und Frau brauchen einander als Refugium vor den vielfältigen Anforderungen des Lebens"* (1976, S.73). Sobald das erste Kind geboren wird, entsteht neben der Paarebene die Elternebene. Obwohl das Kind Anspruch auf seine Eltern hat, ist es wichtig, dass die Erwachsenen ihre Paarebene pflegen. Dies gerät leider häufig in Vergessenheit, woraus später viele Schwierigkeiten entstehen können. Kinder beziehen sich auf die Elternebene und nicht die auf Paarebene. Konflikte der Erwachsenen entstehen jedoch eher auf der Paarebene. Deshalb ist es wichtig, dass das Subsystem Paar klar vom Subsystem der Kinder abgegrenzt bleibt. Häufig gelingt die Abgrenzung im Falle chronischer Konflikte jedoch nicht gut, was weder den Erwachsenen noch den Kindern guttut.

Ziel der strukturellen Familientherapie ist, die Struktur, also die Regeln und Muster, die sich in der Familie zeigen, zu wandeln. Dies tut der Therapeut, indem er die Beziehungsmuster analysiert und ein Organisationsschema der Familie (s. S.153) zeichnet. Wenn sich die Familie anders organisiert, verändern sich die Positionen der Mitglieder und damit auch deren Verhalten. Die strukturelle Therapie verändert die Gegenwart. Diese Veränderung wird in der Therapiestunde provoziert. Da Menschen dazu neigen, als nützlich identifiziertes Verhalten zu wiederholen, ist die Chance groß, dass die in der Therapie erlebte Verbesserung auch im Alltag beibehalten wird.

Was lernen wir von der strukturellen Familientherapie?

Die Familienstruktur: Eine Familie mit Kindern bildet ein System. Das System „Familie" unterteilt sich in verschiedene Subsysteme: die Eltern- und die Paarebene, die Kinder- oder Geschwisterebene usw. Die Familie gibt ihren Mitgliedern ein Gefühl der Zusammengehörigkeit; in den Subsystemen hat jeder die Möglichkeit, sich zu differenzieren.

Hierarchie: Familien sind hierarchisch geordnet: Eltern erziehen ihre Kindern. Neben dieser Regel organisiert die Familie ihr Zusammenleben aus einer Kombination von übernommenen Mustern aus den Herkunftsfamilien und neu gebildeten Regeln.

Grenzen: Familien funktionieren gut, wenn die Subsysteme klar voneinander abgegrenzt sind. Starre, aber auch diffuse, verwischte Grenzen sind häufig die Ursache von Problemen und Symptomen.

Die Aufgabe des Beraters: Der Beraters analysiert die Interaktionsmuster der Familie, um dysfunktionale Verhaltensweisen zu erkennen. Dazu zeichnet er ein Organisationsdiagramm des Systems (s. S.153). Aufgrund seiner Hypothese bietet er eine Neuordnung an.

Was Sie lesen sollten:

Minuchin, Salvador. (1992). *Familie und Familientherapie.* Freiburg: Lambertus

Das Wachstumsmodell Virginia Satirs

Virginia Satir gilt allgemein als „Mutter der Familientherapie". Die Lehrerin und Sozialarbeiterin begann 1951 damit, statt einzelne Klienten ganze Familien zu beraten. 1959 wurde sie von Don D. Jackson nach Palo Alto berufen, erhielt die Leitung der Ausbildungsabteilung des Instituts und entwickelte das erste familientherapeutische Ausbildungsprogramm in den USA. Außer ihrer Arbeit in Palo Alto lehrte sie ab 1963 auch im Esalen-Institut in Kalifornien.

Auch für Virginia Satir war die Arbeit mit schizophrenen Patienten der Anstoß, neue therapeutische Vorgehensweisen zu entwickeln. Genau wie Gregory Bateson bemerkte sie die Rolle aufmerksam, die die Familie beim Gesundungsprozess gerade an Schizophrenie Erkrankter spielte. Obwohl sie damit gegen die geltende Lehrmeinung handelte, bezog sie die Eltern und Geschwister ihrer Patienten in die Therapie mit ein. Dadurch konnte sich deren Zustand dauerhaft stabilisieren. Ihre Vorgehensweise, die sie in dem Buch *„Familienbehandlung"* (1973) beschrieb, sorgte für ein Umdenken bei vielen Therapeuten und einer Verbreitung der Familientherapie.

Satir stützte sich bei der Entwicklung neuer Interventionen auf zwei Konzepte: zum einen auf die Systemtheorie Bertalanffis und Batesons und zum anderen auf den positiven Existentialismus Kierkegaards, Bubers und Heideggers. Diese Philosophen vertraten die Überzeugung, Menschen seien Manifestationen positiver Lebensenergie. Diese Energie sei in der Lage, dysfunktionale Strategien und Lösungsversuche zu transformieren. Deshalb sei der Mensch auf Grund seiner ursprünglich positiven Beschaffenheit in der Lage, sich selbst zu heilen. Damit gab Satir dem spirituellen Aspekt des Menschen einen Platz in der Therapie, womit gleichzeitig die Liebe zum festen Bestandteil ihres therapeutischen Wirkens wurde.

Das Wachstumsmodell

Satir formulierte, dass allein der Selbstwert den Menschen dazu befähige, ein glückliches und zufriedenes Leben zu führen. Also zielten die von ihr entwickelten Interventionen in erster Linie darauf ab, ihren Klienten zu persönlichem Wachstum zu verhelfen. Mit der Zeit entstand so ein umfassendes Wachstumsmodell, das den Klienten mit Hilfe verschiedener erlebnisorientierter Interventionen dazu verhalf, sich in die gewünschte Richtung zu verändern. Im Vordergrund steht dabei der emotionale Prozess, bei dem der Klient die Veränderung tatsächlich erlebt. *„Virginia Satir sah den Prozess als das wichtigste Mittel zur Veränderung an. Diesem Konzept gemäß geht es darum, den Energiefluss eines Menschen so zu transformieren, dass aus einem dysfunktionalen Muster oder einer entsprechenden Dynamik ein offeneres, freieres und damit adäquateres Muster entsteht"* (Satir, Banmen, Gerber, Gomori, 1995, S.175).

Jeder Mensch ist wertvoll, doch ob er sich dessen bewusst ist, hängt nicht unerheblich von der Prägung durch seine Familie ab, die Satir die *„primäre Triade"* nennt. Durch die Beschäftigung mit seiner Kindheit erfährt der Klient, wie sich die dort gemachten Erfahrungen auf seinen Selbstwert auswirkten. Satir erlebte täglich, dass die wenigsten Patienten das bekommen hatten, was sie gebraucht hätten, um sich zu selbstbewussten Menschen zu entwickeln. Deshalb bedienten sie sich der *vier Überlebenshaltungen* (s. S.59) *Beschwichtigen, Anklagen, übermäßig Rationalisieren und irrelevant Verhalten.* Mit ihrem Gedicht *„Fünf Freiheiten"* (s. S.59) beschreibt Satir, wie ein Mensch kommuniziert, der sich seines Selbstwerts bewusst ist. Eine solche Kommunikation nennt Satir *„kongruent"* (s. S.60).

Der kongruente Mensch (1995, S 83 ff)

Ein wichtiger Teil der Therapie besteht darin, den Klienten bei der Entwicklung der verschiedenen Ebenen der Kongruenz zu unterstützen. Um kongruent reagieren zu können, sollte der Klient lernen, aufgrund welcher Regeln er Vorgänge interpretiert. Dabei lernt er, seine Sinneswahrnehmungen von den Interpretationen derselben zu trennen.

Interpretationen basieren ebenso wie Abwehrstrategien häufig auf Erfahrungen aus der Vergangenheit. Sobald der Klient versteht, dass er seine Gegenwart aufgrund von Regeln seiner Kindheit bewältigen will, kann er sie anders bewerten und verändern. Um die aus der Vergangenheit unbewusst übernommenen Regeln zu verwandeln, braucht es einen Transformationsprozess, während dessen der Klient die Gefühle erlebt, die ihn in der Vergangenheit dazu bewegten, sich anders als kongruent zu verhalten. So kann er die aktuellen Gefühle der Vergangenheit zuordnen, um sie zu verändern und dem heutigen Kontext anzupassen.

Meist bedarf es einer Krise, um den Menschen darauf aufmerksam zu machen, dass sich etwas ändern sollte. Jede Krise beinhaltet eine große Chance, denn sie zeigt, dass der aktuelle Zustand der Verbesserung bedarf. Die *Phasen der Veränderung* von Satir (s. S.112) zeigen die einzelnen Stationen dieses Prozesses auf und geben damit ein Modell für die Bewältigung.

Das Innere im Außen erfahren

Um dem Klienten zu ermöglichen, seine Gefühle sichtbar und erfahrbar zu machen, bietet Virginia Satir einige Interventionen an, die vorzugsweise in der Gruppe ausgeführt werden wie *„Parts Party"* (1995. S 195 ff) die *Familienrekonstruktion* (1995. S.227 ff.), *Familienskulpturen* (1995. S.275 ff.) und *Selbst-Mandalas* (ebd.). So wird der Klient in die einzigartige Lage versetzt, sein Inneres im Außen zu betrachten. Dadurch wird ein emotionaler Prozess und damit die Möglichkeit zur Veränderung im gewünschten Sinne begünstigt. Satir selbst verhielt sich als Therapeutin stets wertschätzend und verständnisvoll, und durch ihr Vorbild begannen diejenigen, die mit ihr zusammen arbeiteten, ebenfalls wertschätzend und verständnisvoll miteinander umzugehen. Damit schuf sie das Ideal einer Therapeutenpersönlichkeit, dem viele Berater nacheifern.

Was lernen wir von Virginia Satir?
Virginia Satir gilt als die „Mutter der Familientherapie". 1959 erhielt sie die Leitung der Ausbildungsabteilung MRI in Palo Alto und entwickelte dort das erste familientherapeutische Ausbildungsprogramm in den USA.

Ihre Überzeugung
Menschen sind Manifestationen positiver Lebensenergie. Diese Energie ist in der Lage, dysfunktionale Strategien und Lösungsversuche zu transformieren. Der Mensch ist auf Grund seiner ursprünglich positiven Beschaffenheit in der Lage, sich selbst zu heilen. Der spirituelle Aspekt des Menschen und die Liebe werden zum festen Bestandteil des therapeutischen Wirkens.

Ihr Wachstumsmodell
Das therapeutische Wachstumsmodell Satirs befasst sich mit der Entwicklung des Selbstwerts und damit eines kongruenten Selbstausdrucks. Zum besseren Verständnis schuf sie zudem das Modell der *„vier universellen Überlebensmuster"*, das Krisen- und das Teilemodell. Satirs Skulptur- und Rekonstruktionsinterventionen sind unverzichtbare Arbeitsmittel, um Menschen zu ermöglichen, das, was sie fühlen, sichtbar und damit veränderbar zu machen.

Was Sie lesen sollten:
Satir, Virginia. (1999). *Kommunikation, Selbstwert, Kongruenz. Paderborn: Junfermann*

Empfehlenswert, wenn Sie nach Satir arbeiten wollen:
Satir, Virginia &/ Banmen, John & Gerber, Jane & Gomori, Maria. (1995). *Das Satir-Modell.* Paderborn: Junfermann

Teil 4: Das systemische Beratungsgespräch

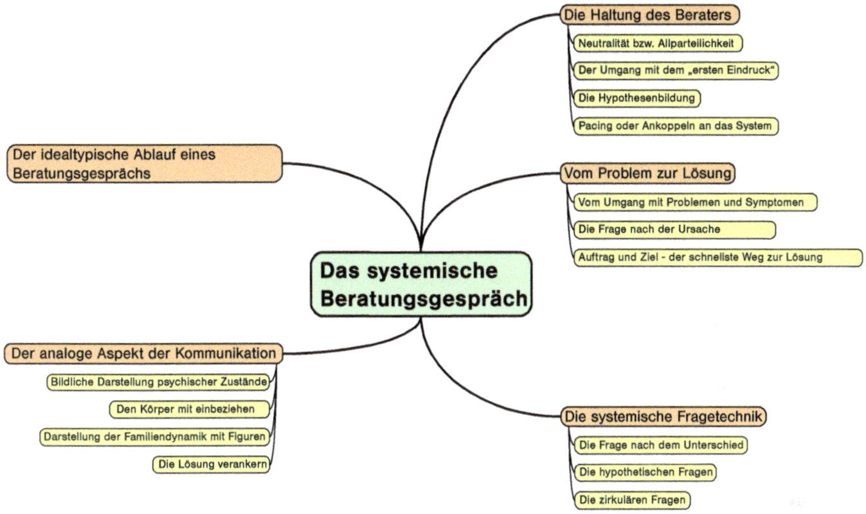

Die Haltung des Beraters

Erinnern wir uns: Aus dem Kapitel über die Kybernetik zweiter Ordnung (s. S.19) wissen wir, dass der Beobachter immer Einfluss auf das nimmt, was er beobachtet. So wird der Berater Teil des Systems, das er berät. Die Art seiner Fragestellung lenkt den Prozess, seine Überzeugungen in Hinsicht auf das Symptom oder Problem prägen die Sitzung und können über Erfolg oder Misserfolg entscheiden. Die Empfehlungen für das Verhalten des Beraters gegenüber seinen Klienten, die von allen systemischen Schulen übereinstimmend gegeben werden, zielen darauf ab, Verstrickungen mit dem Klienten zu vermeiden und erfolgreiches Arbeiten zu ermöglichen. Aus diesem Grund wollen wir uns mit der Haltung des Beraters befassen.

Neutralität bzw. Allparteilichkeit

Da sich der systemische Berater bewusst ist, dass er mit seiner Persönlichkeit auf den Klienten einwirkt, versucht er, sich ihm gegenüber neutral bzw. allparteilich zu verhalten.

Neutralität bedeutet, dass das, was der Klient erzählt, nicht bewertet wird. Seine Meinungen, Überzeugungen, die religiösen oder politischen Orientierungen sind dem Berater *„gleich-gültig"*. Der Klient kommt schließlich nicht, um seine Überzeugung mit ihm zu diskutieren, sondern weil er eine Lösung für sein Problem finden möchte.

Allparteilichkeit bedeutet, dass der Berater vermeidet, sich mit dem Klienten gegen andere zu verbünden. Bei Gesprächen mit einem einzelnen Klienten macht er sich klar, dass er nicht *„die Wahrheit"* über die anderen erfährt, mit denen sein Gegenüber Schwierigkeiten hat. Er hört dessen Interpretation der Wirklichkeit, und die ist durch seine mehr oder weniger lange Geschichte mit diesen Menschen geprägt. Arbeitet der Berater mit einem Paar oder gar einer Familie, kann er seine Allparteilichkeit bewahren, indem er Mara Selvinis Anweisung (1980) befolgt und sich mit jeweils demjenigen verbündet, der gerade spricht. Diese Methode funktioniert jedoch nur, wenn der Berater dafür sorgt, dass jeder zu Wort kommt.

In der Praxis sagen wir, dass wir bei der zur Diskussion stehenden Situation nicht „dabei" waren und dass die Klienten keinen Videomitschnitt der fraglichen Situation mitgebracht haben. So sind wir nicht in der Lage zu entscheiden, wer Recht und wer Unrecht hat. Uns interessiert jedoch sehr, wie alle an der Schwierigkeit Beteiligten die Situation sehen. Dass sich die Sichtweisen voneinander unterscheiden, ist wahrscheinlich, sonst hätten die Klienten das Problem allein gelöst. Möglicherweise zeigt sich in dem Konflikt jedoch ein Verhaltensmuster, das auch für andere Schwierigkeiten verantwortlich ist. Dieses Verhaltensmuster interessiert uns viel mehr, können wir doch damit buchstäblich mehrere Fliegen mit einer Klappe schlagen.

Bei Paaren oder Familien kann man z. B. fragen: *„Wie machen Sie es, dass Sie sich in diesem Punkt nicht einigen können?"*

Bei Einzelnen könnte die Frage lauten: *„Wie machen Sie es, dass Sie bei diesem Problem keine Lösung finden?"*

Sowohl Neutralität als auch Allparteilichkeit sorgen dafür, dass wir als Berater einen freien Kopf für die Wirklichkeit der Klienten behalten und uns nicht verstricken. Sobald wir uns mit unserer persönlichen Sicht der Dinge in die Familie einklinken, können wir nicht mehr professionell arbeiten.

Berater erkennen, dass sie nicht mehr neutral und allparteilich sind, wenn sie:

- mit dem Klienten diskutieren;
- versuchen, den Klienten zu überzeugen;
- starke Gefühle wie Ärger gegenüber dem Klienten empfinden;
- Männer gegen Frauen unterstützen oder mit Frauen auf „die Männer" schimpfen;
- Eltern in der Sitzung Erziehungsaufgaben abnehmen;
- Kinder gegen Eltern aufwiegeln.

In dem Augenblick, wo dies geschieht, ist der Berater in das System verstrickt und kann erst dann wieder professionell arbeiten, wenn er zur Neutralität zurückkehrt.

Der Umgang mit dem „ersten Eindruck"

„You never get a second chance to make a first impression." Wie das englische Sprichwort sagt, bekommen wir nie eine zweite Chance für den *ersten Eindruck*. Damit sich der Berater neutral bzw. allparteilich gegenüber seinem Klienten verhalten kann, ist es wichtig, dass er sich mit den Auswirkungen des ersten Eindrucks vertraut gemacht hat, denn er spielt eine große Rolle bei der Art und Weise, wie Menschen beurteilt werden. Zu diesem Thema wurden einige aufschlussreiche Experimente durchgeführt.

Eines der bekanntesten ist das Experiment von Solomon Asch (1946). Dieser legte seinen Versuchspersonen eine Liste mit drei positiven und drei negativen Eigenschaften vor, mit denen eine fiktive Person beschrieben wurde. Einer Experimentalgruppe wurden zuerst die positiven Eigenschaften genannt, der anderen zuerst die negativen. Danach wurden die Versuchspersonen gebeten, die Person zu charakterisieren. Es zeigte sich, dass die zuerst genannten Eigenschaften ausschlaggebend für die Beurteilung der Person waren: Wurde zuerst die positive Eigenschaft genannt, wurde die Person positiv beurteilt, waren die negativen zuerst genannt, wurde sie negativ bewertet. Dieser Effekt wird *„primacy effect"* oder *„Reihenfolgeneffekt"* genannt. Das, was zuerst wahrgenommen wird, hat also ausschlaggebend Einfluss auf die Beurteilung anderer Menschen.

Edward Thorndike (1920) belegte, dass bestimmte Eigenschaften einer Person – z. B. Attraktivität, Intelligenz, Kompetenz – den Gesamteindruck überlagern. Er nannte dies den *„Halo-Effekt"*, der durch neuere Studien (z. B. Landy & Sigall, 1976) bestätigt wurde. Sie ließen denselben Aufsatz von ihren Versuchspersonen beurteilen. Dazu erhielt jede Versuchsperson ein anderes Foto der fiktiven Autorin. Je attraktiver die Frau auf dem Foto war, umso besser wurde der Aufsatz bewertet.

Der erste Eindruck wird auch dann aufrechterhalten, wenn er sich später als falsch herausstellt. Zwei Experimentalgruppen wurde in einer Studie (Ross et al., 1975. Exp. 2) eine Person beschrieben. Einer Gruppe wurde gesagt, die beschriebene Person sei überdurchschnittlich erfolgreich, der anderen Gruppe, er bleibe in seinen Leistungen weit unter dem Durchschnitt. Obwohl den Versuchspersonen danach gesagt wurde, der vermittelte erste Eindruck sei zufällig und habe nichts mit den wirklichen Leistungen der Person zu tun, beurteilte die *„Erfolgsgruppe"* dessen zu erwartende Leistungen durchweg höher als die *„Misserfolgsgruppe"*. Die Tendenz, den ersten Eindruck aufrechtzuerhalten, wird *„perseverance bias"* genannt.

Eine Reihe von Studien belegte außerdem, dass Menschen gezielt nach Informationen suchen, die ihre Meinungen unterstützen (Snyder & Swann, 1978. Bless et al. 2004). *„Wo Rauch ist, ist auch Feuer"*, sagt der Volksmund, und so halten sich Gerüchte, auch wenn schon lange bewiesen wurde, dass sie nicht stimmen.

Auch die *„self-fullfilling-prophecy"*, die *„Sich-selbst-erfüllende-Prophezeiung"* (Merton, 1948) gehört in dieses Kapitel. Hier führt eine Überzeugung dazu, sich gegenüber einer anderen Person unbewusst so zu verhalten, dass diese Person dazu veranlasst wird, genau das Verhalten zu zeigen, das von ihm erwartet wurde, wodurch die auslösende Überzeugung verstärkt wird. Eine berühmte Studie zu diesem Thema führten Rosenthal und Jacobsen (1968 in Stürmer & Lotz-Schmitt, 2015, S.95) durch. Zuerst führten sie einen Intelligenztest mit allen Schülern durch. Danach informierten sie die Lehrer, bestimmte – völlig zufällig ausgewählte – Schüler seien besonders begabt. Deshalb sei von ihnen viel zu erwarten. Nach Abschluss des Schuljahrs wurde der Intelligenztest wiederholt. Es zeigte sich deutlich, dass die Schüler, von denen viel erwartet worden war, signifikant viel besser abschnitten als die Kinder der Vergleichsgruppe. Sie waren offensichtlich von ihren Lehrern stärker gefördert worden.

Beruhigen kann den angehenden systemischen Berater, dass der erste Eindruck sich dann verändern lässt, wenn explizit darauf hingewiesen wird, ihn auf seine Richtigkeit zu überprüfen (Silka. 1998). Und genau das wird erwartet, um den Klienten die für die gute Beratung notwenige Offenheit und Neutralität entgegenzubringen.

„Ich weiß, dass ich nichts weiß." – Die Hypothesenbildung

Jeder systemische Berater könnte seine Gespräche mit diesem Zitat von Sokrates beginnen, denn wir treten dem Klienten in dem Wissen gegenüber, dass vor uns ein Experte für seine Psyche sitzt. Der Klient verfügt über alle nötigen Informationen, um sich selbst zu helfen. Nur ist ihm dieses Wissen aufgrund seiner Betroffenheit gerade nicht zugänglich.

Der Berater weiß nichts über die Psyche des Klienten und ist weder dafür verantwortlich, dass der Klient seine Probleme löst, noch muss er Lösungen für den Klienten zu finden. Gerade Anfänger lassen sich dazu hinreißen, Ratschläge zu erteilen. Doch Ratschläge sind genau wie Hilfeleistungen ein zweischneidiges Schwert: Auch wenn der Klient darum bittet, bestätigt der Berater mit seinen Ratschlägen, dass der Klient hilfsbedürftig ist. Damit trägt er dazu bei, das Problem zu verstärken, statt es zu beseitigen.

Der Berater unterstützt den Klienten dabei, seine Schwierigkeiten selbst zu lösen. Wie kann er das tun, ohne dem Klienten seine Sichtweise aufzudrängen und sich zu verstricken? Indem er Hypothesen äußert. Hypothesen bilden die Arbeitsgrundlage der systemischen Beratung. Sie schlagen eine mehr oder weniger brauchbare Erklärung für die Dynamik des Klienten vor. Die Entscheidung, ob eine Hypothese richtig oder falsch ist, trifft immer der Klient. Sollte sich die Hypothese als stimmig erweisen, kann der Berater auf dieser Basis Interventionen anbieten. Ist sie falsch, heißt das nicht, dass der Berater einen Fehler gemacht hätte. Durch das Gespräch mit dem Klienten über die Hypothese gewinnt er entscheidende Informationen und kann eine neue Hypothese bilden. So bleibt die Kommunikation offen und gerät nie in Gefahr, zu einem Machtkampf darüber auszuarten, wer die Situation „richtig" sieht.

Pacing oder Ankoppeln an das System

Alle psychotherapeutischen Schulen sind sich darüber einig, dass das Vertrauen des Klienten zum Berater die Grundlage für den Erfolg ist. In der systemischen Fachsprache nennt man den Prozess der Vertrauensbildung: *„Ankoppeln an das System"*. Der Berater kann eine Menge dazu beitragen, dass diese vertrauensvolle Atmosphäre entsteht.

Wir treten dem Klienten grundsätzlich wertschätzend gegenüber. Er hat unsere Praxis ausgesucht, um sich bei seinen Problemen helfen zu lassen. Er stellt sich seinen Themen. Dies verdient unsere Wertschätzung. Hilfreich ist, sich im sprachlichen Ausdruck dem Klienten anzugleichen und ggf. dieselben oder ähnliche Begriffe zu verwenden. Damit fühlt sich der Klient in seiner Kommunikation angenommen.

Einer meiner Klienten war von seiner Stieftochter betrogen und bestohlen worden. Er zeigte sie an. Seine Frau weigerte sich, vor Gericht gegen ihre Tochter auszusagen, obwohl mit ihrer Aussage das Recht ihres Mannes hätte wiederhergestellt werden können. Seitdem wurde der Mann von der gesamten Familie angefeindet und beschuldigt, Unfrieden ausgelöst zu haben. Ich sagte mitfühlend: „Sie sind das Opfer und werden auch noch zum Täter gemacht!" Der Mann widersprach ärgerlich: „Ich bin doch kein Opfer! Das ist total scheiße gelaufen!" Ich korrigierte mich augenblicklich: „Ich verstehe, Sie haben hier die Arschkarte." Der Mann nickte und brach dann in Tränen aus: „Genau, ich hab die Arschkarte." Jetzt fühlte er sich zutiefst verstanden.

Auch Berater interpretieren die Wirklichkeit auf Grund eigener Prägungen. Ganz lässt sich das nicht verhindern, doch lässt sich der eigene Anteil begrenzen, indem der Berater Feedback darüber gibt, was er verstanden hat:

„Habe ich Sie richtig verstanden, Sie meinen...?"
„Korrigieren Sie mich bitte, wenn ich Sie falsch verstanden haben sollte !"

Pacing beschränkt sich jedoch nicht nur auf verbale Äußerungen, sondern meint auch die nonverbale Kommunikation:

„Ich habe bemerkt, dass Sie die Zähne zusammenbeißen. Stimmt das?"
„Ihre Stimme klingt ganz traurig oder irre ich mich?"

Der Klient erhält die Information, dass der Berater seine Wahrnehmung teilt. Er fühlt sich verstanden. *Pacing* meint jedoch nicht, dass der Berater sein Gedächtnis unter Beweis stellt und möglichst alles, was der Klient gesagt hat, wörtlich wiederholt. Der Berater stellt mit *Pacing* sicher, dass das, was er verstanden hat, wirklich das ist, was der Klient gemeint hat, und nicht seine eigene Interpretation. Er muss nicht unbedingt dieselben Worte verwenden wie der Klient, obwohl das in bestimmten Fällen – z. B. bei Doublebinds – durchaus hilfreich sein kann (s. S.90). Er kann das

Verstandene mit eigenen Worten zusammenfassen, und wenn er gleichzeitig noch die Stimmung und die Körpersprache berücksichtigt und benennt, wird klar, dass Pacing mit papageienhafter Wiedergabe nichts zu tun hat. Pacing fordert folgende Leistungen vom Berater:

- Genaues Zuhören;
- Wahrnehmen der Emotionen des Klienten;
- Wahrnehmen seiner Körpersprache und Benennen der nonverbalen Signale;
- Zusammenfassen des Wesentlichen;

Ausnahme Doublebind oder symmetrische Eskalation!

Sowohl beim Doublebind als auch bei der symmetrischen Eskalation (s. S.197) herrscht die unbewusst befolgte Regel: Es darf keine Übereinstimmung geben! Der Berater merkt das daran, dass es ihm nicht gelingt, beim pacing einen Konsens zu erzielen. In diesem Fall ist das wörtliche Wiederholen eine Art Diagnosemittel: Antwortet der Klient auch dann, wenn der Berater dessen Worte wiederholt, mit einem Einwand, kann er davon ausgehen, dass er es mit dem Muster Doublebind zu tun hat.

Was Sie sich einprägen sollten:

- Systemische Berater verhalten sich gegenüber ihren Klienten neutral bzw. allparteilich, wertschätzend und empathisch.
- Der erste Eindruck beruht auf den Prägungen und Erfahrungen des Beobachters und gibt nicht unbedingt die Wahrnehmung des Gegenübers wieder. Deshalb sollte der Berater seinen ersten Eindruck überprüfen.
- Der Klient ist Experte für sich selbst. Der Berater ist nicht dafür verantwortlich, das Problem des Klienten zu lösen.
- Der Berater äußert seine Vermutungen über den Klienten in Form von Hypothesen. Diese unterscheiden sich von Behauptungen darin, dass sie dazu dienen, bestätigt oder widerlegt zu werden.
- Der Berater koppelt an das Klientensystem an, indem er seine Sprache der des Klienten angleicht. Mit Hilfe der Gesprächstechnik „pacing“ stellt er sicher, dass er den Klienten richtig verstanden hat. Mit jedem erreichten Konsens zwischen Berater und Klient wächst die Vertrauensbasis, und es entsteht ein Arbeitsbündnis, ohne das die Beratung keinen Erfolg haben kann.

Vom Problem zur Lösung

So sehr sich die systemischen Schulen im Detail voneinander unterscheiden mögen: Die Lösung steht bei allen im Vordergrund! Der Klient kommt jedoch in der Regel wegen seines Problems. Die meisten Klienten glauben, dass während einer Therapie oder Beratung ausschließlich über das Problem geredet wird. Für viele ist es neu, dass der systemische Berater schon in der ersten Sitzung auf die Lösung fokussiert. Nicht alle Klienten lassen sich auf diesen Prozess ein. Steve de Shazer teilte seine Klienten deshalb in drei Kategorien ein (1999, S.104) und richtete seine Arbeitsweise danach aus, wobei sich der Status eines Klienten durchaus ändern kann.

- Die *Besucher* kommen nicht unbedingt freiwillig und haben deshalb keinen Auftrag an den Berater. Außerdem fehlt ihnen der Änderungswille. De Shazer gibt die Empfehlung, solche Klienten nur wertzuschätzen.
- *Die Klagenden* sind Klienten, die erwarten, dass sich alle anderen verändern müssen, damit es ihnen bessergeht. Sie machen die Schwierigkeiten ihrer Kindheit, die Fehler ihrer Eltern, den Chef oder die Umstände für ihre aktuellen Probleme verantwortlich. Das Problem ist chronisch geworden und wird es so lange bleiben, bis der Klient beschließt, es aktiv zu verändern. De Shazer gibt Klagenden als Hausaufgabe auf, das eigene Verhalten genau zu beobachten. Damit erhalten sie die Möglichkeit, ihr Verhalten zu reflektieren, und können in der nächsten Sitzung durchaus als Kunden wiederkommen.
- Als *Kunden* gelten nur diejenigen, die aktiv an ihrer Veränderung mitwirken wollen. Bei ihnen wendet er Interventionen an, um sie in ihrem Wunsch nach Veränderung zu unterstützen.

Vom Umgang mit Problemen oder Symptomen

Wie Sie bei unserem Ausflug durch die verschiedenen systemischen Schulen bemerkt haben, wird die Funktion des Problems oder Symptoms durchaus unterschiedlich beurteilt:

- Das Symptom oder Problem ist ein inadäquater Lösungsversuch für eine verdeckte Schwierigkeit, um Schlimmeres zu verhindern.
- Die Lösungsversuche sind das „Problem", denn sie sorgen aktuell dafür, dass das ursprüngliche Problem bestehen bleibt.

Was bedeutet das für den Berater? Lassen Sie uns die Konsequenzen beider Sichtweisen untersuchen.

Das Problem ist ein Lösungsversuch	***Der Lösungsversuch ist das Problem***
Das Problem hat einen verborgenen Sinn.	Das Problem wird mit unwirksamen Strategien bekämpft: „Mehr desselben!"
• Wie nützt dieses Symptom dem Betroffenen? • Wem nützt es außer dem Betroffenen? • Wer hätte die meisten Nachteile, wenn es nicht mehr bestünde?	• Was hat der Betroffene bisher gegen das Problem getan? • Hat er schon einmal eine andere Strategie ausprobiert?
• Wie kann dieser Vorteil mit anderen Mitteln besser erreicht werden?	• Welche kleine Veränderung unterbricht das Muster?

Sie müssen sich nicht für einen der beiden Ansätze entscheiden, denn beide haben ihre Berechtigung. Es gibt Fälle, wo das Symptom eine ganz klare Aufgabe erfüllt, und es verschwindet in dem Augenblick, wo es dem Betroffenen gelingt, das angestrebte Ziel mit anderen Mitteln zu erreichen. Es gibt aber auch Fälle, in denen schnell deutlich wird, dass die Lösungsversuche das Problem erhalten oder verstärken. In diesem Fall reicht es häufig aus, wenn die Betroffenen die Lösungsstrategie verändern.

Ganz gleich, welcher Auffassung Sie sich anschließen, ist es wichtig, das Problem zu verstehen. Steve de Shazer nennt als einen der Gründe, warum eine Sitzung misslingt, eine *„unzureichend definierte Beschwerde"* (2008, S.140). Sie können also nur dann gut arbeiten, wenn Sie wissen, was der Klient unter seiner Beschwerde versteht. Aus diesem Grund ist es notwendig, dem Problem ausreichend Aufmerksamkeit zu schenken.

Klienten sind von den klassischen Gesprächstherapien her gewohnt, nur über ihre Probleme zu sprechen. In systemischen Beratungen steht jedoch die Lösung im Vordergrund. Deshalb darf das Problem nicht zu viel Raum einnehmen. Der Berater sollte thematisieren, dass ein oder zwei für das Problem typische Situationen ausreichen, um das zu Grunde liegende Problemmuster zu verdeutlichen. Die Beispiele von der beklagten Situation sollten drehbuchartig geschildert werden und den Sachverhalt und die beteiligten Gefühle beschreiben, keinesfalls aber die Interpretationen des Klienten oder seiner Mitmenschen.

Klienten, die schon viel Therapieerfahrung haben, neigen oftmals dazu, jeder emotionalen Regung und jedem Verhalten ein geeignetes Etikett zu verpassen. Sie befinden sich konstant in der Selbstanalyse, wodurch spontane Reaktionen stark eingeschränkt werden. Die meisten sind erleichtert, wenn sie hören, dass das Etikettieren das Problem eher festschreibt als dass es bei der Lösung hilft.

Die Frage nach der Ursache

Die meisten Klienten fragen nach der Ursache für ihr Problem oder Symptom. Sie glauben, dass sich das Problem auflöst, wenn sie seine Ursache verstanden haben. Dagegen behauptet die Systemtheorie, dass es *„die"* Ursache für ein Problem nicht gebe. An der Entstehung eines jeden Problems seien so viele Komponenten beteiligt, die sich wiederum aufeinander auswirken, dass nur von zirkulären Prozessen und nicht von Monokausalität gesprochen werden könne. Stellvertretend hierfür sei Gunther Schmidt zitiert, der in seinem Nachwort zu de Shazers Buch *„Wege der erfolgreichen Kurztherapie"* (2005) schreibt:

„Steve und seine Gruppe gehen davon aus, dass es für Lösungen von Problemen, insbesondere von solchen, denen wir in der Psychotherapie begegnen, nicht nötig ist, ihre Entstehung und alle relevanten Bezüge des Problemzusammenhangs zu verstehen. Vielmehr sollten vom ersten Kontakt an alle Beiträge des Therapeuten darauf abzielen, den Blick der Beteiligten auf die Faktoren zu lenken, die mit der möglichen und gewünschten Lösung der Klienten einhergehen" (1997, S.231).

Ist die Ursache für ein Problem wirklich unerheblich? Entspringt die Frage danach nur einer gesellschaftlichen Prägung, einer durch die Psychoanalyse geweckten Erwartung oder *„unserer Vernarrtheit in triviale Systeme"* (1993, S.144) wie Heinz von Foerster argwöhnt? Wir wollen einige Überlegungen zur Diskussion stellen.

Die Informationsverarbeitung im Gehirn

Wenden wir uns zuerst der Art und Weise zu, wie wir Informationen verarbeiten. Aufgrund der Möglichkeit, dem Gehirn mit Hilfe der neuen bildgebenden Verfahren bei

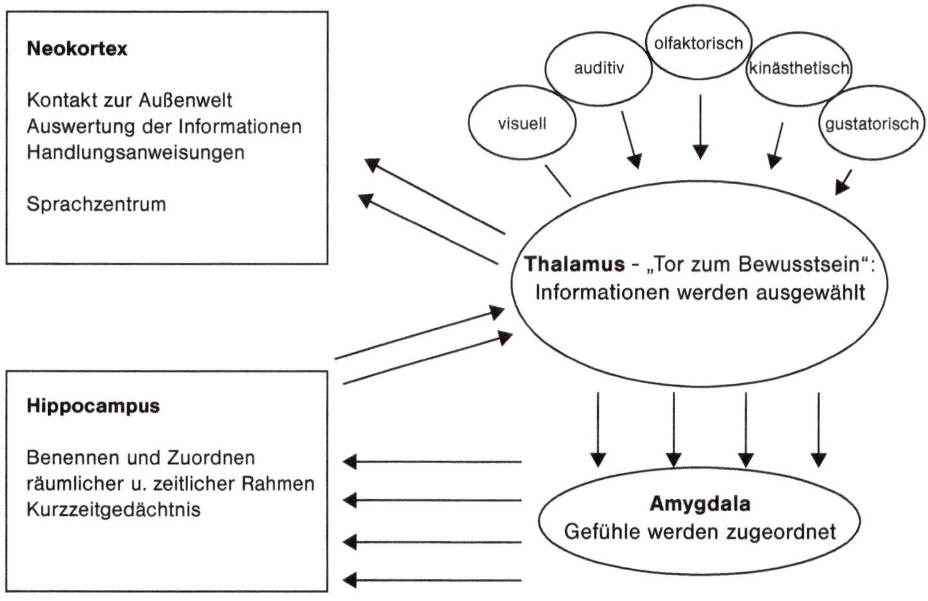

der Arbeit zuzusehen, gelangen in den letzten Jahren bahnbrechende Erkenntnisse. Wie verarbeitet das Gehirn Informationen? Alle Reize werden vom Thalamus gewissermaßen „vorsortiert" und diejenigen ausgewählt, die bewusst wahrgenommen werden sollen. Danach werden ihnen von Amygdala Gefühle zugeordnet und diese werden vom Hippocampus benannt, in einen zeitlichen und räumlichen Rahmen gestellt und ins Kurzzeitgedächtnis übernommen. Nur diejenigen Reize, die Hippocampus benennt und zuordnet, können erinnert und verarbeitet werden. Also ist die Zuordnung und Benennung von Informationen Vorbedingung dafür, dass wir aus einer Information dauerhaft lernen. Ein gewisser kausaler Rahmen scheint wichtig, ja sogar unabdingbar dafür zu sein, ob eine Information genutzt werden kann.

Der Umgang mit der Prägephase „Kindheit"

Die „Ursache Kindheit" wird in der klassischen Psychoanalyse für alle Schwierigkeiten des Erwachsenen verantwortlich gemacht. Der Konstruktivismus, die der systemischen Theorie zugrunde liegende Philosophie, betont ebenfalls, dass Menschen ihre Gegenwart aufgrund der Prägung ihrer Vergangenheit konstruieren. So ganz ohne die Kindheit kommen wir also nicht aus, denn sie enthält als Prägefaktor viele Schlüssel zur Gegenwart.

Doch wie gehen wir in der systemischen Beratung mit der „Ursache Kindheit" um? Im Gegensatz zu den klassischen Gesprächstherapien arbeiten wir die Vergangenheit nicht auf, indem wir uns viele Stunden lang auf dort Erlebtes konzentrieren. Wir werten die Erlebnisse in Hinsicht auf dort erlernte Muster und Glaubenssätze aus. Damit vertiefen wir uns nicht in die Vergangenheit, sondern nutzen die dort gewonnenen Erkenntnisse, um den passenden Schlüssel für die Veränderung der Gegenwart zu finden.

Watzlawick und Nardone schreiben in ihrem Prolog zu dem Buch *„Kurzzeittherapie und Wirklichkeit"* (2005): *„Aus dieser Perspektive ist der Rückgriff auf Notizen oder Informationen über die Vergangenheit oder die sogenannte ‚klinische' Geschichte des Patienten nur ein Mittel, um bessere Lösungsstrategien für die gegenwärtigen Probleme entwickeln zu können, und kein therapeutisches Verfahren wie in den traditionellen Formen der Psychotherapie"* (ebd. S.14).

Ein gutes Beispiel für den systemischen Umgang mit der Kindheit gibt Virginia Satir. Sie hob hervor, dass unbewusste Glaubenssätze aus der Vergangenheit die Gegenwart von Klienten blockieren. Wird dieser Glaubenssatz durch einen therapeutischen Prozess bewusst gemacht und der Vergangenheit zugeordnet, kann der Klient die alte Regel aufgeben und durch eine neue ersetzen, die der Gegenwart angemessen ist. Die Erkenntnis, die Regel gehöre zur Kindheit und sei heute nicht mehr von Bedeutung, versetzt den Klienten in die Lage, sein Verhalten in gewünschter Weise zu verändern. Übrigens kommt Steve de Shazer auch nicht ganz ohne Ursache für die Probleme oder Symptome seiner Klienten aus. Er hält die Lösungsversuche für die Ursache des Problems, und diese gilt es zu unterbrechen. Auch wenn die Ursache auf eine Metaebene ausgelagert wird, scheint sich auch hier die Arbeitsweise des menschlichen Gehirns abzubilden: Ohne Zuordnung sind wir wohl nicht in der Lage, Sachverhalte zu erinnern, zu verarbeiten, auszuwerten und somit dauerhafte Änderungen herbeizuführen.

Sie müssen sich nicht festlegen, denn es gibt kein „Rezept“ für den richtigen Umgang mit Problemen und Symptomen. Manche Klienten brauchen die Zuordnung zur Vergangenheit. Insbesondere bei Triggersymptomen, die auf eine Traumatisierung hindeuten, und bei Problemen mit der Selbstorganisation hilft die richtige Zuordnung zur Vergangenheit, die Lösung erheblich zu beschleunigen.

In anderen Fällen verhindert der Versuch der Zuordnung die Lösung. Paare auf der Suche nach „dem oder der Schuldigen“ am Problem verschwenden meist nur ihre Zeit. Die Paar- und Familiendynamik entwickelt sich aufgrund von so komplexen Wechselwirkungen, dass wir uns mit den zirkulären Prozessen befassen und nicht nach dem *„Warum“* fragen, sondern nach dem *„Wozu“*. Wozu nützt den Beteiligten das gezeigte Verhalten? Offenheit gegenüber der besonderen Problematik des Klienten ist in jedem Fall das beste Mittel, um die passende Intervention für die gewünschte Änderung zu finden.

Auftrag und Ziel – der schnellste Weg zur Lösung

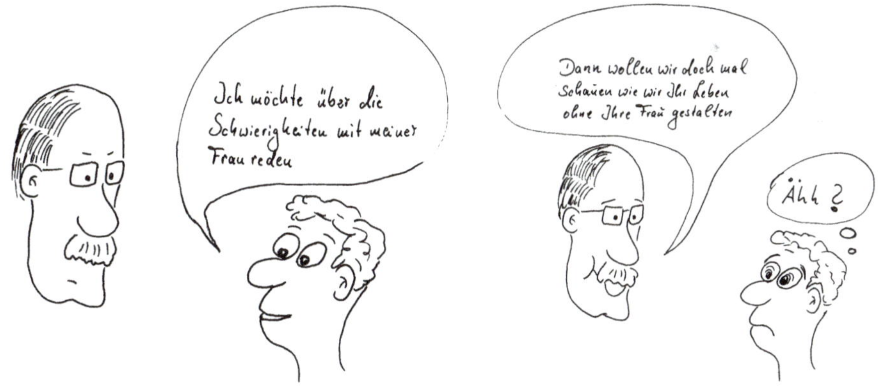

Da der Klient der Experte für sich selbst ist, kann nur er wissen, worum es in der Sitzung gehen soll. Aus diesem Grund bitten systemische Berater ihre Klienten um einen Auftrag. Der Auftrag beinhaltet das Thema, woran gearbeitet werden soll.

Aufträge kann jeder nur für sich selbst geben. Zuweilen kommen Klienten und sagen: „Meine Frau, mein Mann meint, ich müsse mich verändern.“ Wenn der Klient selbst keinen Änderungswunsch hat, gibt es keine Arbeitsgrundlage. Er ist ein

Besucher, und der Berater kann ihn zum Beispiel dafür wertschätzen, dass ihm sein Partner so viel wert ist, dass er den Weg in die Praxis auf sich genommen hat. Aufträge, die sich auf andere Personen beziehen, können wir auch nicht annehmen. Weil die meisten Menschen die Lösung eines Problems vom geänderten Verhalten anderer abhängig machen, werden solche Aufträge häufig angeboten. Hier ist Motivationsarbeit seitens des Beraters gefragt, der zum Beispiel sagen könnte:

„Leider kann ich Ihren Mann/Ihre Frau nicht verändern, aber wenn Sie schon einmal hier sind, können Sie vielleicht etwas für sich tun. Was könnte das sein?"

Aufträge werden häufig so formuliert, dass das Problem eine zentrale Stellung erhält. Der Berater fokussiert jedoch auf die Lösung, und deshalb fragt er den Klienten nach seinem Ziel. Laut der Theorie der Erwartungszustände (Berger u.a., 1974) steigert die positive Erwartung die Wahrscheinlichkeit, das Ziel tatsächlich zu erreichen. Steve de Shazer betonte, dass es dem Klienten hilft, wenn er so tut, als hätte er das Ziel bereits erreicht und verwendet die Wunderfrage (s. S.73-74). Fragen, die wie die Wunderfrage das Ziel vorwegnehmen und so auf das Ziel einstimmen, nennen wir *hypothetische Fragen* (s. S.101).

Einigen Klienten fällt es schwer, sich auf ein positives Ziel einzustellen. Sie befinden sich in einer Art *„Problemtrance"* und kommen sehr rasch auf die schwierige Situation zurück. Dafür gibt es meist zwei Gründe: Entweder glaubt der Klient, dass der Berater sein Problem nicht verstanden hat oder er glaubt nicht, dass es für ihn eine Lösung gibt. Der Berater kann noch einmal zusammenfassen, was er vom Problem des Klienten verstanden hat. Dadurch hat der Klient Gelegenheit, Wissenslücken des Beraters zu füllen. Sollte der Klient auch danach noch Schwierigkeiten haben, sich auf die Lösung zu fokussieren, hilft es, dieses Verhalten zu verbalisieren:

Berater: „Mir fällt auf, dass es Ihnen schwerfällt, sich auf die positive Lösung zu konzentrieren. Darf es eine gute Lösung für Sie geben?"

Den meisten ist die Problemfixierung gar nicht bewusst. Einige leben mit dem unbewussten Glaubenssatz „Ich darf nicht glücklich sein." Andere sind so sehr daran gewöhnt, dass es in der Therapie vor allem um Probleme geht, dass sie sich erst umstellen müssen.

Die Technik, das Ziel vorwegzunehmen, gibt dem Klienten darüber hinaus die Möglichkeit zu überprüfen, ob das Ziel die gewünschte Wirkung bringen wird. Es kommt gar nicht selten vor, dass der Klient das Ziel neu definiert, wenn ihm klar wird, welche Veränderungen das Erreichen des gewünschten Ziels nach sich ziehen.

Das Ziel ist das Kernstück der Beratung, denn nur anhand eines formulierten Zieles können Berater und Klienten erkennen, ob die Sitzung wirklich erfolgreich war. Damit das Ziel genau passt, können Sie folgende Punkte mit Ihrem Klienten durcharbeiten:

- Welche Vorteile hat er, wenn das Ziel erreicht ist?
- Gibt es eventuell auch Nachteile, die zu bedenken wären?
- Wem macht es am meisten aus, dass er sein Verhalten verändert?
- Wer würde sich über die Veränderungen am meisten freuen?

Ein sorgfältig erarbeitetes Ziel zentriert den Klienten auf das, was er wirklich will, wobei er weiß, dass jede Handlung ihren Preis hat, ganz gleich, ob er etwas verändert oder alles beim Alten lässt.

„Der sichere Weg zum Misserfolg" nach Steve de Shazer

Steve de Shazers fasst in seinem Buch *„Der Dreh"* (2008) zusammen, was geschieht, wenn Auftrag und Ziel nicht gut genug geklärt sind. Niemand ist fehlerfrei! Wenn Sie mitten im Gespräch bemerken sollten, dass Sie einen wichtigen Punkt vergessen haben, dann holen Sie ihn einfach nach.

1. *„Nimm eine unzureichend definierte Beschwerde."* Wenn Sie nicht genau wissen, wie Ihr Klient sein Problem konstruiert, können Sie ihn bei der Lösung nicht unterstützen.
2. *„Nimm ein unzureichend formuliertes Ziel."* Wenn Sie nicht wissen, wohin Ihr Klient möchte, dann zielen Ihre Interventionen ins Leere.
3. *„Nimm ein Ziel, egal wie gut formuliert, das beim Erreichen keinen Unterschied macht."* Ein Ziel, das so ähnlich ist, wie der beklagte Sachverhalt, bedeutet keine wirkliche Verbesserung im Leben des Klienten.
4. *„Nimm ein unklares Ziel."* Ein unklar definiertes Ziel könnte lauten: „Ich möchte immer glücklich sein!" Obwohl wir das alle gerne sein würden, ist dieses Ziel so nicht zu erreichen. Hier muss der Berater herausarbeiten, in welchem Kontext oder mit welchen Personen der Klient glücklicher sein möchte.
5. *„Nimm ein konkretes Ziel, ohne zu wissen, welche Konsequenzen für das Erreichen des Ziels erwartet werden"* (2008. S.140-142). Wenn sich der Klient die Auswirkungen des Ziels klarmacht, geschieht es nicht selten, dass er es neu formuliert.

Was Sie sich merken sollten:

Vom Umgang mit Problemen: Ganz gleich, ob Sie im Problem einen Lösungsversuch oder im Lösungsversuch das Problem sehen, sollten Sie sich die Beschwerde des Klienten in einer Weise beschreiben lassen, dass Sie verstehen, woran er leidet. Achten Sie darauf, dass der Klient seine Sicht wiedergibt und nicht die Interpretationen anderer.

Auftrag und Ziel: Der Klient gibt dem Berater einen Auftrag, mit dem er festlegt, woran gearbeitet werden soll. Indem sich der Klient vorstellt, sein gewünschtes

Ziel schon erreicht zu haben, löst er sich aus der Problemfixierung und versetzt sich stattdessen in eine positive Trance, die ihm das Erreichen seines Ziels erleichtert. Darüber hinaus wird dem Klienten klar, ob er das richtige Ziel gewählt hat.

Die systemische Fragetechnik

Den Unterschied erfragen, der einen Unterschied macht

Das systemische Beratungsgespräch ist bekannt für seine ungewöhnlichen Fragen. Mit Hilfe dieser Fragen gewinnt der Berater nicht nur Erkenntnisse über Klienten, sondern die Anwesenden erfahren auch etwas über sich. *„Eine angemessene Information ist jene, welche von der Familie kommt und zu ihr zurückkehrt"* (2000, S.27), sagt der belgische Familientherapeut Guy Ausloos. Das gilt natürlich nicht nur für Familien, sondern auch für Einzelne oder Paare.

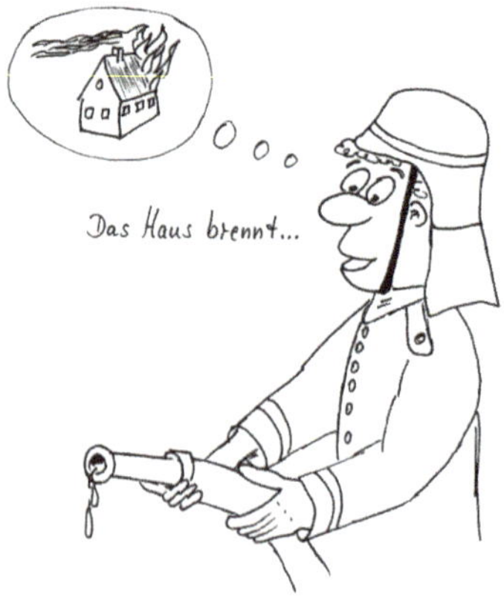

Was verstehen wir im systemischen Beratungsgespräch unter einer angemessenen Information? Wir unterscheiden zwischen Informationen und Daten, die nur das Wissen mehren. Sie wussten möglicherweise, dass die Hauptstadt von Honduras Tegucigalpa heißt. Wenn Sie es nicht wussten, hat sich dadurch, dass Sie dies jetzt wissen, wahrscheinlich kaum etwas für Sie verändert. Sollten Sie jedoch erfahren, dass Ihr Sohn in der Schule gemobbt wird, Ihre Tochter die Klassenbeste ist, Ihr Mann den Arbeitsplatz verlieren wird oder Ihre Frau schwanger ist, werden sich diese Informationen auf Sie auswirken. Sie können nicht so tun, als wüssten Sie nichts, denn die Information verändert Ihre Befindlichkeit, möglicherweise Ihre Lebensplanung, im Gegensatz zur Hauptstadt von Honduras, deren Namen Sie in diesem Kontext getrost vergessen können.

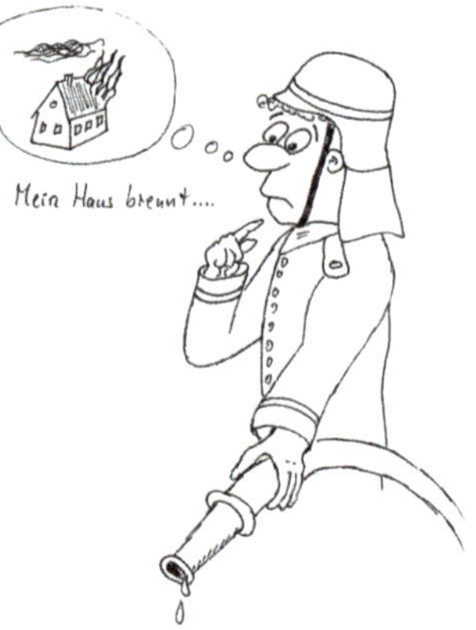

„Informationen bestehen aus Unterschieden, die einen Unterschied machen" , schrieb Gregory Bateson in seinem Buch *„Geist und Natur"* (1997. S.123). Was ist damit gemeint? Bateson weist nach, dass wir nur das wahrnehmen, was sich von anderem unterscheidet. Ein weißer Fleck auf einer weißen Wand ist unsichtbar. Erst wenn wir ihn mit einem andersfarbigen Rand umgeben, können wir ihn wahrneh-

men. Der Unterschied muss jedoch groß genug sein. Kaum jemand ist in der Lage, zwei verschiedene Sorten Zucker aus einer Süßspeise herauszuschmecken. Bateson schreibt: *„Aber Wahrnehmung arbeitet nur mit Unterschieden. Jede Informationsaufnahme ist notwendig die Aufnahme einer Nachricht von einem Unterschied, und alle Wahrnehmung von Unterschieden ist durch Schwellen begrenzt. Unterschiede, die zu klein oder zu langsam dargestellt sind, können nicht wahrgenommen werden"* (1997. S.39-40).

Für den Beratungskontext bedeutet dies, dass wir nicht einfach Daten über unseren Klienten sammeln, sondern Informationen erfragen, die einen Unterschied machen. Systemische Fragen zielen darauf ab, genau solche Informationen vom Klienten zu erhalten, durch die er seine Situation nicht mehr so sehen kann, wie er sie zuvor gesehen hat. Aus diesem Grund ist das systemische Gespräch keine Vorbereitung auf etwaige Interventionen, sondern versteht sich selbst als Intervention. Um relevante Informationen zu erhalten, stehen uns verschiedene Fragetechniken zur Verfügung. Folgende Fragen helfen, Unterschiede herauszuarbeiten:

- Ich verstehe, dass es Ihnen schlecht geht. Geht es Ihnen immer gleich schlecht?
- Ist es morgens/mittags/abends/nachts besser oder schlechter?
- Gibt es Zeiten, wo es Ihnen richtig gut geht?
- Gibt es Orte, wo das Problem nicht existiert?
- Gibt es Tätigkeiten, bei denen es Ihnen besser/schlechter geht?
- Was haben Sie anders gemacht, als das Problem noch nicht bestand?

Der Berater erhält durch die Antworten nicht nur relevante Informationen darüber, wie sein Klient das Problem konstruiert, sondern erfährt darüber hinaus, auf welche Weise es am besten gelöst werden kann. Die Ausnahmen, *„alles, was passiert, wenn die Beschwerde nicht vorhanden ist"* (de Shazer 1989, S.70), können wichtige Hinweise dafür geben, was der Klient verändern kann, um sein Problem loszuwerden. Außerdem lenken die Ausnahmen den Blick des Klienten systematisch vom Problem zur Lösung. Der Fokus auf den beschwerdefreien Zeitraum wird verstärkt durch die Beschreibung einer Zukunftsvision, in der es die Beschwerde nicht mehr gibt. Das Problem rückt in den Hintergrund.

Doch die Fragen nach den Unterschieden bewirken noch mehr. Da Unterschiede nur in Beziehungen wahrnehmbar sind, gewinnen Berater und Klient Informationen darüber, wie der Klient Interaktionen mit anderen Menschen gestaltet. Die folgende Auflistung ist keineswegs vollständig und soll Sie dazu anregen, sich eigene Gedanken zu machen. Sie fragen zum Beispiel nach:

- **Personen:** *Wer macht was mehr als die anderen? Wer drückt sich öfter wovor? Wer ist am meisten zu Hause? Wer geht am häufigsten weg?*
- **Beziehungen:** *Wer steht wem näher? Wer steht am Rand? Wer kann gut mit wem reden? Wer macht mit wem am liebsten Sport?*

- **Gefühlen:** *Für wen ist es am schlimmsten, wenn der andere wütend ist? Wer leidet am meisten unter dem Problem? Wer am wenigsten?*
- **zeitlichen Zusammenhängen:** *Stand der Vater der Mutter früher näher als heute? Seit wann ist der Vater distanzierter zu seiner Tochter?*

Damit gewinnen Berater und Klient Informationen über die Art und Weise, wie der Klient seine Wirklichkeit organisiert. Der Klient wird dabei unterstützt, seine Problemfixierung loszulassen. Er erhält die Information, dass es gute und schwierige Aspekte in seinem Leben gibt.

Was müssen Sie tun, um das Problem zu verschlimmern?

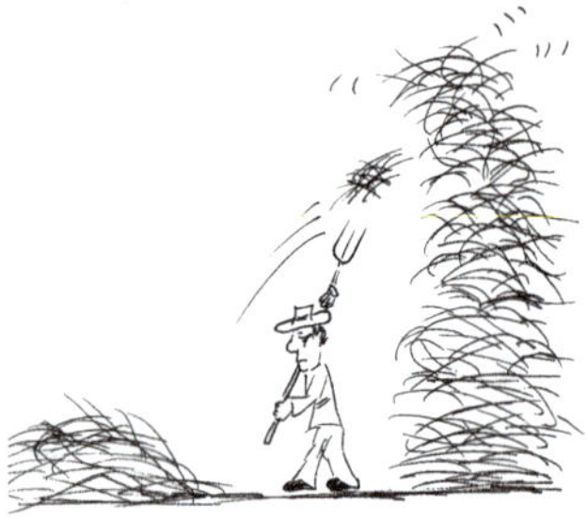

Das Problem verschlimmern ...

Damit kommen wir zu einer Fragetechnik, die auch zu den unterschiedsbildenden Fragen gehört und im ersten Augenblick genau das Gegenteil von Lösung zu bedeuten scheint. Alle Klienten, die diese Frage zum ersten Mal hören, sind erstaunt. Nicht selten kommt die Rückmeldung: „Ich bin hier, um etwas zu verbessern. Warum sollte ich darüber nachdenken, wie ich es schlimmer mache?" Sobald sich der Klient darauf einlässt, stellt er zu seinem Erstaunen fest, dass er *aktiv* etwas zum Fortbestehen des Problems beiträgt. Spätestens dann versteht er den Sinn der Frage. Wenn er etwas dazu beiträgt, damit es ihm schlechter geht, kann er genau das lassen, damit es ihm besser geht. Indem der Klient selbst herausfindet, wie er unbewusst dazu beiträgt, damit es ihm schlecht geht, ist er nicht mehr Opfer äußerer Umstände. Er wird zum verantwortlichen Schöpfer seiner Wirklichkeit. Fragen, die dazu beitragen, dass der Klient seinen Beitrag am Problemverhalten erkennt, können lauten:

- Stellen Sie sich vor, das Problem wäre gelöst. Wie würden Sie es schaffen, dass es wiederkommt?
- Was müssten Sie tun, um sich schlechter zu fühlen?
- Welchen Gedanken müssten Sie denken?
- Wie lange müssten Sie diesen Gedanken denken?
- Was müsste ich tun, damit es Ihnen schlechter geht?

Meiner Erfahrung nach gewinnen Klienten mit Hilfe dieser Fragen tiefe Einblicke in ihre Wirklichkeitskonstruktion. Für die meisten meiner Klienten machte diese Information einen so großen Unterschied, dass sie das unerwünschte Verhalten danach verändern konnten.

Zielvorwegnahme – die hypothetische Frage

Im Zusammenhang mit der *„Wunderfrage"* (s. S.73-74) haben Sie die *hypothetischen Fragen* bereits kennengelernt. Sie dienen dazu, einen in der Zukunft erwünschten Zustand in der Gegenwart erfahrbar zu machen. Damit stimmen sie auf die Lösung ein. Indem der Klient so tut, als sei sein Ziel bereits erreicht, löst er sich aus der Fixierung auf sein Problem. Durch das Erleben des positiven Gefühls rückt das Ziel in erreichbare Nähe. Darüber hinaus kann der Klient überprüfen, ob er das „richtige" Ziel gewählt hat. Folgende Formulierungen haben sich als nützlich erwiesen:

- „Mal angenommen, Sie haben Ihr Ziel erreicht, wie würden Sie sich fühlen?"
- „Woran würden Sie an sich merken, dass sich etwas für Sie verändert hat?"
- „Woran würden andere die Veränderung erkennen?"
- „Was würden Sie morgen anders machen?"

Das Ziel sollte positiv formuliert sein. Verwendet der Klient negative Begriffe, kann der Berater ein passendere Formulierung anbieten:

Klient: „Ich möchte keine Schwierigkeiten mehr mit dieser Situation haben!"
Berater: „Sie meinen, Sie möchten die Situation mit Leichtigkeit meistern."

Informationen über die Interaktionen – die zirkuläre Frage

Ein System besteht immer aus verschiedenen Teilen, die so organisiert sind, dass ein „Ganzes" zu erkennen ist. Wenn man das System verstehen will, muss man die zirkuläre Organisation verstehen: Wie beeinflussen sich die daran beteiligten Menschen mit ihren Ideen, Werten, Gefühlen und Handlungen und welche Verhaltensmuster entstehen daraus? Deshalb nutzen systemische Therapeuten und Berater zirkuläre Fragen, um sich und ihren Klienten die zirkulären Prozesse zu verdeutlichen.

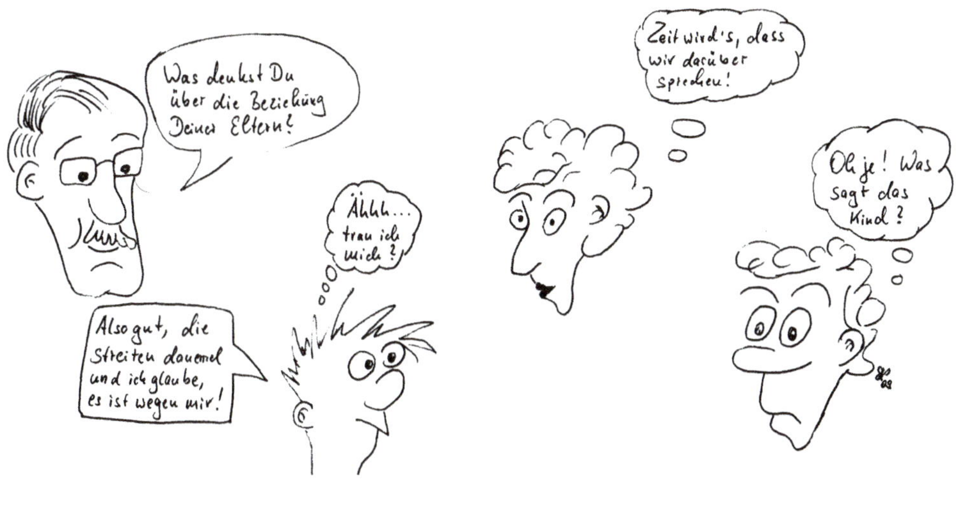

Fritz B. Simon, der zusammen mit seiner Frau Christel Rech-Simon ein hervorragendes Buch über das zirkuläre Fragen schrieb, hält diese Technik für eines der wichtigsten *„Instrumente im Handwerkskoffer des systemischen Therapeuten oder Beraters. Sie ist in ihrer Wichtigkeit nur mit der Bedeutung der Traumdeutung für die Psychoanalyse vergleichbar... Beides sind Methoden, die es dem außenstehenden Beobachter erlauben, Ideen über diejenigen Prozesse zu entwickeln, die dafür sorgen, dass ein System so funktioniert wie es funktioniert“* (1999, S.7-8). Meist wird über die zirkulären Prozesse in einer Familie wenig oder gar nicht gesprochen, sodass die Einzelnen nicht wirklich wissen, wie die anderen über sie denken. Eltern haben

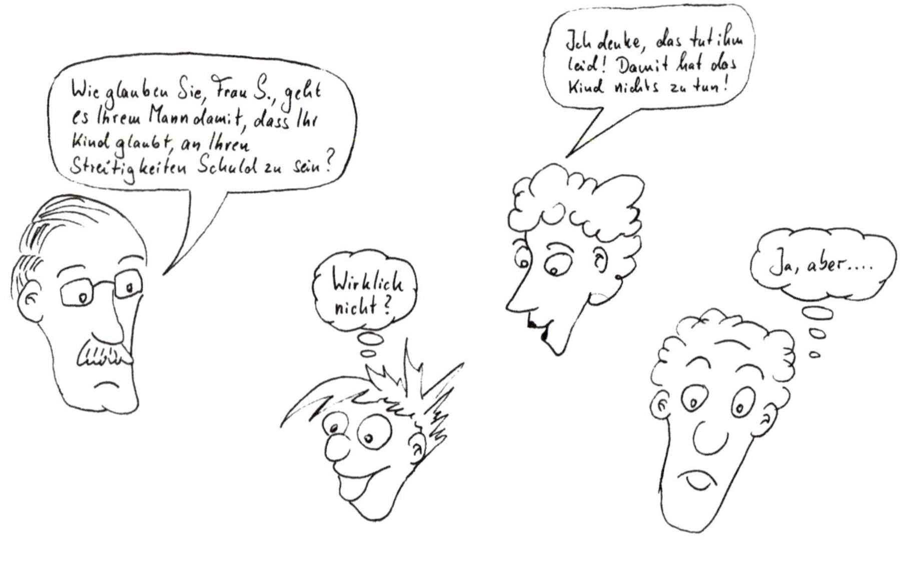

häufig keine Vorstellung, wie ihre Kinder sie und ihr Verhalten bewerten, Partner sind sich nicht wirklich im Klaren darüber, was der jeweils andere von der Beziehung hält. Gehandelt wird trotzdem und das häufig genug aufgrund von Vermutungen oder Interpretationen.

Zirkuläre Fragen dienen dazu, die Interpretationen aufzudecken und der Familie oder dem Paar ihre Beziehungsarchitektur zu verdeutlichen. In der Familie geschieht das dadurch, dass einem Dritten, beispielsweise einem Kind, eine Frage über die Beziehung von zwei anderen Familienmitgliedern – beispielsweise die der Eltern – gestellt wird. Der Befragte tut etwas, was eigentlich von der Etikette her verpönt ist: Er spricht über Anwesende in deren Beisein. Die Information ist, wie der Familientherapeut Guy Ausloos es ausdrückt, *„rückbezüglich, was heißt, dass sie zunächst aus der Familie kommt, um dann anschließend zu ihr zurückzukehren“* (2000, S.27). Eine aus der Familie kommende Information, die durch zirkuläre Fragen in Umlauf gebracht wird, ermöglicht der Familie, ihr eigenes Funktionieren zu verstehen und zu reflektieren.

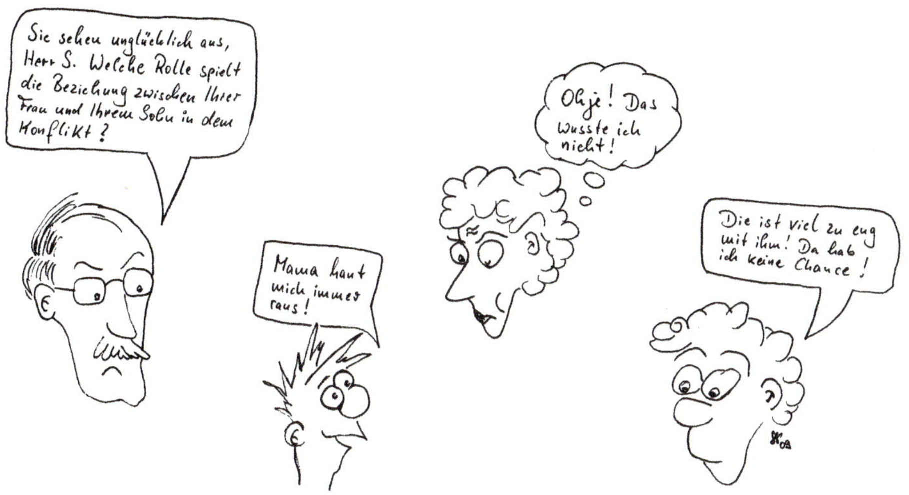

Zirkuläre Fragen dienen dazu, Beziehungen zu klären. Subjektive Wahrnehmungen und Wirklichkeitskonstruktionen werden deutlich. Carl Tomm fasst zusammen: *„Triadische Fragen (Zirkuläre Fragen, die drei Personen betreffen) können sehr eindringlich sein. Sie bringen nicht nur dem Therapeuten einen Gewinn an Information, sondern haben oft auch eine deutliche therapeutische Wirkung auf die Familie. Aus ihren eigenen Antworten können die Familienmitglieder zu einem besseren Verständnis des Familiensystems kommen“* (1996, S.75).

Im Familiengespräch kommen wir ohne zirkuläre Fragen nicht aus. Keine andere Fragetechnik bringt die Problematik so schnell zu Tage, nichts die verdeckten Konflikte so rasch an die Oberfläche. Deshalb sollten zirkuläre Fragen erst dann angewendet werden, wenn eine tragfähige, vertrauensvolle Beziehung zwischen Berater und Klientensystem sichergestellt ist.

Beispiele für zirkuläre Fragen

Auch bei der Arbeit mit Einzelnen und Paaren können wir die zirkulären Fragen nutzen, obwohl wir keine dritte Person haben, die über die Beziehung spricht. Folgende Fragen haben sich bei Paaren bewährt:

Berater: „Herr S., Ihre Frau hat sich über Ihr Verhalten beschwert. Wie kommt sie darauf? Was meinen Sie? Frau S., Ihr Mann fühlt sich nicht ernst genommen. Was glauben Sie, warum denkt er so?“

Im Gespräch mit Einzelnen verdeutlichen zirkuläre Fragen, dass sich das eigene Verhalten auf diejenigen auswirkt, mit denen man zusammenlebt oder zu tun hat.

Berater: „Frau M.,wie würde Ihr Mann auf Ihren Änderungswunsch reagieren? Was würde Ihre Tochter davon halten, dass Sie alleine in den Urlaub fahren wollen? Was denken Sie, würde Ihr Sohn eher Sie oder eher seinen Vater unterstützen?“

Der Klient hat so die Möglichkeit, die Auswirkung seines Verhaltens auf die anderen Mitglieder seines Systems zu durchdenken.

Stellen Sie zirkuläre Fragen nicht zu kompliziert! Fragen wie „Was glauben Sie, dass Ihre Schwiegermutter denkt, was Ihr Sohn über seine Schwester sagt?", dienen nicht der Informationsgewinnung, sondern gerne als Vorlage für Witze über die Arbeitsweise von systemischen Beratern.

Was Sie sich einprägen sollten:

Informationen, die einen Unterschied machen
Systemische Fragen zielen darauf ab, Informationen vom Klienten zu erhalten, durch die sich seine Sicht auf die Situation verändert.

Unterschiedsbildende Fragen
Nichts ist immer gleich! Durch Fragen nach Unterschieden zeigen sich Ausnahmen von der beklagten Situation. Diese geben wichtige Hinweise für die Lösung. Die Frage, wie der Klient sein Problem verschlimmern könnte, zielt darauf ab, den eigenen Beitrag des Klienten zum Fortbestehen des Problems herauszufinden.

Hypothetische Fragen
Der Klient tut so, als ob er sein Ziel schon erreicht hätte. Dadurch überprüft er, ob er das „richtige" Ziel gewählt hat und versetzt sich in eine positive Erwartungshaltung.

Zirkuläre Fragen
Diese Fragen decken zirkuläre Prozesse in Systemen auf. Die Familie erhält dadurch die Möglichkeit zur Veränderung.

Was Sie lesen können, wenn Sie das Thema interessiert:
Simon, Fritz B. & Rech-Simon, Christel. (1999). *Zirkuläres Fragen.* Heidelberg: Carl-Auer

Der analoge Aspekt der Kommunikation: Das Innenleben sichtbar machen

Kommunikation setzt sich aus zwei Aspekten zusammen: dem gesprochenen Wort und den nonverbalen Signalen, die letztlich bestimmen, wie wir eine Botschaft interpretieren. Die nonverbalen oder analogen Aspekte der Kommunikation ermöglichen ein ganzheitliches Bild von dem, was der Sender mitteilen möchte. Dies kann der Berater nutzen, indem er seinem Klienten nicht nur die verbale Ebene anbietet.

In der systemischen Beratung gibt es eine Vielzahl von Interventionen, welche die nonverbale Ebene miteinbeziehen. Besonders Virginia Satir schuf kreative Techniken, die Sie in diesem Buch kennenlernen werden. Zuerst befassen wir uns mit Techniken für die Beratung des einzelnen Klienten; später lernen Sie Interventionen kennen, für die Sie eine Gruppe brauchen. Der Berater sollte verschiedene Techniken kennen, um dem Klienten das geeignete Ausdrucksmittel zur Verfügung stellen zu können. Folgende Techniken können das Beratungsgespräch bereichern:

- das Darstellen von Gefühlsinhalten mit Farben, Formen und Graphiken;
- der Ausdruck von Gefühlen oder Zuständen mit Hilfe des Körpers;
- die Darstellung der Beziehungsdynamik mit Figuren;
- Rituale.

Bildliche Darstellung psychischer Zustände

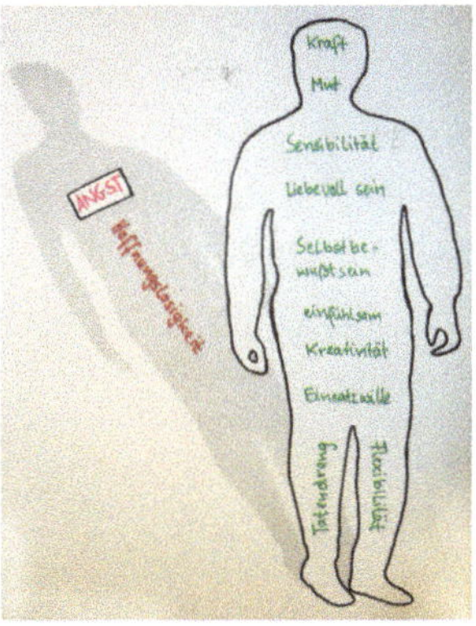

Es gibt immer wieder Klienten, die nur sehr schwer über ihre Gefühle sprechen können. Dies betrifft nicht nur traumatisierte Menschen, sondern alle, die das, was sie bewegt, nicht gut verbalisieren können. Malen und Gestalten kann hier dazu beitragen, Gefühle zu fokussieren, um sie sich selbst zu verdeutlichen. Der Berater erklärt dem Klienten, dass es nicht darum geht, ein besonders schönes oder gefälliges Bild zu malen. Er versichert, dass er das Bild nicht deuten wird. Er ist schließlich kein Kunsttherapeut.

Ein solches Bild wird manchmal in der Praxis, meist jedoch zu Hause angefertigt. So hat der Klient Gelegenheit, sich mit seiner Innenwelt auseinanderzusetzen. Der Klient erhält die Möglichkeit, seine Gefühle auf eine unbelastete Weise darzustellen. Die Bedeutung des Gemalten muss er nicht verbalisieren. Die Bilder dienen jedoch nicht nur dazu, die aktuelle, als schwierig empfundene Situation darzustellen, sondern können durchaus auch den Zielzustand verdeutlichen und als Anker verwandt werden.

Graphische Darstellung mit Hilfe der „Torte"

Wenn es um eine Veränderung der Selbstorganisation geht – also der Art und Weise, wie jemand sich und sein Leben organisiert –, bietet die „Torte" die Möglichkeit, den Unterschied zwischen der aktuellen Situation und dem gewünschten Ziel graphisch darzustellen. Hier kann sich der Klient bewusst machen, wie viel Aufmerksamkeit er verschiedenen Aspekten seines Lebens widmet und was er in Zukunft daran ändern möchte.

Diese Darstellungsform eignet sich auch hervorragend für die Paararbeit. Wenn beide ihre aktuelle Situation und danach die gewünschte Zukunft einzeichnen, bringt dies die Wünsche und Erwartungen viel schneller auf den Punkt als ein Gespräch. In den hier dargestellten Grafiken wird deutlich, dass der Klient anstrebt, seine beruflichen Aktivitäten, seine Hobbies und die Pflege seiner Freundschaften einzuschränken, um mehr Zeit für seine Frau und für sich selbst zu haben.

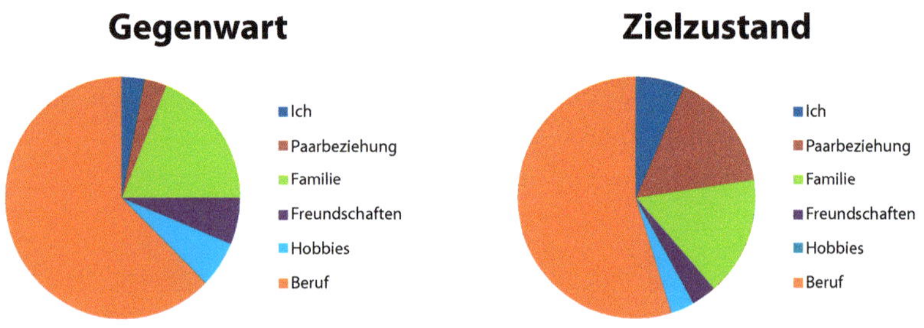

Teilschritte darstellen, die zum Ziel führen

Manchmal scheint ein Ziel deshalb nicht erreichbar, weil es verschiedene Schritte braucht, um es zu erreichen. Natürlich können Sie mit dem Klienten eine Liste schreiben, doch anschaulicher ist die kreisförmige Graphik: Der Mittelpunkt ist das Ziel. So verstärkt sich beim Zeichnen der Eindruck, mit jedem Teilschritt dem Ziel räumlich näherzurücken. Die Graphik kann wesentlich mehr Kreise enthalten und farbig gestaltet werden. Der Klient kann statt des Wortes „Ziel" ein passendes Symbol in die Mitte malen. Dieses Bild kann er zu Hause aufhängen und es sowohl als Handlungsplan als auch als Anker (s. S.108) nutzen.

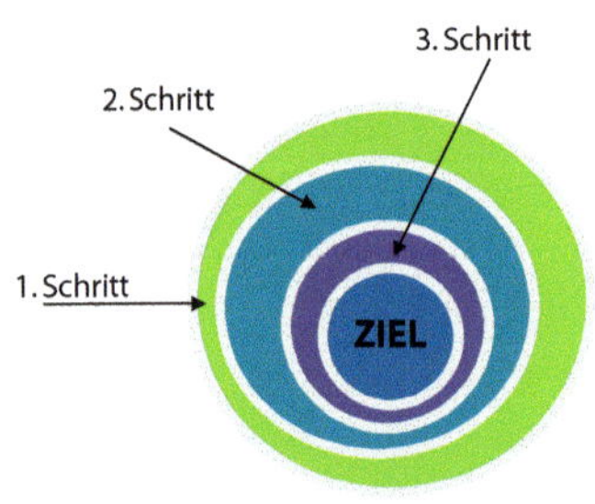

Skalieren – die emotionale Befindlichkeit verdeutlichen

Das Skalieren ist eine Technik, um emotionale Zustände für den Berater und den Klienten fassbarer zu machen. Der Klient kann sowohl seinem augenblicklichen Gefühl als auch dem angestrebten Zustand einen Wert zuordnen. Dazu führt der Berater das Konzept einer Skala ein, die von 0 – 10 reicht.

0_______________5_______________10

Er erklärt dem Klienten: *Stellen Sie sich vor, Sie könnten Ihr Gefühl skalieren. 0 bedeutet, dass es Ihnen sehr schlecht geht, bei 10 geht es Ihnen ausgezeichnet. Wo befinden Sie sich jetzt und wo werden Sie sein, wenn Sie Ihr Ziel erreicht haben?*
Warum skalieren wir? Der Berater hat kaum eine Möglichkeit herauszufinden, ob er die Gefühlslage seines Klienten richtig einschätzt. Die Prägung des Beraters spielt bei der Beurteilung ebenso eine Rolle wie die Fähigkeit des Klienten, seine Emotionen kongruent zum Ausdruck zu bringen. Mit Hilfe der Skalierung erfährt der Berater, wie der Klient selbst seine Emotionen einschätzt. Zum Abschluss der Sitzung kann mit Hilfe der Skala überprüft werden, ob der Klient sein Ziel erreicht hat.

Den Körper mit einbeziehen:

Die Körpersprache sagt viel über die Befindlichkeit eines Menschen aus. Seine Haltung, sein Gang, seine Bewegungen spiegeln seine Stimmung. Somit können wir den körperlichen Ausdruck nutzen, um Gefühle und Stimmungen zu verdeutlichen. Der Berater fragt: *„Wenn Sie mit Ihrer Körperhaltung oder mit Ihrem Gang zeigen sollten, wie es Ihnen jetzt geht, wie würde das aussehen?"*

Der Berater kann diese Bewegungen nachahmen, um zu spüren, wie sich der Klient fühlt. Um den Zielzustand bewusst zu machen, fragt der Berater: *„Wie würden Sie gehen und sich bewegen, wenn Sie Ihr Ziel erreicht hätten?"*

Der Berater bittet den Klienten genau zu beschreiben, was sich verändert hat: *„Wie fühlt sich Ihr Körper jetzt an? Wo genau spüren Sie den Unterschied am deutlichsten?"*

Der Klient kann diese Erfahrung im Alltag nutzen, um zu merken, wenn er gewohnheitsmäßig in den problematischen Zustand rutscht. Durch die Veränderung der Körperhaltung kann er sich selbst unterstützen, sein Ziel umzusetzen.

Darstellung der Familiendynamik mit Figuren

Da die deutsche Sprache räumliche Begriffe wie Nähe und Distanz nutzt, um die Intensität von Beziehungen zu beschreiben, kann die Familiendynamik ausgezeichnet durch Holzfiguren sichtbar gemacht werden. Zur Darstellung von Hindernissen und

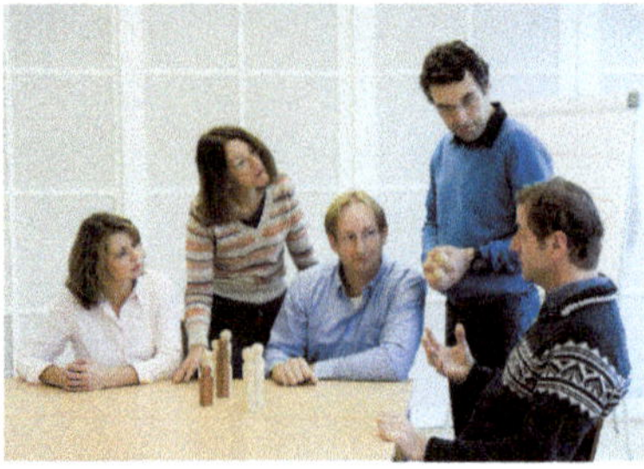

Blockaden kann man Klötze verwenden. Probleme werden durch dunkle Figuren symbolisiert. Durch das Bild wird die Dynamik nicht nur dem Klienten, sondern auch dem Berater klarer. Der Berater kann die Holzfiguren auch dazu nutzen, um seine Hypothesen zu verdeutlichen: *„In mir entsteht gerade folgendes Bild. Was denken Sie dazu?"* Der Klient kann die Hypothese verwerfen und das Bild verändern, bis es für ihn passt. So gewinnt er Klarheit über die Situation. Es müssen nicht unbedingt neutrale Aufstell-Figuren aus Holz sein. Einige Praxen nutzen Playmobil- oder Legomännchen, andere basteln sich selbst Figuren. Ein Satz Figuren gehört meiner Auffassung nach in jede systemische Praxis, weil mit ihrer Hilfe alle Aspekte der Systemdynamik dargestellt und Lösungen sowohl verbal als auch bildlich prozesshaft erarbeitet werden können.

Die Lösung verankern

Aus der Gedächtnisforschung wissen wir, dass wir uns besser erinnern, wenn wir Neues mit Bekanntem verbinden. Wie die Gedächtnisweltmeisterin Christiane Stenger in ihrem Buch *„Warum fällt das Schaf vom Baum"* schreibt, hilft es, wenn man *„die ... wichtigen Informationen mit ungewöhnlichen Assoziationen [verknüpft] und ihnen somit die Bedeutung [verleiht], die notwendig ist, um nicht durch das Informationssieb des Ultrakurzzeitgedächtnisses zu fallen"* (Stenger, 2004, S.53). Um die Umsetzung der Lösung im Alltag zu erleichtern, schlägt der Berater seinem Klienten vor, einen *Anker* zu erschaffen. Unter Anker verstehen wir alles, was den Klienten im Alltag an die in der Stunde erarbeitete Lösung erinnert. Das können sein:

- Lösungssätze, die der Klient aufschreibt und an wichtigen Orten anbringt;
- Gegenstände in bestimmten Farben, die genau dem Lösungsgefühl entsprechen;
- Symbole oder Musikstücke, die an das neue Verhalten erinnern;
- Bilder, die die Lösung darstellen.

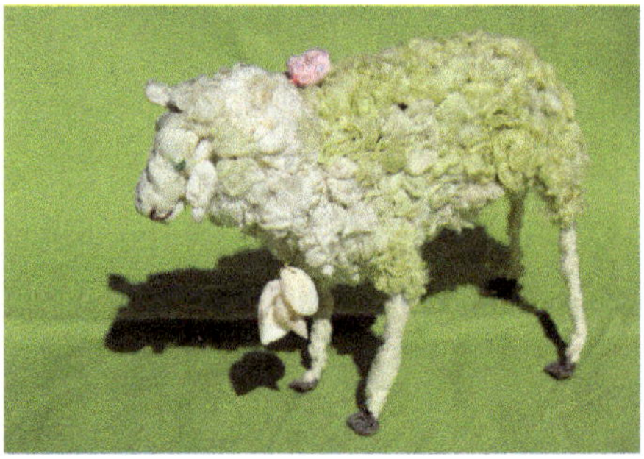

Der Anker erinnert den Klienten außerdem daran, dass er sich selbst helfen kann. Deshalb ermutigen wir unsere Klienten, die Anker selbst herzustellen, denn so befassen sie sich intensiv mit ihren Lösungen. Eine Klientin formte aus Draht den Körper eines Schafs und nähte aus Seide viele Wochen lang kleine Röschen für sein Fell, um sich an ihre Lösung zu erinnern.

Auch *Rituale* dienen dazu, den Transfer der Lösung in den Alltag zu erleichtern. Sie ermöglichen, Gefühle in Aktion zu übersetzen und den Körper in das Erleben miteinzubeziehen. Durch das therapeutische Ritual erhält der Klient eine Art „Impfung", durch die er den problematischen Zustand in Zukunft besser und schneller identifizieren und überwinden zu kann. Zu Beginn des Rituals wird der Klient aufgefordert, den problematischen Zustand zu fokussieren und nicht nur die beteiligten Emotionen zu beschreiben, sondern auch die damit verbundenen Körpergefühle. Dann wird das Ritual vollzogen und der Klient erfährt handelnd, wie sich Spannungen lösen. Der Weg vom Problem zur Lösung wird auf verschiedenen Ebenen erlebt, die außerdem miteinander synchronisiert werden:

- Durch das Fokussieren und Benennen von Gefühlen wird die so oft beklagte Spaltung zwischen Emotion und Verstand überwunden.
- Die Verortung der Gefühle schlägt die Brücke von der Psyche in den Körper.
- Die Umsetzung dieses Prozesses in Bewegung macht deutlich, dass sich innerseelische Prozesse in Raum und Zeit ereignen.
- Durch die Moderation des Beraters wird der Prozess der Transformation von einer äußeren Instanz bezeugt und damit in der Außenwelt real gemacht.

Meine Erfahrung zeigt, dass Klienten danach eher merken, wenn sie in gewohnte, nicht mehr gewünschte Muster rutschen, und es ihnen besser gelingt, die neuen gewünschten Verhaltensweisen anzuwenden. Im Folgenden einige Beispiele für therapeutische Rituale:

Der neue Schritt: Der Klient steht vor einem neuen Schritt und möchte diesen ganz bewusst erleben. Der Berater legt ein Seil auf den Boden. Auf der einen Seite befindet sich der alte Zustand, auf der anderen der neue. Der Klient kann in Zeit und Raum diese Grenze ganz bewusst überschreiten.

Verantwortung abgeben, die einem nicht gehört: Ein schwerer Gegenstand symbolisiert die Verantwortung. Diese kann symbolisch abgelegt werden.

Das innere Kind retten: Eine Puppe oder ein Stofftier symbolisieren das innere Kind, das durch den Klienten in Sicherheit gebracht wird.

Regie über ein schlimmes Erlebnis gewinnen.

Das Erlebnis wird aufgemalt oder aufgeschrieben und an einem sicheren Ort aufbewahrt.

Das systemische Beratungsgespräch

Kurzanleitung

Auftragsklärung

Ankoppeln durch Wertschätzen und Pacing
Woran möchte der Klient arbeiten?
Bei mehreren Themen: Welches Problem ist am drängendsten?

Informationsgewinnung

Wer hat das Problem?
Wann und wo tritt es auf?
In welchem Kontext?
Gibt es Ausnahmen?
Anamnese mit Genogramm erstellen

Zielfindung

Wunderfrage
Hypothetische Fragen
Woran würden Sie merken, dass..?
Skalierung

Überprüfung der Auswirkungen

Welche Vorteile bringt das Ziel?
Welche Nachteile hat es?
Wenn nötig Neudefinition des Ziels.

Aktionsphase

Digitale und analoge Interventionen und Methoden, die den Klienten dabei unterstützen, das angestrebte Ziel zu erreichen.

Verankern

Anker für den Alltag finden
Lösungsansätze und neue Glaubenssätze formulieren.

Hausaufgaben

Symptomverschreibung, Triggerbuch, Tagebuch, Fragebogen, So-tun-als-ob, Muster unterbrechen, Rituale.

Beenden der Sitzung

Ist das Ziel erreicht?
Skalierung
Zusammenfassung durch den Berater

1. Die Sitzung beginnen

Ankoppeln, pacing

- Vertrauensvolle Atmosphäre schaffen;
- Arbeitsweise erklären;
- Der Klient ist Experte für sich selbst.

Anamnese machen:

- Wie alt ist der Klient?
- Lebt er in Partnerschaft?
- Wie viele Kinder hat er und wie alt sind diese?
- Welchen Beruf hat er?
- Hat er schon Hilfe gesucht?
- Nimmt er Psychopharmaka oder andere Medikamente?
- Warum kommt er gerade jetzt?

2. Auftrag und Ziel klären

- Woran möchte der Klient arbeiten?
- Welches Thema ist das Wichtigste?
- Woran merkt der Klient, dass sein Ziel erreicht ist?
- Welchen Preis kostet das Ziel?
- Gibt es Kontexte, in denen das Problem nicht vorhanden ist?

Der Berater behält den Auftrag des Klienten im Auge, strukturiert und moderiert das Gespräch.

3. Auftragsrelevante Informationen sammeln

- Nicht alle Informationen sind wichtig zur Lösung des Problems.
- Verstricken Sie sich nicht gemeinsam mit dem Klienten in der Problemtrance.
- Nach der Problemanalyse geht es wieder ausschließlich um die Lösung.

4. Aktionsphase

- Systemische Fragen
- Malen, grafische Darstellungen
- Körpersprache nutzen
- Aufstell-Figuren
- Aufstellung mit Kärtchen oder Stühlen
- Ressourcenarbeit
- Neuordnung des inneren Teams
- Traumaarbeit
- Kriseninterventionen
- Skulpturen
- Systemaufstellungen

5. Anker entwickeln

Transfer der gewonnenen Erkenntnisse in den Alltag durch Anker absichern:

- Lösungssätze
- Farben
- Gegenstände
- Symbole
- Musikstücke
- Bilder

6. Hausaufgaben

Erarbeiten Sie eine Hausaufgabe, die den Klienten darin unterstützt, sein gewünschtes Ziel zu erreichen, zum Beispiel:

- Die Ausnahme vom Problem verstärken
- Das Symptom verschreiben
- Beobachten und aufschreiben
- Rituale
- So tun als ob

7. Die Sitzung beenden

Kurze Zusammenfassung der Ergebnisse durch den Berater mit besonderer Betonung der erarbeiteten Lösungen. Skalieren des Ergebnisses durch den Klienten. Ausblick darauf, wie es weiter gehen könnte.

Teil 5: Methoden aus dem systemischen Werkzeugkasten

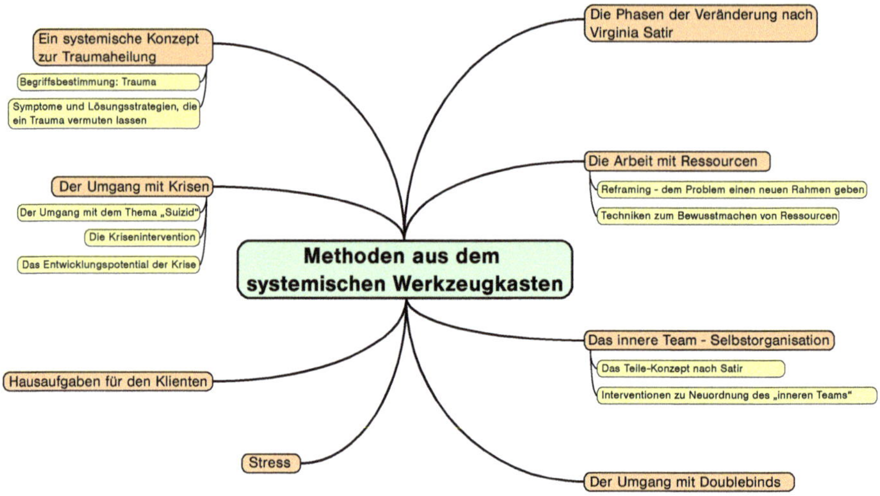

Die Phasen der Veränderung nach Virginia Satir

„Veränderung ist möglich!" Virginia Satir (2000. S.33)

Wenn Veränderung nicht möglich wäre, bestünde keine Notwendigkeit für den Beruf des systemischen Beraters, denn er wird von seinen Klienten aufgesucht, um sie eben dabei zu unterstützen. In der Sitzung vollzieht der Klient die gewünschte Veränderung innerlich. Die äußere Manifestation muss er eigenständig umsetzen. Veränderungsprozesse in Beratungssituationen folgen häufig einem bestimmten Schema. Bevor wir Ihnen weitere Methoden aus dem systemischen Werkzeugkasten vorstellen, möchten wir Sie mit diesem Schema vertraut machen, damit Sie einschätzen können, in welcher Phase sich Ihr Klient gerade befindet. Natürlich verändert sich jeder Mensch auf seine Weise. Nehmen Sie das Phasenmodell als Anregung, die sich jederzeit der Wirklichkeit unterordnet.

1. *„Status quo: Innerhalb des faktischen Zustands der Person oder des Systems tritt die Notwendigkeit einer Veränderung oder das Bedürfnis nach einer solchen zutage"* (1995. S.117)

In Familien mit funktionaler Beziehungsstruktur gibt jeder und bekommt dafür. Im Gegensatz dazu glaubt in Familien mit dysfunktionaler Struktur jeder, mehr zu geben als er bekommt. Die „emotionalen Rückstände" summieren sich und zeigen sich in gestörter Kommunikation, in Symptomen oder unerwünschten Verhaltensweisen. Menschen verändern sich jedoch nicht leichtfertig. Veränderung wird häufig erst dann angestrebt, wenn das Leiden größer ist als die Fähigkeit der Betroffenen, Leid zu ertragen.

2. *„Einführung eines fremden Elements: Das System oder das Individuum artikuliert einer andere Person – einem Freund, einem Therapeuten oder jemandem außerhalb des Systems – gegenüber das Bedürfnis nach Veränderung“* (ebd.).

Der Betroffene sucht Hilfe bei einer Person, die nicht zum Familiensystem gehört. Zwischen Klient und Berater sollte sich ein Vertrauensverhältnis bilden, denn nur dann ist das Arbeitsbündnis möglich.

Die meisten Klienten kommen zu einem Zeitpunkt in die Beratung, in dem es ihnen schlecht geht. So geht es für den Berater zum einen darum, den Klienten emotional zu stabilisieren, und zum anderen darum, die Art und Weise kennenzulernen, wie der Klient sein Leben bisher organisiert hat. Das, was nicht funktioniert hat, soll ja nicht wiederholt werden! Der Berater macht sich die dem Problem zu Grunde liegenden Muster bewusst und erhält damit den Schlüssel für die gewünschte Veränderung. Er bietet dem Klienten Werkzeuge an, um diese Veränderung innerlich umzusetzen.

3. *„Chaos: Das System oder das Individuum fängt an, sich von einem Status quo in einen Zustand des Ungleichgewichts hineinzubewegen“* (ebd.).

„Chaos“ im Sinne Satirs bedeutet, dass der Klient sein gewohntes Terrain verlässt und für seine Umwelt nicht mehr vorhersagbar reagiert. Häufig verläuft dieser Übergang ohne größere emotionale Probleme, doch einige Klienten erleben eine Verschlechterung ihres Zustands. Unerfahrene Berater geraten nun ihrerseits in Panik, besonders dann, wenn der Klient zu den Beschuldigern gehört.

Es ist sehr wichtig für den weiteren Prozess, dass der Berater sich und seinen Klienten beruhigt und ihm mitteilt, dass die Chaos-Phase den Beginn der Heilung ankündigt. Aus der Naturheilkunde kennen viele den Begriff der „Erstverschlimmerung“. Solche Verschlimmerungen kann es auch in der Psychotherapie geben. Der Berater nimmt den Klienten im Zustand des Chaos ernst und hilft ihm, mit dem damit verbundenen Stress umzugehen (s. S.130f).

4. *„Integration: Neue Lernerfahrungen werden integriert, und ein neuer Seinszustand entwickelt sich“* (ebd.).

In dieser Phase probiert der Klient neue Verhaltensweisen aus, entwickelt neue Ressourcen und beginnt, gegenwärtige und vergangene Erfahrungen anders zu bewerten. Er schließt Frieden mit sich selbst und gewinnt Freude an der therapeutischen Arbeit.

5. *„Übung: Der neue Zustand wird stabilisiert, indem die neuen Lernerfahrungen geübt werden“* (ebd.).

Hier entwickelt der Klient eine neue Vision für sein Leben. Die allem zugrunde liegende Frage in dieser Zeit lautet: „Wie will ich sein, während ich mein Leben kongruent und mit einem hohen Maß an Selbstachtung lebe und mich auf verschiedenen Ebenen integriert fühle?"

6. „Neuer Status quo: Der neue Status quo repräsentiert einen funktionelleren Seinszustand" (ebd.).

Hier ist ein Zustand neuer Stabilität erreicht. Der Klient hat sein Ziel umgesetzt. Er steht den neuen Möglichkeiten, die das Leben ihm bieten mag, offen gegenüber. Dieser Punkt kennzeichnet das Ende einer Beratung. Berater unterstützen ihre Klienten in diesem Veränderungsprozess, indem sie:

- die Hoffnung vermitteln, dass jeder Mensch in jedem Stadium des Lebens etwas Neues lernen kann;
- die Verhaltensweisen und Lösungsstrategien des Klienten, die auf Prägungen der Vergangenheit beruhen, aufdecken und transformieren helfen;
- herausfinden, welchen Nutzen unerwünschte Verhaltensmuster für Klienten haben, und zusammen mit ihm erarbeiten, wie dieser Nutzen besser und leichter erreicht werden kann;
- Projektionen, Interpretationen und Wertungen, die aus der Vergangenheit stammen, aufdecken und ihre Wirkung auf die Gegenwart unterbrechen;
- den Klienten darin unterstützen, das bisher gezeigte Verhalten im Sinne der Kongruenz um neue Verhaltensweisen zu erweitern.

In den folgenden Kapiteln lernen Sie Interventionen und Methoden kennen, mit Hilfe derer Sie Ihre Klienten bei der Entwicklung von Kongruenz unterstützen können.

Die Arbeit mit Ressourcen

In der systemischen Beratung gehen wir davon aus, dass jeder Mensch grundsätzlich die Fähigkeit hat, sich selbst zu helfen. Gleichzeitig geht jeder Klient, der mit einem Problem in die Beratung kommt, jedoch zuerst einmal davon aus, dass er den Berater dazu braucht, um seine Schwierigkeit zu lösen. Natürlich kennt der Berater Techniken und Interventionen, um dem Klienten beim Erreichen seines Ziels zu unterstützen. Doch für die Umsetzung ist der Klient selbst zuständig.

Die Fähigkeiten, die einem Menschen helfen, Schwierigkeiten zu bewältigen und sein Leben zu meistern, nennen wir *Ressourcen*. Häufig sieht ein Klient in dem, was er kann, jedoch keine Ressource, sondern bewertet sein Können als unbedeutend, selbstverständlich oder nicht der Rede wert. Stattdessen konzentriert er sich auf das, was er nicht kann.

Die Aufgabe des systemischen Beraters besteht darin, den Klienten darin zu unterstützen, seine Ressourcen wahrzunehmen. Indem er den Blick des Klienten auf dessen Fähigkeiten statt auf die vermeintlichen Defizite lenkt, führt er ihn aus der Problemtrance. Aufgrund der dadurch erfahrenen Stärkung des Selbstwerts kann sich der Klient auf die von ihm gewünschte Lösung konzentrieren. Darüber hinaus gelingt es einem Menschen leichter, sich möglicherweise schmerzhaften Themen zu stellen, wenn ihm bewusst ist, dass es viele Bereiche gibt, in denen alles in Ordnung ist. Das, was ein Klient in einem bestimmten Kontext gut macht, kann der Berater auf andere Situationen übertragen. Auch frühere Erfolge können durchaus als Ressource für Probleme in der Gegenwart genutzt werden. So gehört die Arbeit mit den Ressourcen zu den wichtigsten in der systemischen Beratung.

Reframing – dem Problem einen neuen Rahmen geben

Jeder Mensch handelt und denkt aufgrund seiner Prägungen und Werte. Erweist sich Verhalten als zielführend, wird es wiederholt. Aus wiederholtem Verhalten bilden sich Regeln und Glaubenssätze. Diese bilden die Grundlage – den Rahmen – dafür, wie jemand versucht, Probleme zu lösen. Jedes Verhalten diente ursprünglich dazu, Situationen in der gewünschten Weise zu beeinflussen; wir sprechen von Lösungsstrategien oder Überlebensmustern. Da die Realität nichts Absolutes ist, sondern etwas, was wir auf Grund unserer Sozialisation auf individuelle Weise wahrnehmen, ist es möglich, Verhalten ganz anders zu bewerten, einen anderen Rahmen anzubieten, *„der den ‚Tatsachen' der Situation ebenso gut oder sogar besser gerecht wird, und dadurch ihre Gesamtbedeutung ändert"* (Watzlawick, Weakland u. Fisch 1974, S.118). Für diesen Vorgang hat sich das englische Wort *„Reframing"* durchgesetzt.

Die Technik des Reframing wurde wie so viele andere in Palo Alto entwickelt. Sie ist nicht einer bestimmten Person zuzuschreiben, sondern entwickelte sich aus der Arbeit mit den Konzepten Milton Ericksons und Gregory Batesons. Bei einem Re-

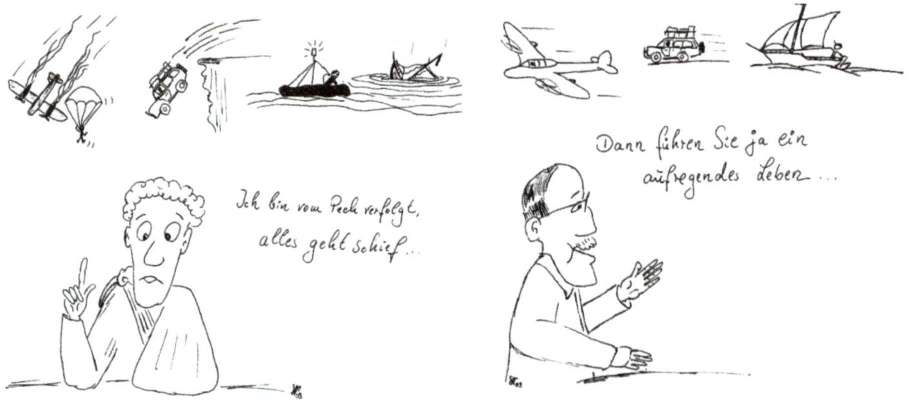

framing bietet der Berater dem Klienten eine andere Bewertung für sein Verhalten an, auch wenn es sich um Symptome oder Probleme handelt. Es geht dabei nicht darum, Verhalten zu beschönigen, sondern den ursprünglich darin enthaltenen Lösungsansatz in den Vordergrund zu rücken. Offensichtlich scheint dieser Lösungsansatz jedoch nicht wirklich geeignet, das Problem in den Griff zu bekommen. Aus diesem Grund können alternative Strategien ausprobiert werden. Die Ausrichtung auf die ursprünglich positive Absicht des Klienten sorgt jedoch für Entlastung und schafft eine gute Arbeitsatmosphäre.

Virginia Satir unterschied zwischen *Kontext- und Bedeutungsreframing:* Beim *Kontextreframing* wird das Verhalten in einem gewissen Rahmen für nützlich erklärt. Einem Klienten, der sich als „schwarzes Schaf" der Familie darstellt und sehr darunter leidet, könnte der Berater sagen, dass die schwarzen Schafe diejenigen sind, die sich nicht verbiegen lassen, indem sie – obwohl sie dafür bestraft werden –, trotzdem ihren eigenen Weg gehen. Im Kontext einer Familie, die ihren Mitgliedern keine Individualität zubilligt, grenzte sich das Kind mit dem Verhalten eines „schwarzen Schafs" von allen anderen ab. Im aktuellen Kontext kann der Erwachsene seine Individualität möglicherweise anders darstellen.

Das *Bedeutungsreframing* gibt dem Verhalten eine neue Bedeutung, während der Kontext gleich bleibt. So wird ein zorniger Klient vom Berater zum Beispiel als Mensch beschrieben, dem es sehr wichtig zu sein scheint, die Schwierigkeit zu beheben, weil er die Lösung mit sehr viel Energie vorantreibt. Berühmt ist Virginia Satirs Reframing für das Verhalten eines Jugendlichen, der zwei seiner Klassenkameradinnen geschwängert hatte. Sie sagte zu ihm: *„Nun, wenigstens wissen wir jetzt, das du kräftigen Samen hast"* (Andreas, 1994, S.33), womit sie das Verhalten des Jugendlichen nicht entschuldigte und doch auf ihn zuging, um eine Basis für die gemeinsame Arbeit zu schaffen.

Zuweilen scheinen Hindernisse das Erreichen einer Lösung unmöglich zu machen. Ein vom Berater angebotenes Reframing kann Problemfixierungen aufweichen.

Klient: „Wenn ich daran denke, dass ich dieses Ziel erreichen soll, dann höre ich sofort die Stimme meines Vater, die mir sagt, dass ich das sowieso nicht schaffe."
Berater: „Dann brauchen Sie Selbstvertrauen und Mut, um Ihr Ziel zu erreichen."
Klient nachdenklich: „Genau..., Selbstvertrauen und Mut, das wäre genau das, was ich brauche. Ich möchte wirklich daran arbeiten, mehr Selbstvertrauen und mehr Mut zu entwickeln!"

Interessant sind in diesem Zusammenhang die Arbeiten der Wirtschaftswissenschaftler Tversky und Kahnemann (1981), die in einer Studie belegten, dass allein die Variation des Rahmens ihre Untersuchungsteilnehmer dazu veranlasste, ein und dieselbe Situation total gegensätzlich zu bewerten.

Reframing von Symptomen

Auch Symptome können umgedeutet werden. Wenn Kinder psychosomatische Symptome zeigen, reagieren sie damit häufig auf Spannungen in der Familie. *„Das Symptom wird als – allerdings nur vorläufige – Lösung für ein angenommenes oder unterschwellig vorhandenes Problem gedeutet, das zur Oberfläche kommen würde, wenn das Symptom nicht da wäre. So wird in der Umdeutung das, was die Familie für schädlich oder schlecht hält, vom Therapeuten als notwendig und gut bezeichnet"* (Tomm, 1996, S.81). Der Berater nennt zum Beispiel das wilde, auffällige Kind nicht *„Störenfried"*, sondern bezeichnet es als das sensibelste Mitglied, das versucht, seine Familie zu schützen, indem es alle negative Aufmerksamkeit auf sich zieht, damit sich die Erwachsenen nicht mit ihren eigenen Aggressionen befassen müssen.

In der systemischen Praxis gehen wir davon aus, dass ein psychosomatisches Symptom ein Gefühl ersetzt, das nicht wahrgenommen werden darf. Migräne kann z. B. die Möglichkeit zu einer dringend benötigten Auszeit geben; zuweilen dienen Allergien dazu, Aggressionen nicht wahrnehmen zu müssen und mancher Erkältete hat sprichwörtlich „die Nase voll". *(Verwenden Sie diese Beispiele bitte nicht als Rezepte!)* Symptome können es den Betroffenen ermöglichen, unangenehme oder unerlaubte Gefühle nicht wahrzunehmen, weil Glaubenssätze aus der Kindheit das Nichtstun, das Zeigen von Aggressionen oder das Ziehen von Belastungsgrenzen verbieten. So wurden die Symptome zu Verbündeten, um Ziele trotz Verboten zu erreichen! Diese Umdeutung macht aus Symptomen wichtige Signale, die der Körper gibt, um auf die Gefahr von Überlastung hinzuweisen.

Ein geübter Berater lässt sein Reframing ins Gespräch einfließen. Häufig neigen Klienten dazu, sich mit *self-fullfilling-prophecies* (s. S.87f.) negativ zu konditionieren. Die Aussage: „Das wird sehr schwer für mich!", kann umgedeutet werden in „Das ist ganz neu für Sie!" Der Satz: „Da werde ich Angst haben!", wird umgedeutet in: „Da brauchen Sie Mut!" Der neue positive Rahmen fließt ein und wirkt, ohne dass der Berater dies thematisieren muss. Eine gut gewählte Umdeutung wird meist gern angenommen.

Sonderfall „globaler Rahmen"

Es gibt jedoch Bezugsrahmen, die nicht nur einen einzelnen Aspekt im Leben des Klienten, sondern seine Lebensführung im Allgemeinen betreffen. Ein solch *„globaler Rahmen"* kann eine Weltanschauung, eine Religion, eine Ideologie, eine politische Ausrichtung, ein Bild von sich selbst, aber auch ein Wahn sein. Ein globaler Rahmen lässt sich nicht dadurch erschüttern, dass der Klient einen Teil seines Verhaltens ändert, denn das Verhalten ist nur ein Element der Klasse *„globaler Rahmen"*. Ein Element kann jedoch nie über die Klasse entscheiden, zu der es gehört (s. S.51). Wenn der globale Rahmen das Problem ist, muss dieser – wie de Shazer sagt – Schritt für Schritt dekonstruiert werden (1989, S. 119).

Jeder Berater, der mit globalen Rahmen konfrontiert war, weiß, dass es überhaupt nichts bringt, dagegen anzugehen. Aus diesem Grund sind die meisten politischen Talkshows im Fernsehen so überaus langweilig, weil sich die Teilnehmer gegenseitig mit ihren globalen Rahmen konfrontieren, ohne die mindeste Absicht, diese zu verändern. Der erste Schritt des Beraters besteht immer darin, den Klienten mit seinem Bezugsrahmen so zu akzeptieren, wie dieser ihn vorgibt. Es gibt jedoch keinen globalen Rahmen, der immer und unter allen Umständen stimmig wäre. Der Berater findet durch aufmerksames Zuhören den unstimmigen Punkt und stellt diesen in Frage. Dadurch erweckt er Zweifel an der Allgemeingültigkeit des Rahmens und kann die sich dadurch bildende *Lücke* für eine Lösungsintervention nutzen. Diese Vorgehensweise wird *„Dekonstruktion"* genannt.

Ein Paar kam zur Beratung. Beide stellten die Beziehung als völlig hoffnungslos dar. Der Mann und die Frau schilderten sich ebenfalls als hoffnungslose Fälle, hätten sie doch schon mehrere Therapeuten „verschlissen", die auch nichts an ihnen hätten ändern können. Wir akzeptierten den globalen Rahmen und stimmten zu, dass es bei so hoffnungsloser Lage geradezu an Tollkühnheit grenze, dass sie überhaupt eine Sitzung mit uns ausgemacht hätten, um an ihrer Beziehung zu arbeiten. Damit griffen wir einen Punkt im globalen Rahmen heraus, der unlogisch war: Absolute Hoffnungslosigkeit bedeutet, dass sich nichts verändern kann. Warum suchte das Paar dann die Beratung?
Diese Reaktion hatten die beiden nicht erwartet, waren sie doch gewohnt, dass alle anderen Berater versucht hatten, sie vom Gegenteil zu überzeugen.
Beide begannen nun von sich aus zu berichten, wann und unter welchen Umständen sie sich voller Hoffnung und gut fühlten. Dies verstärkten wir und gaben ihnen für die nächste Stunde auf, genau dieses Verhalten so oft wie möglich zu wiederholen.

Techniken zum Bewusstmachen von Ressourcen

Verstärken

Während des Beratungsgesprächs registriert der Berater, welche Fähigkeiten der Klient haben muss, um die von ihm geschilderte Situation bewältigt zu haben. Vor allem dann, wenn der Klient seine Fähigkeiten für selbstverständlich hält, werden sie vom Berater betont und können dadurch vom Klienten überhaupt erst als Ressourcen wahrgenommen werden.

K: „Ich habe Tag und Nacht für den Aufbau meiner Schule gearbeitet."
B: „Sie waren ja unwahrscheinlich fleißig. Ich verstehe, dass in diesem Projekt Ihr Herzblut steckt!"

K (gerührt): „Genau, wenn Sie das so sagen, wird mir klar, dass ich es geschafft habe, mit der Schule meine Ideale zu verwirklichen."

Auch wenn der Klient von „misslungenen" Situationen berichtet, sind darin viele Ressourcen verborgen:

K: „Sie sehen ja, ich habe alles versucht, und doch ist mir bisher nichts gelungen!"
B: „Wenn ich bedenke, mit welcher Kreativität und welchem Überlebenswillen Sie diese Situationen angegangen sind, empfinde ich wirklich Hochachtung. Andere hätten schon längst aufgegeben, und Sie suchen sich jetzt sogar Unterstützung, um das Problem in den Griff zu bekommen. Nein, Sie sind wirklich kein Warmduscher!"
K: „Nein, das bin ich wirklich nicht. Da haben Sie überhaupt Recht! Ich bin ein Kämpfer und gebe noch lange nicht auf!"

Imaginationen

Innere Bilder, Imaginationen oder Trancereisen sind in systemischen Praxen durchaus üblich, ließen sich doch die Pioniere entscheidend von dem Hypnotherapeuten Milton Erickson beeinflussen. Die hier vorgeschlagene Imagination stammt ursprünglich aus der Traumatherapie nach Dr. Louise Reddemann, kann jedoch in jedem therapeutischen Kontext verwendet werden, wenn die Arbeit mit Ressourcen ansteht.

Besprechen Sie die Imagination vorher mit dem Klienten. Er sollte sich gut damit fühlen und kann die Bilder gerne verändern. Ist der Ablauf abgesprochen, führt der Berater den Klienten durch die Imagination. Er lässt sich dessen innere Erlebnisse schildern. So bleibt er in gutem Kontakt und kann eingreifen, wenn Schwierigkeiten auftauchen sollten.

Den kostbaren inneren Schatz entdecken

Du befindest dich an einem Ort, an dem du ganz sicher bist. Schau dich um! Wie sieht es dort aus? Es wachsen nur Pflanzen, die du magst, und es gibt nur Tiere, mit denen du dich wohlfühlst. Heute wirst du dort einen Schatz finden, einen unendlich wertvollen Schatz. Der Schatz befindet sich an diesem sicheren Ort. Du kannst dich selbst auf die Suche machen oder dich dabei von einem hilfreichen Wesen unterstützen lassen: einem Engel, einer guten Fee oder einem Tier. Bitte dieses Wesen, dir den Weg dorthin zu zeigen. Das liebevolle Wesen geht neben dir oder vor dir her und weiß genau, wo sich dein Schatz befindet. Gleich bist du da, du siehst ihn schon vor dir. Jetzt bist du angekommen. Du stehst an der Stelle, wo sich dein unendlich kostbarer Schatz befindet. Er mag in einer Truhe in einem Schatzhaus liegen, in einem Tempel oder in einer Höhle. Schau dich einfach um und finde deinen Schatz. Jetzt hast du ihn gefunden. Betrachte ihn, berühre ihn! Er ist unendlich kostbar und gehört dir allein. Du spürst, dass dieser Schatz ein Symbol für dich selbst ist. In dir ist etwas, das unendlich kostbar ist und vollkommen heil. Es war immer heil und wird immer heil sein. Genieße das Gefühl, eins zu sein mit diesem Teil. Und jetzt lass dir dafür ein Symbol einfallen, das du mitnehmen kannst. Und dann gehe zurück in diese Welt.

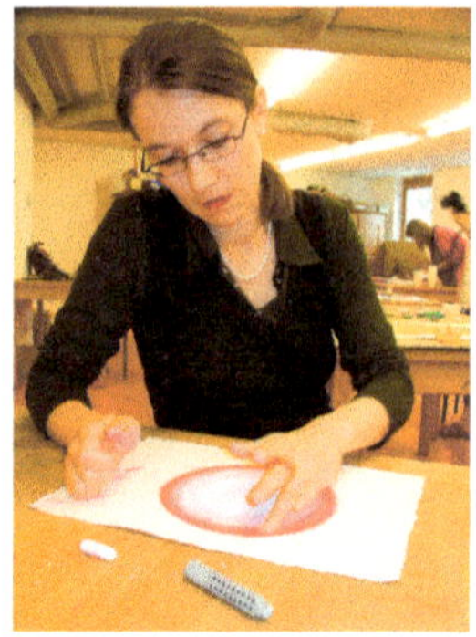

Nach der Imagination kann der Klient seine Erlebnisse mit dem Berater besprechen. Vertiefend wirkt, das Symbol für den inneren Schatz malen oder in der Natur finden zu lassen. Damit wird gleichzeitig ein Anker geschaffen, der in geeigneten Situationen dazu genutzt werden kann, sich an seine Ressourcen zu erinnern.

Das innere Team – Selbstorganisation (Schulz v. Thun, 1998)

„Erlaube dir, dich innig mit allen deinen Teilen zu verbinden.
Frei zu sein, verschiedene Möglichkeiten zu haben
und diese auch frei und kreativ zu nutzen.
Zu wissen, dass alles, was in der Vergangenheit war,
das Beste war, das wir tun konnten,
weil wir es nach bestem Wissen und Gewissen getan haben.
Es war das Beste, zu dem unser Bewusstsein in der Lage war.
Da wir danach streben, mehr zu wissen, bewusster zu sein,
wird auch unsere Verbindung zu uns selbst stärker.
Und indem wir unsere Verbindung zu uns selbst stärken,
können wir auch Verbindungen zu anderen eingehen." Virginia Satir, 1995. S.322

Wenn Menschen einander treffen, gehen sie häufig davon aus, dass ihr Gegenüber so ist, wie es sich am häufigsten zeigt. Die meisten glauben, dass ein Mensch dann ehrlich ist, wenn er sich in verschiedenen Kontexten möglichst ähnlich verhält. Im Gegenzug dazu wird geglaubt, dass ein davon abweichendes Verhalten zu dem Schluss berechtigt, jetzt zeige das Gegenüber sein „wahres Gesicht". Das sogenannte wahre Gesicht enttäuscht oder verärgert.

Wie ist ein Mensch wirklich? Hat er allen anderen etwas „vorgemacht" oder hat er sie belogen, wenn er plötzlich Verhaltensweisen zeigt, die so gar nicht in das gewohnte Konzept passen? Das *Teile-Konzept* von Virginia Satir gibt dem systemischen Berater ein Arbeitsmodell, mit Hilfe dessen er Verhalten einordnen und verändern helfen kann. Es ist neben der Familienrekonstruktion eine von Satirs wirksamsten Interventionen, durch die Menschen erleben, dass sie sich verändern können, wenn sie die Veränderung wirklich wollen.

Das Teile-Konzept nach Virginia Satir (1995. S.197ff.)
In der systemischen Psychotherapie sehen wir den Menschen als ein lebendiges System, das sich aus vielen verschiedenen Aspekten, Ressourcen und Schattenanteilen zusammensetzt. Diese Teile oder Facetten nannte Virginia Satir unsere *„vielen Gesichter"* (1995. S.197). Einige kennt und schätzt der Mensch, andere bewertet er negativ und tut sein Möglichstes, damit sie sich nicht zeigen, und wieder andere liegen im Unbewussten.

Der Bewertung jedes Aspektes liegen Regeln zu Grunde, die überwiegend aus der Kindheit des Klienten stammen. Diese übernommenen Bewertungen sind dem Klienten häufig nicht bewusst. Dies gilt natürlich vor allem für die als „negativ" bezeichneten Eigenschaften, den *„Schatten"*. Die meisten Menschen versuchen, ihre Schattenaspekte zu verbergen, oder sie tun so, als hätten sie keine. Satir verglich den geleugneten Schatten mit wütenden, hungrigen Hunden in einem viel zu kleinen Zwinger (1995. S.205). Ab und zu erkämpfen sie sich den Weg nach draußen, und dann neigen sie zum Beißen.

Wie in Satirs Hunde-Beispiel angedeutet, ist es nicht möglich, den eigenen Schatten dauerhaft zu unterdrücken. Wenn er sich dann doch äußert, dann geschieht das so heftig – er „beißt" –, dass sich der Mensch in seiner ablehnenden Haltung diesem Teil gegenüber bestätigt sieht.

Menschen versuchen auf verschiedene Weisen, ihren Schatten zu unterdrücken. Manchen gelingt das recht gut, bis der berühmte Tropfen das Fass zum Überlaufen bringt. Andere führen ein Doppelleben. Ganz offensichtlich ist das bei Familien, in denen Kinder missbraucht oder misshandelt werden oder in denen ein Mitglied suchtkrank ist. Nach außen wird die Fassade meist eisern gewahrt ! Andere projizieren ihren Schatten auf andere Menschen. Meist treffen diese Projektionen Randgruppen oder die eigenen Kinder.

So wird die Möglichkeit der Eheschließung homosexueller Paare für den Verfall der Werte in Familien verantwortlich gemacht. Das Kind, das sich am deutlichsten von allen anderen unterscheidet oder das die Anforderungen der Familie am schlechtesten erfüllen kann, wird zum Sündenbock erklärt. Die Hypothese *„Sündenbock"* (s. S.232) sollten Berater abklären, wenn eine Familie wegen eines auffälligen Kindes in die Beratung kommt.

Für den Berater geht es darum, das negative Verhalten, das der Erwachsene heute zeigt, als Lösungsstrategie des Kindes umzudeuten, das er einmal war. Verhalten, das früher einmal nützlich war, behindert ihn heute. Der Lösungsversuch wird zum Problem. Durch das Reframing des Beraters versteht der Klient sein Verhalten, und dadurch verändert sich das innere Bild, das er von sich hat. Er bewertet den abgelehnten Aspekt anders und kann ihn mit einem neuen Auftrag in sein inneres Team integrieren. Je mehr er mit sich in Frieden lebt, umso kreativer und konstruktiver kann er sein Leben und die Beziehungen zu seinen Mitmenschen gestalten.

Was Sie sich vom Teile-Konzept Satirs merken sollten!

- Es ist nicht möglich, die sogenannten negativen Aspekte so gut zu unterdrücken, dass sie sich nicht doch einmal zeigen. Dazu ist viel Kraft nötig, die konstruktiver eingesetzt werden könnte.
- Der „negative" Aspekt ist meist eine Lösungsstrategie aus der Kindheit, die heute nicht mehr nützlich ist.
- Verschiedene Interventionen unterstützen den Klienten dabei, neue Strategien zu finden, die seinem aktuellen Leben angemessener sind.

Interventionen zur Neuordnung des „inneren Teams"

Im Folgenden machen wir Sie mit verschiedenen Interventionen für die Einzelpraxis vertraut, mit Hilfe derer Sie Ihre Klienten bei der Neuorganisation ihres inneren Teams unterstützen können.

Der Umgang mit den sogenannten „negativen" Eigenschaften

Der beste Weg, mit dem „Schatten" umzugehen, ist, sich mit ihm zu befassen, um die Lösungsstrategie hinter dem beklagten Verhalten zu finden. Das folgende, von mir konstruierte Beispiel, kommt ziemlich häufig in der Praxis vor und zeigt den Weg des Transformierens Schritt für Schritt.

Ein Klient kommt in die Beratung, weil seine Mitmenschen sein Konfliktverhalten kritisieren: Er kann plötzlich ziemlich wütend werden. Besonders leidet er unter dem Urteil anderer, die in seinen Ausbrüchen den Ausdruck seines „wahren Charakters" sehen. Manche vermuten sogar ein Borderline-Syndrom. Der Klient möchte sein Verhalten ändern. Der Leidensdruck scheint groß zu sein.

Der Berater folgt Satirs Hypothese, dass die Bewertung eines Aspektes aus der Kindheit des Klienten stammt, und fragt, seit wann der Klient das Problem mit der Wut hat.

Der Klient berichtet, dass er schon als Kind durch seine Wutanfälle auffiel. Dafür wurde er von seinen Eltern immer wieder hart bestraft. Als Erwachsener versuchte er deshalb so zu tun, als wäre er nie wütend. In bestimmten Situationen gelang ihm das jedoch nicht mehr, und er reagierte heftig bis aggressiv. Da seine Mitmenschen eine solche Reaktion nicht gewohnt waren, reagierten sie überwiegend verständnislos. Auch das erinnerte ihn deutlich an seine Kindheit.

Der Berater geht den nächsten Schritt, indem er den Klienten fragt, wie seine Wut von den Eltern beurteilt wurde:

Der Klient berichtet, seine Mutter habe traurig zu dem Sechsjährigen gesagt: „So wirst du nie eine Frau finden." Sein Vater fügte hinzu: „Ich hoffe, dass sie ihm beim Militär diesen Charakterfehler austreiben. Sonst landet er noch im Gefängnis!" Der

Klient ist verzweifelt. Bis heute hat er seine Wut nicht im Griff. Er beginnt, sich abzuwerten.

Der Berater unterbricht den Klienten und fragt, ob es möglicherweise einen Grund für das Kind gab, so wütend zu werden. Warum wurde der kleine Junge lieber wütend, obwohl dies bestraft wurde, als sich zu fügen?

Der Klient beruhigt sich, weil der Berater sein Verhalten nicht verurteilt, sondern versucht, ihn in diesem Aspekt zu verstehen. Außerdem gefällt ihm, dass der Berater gemerkt hat, dass er nicht klein beigegeben hat. Es gehörte Mut dazu, trotz der Strafen aufzubegehren. Der Klient reflektiert seine Kindheit und berichtet von einem leistungsbewussten Elternhaus. Seine Eltern hatten Prinzipien und Ideale, die sie in der Erziehung umsetzten. Um sicherzustellen, dass der Junge nicht auf die schiefe Bahn geriet, wurde sein Tagesablauf streng kontrolliert.

Der Berater bemerkt, dass der Klient beim Erzählen langsam in Rage gerät. Er kommuniziert auch mit seiner Stimme und seiner Körpersprache die Empörung darüber, wie wenig empathisch seine Eltern mit ihm umgegangen sind. Der Berater sagt: „Ich verstehe ihre Erregung. Es war nicht leicht für den kleinen Jungen, der sie einmal waren, diesen Idealen gerecht zu werden. Sie fühlten sich ungeliebt und nur nach ihren Leistungen beurteilt. Wenn ich Sie richtig verstehe, war Ihre Wut damals die einzige Möglichkeit, sich gegen die Forderungen Ihrer Eltern abzugrenzen."

Der Klient beruhigt sich wieder und denkt nach. Schließlich antwortet er: „Das stimmt. Gegen meine Wut kamen sie nicht an. Damit konnte ich mir treu bleiben."

Der Berater sinniert: „Kann es sein, dass Sie heute vor allem in den Situationen wütend reagieren, in denen Sie sich überfordert und nicht geachtet fühlen?

Der Klient denkt nach. „Da haben Sie überhaupt Recht! Mein Betrieb hat Leute entlassen, obwohl die Arbeit nicht weniger geworden ist! Ich sitze also ständig länger im Büro, als ich bezahlt bekomme. Als ich gestern nach Hause kam, war meine Frau stinksauer und maulte mich an, weil ich zu spät zum Abendessen kam. Da bin ich einfach ausgerastet. Das hat sie natürlich gar nicht verstanden."

Berater: „Könnte es sein, dass Sie auf die Situation heute wie damals als kleiner Junge reagiert haben? Sie fühlten sich unverstanden, überfordert und ungeliebt."

Klient: „Da ist was dran. Bei meinem Chef reiße ich mich zusammen, doch wenn meine Frau auch noch auf mir rumhackt ... Das war einfach zu viel!"

Berater: „Damals, als kleiner Junge, wussten Sie es nicht besser, da hatten Sie keine andere Möglichkeit. Heute sind Sie erwachsen. Könnten Sie sich vorstellen, dass Sie die Energie der Wut auf eine andere Weise nutzen, so, dass Sie Ihnen dabei hilft, den Konflikt entweder zu vermeiden oder zu klären?"

Klient: „Ich müsste meinem Chef klarmachen, dass es so nicht weitergeht. Entweder stellt er noch jemanden ein oder ich kriege die Überstunden wenigstens bezahlt."

Berater: „Was denken Sie, welche Ressource könnte Sie dabei unterstützen?"

Klient: „Ich denke, meine Fähigkeit, mich nicht unterkriegen zu lassen, und mein Mut. Also, ich mache gleich morgen einen Termin mit ihm aus. Und meiner Frau bringe ich einen Strauß Blumen mit und entschuldige mich bei ihr. Sie kann ja nichts für meinen Stress im Büro. Ich werde ihr versprechen, dass ich das nächste Mal anrufe, wenn ich erst später aus dem Büro komme."

Berater: „Das hört sich hervorragend an. Ihr inneres Team scheint eine Verstärkung bekommen zu haben. Ich möchte Ihnen eine Hausaufgabe mitgeben. Achten Sie bis zu unserer nächsten Sitzung in zwei Wochen auf Situationen, in denen Sie sich überfordert oder nicht geachtet fühlen. Sobald Sie eines dieser Gefühle bei sich wahrnehmen, bitte ich Sie, die Situation in einem Tagebuch zu beschreiben. Wir werden das nächste Mal darüber reden."

Klient: „Das finde ich spannend! Da komme ich mir selbst auf die Schliche. Ich freue mich auf die nächste Sitzung!"

In diesem Beispiel zeigt sich sehr plastisch, wie die Vergangenheit als prägender Faktor berücksichtigt wird, um die Auswirkungen auf die Gegenwart zu verändern. Im Folgenden machen wir Sie mit einigen Interventionen vertraut, durch die Sie den Transformationsprozess ganzheitlich erlebbar machen können.

Die räumliche Darstellung des inneren Teams

Das Teile-Konzept gibt dem Berater die Möglichkeit, viele Probleme, mit denen Klienten kommen, erfolgreich zu bearbeiten. Häufig geht es im Beratungskontext darum, dass Menschen glauben, ein bestimmtes Ziel nicht erreichen zu können. Als Ursache dafür nennen sie Hindernisse, die sie aus eigener Kraft bisher nicht überwinden konnten. Im vergangenen Kapitel haben wir gezeigt, wie ein negatives Gefühl im Gespräch umgedeutet und damit eine Lösung erreicht werden kann. Gerade die Arbeit mit Aspekten eignet sich jedoch auch hervorragend dazu, mit analogen Mitteln dargestellt zu werden. So wie wir die Beziehungsdynamik zwischen Personen mit Holzpuppen darstellen, können wir auch die Beziehung der einzelnen Aspekte zueinander aufstellen. Der Klient kann sich die Organisation seines inneren Aspekte-Teams mit folgenden Hilfsmitteln verdeutlichen: durch Kärtchen oder Figuren und durch Aufstellungen mit Stühlen oder Personen.

Jede Intervention wirkt unterschiedlich, alle sind ausgesprochen nützlich, um den Klienten dabei zu unterstützen, seine Ressourcen zu spüren und sein Selbstbild positiv zu verändern. Sie unterscheiden sich jedoch in ihrer Emotionalität. Aufstellungen mit Kärtchen und Holzfiguren gestatten einen größeren emotionalen Abstand als Aufstellungen mit Stühlen oder Personen. Aufgabe des Beraters ist es, die richtige Intervention für den Klienten zu wählen und ihn dann dabei zu unterstützen, die den Hindernissen zu Grunde liegenden Gefühlsaspekte zu transformieren und als Ressource zu integrieren. Der Klient erfährt sich als Regisseur seines inneren Teams und macht die Erfahrung, dass er es ist, der sein Team im Sinne des zu erreichenden Ziels zusammenstellt.

Die Aufstellung des inneren Teams mit Kärtchen oder Figuren

Diese Intervention kann in fast jedem Beratungskontext eingesetzt werden, auch mit noch nicht so vertrauten Klienten. Dazu brauchen wir einen kleinen Stapel Karteikarten. Diese können so geknickt werden, dass sie auf dem Tisch stehen. Statt der Kärtchen können wir auch mit Figuren oder mit anderen Hilfsmitteln arbeiten, die sich beschriften und zueinander positionieren lassen.

Auf ein Kärtchen schreibt der Klient seinen Namen. Dann werden sukzessive alle Elemente, die sich der Klient bewusst machen möchte, auf weitere *Kärtchen geschrieb*en und von ihm in Bezug zu seinem „Ich" aufgestellt. Dadurch kann dem Klienten deutlich werden, wie er sich selbst organisiert.

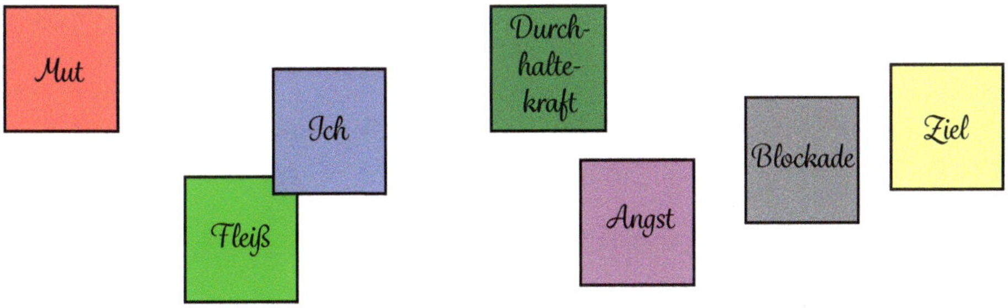

Durch die zirkulären Fragen des Beraters verdeutlicht sich der Klient die Beziehung der einzelnen Aspekte zueinander. Besondere Bedeutung haben die sogenannten negativen Aspekte, die häufig eine Lösung zu verhindern scheinen. Welche Umdeutung bietet sich an, damit sich das Hindernis in eine Ressource verwandelt?

Das Aufstellen mit *Kärtchen ist* wenig emotional. Diese Methode hat den Vorteil, dass wir auch mit abstrakten Begriffen wie z.B. „Problem", „Ziel", „Hindernis", „das Neue" usw. arbeiten können. Aus diesem Grund ist sie für Coaching-Sitzungen oder für Klienten geeignet, die es „langsam angehen" wollen.

Die Aufstellung des inneren Teams mit Stühlen

Eine sehr wirksame Methode, dem Klienten seine Wirklichkeitskonstruktion bewusst zu machen, ist die Aufstellung mit Stühlen. Dazu brauchen wir etwas Platz, eine Anzahl Stühle oder Hocker und Klebezettel, um die Stühle zu beschriften. Diejenigen, die in einem kleinen Raum arbeiten, können statt der Stühle auch beschriftete Blätter auf den Boden legen. Bei dieser Technik kommen mehrere Aspekte und folgerichtig mehrere Stühle zum Einsatz. Solange der Berater noch wenig Übung hat, empfiehlt es sich, die Zahl der Aspekte wie folgt zu begrenzen:

Das Ich, das Ziel, das Hindernis, 2 Ressourcen

Der Klient wählt nun einen Stuhl für sein Ich und markiert diesen mit einem beschrifteten Zettel. Jeder wichtige Aspekt und auch das Ziel werden ebenfalls durch einen Stuhl symbolisiert und beschriftet. Diese werden dem Ich-Stuhl zugeordnet, wobei die Sitzflächen die Blickrichtung darstellen. Bei Hockern deutet man die Blickrichtung durch ein gemaltes Dreieck auf den Klebezetteln an.

Der Berater ermuntert den Klienten, sich die Aufstellung nicht zu überlegen, sondern die Stühle so zu platzieren, dass „es sich richtig anfühlt". So erhält die Instanz im Klienten – sein „Unbewusstes" oder „Überbewusstes" –, die Chance, etwas mitzuteilen, was dem Klienten nicht bewusst war. Der Klient setzt sich nacheinander auf jeden Stuhl und identifiziert sich mit dem jeweiligen Aspekt. Der Berater ermuntert ihn zu sagen, was ihm dabei in den Sinn kommt. Gerade die „negativen" Aspekte haben oft erstaunliche Botschaften, die den Klienten selbst überraschen. Entweder reden sie mit den Stimmen der Eltern und sind somit eindeutig der Vergangenheit zuzuordnen, oder sie erfüllen einen Auftrag für das Ich. Eine Angst kann zum Beispiel dafür sorgen, dass dem Klienten nichts geschieht, ein Symptom ihn darauf aufmerksam machen, dass er sich überlastet.

Während der Klient seine Aspekte erlebt, erhält er Informationen, die einen Unterschied machen. Dadurch, dass er auch die „negativen" Aspekte sprechen lässt, werden diese mit den anderen Teilen der Persönlichkeit vernetzt. Dadurch fällt es ihm leicht, diesen Teil entweder loszulassen oder ihm einen neue Aufgabe zuzuweisen: Angst kann sich z. B. in Vorsicht wandeln, Misstrauen in Achtsamkeit. Danach darf der Klient sein inneres Team im Sinne des Ziels neu formieren. Der Berater moderiert die Sitzung, unterstützt den Klienten, wenn dieser die mit dem Aspekt verbundenen Emotionen ausdrückt und behält den Überblick. Ich notiere mir zu jedem Aspekt die wichtigsten Aussagen, um sie meinem Klienten zum Abschluss der Sitzung noch einmal zusammenfassen zu können.

Kurzanleitung: Die Verwandlung von Hindernissen in Ressourcen

1. Informationsgewinnung: pacing, wertschätzen, Ressourcen rückmelden.
2. Auftrag: „Was kann ich für Sie tun?" „Was erwarten Sie von mir?"
3. Positives Ziel formulieren lassen. Zielzustand vorwegnehmen durch hypothetische Fragen: „Wie würden Sie sich fühlen, wenn Sie Ihr Ziel erreicht haben?"
4. Aufstellung einführen: „Haben Sie Lust, etwas Neues auszuprobieren? Ich hätte da eine interessante Methode für Sie, mit deren Hilfe Sie Ihr Ziel erarbeiten können."

5. Aufstellung vorbereiten: Ziel benennen; zwei Ressourcen, die dabei helfen, das Ziel zu erreichen; das Hindernis, das dagegen zu sprechen scheint; ein Stuhl für den Klienten. Alle Bestandteile werden auf Klebezettel geschrieben.
6. Die Aufstellung: Die Stühle werden mit Klebezetteln beklebt. Der Klient stellt auf. Danach setzt er sich auf alle Stühle und fühlt, wie es ihm dabei geht. Emotional instabile Klienten lassen wir zuerst alle positiven Stühle ausprobieren.
7. Umgang mit dem Hindernis: Das Hindernis zeigt sich meist als Einwand oder als Gefühl. Hinter beidem steht eine Regel, die aus der Vergangenheit des Klienten stammt. Diese Regel kann heißen: „Du kannst das sowieso nicht!" „Das schaffst Du nie!" „Du bist es nicht wert!" usw.. Der Klient erkennt, dass diese Regel das Kind betraf und heute keine Bedeutung mehr hat. Das Hindernis wird umbenannt und bekommt eine heute passendere Bezeichnung.
8. Der Klient stellt das Bild um und beendet die Sitzung mit einem positiven Lösungsbild. Die Lösung kann verankert werden: „Welche Farbe hat dieses gute Gefühl?" „Welches Symbol, welches Bild repräsentiert die Lösung?"

Mögliche Schwierigkeit: ein Aspekt beinhaltet eine Ambivalenz
Zuweilen wird ein Aspekt mit zwei sich widersprechenden Gefühlen belegt. Dies kann eine Ambivalenz oder ein Doublebind sein. Der Berater nimmt einen weiteren Stuhl dazu und gibt jedem Teil der Ambivalenz eine eigene Ausdrucksmöglichkeit.

Der Umgang mit Doublebinds

Klienten, die überwiegend paradox kommunizieren, erkennt der Berater nicht nur an der Inkongruenz, sondern auch an typischen Bewältigungsstrategien. Sie haben überwiegend symmetrische Beziehungsmuster (Selvini et al. 1993, S. 28), was der Berater an den häufigen Einwänden erkennt, auch wenn er das vom Klienten Gesagte wörtlich wiederholt. Da die Betroffenen daran gewöhnt sind, dass der verbale Teil der Kommunikation dem nonverbalen widerspricht, nutzen viele die folgenden Lösungsstrategien:

- Sie berücksichtigen ausschließlich den nonverbalen Aspekt oder
- berücksichtigen ausschließlich den verbalen Aspekt.

Diejenigen, die ausschließlich den nonverbalen Aspekt berücksichtigen, bezeichnen sich selbst als „lebendige Antennen", die alles aufnehmen und erspüren, was der andere meint; das gesprochene Wort wird bei der Interpretation kaum berücksichtigt. So geprägte Menschen mystifizieren häufig.

Diejenigen, die ausschließlich den verbalen Aspekt berücksichtigen, sind chronisch misstrauisch und der *Überzeugung, dass das, was gesagt wird, nie das ist, was gemeint ist.* Dieses Muster wird in gleicher Weise auf den Berater angewandt. Mit Wertschätzung oder Anerkennung kommt er deshalb nicht weit, weil der Klient ihm sowieso nicht glaubt, dass er es ernst meint. Auch vom Berater genannte Ressourcen werden als unwichtig abgetan. Statt zu versuchen, den Klienten von der eigenen Aufrichtigkeit zu überzeugen, kommt der Berater mit der Hypothese „Doublebind" viel weiter.

Die typischen Lösungsstrategien zeigen sich nicht nur in der Kommunikation. Da die Betroffenen keine Eindeutigkeit kennen, tragen sie unbewusst dazu bei, eindeutige Positionen zu vermeiden. Viele leiden unter Entscheidungsschwierigkeiten, können sich schlecht konzentrieren und sind vergesslich (Selvini et al. 1993, S.31). Manche verfolgen regelrechte Sabotagestrategien, wenn wichtige Entscheidungen anstehen. Sie machen sich zu wichtigen Terminen zu spät auf den Weg oder vergessen Unterlagen. Andere verzetteln sich in so viele Aktivitäten, dass sie zu keiner wirklich Zeit haben. Meist gestaltet sich auch die Zielfindung mit Doublebind-Klienten schwierig. Da die Betroffenen nie vorbehaltlos anerkannt wurden, haben sie den Glaubenssatz „Ich kann es nie richtig machen !" (Selvini et al. 1993, S.43) häufig internalisiert. So formulieren die Betroffenen ein Ziel, ohne es jedoch erreichen zu können. Einige erklären kurz vor Ende der Stunde, dass sie das falsche Ziel gewählt haben oder präsentieren ein noch dringenderes Problem. So gibt es – gemäß dem unbewussten Glaubenssatz – keine gute Lösung.

Andere nennen viele Gründe, warum sie unfähig sind, Ziele überhaupt zu erreichen. Meist warnen sie ihre Berater, bezeichnen sich selbst als hoffnungslose Fälle, so dass sich der Berater fragt, warum sie die Sitzung überhaupt vereinbart haben. Auch hier kommt der Berater nicht weiter, wenn er den Klienten vom Gegenteil überzeugen will.

Beim Doublebind geht es ja bekanntlich nicht darum, etwas auf die eine oder die andere Art zu machen, sondern ausschließlich darum, die Beziehung zum Anderen zu kontrollieren (Selvini et al. 1993, S.30). Der Betroffene, der dieses Muster anwendet, tut dies unbewusst, und natürlich wendet er das Muster auch auf den Berater an. Folgende Interventionen haben sich bei Doublebinds bewährt:

Psychoedukation:

Da niemand Doublebinds bewusst anwendet, profitieren die meisten enorm davon, wenn sie ihr Kommunikationsmuster verstehen. Doublebinds sind nur Verhaltensmuster. Der Klient wurde nicht damit geboren und sie gehören auch nicht zu seiner Persönlichkeit. Aus diesem Grund kann er aufhören, sich mit dieser Verhaltensform zu identifizieren. Er muss sich nicht für ein Muster verurteilen, das er als Kind gelernt hat. Schließlich hatte er gar keine andere Wahl, als sich damit zu arrangieren.

Unser Buch *„Wege aus der Zwickmühle, Doublebinds erkennen und lösen"* (6. Auflage 2015) leistet gute Dienste bei der Vertiefung der Thematik. Der darin enthaltene Fragebogen kann dem Berater verdeutlichen, welche Themen im Vordergrund stehen.

Das Körpergefühl nutzen :
Der Körper realisiert die Inkongruenz meist viel schneller, als der Verstand. Dieses Phänomen können wir nutzen, damit der Betroffene Doublebinds bei sich und anderen erkennt. Dies können Sie dem Klienten mit einer Skulptur (s. S. 265) verdeutlichen.

Für die folgende Skulpturarbeit brauchen Sie außer dem Klienten noch zwei Personen. Diese stellen sich vor dem Klienten auf. Sie werden aufgefordert, zwei sich konträr widersprechende Sätze gleichzeitig zu sagen und mit der dazu passenden Körpersprache zu begleiten, zum Beispiel:

Du bist perfekt! – Du taugst nichts!

Auf den Einsatz des Beraters hin sagen beide Protagonisten gleichzeitig ihre Sätze und der Klient hört zu. Der Berater lässt die Sätze mehrmals wiederholen und befragt den Klienten nach seinen Gefühlen und Körperempfindungen. Diese kann der Klient genau benennen. Ab jetzt kann er sie als Frühwarnsystem für Doublebinds nutzen.

Die Gleichzeitigkeit auflösen:
Der Doublebind entsteht erst dadurch, dass der Klient versucht, zwei sich widersprechende Informationen gleichzeitig zu verarbeiten. Der Berater empfiehlt, es doch einfach einmal nacheinander zu versuchen. Dazu bietet sich eine Aufstellung mit Stühlen an. Für beide Seiten der Ambivalenz wird ein Stuhl aufgestellt, und der Klient identifiziert sich mit den Aspekten – aber nacheinander. Um den Prozess zu vertiefen, gibt der Berater die „So-tun-als-ob-Hausaufgabe" (s. S.146). Wird die Hausaufgabe durchgeführt, kommt der Klient zu eindeutigen Erfahrungen mit beiden Teilen der Botschaft. Damit hat er das Muster aufgelöst.

Kongruenz erlernen:
Klienten mit Doublebind-Belastung trauen ihrer eigenen Wahrnehmung nicht. Für sie geht es zuerst einmal darum, Gefühle zu spüren und die dazu passenden Worte zu finden. Häufig war in der Ursprungsfamilie besonders das Fühlen und Benennen der sogenannten negativen Emotionen verboten. Hier gilt es, entsprechende hinderliche Glaubenssätze aufzuspüren und zu transformieren.

Sie lernen, dass, obwohl die Gefühle immer stimmen, sie sich trotzdem bei der Interpretation derselben irren können. Emotionen, die andere in ihnen auslösen, sind nicht „die Wahrheit", sondern möglicherweise Projektionen. Da in Doublebind-Familien häufig Unterstellungen und Mystifikationen angewendet werden, neigen Betroffene dazu, dies ebenfalls zu tun. Das sollte vom Berater angesprochen werden.

***Symptomverschreibung**:*
Internalisierte Abwertungen nennen wir Täterintrojekte (s. S.142). Sie kommen häufig in Doublebind- und Missbrauchsfamilien vor. Da sich der Betroffene selbst zum Opfer macht, haben wir es auch hier mit einem paradoxen Muster zu tun. Sehr wirksam ist die Symptomverschreibung (s. S.147), die jedoch auf maximal 20 Minuten am Tag begrenzt werden sollte.

Der Umgang mit Stress

Der Begriff „Stress“ ist heute weit verbreitet. Jeder scheint darunter zu leiden und jeder scheint etwas anderes darunter zu verstehen. Alle sind sich jedoch einig, dass der Stresspegel unbedingt gesenkt werden sollte. Um das Phänomen „Stress“ zu erklären, gibt es in der Psychologie drei Ansätze:

Stress als Reaktion (Selye, 1936)
Der Arzt Hans Selye war der erste, der den Begriff *„Stress“* verwandte. Er verstand darunter ein *„allgemeines Adaptionssyndrom des Organismus auf Umweltanforderungen“* (1953). Gerät der Mensch in Gefahr, wird der Körper kurzfristig in die Lage versetzt, zu kämpfen oder zu flüchten. Erst wenn die Belastung länger anhält – der Stress also chronisch wird – kommt es zu den gefürchteten körperlichen Reaktionen: Herz-Kreislauferkrankungen, Kopf- und Rückenschmerzen, Magen-Darm-Geschwüre und eine verringerte Immunabwehr. Es gibt für den Körper übrigens keinen Unterschied zwischen Stress, der durch negative Erlebnisse verursacht wird, und Stress, verursacht durch positive Erlebnisse. Wer es mit dem Feiern übertreibt, wer sich nach einem langen Arbeitstag nicht ausruht, „stresst“ den Körper.

Stress als Input (Holmes & Rahe 1967)
Die Psychiater Holmes und Rahe präzisierten die von Selye genannten Umweltanforderungen. Aus den Antworten von 400 Versuchspersonen erstellten sie eine Liste von 43 lebensverändernden Situationen – die *Life Change Units*, mit deren Hilfe man die eigene Stressbelastung feststellen kann. Werden in einem Jahr über 300 Stresspunkte erreicht, ist die Anpassungsmöglichkeit überschritten. Das moderne Leben ist demnach verantwortlich dafür, dass so viele Menschen über Stress klagen.

Stress als Ergebnis kognitiver Verarbeitungsprozesse (Lazarus, 1999)
Der Verhaltenstherapeut Richard Lazarus erklärt, dass Stress immer dann resultiert, wenn Umgebungsanforderung oder innere Anforderungen die Ressourcen einer Person stark beanspruchen oder übersteigen. Stress ist als Ungleichgewicht zwischen den Anforderungen und der Regulationskapazität eines Menschen zu verstehen.

Wird ein Mensch mit potenziellen Stressoren konfrontiert, wird er die Situation blitzschnell bewerten, und zwar entweder *neutral* – „Das ist Routine, das schaff ich locker!" – als *günstig* – „Ich mag Herausforderungen!" – oder als *stressig* – „Wenn das mal gut geht!" Dieser *primären Bewertung* folgt eine sekundäre, in der der Mensch abschätzt, welche Bewältigungsmöglichkeiten ihm zur Verfügung stehen. Dabei spielen nicht nur tatsächliche Kompetenzen und Ressourcen eine Rolle, sondern auch die persönliche Frustrationstoleranz, Glaubenssätze und Erfahrungen mit ähnlichen Themen. Je nach positiver oder negativer Einschätzung der eigenen Bewältigungsstrategien wird die Situation als Stress oder als Herausforderung gewertet.

Der therapeutische Umgang mit Stress
Für Gert Kaluza sind es vor allem Glaubenssätze und Denkmuster, die das Entstehen von Stress begünstigen. Der wichtigste Stressverstärker ist unbestritten, die eigenen Grenzen zu missachten. Ob dies durch überzogene Erwartungen an die eigenen Leistungen geschieht oder dadurch, es allen Recht machen zu wollen, hat die gleichen Folgen. Die selektive Wahrnehmung von negativen Ereignissen gehört zu den Denkmustern, die stressverschärfend wirken, aber auch die Neigung, alles auf sich zu beziehen, verursacht Stress (Kaluza, 2004, S.193, 194).

Die therapeutische Behandlung von Stress braucht eine genaue Analyse, wodurch die Überlastung ausgelöst wird. Der Kontext lässt sich meist nur in Maßen beeinflussen, denn die Zivilisationsstressoren können nur da verändert werden, wo der Einzelne tatsächlich Einfluss hat. Hier ist es wichtig, Ausgleichsfaktoren zu schaffen und Pausen einzuplanen.

Die Bearbeitung der stressverursachenden Denkmuster bringt dagegen bessere Erfolge. Besonders die Arbeit mit den *„5 Stressverstärker"* (Kaluza, 2004, S. 211), Glaubenssätzen, die Kaluza als besonders stressfördernd identifizierte, sind ausgesprochen hilfreich. Um diese Muster zu verändern, eignen sich alle Werkzeuge aus dem Kapitel *„Selbstorganisation"* (s. S.120).

Stressverstärker	*Absolutistisch überhöhter Wunsch nach:*	*Ausgeprägte Angst vor:*
Sei perfekt!	*Erfolg, Selbstbestätigung, Anerkennung durch Leistung*	*Misserfolg, Versagen, Fehlern*
Sei beliebt!	*Zugehörigkeit, Angenommensein, Liebe*	*Ablehnung, Kritik, Zurückweisung*

Stressverstärker	*Absolutistisch überhöhter Wunsch nach:*	*Ausgeprägte Angst vor:*
Sei stark!	*Unabhängigkeit, Selbstbestimmung*	*Abhängigkeit, Schwäche*
Sei auf der Hut!	*Sicherheit, Kontrolle*	*Kontrollverlust, Fehlentscheidungen, Risiko*
Ich kann nicht!	*Wohlbefinden, bequemes Leben*	*Unangenehme Gefühle, Anstrengung, Frustration*

(Kaluza, 2004, S. 211)

Was Sie lesen sollten:

Gert Kaluza, 2004. *Stressbewältigung.* Heidelberg: Springer

Der Umgang mit Krisen

Die meisten Menschen, die in die Beraterpraxis kommen, befinden sich in einer mehr oder weniger akuten Krise. Krisen sind in der Regel Ausnahmesituationen und die Betroffenen befinden sich in einem Ausnahmezustand. Menschen in Krisen sind äußerst verletzlich, viele fühlen sich als Opfer. Einige leiden still, andere schreien, manche wüten. Gefühle von Hoffnungslosigkeit, Verzweiflung, Trauer und Angst stehen im Vordergrund.

Krise ist nicht gleich Krise. Eine Krise, die durch die Diagnose einer schweren Krankheit entsteht, wird auch vom Betroffenen anders bewertet als das Fremdgehen des Partners oder der Verlust des Arbeitsplatzes. Nach Schuchardt (2013) durchlaufen Menschen ähnliche Stadien, wenn sie mit einer Krise konfrontiert sind. Nach einem Stadium der Verleugnung und Bagatellisierung folgt die Phase der Gewissheit, in der die Krise als Tatsache akzeptiert wird. Dem folgt meist eine Phase der Aggression, die sich entweder gegen den Auslöser der Krise richtet oder, wenn das – wie z. B. bei Krankheit oder Tod – nicht möglich ist, gegen das gesamte Umfeld, aber auch gegen den Betroffenen selbst.

Häufig folgt danach eine Phase, in der die Betroffenen versuchen, die Krise aktiv zu bekämpfen. Gelingt dies nicht, weil die Krise nicht durch eigene Anstrengungen zu überwinden ist, folgt eine Phase der Depression, begleitet von einem Gefühl des Versagens und der Trauer. Erst danach sind die Betroffenen nach Schuchardt bereit, die Krise anzunehmen. In dieser Phase können Menschen resigniert steckenbleiben. Anderen gelingt es, neue Handlungsmuster zu entwickeln, um die Krise zu überwinden und die aus der Erfahrung gewonnen Erkenntnisse zu nutzen.

Menschen kommen in unterschiedlichen Phasen in die Beraterpraxis. Solange sie die Krise nicht angenommen haben, sollten Berater besonders darauf achten, dass die Aggressionen geäußert werden können. In jedem Fall ist abzuklären, ob der Klient daran denkt, die Aggression gegen sich selbst zu richten.

Lebenslauf-Krisen	***Belastungs-krisen***	***Akute Ausbrüche psychischer Erkrankungen***	***Akute Belastungen***	***Traumatisierende Ereignisse***
• eigene Geburt und Tod, • Adoleszens • Geburt eigener Kinder • Alter	• Pflege alter Angehöriger, • Mobbing, • schwelende Paar- oder Familienprobleme, • eigene chronische Erkrankungen, • chronische Erkrankung von Familienangehörigen, • Beziehungstrauma	• manische oder depressive Phasen bei bipolaren Erkrankungen • Depressionen • psychotische Schübe	• plötzliche Trennung, • Außenbeziehung des Partners, • Tod eines Partners oder Kindes, • schwere eigene Erkrankung, Krankheit von Familienangehörigen, • Arbeitslosigkeit, • Suizidversuch eines Familienmitglieds	• Naturkatastrophen, • Gewaltverbrechen, • Unfälle

Der Umgang mit dem Thema „Suizid"

Laut einer Untersuchung der Europäischen Union sterben mehr Menschen durch Selbstmord als durch Verkehrsunfälle. *„Jedes Jahr sterben etwa 58.000 Menschen in der EU durch Selbstmord. Dem stehen 50.700 Tote durch Verkehrsunfälle und etwa 5.350 durch Mord und Totschlag gegenüber"* (SZ 13/05, 18.01.2005). Laut Statistik greifen Männer eher zu den sogenannten harten Methoden wie Erhängen und Erschießen, wogegen Frauen die weichen Methoden wie Vergiften bevorzugen.

Suizid ist immer der letzte, irreversible Ausweg eines Menschen. Der Betroffene hat bereits alles in seinem Rahmen Mögliche ausprobiert und findet trotzdem keine Lösung. Hinter ihm liegt entweder eine lange Leidenszeit oder ein traumatisches Erlebnis, das seine Fähigkeiten der Bewältigung zu übersteigen scheint. Klienten, die bereits einen Suizidversuch unternommen haben, vergleichen ihren seelischen Zustand mit einer Röhre, die keinen Ausweg und nur ein Ziel hat: das schreckliche Dasein endlich zu beenden. Sie sind nicht mehr in der Lage, andere Alternativen überhaupt wahrzunehmen. Haben sie sich endlich dazu entschieden, ihrem Leben ein Ende zu setzen, fühlen sie sich meist viel besser. Die Mitmenschen unterliegen dem fatalen Irrtum, dass es mit dem Betroffenen jetzt endlich wieder aufwärts geht.

Wer ist besonders suizidgefährdet?

Die Statistik sagt, dass Menschen mit affektiven Psychosen, vor allem Depressionen, 70 % aller Suizide verüben. An zweiter Stelle stehen alte und einsame Menschen.

Doch Achtung! Bei Jugendlichen und Heranwachsenden ist der Suizid nach dem Verkehrsunfall die zweithäufigste Todesursache. Chronisch Kranke, Suchtkranke, aber auch Menschen mit Magersucht, Schizophrenie oder Persönlichkeitsstörungen gehören ebenfalls in die Risikogruppe, desweiteren diejenigen, die bereits mit Suizid gedroht oder die schon Suizidversuche hinter sich haben.

Prof. Dr. med. Volker Faust, Leiter der Abteilung Forschung und Lehre im Zentrum für Psychiatrie Ravensburg-Weissenau schreibt: *„Selbstmörder ist man lange, bevor man Selbstmord begeht"* (1998. Suizid und Suizidalität.com). Wichtiger als die statistische Auswertung von Suizidversuchen ist für den Berater, welche Menschen *suizidal* sind, das heißt, wer sich direkt oder indirekt mit dem Thema befasst. Auch hier werden unterschiedliche Gefährdungsgrade unterschieden:

1. Ruhewünsche ohne Versterbens-Intention	2. Todeswünsche
3. Suizid-Ideen: ohne konkrete Planung	4. Suizid-Absichten: konkrete Planung
5. Suizid-Versuch	6. Suizid

Suizidalität kann man nur dann diagnostizieren, wenn man nachfragt. Je konkreter der Suizid geplant ist, umso wahrscheinlicher ist es, dass die Absicht in die Tat umgesetzt wird. Der Berater sollte die Risikobedingungen kennen, die dazu führen können, dass Menschen sich töten. Diese sind:

1. Zugehörigkeit zu den oben genannten Risikogruppen;
2. Gefühle wie Hoffnungslosigkeit, Resignation, Isolation, Schuldgefühle, aber auch Wahn und Panikzustände;
3. Suizidale Krisen oder Suizidversuche in der Vorgeschichte;
4. Kränkungen des Selbstwerts;
5. Schwierige soziale Situation wie Vereinsamung, Drogensucht, Langzeit-Arbeitslosigkeit, Hoffnungs- und Perspektivlosigkeit;
6. Biologische und soziale Krisenzeiten, Veränderungen, traumatische Erlebnisse, Katastrophen, existenzbedrohende Situationen.

Menschen, die diese Kriterien erfüllen, stehen suizidalem Verhalten grundsätzlich näher als andere.

Der therapeutische Umgang mit Suizidalität

Fragen Sie Ihren Klienten, ob er an Selbstmord denkt. Dadurch wird die Suizidgefahr nicht erhöht. Im Gegenteil! Faust schreibt: *„Selbstmord ist die Abwesenheit der anderen"* (1998. Suizid und Suizidalität.com). Mit Ihrer Frage könnten Sie der Andere sein, der den Klienten darin unterstützt, eine bessere Lösung zu finden.

Meiner Erfahrung nach wirkt es am besten, das Thema offen anzusprechen. Ich frage: *„Haben Sie daran gedacht, sich umzubringen?"* Bejaht der Klient, frage ich: *„Wie wollen Sie es tun?"* Je genauer sein Plan ist, umso größer ist die Gefahr. Ich frage dann: *„Was wäre anders, wenn Sie tot wären?"*, und *„Gäbe es eine Möglichkeit, diesen Zustand auch zu erreichen, wenn Sie leben?"*

Versuchen Sie nicht, dem Betroffenen den Suizid auszureden. Häufig ist die Entscheidung über das eigene Leben die einzige, die ein Menschen in einer schweren Krise wahrnimmt. Ich habe nur gute Erfahrungen damit gemacht, die Betroffenen auch bei dieser angedachten Lösungsstrategie ernst zu nehmen. Oft erleben sie zum ersten Mal, dass sie offen über das Thema sprechen können. Die meisten Betroffenen sind erleichtert, wenn sie über ihre geheimen Pläne sprechen können. Dadurch baut sich der innere Druck ab, der Klient entspannt sich und mit der Entspannung kann sich sein Blick für andere Lösungen öffnen.

Für sehr wichtig halte ich die Frage: *„Was hält Sie im Leben?"* Meist ist es die Sorge für andere Menschen oder auch für Haustiere, die die Betroffenen zögern lassen, den Schritt in die Tat umzusetzen. Wenn ich mir dann immer noch nicht sicher bin, ob der Lebenswille des Klienten groß genug ist, verständige ich seinen Arzt oder vereinbare zusammen mit dem Klienten einen Termin in der nächsten psychiatrischen Ambulanz.

Die Krisenintervention

Krisenintervention nennt man die Soforthilfe, die geleistet wird, wenn Menschen in Grenzsituationen geraten. Nicht nur Psychotherapeuten leisten Kriseninterventionen, sondern auch Sozialarbeiter, Ärzte, Psychiater, Rettungssanitäter, Polizisten, Pfarrer, Telefonseelsorger und Berater. Krisengespräche unterscheiden sich von den üblichen Beratungsgesprächen. Der Leidensdruck des Klienten ist häufig so enorm, dass der Berater sein gewohntes Gesprächsschema nicht einbringen kann. Im Folgenden stelle ich die verschiedenen Aspekte eines Krisengesprächs vor.

1. **Anamnese und Abklärung der Suizidalität**

Der Berater macht eine genaue Anamnese um herauszufinden, ob er im Rahmen seiner Sorgfaltspflicht geeignet ist, mit dem Klienten zu arbeiten. Krisen aufgrund psychischer Erkrankungen und akute Suizidgefährdung können und dürfen nur die Berater begleiten, die auch Ärzte sind und eine Einweisung in ein psychiatrisches Krankenhaus vornehmen können.

2. **Zuhören**

Das Krisengespräch unterscheidet sich insofern von Beratungsgesprächen anderen Inhalts, als der Klient dem Problem viel Raum geben möchte. Empathisches Zuhören steht im Vordergrund. Menschen in einer akuten Krise sind äußerst empfindlich. Einige wollen getröstet, zuweilen möchten sie umarmt werden. Es versteht sich von selbst, dass der Berater mit Körperkontakt verantwortlich umgeht, besonders bei gegengeschlechtlichen Klienten. Jugendliche werden nur im Beisein von Vater oder

Mutter berührt. Der Berater kann überlegen, ob er seinem Klienten ein warmes Getränk und Gebäck oder Schokolade anbieten möchte. Unserer Erfahrung nach wird dieser Trost gerne angenommen.

3. **Die hormonale Verwirrung erklären**
Der Berater erklärt dem Klienten, dass sein Hormonsystem aufgrund der erlebten Belastung durcheinander geraten ist. Ein Zuviel an Stresshormonen sorgt dafür, dass der Betroffene kaum zur Ruhe kommt. Serotonin wird zu wenig aufgenommen, wodurch sich der Klient unglücklich und gereizt fühlt. Der Körper braucht besondere Aufmerksamkeit, um die Balance wiederzufinden.

4. **Praktische Fragen klären**
Im Gegensatz zu den üblichen Beratungsgesprächen können bei Kriseninterventionen zuerst einmal praktische Dinge im Vordergrund stehen. Möglicherweise ist der sozialpsychiatrische Dienst einzuschalten, der Besuch bei der Bundesagentur für Arbeit vorzubereiten, die Unterbringung von Kindern zu organisieren usw. Ein Arztbesuch zwecks Krankschreibung kann vorbereitet, ein Termin noch in der Praxis telefonisch ausgemacht werden. Ist die Krise durch angedrohte oder bereits erfolgte Gewalt eines Dritten verursacht worden, muss eventuell sogar die Polizei eingeschaltet werden.

5. **Den Alltag strukturieren**
Es hat sich gezeigt, dass Betroffene, die an einem strukturierten Tagesablauf festhalten, besser mit der Krise umgehen können als Menschen, die sich aus dem Alltag ausklinken. Die genaue Strukturierung des Alltags kann Teil des Beratungsgesprächs sein.

6. **Das soziale Netz aufspannen**
Für Menschen in Krisen ist es wichtig, nicht allein zu sein. Fragen Sie Ihren Klienten, wer ihn in den ersten Tagen der Krise unterstützen kann. Mit welchen Menschen könnte er sich treffen? Gibt es darüber hinaus eine Selbsthilfegruppe, die er aufsuchen könnte?

Berater sind keine Retter!
Klienten in akuten Krisen sind häufig sehr anhänglich. Der Berater läuft Gefahr, in die Rolle der *„guten Mutter"* oder des *„guten Vaters"* zu geraten, und die Erwartungen bezüglich seiner Fürsorglichkeit können recht hoch sein. Machen Sie Ihrem Klienten klar, dass Sie ihn nicht retten können. Sprechen Sie mit ihm ab, ob und wie oft er Sie außerhalb der ausgemachten Zeiten anrufen darf. Für Notfälle gibt es nicht nur Sie, sondern auch die Ambulanzen der Krankenhäuser und den sozialpsychiatrischen Dienst. Sie erkennen daran, ob der Klient sich an Abmachungen hält, ob Sie ihn weiterhin betreuen können. Sollten Sie Schwierigkeiten haben, sich gegen die Erwartungen Ihres Klienten abzugrenzen, nehmen Sie Supervision!

Das Entwicklungspotential der Krise

Jede Krise hat, wenn sie gut verarbeitet wird, das Potential, Veränderungen einzuleiten, die der Betroffene freiwillig vielleicht nie gewagt hätte. Krisen können in Menschen große Kräfte freisetzen, und viele sagen nach einer gewissen Zeit, dass die Krise das Beste war, was ihnen je passiert ist. Das sagen nicht nur Menschen, die sich nach zermürbenden Streitereien vom Partner getrennt haben. Arbeitslosigkeit kann Zeit für kreative Entwicklungen geben, Krankheiten können den Blick auf das Wesentliche im Leben lenken, ein überlebter Suizidversuch kann den Wert des Lebens ganz neu definieren. Die folgenden Interventionen dienen dazu, den Klienten dabei zu unterstützen, die Krise gut zu verarbeiten.

Wann gab es Krisen und wann positive Veränderungen im Leben des Klienten?

Da die positive Bewertung der Krise erst im Nachhinein möglich ist, kann es Betroffenen helfen, sich mit Hilfe einer graphischen Darstellung bewusst zu machen, wann es Krisen in ihrem Leben gab und wann wichtige, positive Veränderungen geschahen. Eine solche Graphik beginnt mit der Geburt und endet mit der Gegenwart. Der Klient kann kreativ arbeiten, ein Bild malen, Kollagen erstellen, Fotos einkleben und Texte schreiben. Zuerst werden die Krisen eingezeichnet und benannt, danach die positiven Veränderungen.

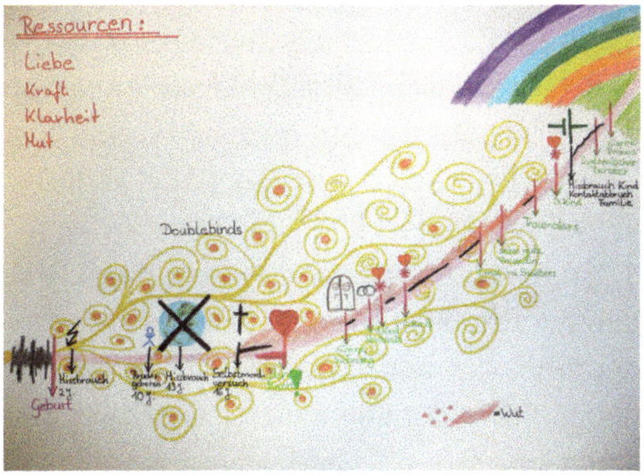

Der Klient erklärt dem Berater das Bild und gemeinsam untersuchen sie, ob es wirklich einen Zusammenhang zwischen Krisen und positiven Veränderungen gab. Bei den meisten wird ein solcher Zusammenhang erkennbar. Aufgrund der Auswertung seiner eigenen Geschichte kann der Klient Zuversicht entwickeln, dass er auch aus dieser Krise letztlich einen Gewinn ziehen kann.

Der Blick zurück aus der Zukunft

Dass sich das Entwicklungspotential einer Krise erst im Nachhinein zeigt, kann der Berater mit Hilfe einer Imagination nutzen:

Stellen Sie sich vor, Sie sind ein weiser alter Mensch. Sie sitzen bequem in Ihrem Lehnstuhl und schauen zurück auf Ihr Leben. Wie würden Sie die Krise bewerten, in der Sie gerade stecken? Welchen Rat würden Sie als alter Mensch dem Menschen geben, der Sie jetzt sind?

Die meisten Klienten sind erstaunt über die Antworten, die sie sich selbst geben. Aus dem Abstand des alten Menschen betrachtet, wird der Krise häufig wesentlich weniger Gewicht gegeben. Viele sagen, dass sie dadurch eine andere Perspektive gewinnen konnten.

Die Vision von der Zeit nach der Krise

Mit Hilfe von hypothetischen Fragen stimmt der Berater den Klienten auf die Zeit nach der Krise ein:

„Was wäre anders, wenn Sie die Krise schon bewältigt hätten?"
„Wie hätte sich Ihr Leben verändert?"
„Was würden Sie ganz anders machen?"
„Was würden Sie sich nicht mehr bieten lassen?"
„Woran würden Ihre Freunde merken, dass sich etwas in Ihrem Leben verändert hat?"

Der Berater kann seinen systemischen Werkzeugkasten nutzen, um das Thema zu vertiefen. Spricht etwas dagegen, dass die Vision verwirklicht wird, kann das Hindernis in eine Ressource verwandelt werden. Möglicherweise können Teilschritte bis zum Erreichen des Ziels erarbeitet werden.

Die Krise als Startschuss für neues Verhalten nutzen

Jede Krise verlangt verschiedenste Anpassungsleistungen. Je besser es dem Klienten gelingt, das Gewohnte loszulassen und das Neue auszuprobieren, umso schneller kann er die Krise verarbeiten. Dabei kann ihn der Berater unterstützen.

Welche Eigenschaften und Ressourcen kann der Klient nutzen, um sich an die neue Situation anzupassen? Wie muss das innere Team beschaffen sein? Welche neuen Verhaltensmuster könnte er ausprobieren? Das Geschenk der Krise könnte sein, dass der Klient sich selbst ganz neu kennenlernt, neue Werte entwickelt und neue Freunde findet. Wenn der Klient dieses Geschenk annimmt, ist die Krise überwunden.

Der Trauer einen Raum zuweisen

Berater sollten ihre Klienten darüber aufklären, dass auch die beste Therapie angemessene Gefühle wie Trauer, Enttäuschung und Wut nicht „wegschalten" kann. Wir können unsere Klienten jedoch dabei unterstützen, anders als zuvor mit diesen Gefühlen umzugehen.

Eine gute Möglichkeit besteht darin, dem Gefühl der Trauer einen umschriebenen Raum zuzuweisen. Steve de Shazer empfiehlt dem Klienten, jeden Tag zwei Stunden einzuplanen und alles aufzuschreiben, was ihm zu der Krise einfällt. Wenn einige Wochen vergangen sind, kann der Klient alle drei Tage durchlesen, was er zuvor geschrieben hat, und das Geschriebene danach verbrennen (2005. S. 164 f.). Dieses Ritual unterstützt den Klienten dabei, Abstand zum Geschehen zu gewinnen.

Ein systemisches Konzept zur Traumaheilung

Bestimmte Krisen sind traumatischer Natur. Traumata sind grundsätzlich anders zu behandeln als belastende Lebenssituationen, weil beim Trauma das autonome Nervensystem und der hormonelle Stoffwechsel aus dem Gleichgewicht geraten. Dieses Ungleichgewicht ruft psychische Reaktionen hervor, die einen anderen therapeutischen Zugang erfordern. Deshalb sollte der Berater erkennen, ob der Klient durch die Krise traumatisiert ist. In diesem Kapitel finden Sie eine Zusammenfassung unseres Traumatherapiekonzeptes, das wir ausführlich in unseren Büchern *„Wenn die Seele verletzt ist – Trauma: Ursache und Auswirkung"* (7. Auflage 2015) und *„Den Drachen überwinden – Vorschläge zur Traumaheilung"* (2013) veröffentlicht haben. In der hier folgenden Zusammenfassung haben wir die Diagnose von Trauma in den Vordergrund gestellt, damit Sie bei der Anamnese merken, womit Sie es zu tun haben. Sie können aufgrund der hier gewonnenen Informationen keine Traumatherapie durchführen. Bevor Sie sich damit befassen, sollten Sie in Ihrem eigenen Interesse und dem Ihrer Klienten eine entsprechende Weiterbildung besuchen.

Begriffsbestimmung: Trauma

Trauma ist ein Zustand, in welchem die Fähigkeit eines Menschen, sich und seine Umwelt zu organisieren und zu kontrollieren, überfordert wird. Meist handelt es sich bei einem Trauma entweder um ein Erlebnis, das den Menschen unvorbereitet plötzlich überfällt, oder um schlimme Erlebnisse, die sich wiederholen, ohne dass sich der Betroffene entziehen kann. Er befindet sich in einer ausweglosen Situation, in der weder Kampf noch Flucht möglich sind – einer *„traumatischen Zange"*. Ob ein Mensch ein Erlebnis traumatisch erlebt oder nicht, hängt in hohem Maße vom Lebensalter ab. Kinder sind besonders verletzlich und werden durch Erlebnisse traumatisiert, die ein Erwachsener gut verarbeiten könnte. Da die Traumatisierung durch gestörte Beziehungen entsteht, sprechen wir von „Beziehungstraumata". Durch folgende Erlebnisse können Kinder traumatisiert werden:

- *Vernachlässigung, Verlassen werden*: z. B. frühe Krankenhausaufenthalte, Kinderkuren ohne Eltern, Krankheit der Mutter usw., desinteressierte bzw. überforderte Eltern.
- *seelische Misshandlung*: Abwertung; Verantwortung für Dinge, die das Kind nicht verantworten kann; nie etwas richtig machen können.
- *körperliche Misshandlung*: Schläge als Erziehungsmittel.
- *sexueller Missbrauch*: jede Form von erwachsener Sexualität mit einem Kind.

Eine Traumatisierung in der Kindheit gilt heute als Indikator für ein erhöhtes Risiko, im späteren Leben körperlich, psychisch oder psychosomatisch zu erkranken.

Nicht alle Kinder, die traumatischen Lebenssituationen ausgesetzt waren, entwickeln Symptome. Wie die Entwicklungsforscherin Emmy Werner feststellte, können genügend starke Schutzfaktoren verhindern, dass sich Störungen entwickeln (2000). Diese Schutzfaktoren nennt man *„Resilienz".* Je mehr Risikofaktoren auftreten, desto mehr Schutzmaßnahmen sind nötig, um eine positive Entwicklung des Kindes zu gewährleisten. Eine posttraumatische Belastungsstörung im weitesten Sinne entwickelt sich dann, wenn die Schutzfaktoren nicht ausreichen, um die Risiken auszugleichen.

Symptome und Lösungsstrategien, die ein Trauma vermuten lassen

Jede traumatische Erfahrung prägt unser Verhalten und löst so ähnliche Symptome und Lösungsstrategien aus, dass wir bei der Anamnese bereits Hinweise auf eine solche Belastung erhalten. Dabei unterscheiden wir drei Kategorien: Triggerreaktionen, Lösungsstrategien und unbewusste, durch Trauma ausgelöste Verhaltensmuster.

Triggerreaktionen

Bei einem traumatischen Ereignis schaltet das Gehirn selbsttätig in einen Schockmodus, weil wichtige Areale durch die große Menge der ausgeschütteten Stresshormone geschädigt werden könnten. Die Bereiche, die eine genaue Erinnerung und damit die Möglichkeit zur Verarbeitung gewährleisten könnten, werden blockiert und stehen den Betroffenen nicht zur Verfügung. Deshalb können traumatische Ereignisse häufig nicht erinnert werden. Das Wort *„verdrängen"* suggeriert zu Unrecht eine aktive Beteiligung der Betroffenen an diesem Prozess.

Interessant sind in diesem Zusammenhang die *konnektionistischen Modelle* aus der wissenschaftlichen Psychologie. Der Begriff *„konnektionistisch"* bedeutet, dass das menschliche Denken mit einem Netzwerk verglichen wird, dessen Knotenpunkte aus Eigenschaften, Glaubenssätzen und Verhaltensmustern bestehen (Kunda & Thagard, 1996). Wird ein Knotenpunkt durch einen Auslöser aktiviert, werden bestimmte, abgespeicherte Denk- und Handlungsmuster ausgelöst. Genau das geschieht im Falle einer vorausgegangenen Traumatisierung. Wir nennen diese Reaktion *„Triggerreaktion".* Triggerreaktionen beweisen ein Trauma. Man erkennt sie daran, dass die emotionale Reaktion auf das auslösende Ereignis nicht angemessen ist. Dies wird nicht nur von Anderen, sondern auch von den Betroffenen so empfunden. Meist sind dem Klienten die eigenen Reaktionen unverständlich.

Zu den Symptomen von Trauma gehört auch die *Dissoziation,* eine Spaltung zwischen dem Teil des Menschen, der etwas erlebt, und dem Teil, der das Erlebte empfindet. Die Gefühle werden komplett abgespalten, die Betroffenen fühlen sich „wie unter einer Käseglocke". Wenngleich dieser Mechanismus dem Betroffenen helfen mag, das Trauma zu überleben, hat das Dissoziieren die entscheidende Nebenwirkung, dass das Abspalten von Gefühlen zur Gewohnheit wird.

Die Lösungsstrategien

Lösungsstrategien sind keine Symptome. Die Betroffenen versuchen, sich durch ihr Verhalten vor einer erneuten Traumatisierung zu schützen. Diese Strategien wollen wir näher betrachten. Folgende Verhaltensweisen entwickeln – meiner Erfahrung nach – Erwachsene, die als Kinder vernachlässigt, verlassen, missbraucht und/oder misshandelt wurden:

Trauma	**Introvertierter Mensch**	**Extravertierter Mensch**
Körperliche Misshandlung	Autoritätsangst, wagt nicht, sich gegen Menschen zu stellen, die er für stärker hält. Kann Aggressionen nicht ertragen.	Legt sich mit allen Autoritäten an. Konflikte mit Vorgesetzten oder Lehrern, stellvertretend mit „Vater Staat".
Psychische Misshandlung	Nimmt alle Schuld auf sich, entschuldigt sich ständig, auch für Dinge, die er nicht getan hat. Traut sich wenig zu, ist resigniert.	Weist alle Kritik weit von sich. Angriff ist die beste Verteidigung! Die tiefe innere Verunsicherung ist sein am besten gehütetes Geheimnis.
Verlassen werden	Ist in Beziehungen abhängig bzw. chronisch eifersüchtig. Erträgt nicht, wenn der Partner Dinge alleine machen will.	Lässt sich nicht auf Beziehungen ein. Ist ein einsamer Wolf, der sich zwar nach Beziehung sehnt, die eigene Unabhängigkeit letztlich jedoch vorzieht.
Vernachlässigung	Sehnt sich nach Strukturen. Fühlt sich nur dann wohl, wenn das Leben nach festen Regeln verläuft. Erträgt keine Spontaneität.	Hat früh gelernt, eigene Regeln zu bilden. Hält sich deshalb nicht an Regeln, häufig auch nicht an Gesetze. Der ewig unangepasste Revoluzzer.
Sexueller Missbrauch bei Frauen	Die Frau vermeidet Sexualität oder erträgt sie, bis alle Kinder geboren sind. Danach findet keine Sexualität mehr statt.	Die Frau kontrolliert den Mann mit Hilfe der Sexualität. Prostituierte sind überwiegend Inzestopfer. Wenn diese Frauen heiraten, haben sie häufig sexuelle Außenbeziehungen, um dem Ehemann die Kontrolle zu demonstrieren.

Kontrolle ist ein normaler Bestandteil unseres Lebens. Da traumatische Erlebnisse immer mit einem Kontrollverlust einhergehen, versuchen die Betroffenen, sich durch vermehrte Kontrolle vor einer Retraumatisierung zu schützen. Das Sicherheitsbedürfnis ist sehr groß und bezieht sich nicht nur auf den eigenen Alltag, sondern auch auf den der Mitmenschen, was nicht selten zu Spannungen führt.

Aus demselben Grund wird *das Schlimmste vorweggenommen*. Wenn man sich das Schlimmste vorstellt, kann es nicht mehr überraschen. Viele chronische Angststörungen oder hypochondrische Störungen beruhen auf traumatischen Erlebnissen.

Täterintrojekt und unbewusste Inszenierungen

Wenn sich traumatisierte Kinder mit den Abwertungen ihrer Peiniger identifizieren und als Erwachsene selbst abwertend mit sich umgehen, sprechen wir vom Täterintrojekt. Dieses Introjekt wirkt als unbewusstes Lebensskript, das das Entwicklungspotential des Betroffenen erheblich einschränkt. Berater erkennen es daran:

- dass der Klient bestimmte destruktive Verhaltensweisen nicht los wird;
- dass es in ihm eine Instanz gibt, die ihn ständig antreibt;
- dass es in ihm eine Instanz gibt, die nicht zulässt, dass er erfolgreich ist;
- dass es in ihm eine Instanz gibt, die nicht zulässt, dass er Erfolge genießt;
- dass er Lob und Anerkennung nicht erträgt;
- dass ihn das Benennen von Ressourcen schwächt.

Es versteht sich von selbst, dass zuerst mit dem Täterintrojekt gearbeitet werden muss, bevor eine lösungs- und ressourcenorientierte Therapie greifen kann.

Obwohl das kindliche Gehirn traumatische Erlebnisse erfolgreich abspaltet, sind sie doch in der Psyche abgespeichert. Einige Betroffene zeigen das, was mit ihnen geschieht oder geschehen ist, indem sie es unbewusst inszenieren, sich also genau so verhalten, wie mit ihnen umgegangen wurde oder wird. Dieses unbewusste Inszenieren darf nicht mit Theaterspielen verwechselt werden.

Inszenierungen wirken auf andere Menschen häufig störend bis empörend; sie bleiben solange unverständlich, wie das unbewusste Skript nicht verstanden wird. Weil das Verhalten der Betroffenen häufig sehr unangenehm auffällt, tragen sie selbst unbewusst dazu bei, die traumatischen Erlebnisse der Kindheit ständig zu wiederholen. Bei Kindern, die sich bizarr verhalten, sollten Berater deshalb immer auch an eine unbewusste Inszenierung denken.

Somatisieren

„Somatisieren" bedeutet, dass ehemals seelische Empfindungen auf der Körperebene zum Ausdruck kommen. Traumatisierte Menschen, die ihre Gefühle nicht wahrnehmen können, neigen dazu, diese durch Symptome im Körper auszuagieren. Eine in den USA durchgeführte Studie zur Somatisierungsstörung (1993 Pribor et al.) zeigte, dass über 90 % der Frauen, die an psychosomatischen Symptomen litten, in irgendeiner Form als Kinder oder Jugendliche missbraucht worden waren, 80 %

davon durch sexuelle Gewalt. Ohne schwere Traumata scheint sich daher nur sehr selten eine Somatisierungsstörung auszubilden.

Übernommene Traumata

Seit den Forschungen der israelischen Psychotherapeuten mit Kindern von KZ-Überlebenden (Grünberg, 2002. S.35ff.) wissen wir, dass es nicht möglich ist, ein Trauma zu verschweigen. Die Kinder wachsen in einer von Trauma geprägten Atmosphäre auf. Erlebnisse im Krieg und auf der Flucht, die ständige Bedrohung des eigenen Lebens und des Lebens der Familie, ganz zu schweigen von den Schrecken der Konzentrationslager hinterlassen bleibende Spuren.

Der wichtigste Unterschied zwischen übernommenen und eigenen Traumata ist, dass die Triggerreaktionen fehlen; die Betroffenen leiden eher an einer konstanten Eintrübung der Stimmung. Sie sind nicht depressiv, denn sie haben Gefühle und können ihr Leben gut regeln. Sie schlafen meist gut, nur die allgemeine Lebensfreude lässt zu wünschen übrig. Häufig können sie sich an kein anderes Lebensgefühl erinnern. Da Menschen, die durch Extremsituationen traumatisiert wurden, dazu neigen, ihre Kinder besonders gründlich auf die Gefahren der Welt vorzubereiten, sollten Sie auch bei generalisierten Angststörungen an übernommene Traumata denken.

Systemische Traumatherapie

Hat der Berater erkannt, dass sein Klient traumatisiert ist, erklärt er ihm, dass seine Schwierigkeiten nicht durch eine seelische Störung, sondern durch ein Trauma verursacht wurden. Der Klient lernt, welche Prozesse in seinem Gehirn ablaufen und was er tun kann, um die Regie über seine Gefühle zu bekommen.

An dieser Stelle wird das *„Trigger-Tagebuch"* eingeführt, ein von mir entwickeltes Arbeitsbüchlein, in das der Klient die Triggersituationen notiert. Dies dient zum einen dazu, durch das Schreiben Abstand zur emotionalen Reaktion zu gewinnen. Zum anderen dazu, den gemeinsamen Nenner in den verschiedenen Situationen zu identifizieren. Wenn der Klient den Auslöser für seinen Trigger versteht, kann er diesen meist dem ursprünglichen Ereignis zuordnen. Erst dann ist es meiner Erfahrung nach möglich, die damit verbundenen Gefühle zu verarbeiten.

Traumaarbeit ist vor allem Ressourcenarbeit. Dazu können wir alle Werkzeuge aus der systemischen Psychotherapie nutzen. Darüber hinaus setzen wir verstärkt positive innere Bilder ein, um den Heilungsprozess zu unterstützen. Diese wirken deshalb besonders hilfreich, weil sie ein Gegengewicht zu den destruktiven Erinnerungen und Gefühlen schaffen (Reddemann. 2001). Imaginationen sind jedoch nicht für jeden Klienten hilfreich. Klienten, die keine inneren Bilder sehen und diejenigen, die zu Halluzinationen neigen, brauchen andere Werkzeuge. Traumaklienten müssen lernen, Regie über ihre Gefühle zu gewinnen. Dazu stehen uns verschiedene Techniken zur Verfügung, die natürlich geübt werden müssen, um zu wirken:

- Das „Verwahren" von traumatischen Erinnerungen im „inneren Tresor";
- das Führen von Trigger-Tagebüchern, um Abstand zur Triggerreaktion zu schaffen;
- Atemübungen, um Emotionen zu verarbeiten;
- Mentaltraining zur Vorbereitung angstbesetzter Situationen.

Obwohl wir die Konfrontation mit dem Trauma nicht fördern, gibt es nicht Wenige, die sich an traumatische Erlebnisse erinnern. Ihnen helfen wir, das Trauma aus sicherem Abstand zu beobachten, um die Gefühle ordnen und verarbeiten zu können. Es geht nicht darum, tief in die Emotionen einzusteigen. Im Gegenteil: Es geht darum, Regie über die Gefühle zu behalten. Der Klient wird zum Beobachter seiner eigenen Geschichte und lernt damit, sich zu distanzieren. So gewinnt er die Erfahrung, dass dieses Erlebnis zwar zu seinem Leben gehört, ihn jedoch heute nicht mehr beeinflusst.

Zum Abschluss einer Traumatherapie ist es günstig, mit dem Schicksal Frieden zu schließen. Den Zeitpunkt für diesen Schritt bestimmt der Klient. Wir beschließen die Traumatherapie mit der Ausgestaltung eines positiven Ziels, für das sich das Weiterleben lohnt.

Was Sie sich einprägen sollten:

Suizid: Fragen Sie Klienten in schweren Krisen, ob Sie sich mit dem Gedanken an Suizid beschäftigen. Darüber zu sprechen erleichtert die Betroffenen. Fragen Sie unbedingt, wie der Klient seinen Suizid plant. Je konkreter die Planung ist, umso wahrscheinlicher ist die Umsetzung!

Krisenintervention: Die Soforthilfe für Menschen in Grenzsituationen unterscheidet sich von normalen systemischen Beratungsgesprächen. In erster Linie geht es darum, zuzuhören, zu trösten und emotional zu versorgen. Sie sollten die Suizidalität abklären und die körperlichen Stressreaktionen erklären. Auch praktische Fragen wie Arztbesuche, Klinikaufenthalte und Kinderunterbringung sind wichtige Themen in der Krisenintervention.
Merke: Berater sind keine Retter!

Das Entwicklungspotential der Krise: Krisen und positive Veränderungen hängen oft zusammen. Dies lässt sich aber erst im Rückblick feststellen. Deshalb bietet der Berater Interventionen an, die diesen Rückblick ermöglichen.

Traumaheilung: Traumasymptome werden autonom durch das ZNS ausgelöst. Deshalb müssen wir in der Therapie auch die körperliche Reaktion abtrainieren. Traumasymptome nennt man *Trigger*. Beziehungstraumata bewirken sehr ähnliche Lösungsstrategien, sodass wir – bei entsprechendem Verhalten – schon bei der Anamnese auf ein solches Trauma schließen können.

Hausaufgaben für Klienten

Die meisten Klienten mögen Hausaufgaben. Dadurch bekommen sie das Gefühl, auch zwischen den Sitzungen etwas für sich tun zu können. Wir erleben nur sehr selten, dass Hausaufgaben regelrecht verweigert werden. Meist geschieht das dann, wenn die Aufgabe nicht richtig passt. Die Kunst des Beraters besteht darin, eine Hausaufgabe zu finden, die sowohl den Klienten in seinem seelischen Prozess weiterführt als auch seine Persönlichkeit berücksichtigt.
Folgende Hausaufgaben haben sich bewährt:

- Beobachten und Informationen sammeln;
- So-tun-als-ob;
- das störende Muster durch anderes Verhalten unterbrechen;
- das Symptom verschreiben.

Die Frage, ob der Klient über den Sinn und die Wirkungsweise einer Hausaufgabe informiert werden soll, wird kontrovers diskutiert. Giorgio Nardone klärt seine Klienten erst später auf (2007, S.9f.), Gunther Schmidt arbeitet lieber transparent (2007, S.13). Auch ich erkläre meinen Klienten, warum sie welche Hausaufgabe erledigen sollen, und diese Transparenz hat bisher den Erfolg nicht verhindert.

Beobachten und Informationen sammeln

Eine Beobachtungsaufgabe bietet sich an, wenn sich der Klient einem sehr emotionalen Verhaltensmuster wie Angst oder Wut ausgeliefert fühlt. Wenn er in solchen Augenblicken einen Fragebogen ausfüllen oder ein Tagebuch führen muss, schafft er damit automatisch einen Abstand zwischen sich und seiner unkontrollierten Reaktion.

Durchführung:

Der Klient trägt in dem Augenblick, wo das unerwünschte Verhalten auftritt, Daten in einen Fragebogen ein oder führt sein Emotions-Tagebuch. Giorgio Nardone führt dazu aus: *„Erst einmal ist das Tagebuch nicht nur eine Sammlung von Daten; es ist eine Symptomverschiebungstechnik, wie wir es nennen, d.h. dass das unmittelbare Aufschreiben von etwas sehr Unangenehmem sofort die Aufmerksamkeit weg von sich selbst und hin auf die auszuführende Aufgabe verschiebt; damit erreichen wir einen Rückgang der Symptome"* (1997, S.139).

Bringen die Klienten zu Beginn der Beratung noch mehrere ausgefüllte Fragebögen mit, reduziert sich die Anzahl im Laufe der Sitzungen deutlich. Damit hat der Klient außerdem „schwarz auf weiß" den Beweis dafür, dass seine Angstanfälle abnehmen. Diese Technik wird auch in der Traumatherapie genutzt. Traumatisierte Menschen klagen über ungewollt heftige Reaktionen, ohne dass sie wissen, worauf sie reagieren. Hier hat das Trigger-Tagebuch (s. S.143) zwei Funktionen: Zum einen schafft der Klient Abstand und gewinnt damit mehr Regie, zum anderen sammelt er wichtige Informationen, mit deren Hilfe er das Trauma heilen kann.

So-tun-als-ob

Diese Hausaufgabe wirkt hervorragend, wenn der Klient sich nicht zwischen zwei Alternativen entscheiden kann. Die Entscheidung fällt den meisten häufig deshalb so schwer, weil sie sehr schnell zwischen beiden Möglichkeiten hin- und herspringen und deshalb nicht in der Lage sind, die Auswirkungen beider Optionen deutlich wahrzunehmen.

Durchführung:

Ziel der Aufgabe ist es, dem Klienten die Zeit zu geben, sich nacheinander auf beide Alternativen einzulassen:

- Der Klient tut an Tagen mit geradem Datum so, als ob er die Option A wählte. An diesem Tag darf er sich nur mit dieser Alternative befassen. Am Abend schreibt er auf, was er dabei erlebt und wie er sich damit gefühlt hat.
- An Tagen mit ungeradem Datum tut der Klient so, als wähle er die Option B. Wieder darf er sich nur mit dieser Alternative befassen, so als ob es A gar nicht gäbe. Abends schreibt er auf, was er erlebt und wie er sich gefühlt hat.

Abwechselnd befasst sich der Klient mit beiden Optionen, und die meisten Klienten entscheiden sich spätestens nach zwei Wochen entweder für eine der beiden Varianten oder für eine passende dritte. Bei belastenden Ambivalenzen kann der Berater die Aufgabe auf 15 – 30 Minuten begrenzen. Der Vorteil für den Klienten besteht darin, dass er eine Entscheidung aufgrund von gewonnenen Informationen trifft, die er selbst erhoben hat.

„Tun Sie etwas anderes!“ (de Shazer, 2005, S.167)

Diese Hausaufgabe geben wir, um ein störendes Muster zu unterbrechen. Häufig reicht diese Unterbrechung aus, um das Problem zu beseitigen. Dazu muss der Berater in der Stunde herausgefunden haben, wann das Problem auftritt und in welchem Kontext. Diese Informationen erhält der Berater durch unterschiedsbildende Fragen. Wenn es Situationen gibt, in denen das Problem gar nicht auftritt, kann der Berater verordnen, diese Situation einmal am Tag aufzusuchen. Sollte es solche Situationen nicht geben, braucht der Berater eine präzise Beschreibung der beklagten Situation.

Meist tritt das Problem in einem bestimmten Kontext auf, und der Klient reagiert darauf in immer derselben Weise, die ihm jedoch nicht hilft. Hier gibt der Berater dem Klienten ein anderes Verhalten auf, das ihn von seinem gewohnten Muster ablenkt: Ein Klient, der in Panik ausbricht, wenn er den Schlüssel ins Schloss seiner

Wohnungstür steckt, wird ab jetzt nur noch klingeln und warten, bis ihm geöffnet wird. Angstpatienten lösen komplizierte Rechenaufgaben, zählen Pflastersteine oder Bodenfliesen. Es ist ziemlich gleichgültig, womit der Klient sein Muster durchbricht, Hauptsache, er unterbricht den destruktiven Kreislauf. Diese Intervention funktioniert, weil sie zwischen der gewohnten Reaktion und den darauf folgenden wirkungslosen Lösungsversuchen Abstand schafft. Giorgio Nardone beschreibt eine Vielzahl solcher Interventionen in seinem Buch *„Pirouetten im Supermarkt"* (2007).

Das Symptom verschreiben – die paradoxe Verschreibung (Nardone, 1997, S.139)
Wohl kaum eine Intervention hat so viel Unverständnis ausgelöst wie das Verschreiben des Symptoms. Aus welchem Grund sollte jemand genau das extra tun, was er doch so gerne loswerden will! Doch kaum eine Hausaufgabe hat, wenn sie passt, eine so gute Wirkung. Sie stammt ursprünglich von den Therapeuten des Mailänder Modells und wird heute von vielen Systemikern angewandt.

Durchführung:
Der Klient soll jeden Tag zu einer bestimmten Zeit zwischen 15 und 30 Minuten lang sein Symptom willentlich hervorzurufen, ja, es nach Möglichkeit sogar zu verstärken.

Was soll sich dadurch ändern? Klienten fühlen sich in der Regel ihrem Symptom oder dem beklagten Verhalten ausgeliefert, denn sonst hätten sie es selbst verändert. Sie empfinden sich als Opfer ihrer eigenen seelischen Umstände und damit außerstande, etwas an ihrer Lage zu verändern. In dem Augenblick, wo sie das, worunter sie sonst leiden, extra tun, ist das Symptom kein Symptom mehr, sondern eine Inszenierung. Giorgio Nardone erklärt einer Klientin:

„Die halbe Stunde hat eine andere Funktion [als der Fragebogen], *die noch sonderbarer ist, weil hier paradoxe Logik zur Anwendung kommt, in der Vorstellung, dass Gleiches durch Gleiches geheilt wird – similia similibus curantur. Anstatt zu versuchen, etwas zu stoppen oder zu unterdrücken, provozieren oder verschlimmern wir es noch bewusst. Wir wissen, dass dadurch bestimmte Symptome verschwinden, denn ein willentlich hervorgerufenes Symptom ist kein Symptom mehr. Ein Symptom ist etwas Zwanghaftes, Ungewolltes, etwas, das von selbst kommt. Bei den beiden Spielchen, die ich mit Ihnen gespielt habe, handelt es sich also um Taktiken zum Auflösen der symptomatischen Erstarrung, zum Durchbrechen des perzeptiv-reaktiven Systems, das Sie zu bestimmten Reaktionen zwingt"* (1997, S.139).

Wenn Klienten das Verhalten, das sie loswerden wollen, verstärken, machen sie meist die Erfahrung, dass man sich nicht unbegrenzt lange Angst machen oder sich selbst hassen kann. Es fällt immer schwerer, und zuletzt hören die Betroffenen damit auf.

Aufschreiben und Verbrennen (de Shazer 2005. S.165)
Eine Sonderform der Symptomverschreibung ist das Aufschreiben und Verbrennen. Diese Aufgabe stammt von Steve de Shazer und wird Klienten gegeben, die sich von einem Gefühl oder einer inneren Haltung verabschieden möchten. Sie wirkt gut bei Menschen, die eine Trennung schlecht verkraftet haben, aber auch bei jenen, die sich zwanghaft selbst beschimpfen und abwerten.

Durchführung
Der Klient schreibt sechs Tage lang alles, was ihm zu seinem Problem in den Sinn kommt, auf Zettel. Am siebten Tag liest der Klient alle Zettel noch einmal durch und verbrennt diese dann feierlich. Der Zeitraum für diese Aufgabe kann individuell festgelegt werden. Er wiederholt – wenn nötig – den Zyklus.

Um die Wirkung dieser ungewöhnlichen Hausaufgabe vorzustellen, lassen wir eine Klientin zu Wort kommen, die der Veröffentlichung ausdrücklich zugestimmt hat. Der Titel ist deshalb besonders treffend, weil zeitgleich ein Hollywoodfilm gleichen Namens in den Kinos lief.

15 Minuten Selbsthass oder „burn after reading"
Kurz nachdem ich aus dem Allgäu nach Hause gekommen bin, habe ich angefangen, die 15-Minuten-Selbsthass-Übung in meinen Tagesablauf einzuflechten. Das war gar nicht so einfach, weil meine Rhythmen sich ständig verschieben und ich mich nicht jeden Tag zur gleichen Zeit damit beschäftigen konnte. Es hat wirklich nur funktioniert, wenn ich mir selbst einen Termin gemacht habe. Eintrag mit Datum und Uhrzeit in meinem Tagebuch. Ansonsten hätte ich mich gerne davor gedrückt. Ich wusste, dass es für mich gut wäre, aber ich hatte so viele Widerstände in mir, dass ich es dauernd verschob, und dann war auf einmal keine Zeit mehr dafür da. Ich bin die Meisterin der schlechten Ausrede, und ich schäme mich grade ein bisschen vor mir selbst (für mich selbst).

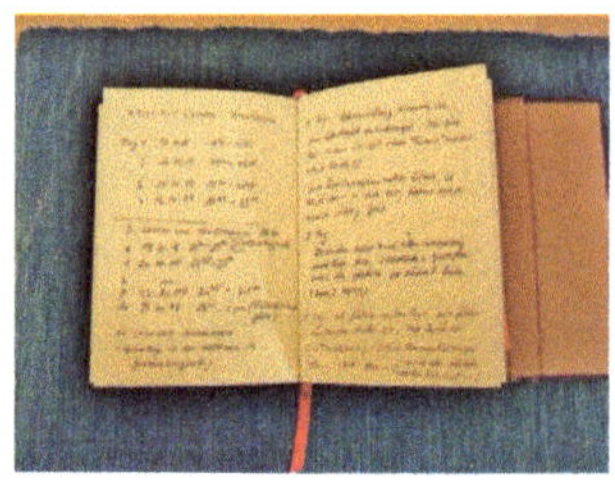

Es ging ungefähr zwei Wochen lang einigermaßen gut (was heißt, ich habe es geschafft, mich an meine eigenen Termine und Regeln zu halten). Die ersten paar Sessions waren richtig gut, die Beschimpfungen sind mir nur so aus den Fingern geflossen, die Viertelstunde war genau richtig, um alles herauszulassen, was ich mir schon immer mal sagen wollte. In dieser Phase habe ich mich selbst immer mit ‚Du' angesprochen. „Du bist hässlich!", oder „Du kannst nix". Das Wort „ich" habe ich versucht, aber das hat sich irgendwie nicht passend angefühlt. Jede einzelne Beschimpfung bekam ihren eigenen, dunkelorangenen kleinen Zettel, und wenn die Viertelstunde um war, verschloss ich einen Stapel dieser Zettel in einem luftdichten „Gift-Glas", das ich ebenfalls mit der Aufschrift ‚böse' gekennzeichnet hatte.

Fünf Tage lang stand das Giftglas auf meinem Fensterbrett und füllte sich mehr und mehr mit Hasstiraden und Abwertungen. Dann war der große Verbrenn-Tag. Das hat richtig Spaß gemacht. Ich habe meine hübschesten Klamotten angezogen, die Zettel aus dem Glas in meine Manteltasche gestopft, mein schickes Zippo-Feuerzeug (mit meinem Namen eingraviert, hat mir mal mein damaliger Freund zum Geburtstag geschenkt) dazugepackt, einen alten metallenen Blumenübertopf als Glutfass mitgenommen und bin in meinen Lieblingspark geradelt. Da habe ich mir dann ein hübsches Plätzchen gesucht, mich niedergelassen und jeden Zettel noch einmal durchgelesen, dann angezündet und schließlich zum Verglühen in den kleinen Eimer geworfen. Es war schön zu sehen, wie sich die Flammen in das Papier fressen, das Papier sich von der Hitze verformt und vor sich hinschwelt, wie alles immer schwärzer wird und am Ende nur noch Asche übrig bleibt. Hinterher habe ich meistens nach dem Rauch gerochen, der in feinen Schwaden zu mir aufgestiegen ist und sich in meinem Wollmantel verfangen hat. Ich fühlte mich befreit, stark und schön. Heilbar. Wirklich auf dem Weg der Besserung.

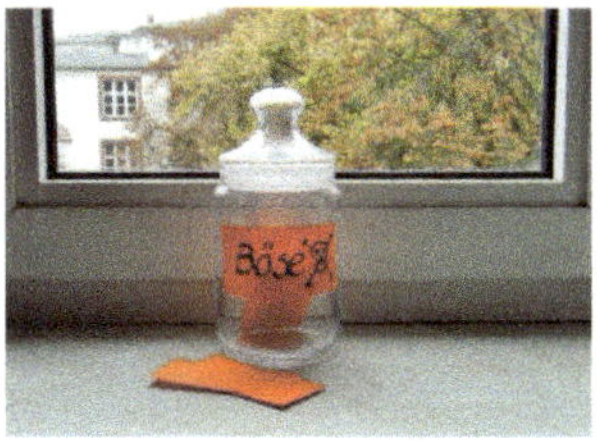

Nach und nach wurde das Zettelschreiben immer freudloser, ich habe ständig auf meinen Countdownzähler geguckt, wann die Zeit endlich vorbei ist, und mir ist irgendwie nichts Neues mehr eingefallen, und jeden Tag mit denselben Worten ‚du bist hässlich' und ‚du bist es nicht wert...bla bla bla ...' zu schreiben, war mir einfach zu öde. Ich habe versucht, etwas neuen Schwung in die Sache zu bringen, indem ich mich selbst nicht mehr mit ‚du' sondern mit ‚ich' bezeichnet habe, aber das hat auch nicht mehr gebracht. Als ich es mir vor dem Verbrennen laut vorgelesen habe, kam ich mir dann auch richtig bekloppt vor.

Einen Tag nach Haloween, ich habe nachts im Park die Zettel verbrannt, bevor ich auf eine Party gefahren bin, auf die ich mich schon die ganze Zeit gefreut hatte, war Schicht im Schacht. Ich konnte mich einfach gar nicht mehr aufraffen, mich selbst anzuquengeln. Jemand anderes in mir hat dann entnervt zurückgequengelt, ich möge doch mal mit dem Gejammer aufhören. Ich schwenkte also innerlich die weiße Fahne und hörte auf mit dem Zettelschreiben. Seitdem ist viel passiert in mir und mit mir, wundervolle Dinge.

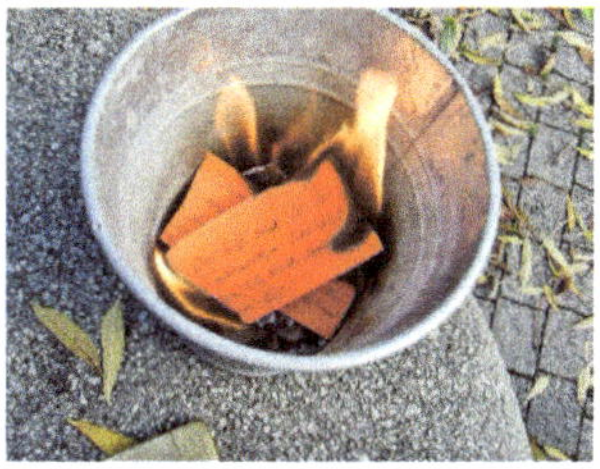

Die passende Hausaufgabe für den Klienten, nach Steve de Shazer

In seinem Buch *„Wege der erfolgreichen Kurztherapie"* (2005) gibt de Shazer genaue Richtlinien dafür, wie der Berater die richtige Hausaufgabe für seinen Klienten findet. Ob die Aufgabe genau zum Problem des Klienten und zum Klienten passt, stellt sich erst in der nächsten Stunde heraus. Dies merkt der Berater daran, ob und wie die Hausaufgabe ausgeführt wurde. Wenn nötig, kann der Berater die Aufgabe so modifizieren, dass sie genauer zum Klienten passt. Kurz zusammengefasst gibt de Shazer folgende Hinweise:

- *„Eine zügige genaue Ausführung spricht für weitere konkrete Aufgaben.*
- *Wurde die Aufgabe modifiziert, gibt es eine neue Aufgabe, die die Möglichkeit zur eigenen Gestaltung offen lässt.*
- *Wurde genau das Gegenteil gemacht, dann gibt es Aufgaben, bei denen der Klient genau das Gegenteil machen kann.*
- *War die Ausführung vage, dann ist die nächste Aufgabe ebenfalls vage, bzw. es wird nur eine Geschichte erzählt und dem Klienten überlassen, eigene Schlüsse daraus zu ziehen.*
- *Hat der Klient die Ausführung verweigert, bekommt er keine neue“* (2005. S. 100-101).

Einige Berater geben deshalb keine Hausaufgaben, weil sie einen Machtkonflikt mit dem Klienten befürchten. Wir sind nicht in der Schule, und die Erledigung der Hausaufgabe bleibt Sache des Klienten. Vielleicht hat der Berater nicht das Passende gefunden oder der Klient zieht es vor, seine Schritte in einem anderen Tempo zu machen. Erinnern Sie sich daran, dass die Widerstände eines Klienten nur besagen, dass er gerade nicht so reagiert, wie der Berater es von ihm erwartet. Steve de Shazers Empfehlungen machen klar, wie der Berater die Eigenheiten des Klienten nutzen kann, um mit ihm gemeinsam das Ziel zu erreichen, ob mit oder ohne Hausaufgaben.

Symbole zur Beschriftung eines Genogramms

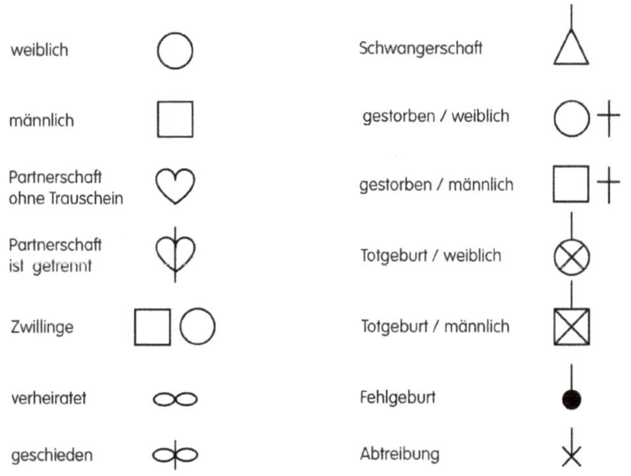

Teil 6: Der Einzelne im Kontext seiner Familie

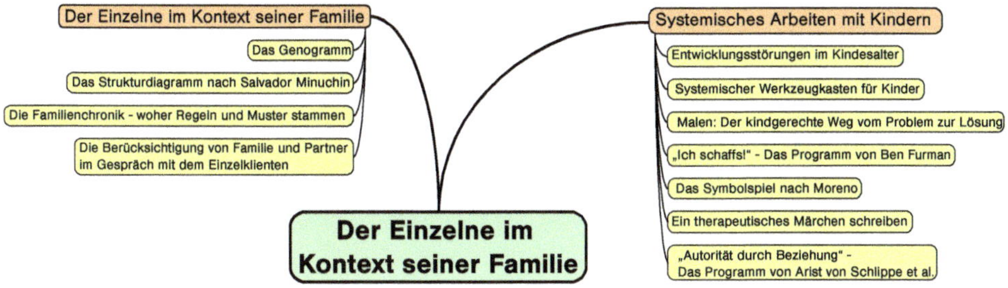

Die systemische Psychotherapie berücksichtigt die Einbindung des Einzelnen in verschiedene Systeme: seine Ursprungsfamilie, sein Gegenwartssystem, sein berufliches Umfeld, die Kirchengemeinde oder den Sportverein und letztlich in die Gesellschaft des Landes, in der er lebt. Auch wenn nur ein Klient in der Praxis sitzt, wird er unsichtbar von den Mitgliedern dieser Systeme begleitet, die sein Verhalten beeinflussen oder die durch seine Verhaltensänderungen möglicherweise betroffen sind. Die weitaus wichtigste Rolle spielt meist die Ursprungsfamilie, die Familie, in der der Klient Kind war, denn aus ihr stammen die meisten Regeln und Verhaltensmuster, nach denen er sein Leben gestaltet. Es bietet sich an, das Ursprungssystem und das Gegenwartssystem in die Beratungssitzung einzubeziehen, auch wenn der Klient alleine kommt.

Das Genogramm

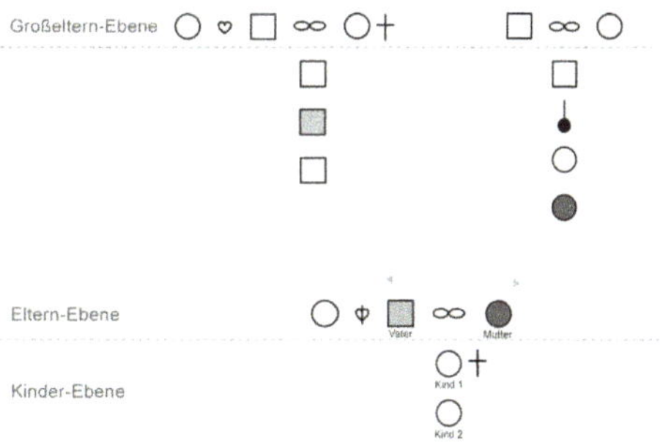

Der Pionier der systemischen Familientheorie, Murray Bowens (1978), entwickelte eine graphische Struktur, die dem Berater am Anfang einer Beratung dazu verhilft, Fakten über die Familie seines Klienten übersichtlich darzustellen: das *Genogramm*. Ein *Genogramm* ist ein Stammbaum, der mindestens drei Generationen umfasst. Es liefert uns Informationen über die Familienstruktur des Klienten.

Durch die graphische Darstellung können selbst komplizierte Familienverhältnisse klar und einfach aufgezeigt werden. Darüber hinaus können wir bestimmte Muster ablesen: Löste schon der Großvater seine ehelichen Probleme dadurch, dass er sich von der Großmutter scheiden ließ, gilt Scheidung in der Familie als eine bereits erprobte Möglichkeit zur Lösung von Ehekonflikten. Wenn verhältnismäßig viele Männer und männliche Kinder starben, wurde von den überlebenden Männern entweder besonders viel oder besonders wenig erwartet.

Der Berater erleichtert sich die Dokumentation erheblich, wenn er es sich zur Gewohnheit macht, das Genogramm seines Klienten gleich bei der ersten Sitzung aufzuzeichnen.

Das Strukturdiagramm nach Salvador Minuchin

Das Genogramm zeigt die Fakten. Das Strukturdiagramm Salavador Minuchins geht einen Schritt weiter. Es dient dazu, Hypothesen des Beraters über die Organisation einer Familie aufzuzeichnen und damit besser zu verstehen (s. S.79) Während des Gesprächs zeichnete Minuchin eine Reihe von Diagrammen, in denen er die wahrgenommenen Transaktionen notierte. Diese Diagramme wertete er aus und bildete aufgrund dessen Hypothesen über den Ursprung der Schwierigkeiten seiner Klienten. Minuchin schreibt: *„Die Karte macht es ihm* [dem Berater) *möglich, Hypothesen bezüglich gut funktionierender wie auch bezüglich möglicherweise dysfunktionaler Gebiete innerhalb der Familie zu formulieren. Sie hilft ihm auch bei der Wahl der therapeutischen Ziele“* (1976, S.111).

Minuchin gab den wahrgenommenen Interaktionen in Familien Bezeichnungen, die sich durchgesetzt haben.

- Die *klare Grenze* zwischen den Subsystemen ist deutlich wahrnehmbar bzw. wird offen angesprochen.
- Die *unangemessen starre Grenze* eines Subsystems grenzt alle anderen Familienmitglieder aus und bewirkt dadurch eine Art Loslösung der Ausgeschlossenen, weil diese keine Chance sehen, Zugang zu erhalten. Wenn sich Eltern sehr stark von ihren Kindern abgrenzen, haben diese oft nicht den Mut, sich Hilfe und Unterstützung zu holen.
- Die *Verstrickung* zeigt sich in übermäßiger Zuwendung, wodurch die Autonomie des Einzelnen beschnitten wird. Jeder mischt sich in die Angelegenheiten des anderen ein; die Grenzen sind *diffus*. Die verstrickte Familie reagiert schnell und aufgeregt auf Veränderungen.

Folgende typische Verstrickungen gibt es in Familien:

- *Koalition* – Vater und/oder Mutter suchen Verstärkung bei einem Kind. Koalitionen können offen, aber auch verdeckt sein. Bei verdeckten Koalitionen leugnet der Erwachsene verbal die besondere Verbindung zum Kind, obwohl sein Verhalten dazu in krassem Widerspruch steht, wodurch sich für das Kind eine Doublebind-Situation ergibt.

- *Parentifizierung* – Ein Erwachsener lädt sein Kind zu Verhaltensweisen ein, die eigentlich Aufgabe der eigenen Eltern gewesen wären. Meist sollen Kinder Trost spenden, den Erwachsenen stützen, an ihn glauben, in Konflikten vermitteln und Ehetherapeut spielen.
- *Triangulation* – Ein Konflikt zwischen zwei Erwachsenen kann über ein Kind ausgetragen werden. Beide Eltern projizieren die Schattenanteile des Partners auf das Kind und bestrafen es für Eigenschaften oder Verhaltensweisen, die sie eigentlich, wenn sie es wagen würden, beim Partner kritisieren müssten. Auch eigene, geleugnete Schattenanteile können dem Kind vorgeworfen werden. Das Kind erhält dadurch eine Machtposition, weil es für das Gleichgewicht in der Familie verantwortlich ist. Andererseits bezahlt es diese Macht mit persönlichem Leid und häufig mit Symptomen und auffälligem Verhalten.

Minuchin entwickelte für die verschiedenen Transaktionen einfache Symbole, die entweder ins Genogramm eingezeichnet oder für eigene Diagramme verwendet werden können (1976, S.70). Eine solche Graphik kann nicht nur dazu beitragen, die Interaktionen in der Familie darzustellen. Der Berater kann sich die Familiensituation des Klienten vor der nächsten Sitzung sozusagen „mit einem Blick" vergegenwärtigen.

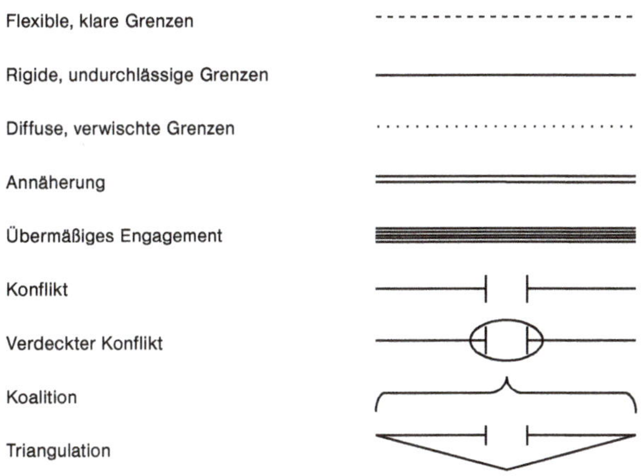

Die Familienchronik – woher die Regeln und Muster stammen

Die Familienchronik dient dazu, die im Genogramm gewonnenen Informationen zu vertiefen und die Regeln und Muster zu erkennen, die durch wichtige, prägende Ereignisse gebildet wurden. Veränderungen wirken sich immer auf alle aus. Durch Anpassung ihres Verhaltens versuchen die Betroffenen, auf die jeweilige Situation zu reagieren, um das Überleben der Familie zu sichern. Daraus entwickeln sich

Verhaltensmuster, die der aktuellen Situation durchaus entsprechen können. Diese Muster werden von den Familien jedoch unreflektiert an die Kinder weitergegeben, auch wenn sich das Leben inzwischen grundsätzlich geändert hat.

Durch die Beschäftigung mit der Familienchronik kann sich der Klient die Herkunft von Regeln und Mustern bewusst machen, die er heute immer noch befolgt, obwohl sie seinem gegenwärtigen Kontext nicht mehr angemessen sind. Zu diesem Zweck erhält der Klient die Hausaufgabe, alle wichtigen, prägenden Ereignisse der Familie ab den Großeltern aufzuschreiben. Fotos können helfen, die Stimmung in der Familie zu verdeutlichen. Besonders interessieren uns natürlich die traumatischen Ereignisse, weil sie die Familie zu Anpassungsleistungen zwangen. Wenn es sich um Traumata durch die Weltkriege handelt, können politische, ideologische und gesellschaftliche Hintergründe durchaus hilfreich sein, um die Glaubenssätze der Klienten richtig einzuordnen.

Im Rahmen der Familienchronik notiert der Klient auch eigene prägende Erlebnisse, um herauszufinden, ob seine Lebensregeln aus eigenem Erleben oder aus der Vergangenheitsbewältigung seiner Eltern stammen.

Wir nutzen den Rückblick in die Vergangenheit, um den passenden Schlüssel für die Veränderung der Gegenwart zu finden (s. S.94). Sobald der Klient weiß, dass er eine Regel aus seiner Kindheit befolgt, kann er sie verändern.

Die Berücksichtigung der Familie oder des Partners im Einzelgespräch

Verhaltensänderungen des Klienten wirken sich auf alle Menschen aus, mit denen er zusammenlebt. Auch wenn der Berater nur mit einem Mitglied der Familie arbeitet, sitzt das System unsichtbar mit im Zimmer. Aus diesem Grund ist es ratsam, dass der Berater den familiären Kontext im Gespräch miteinbezieht. Dies gelingt durch hypothetische Fragen:

„Stellen Sie sich vor, Ihr Mann sitzt hier neben Ihnen und hört, was Sie mir über ihn erzählen. Wie würde er reagieren?"
„Wer wäre begeisterter, wenn Sie diesen Plan in die Tat umsetzten: Ihr Sohn oder Ihre Tochter?"
„Wenn Ihre Frau von Ihren Plänen wüsste, was würde sie dazu sagen?"

So behält der Klient die Wirkung seines Handelns auf seine Familie im Blick.

Die Berücksichtigung der Familie in der Stuhlaufstellung

Noch deutlicher kann der Berater die Auswirkung von Aktionen des Klienten auf seine Familie machen, indem er ihn die Situation mit Stühlen aufstellen lässt. Der Klient wählt für sich und alle Familienmitglieder einen Stuhl und stellt diese so in den Raum, dass sie die Beziehungen in der Familie verdeutlichen. Danach setzt er sich nacheinander auf alle Stühle und versucht, sich in die anderen einzufühlen. Natürlich ist das, was der Klient spürt, nicht „die Wahrheit" und sicher von seinen eigenen Gefühlen und Projektionen eingefärbt. Doch gelingt nicht selten ein ziemlich realistischer Eindruck von den emotionalen Befindlichkeiten der Familienmitglieder, die der Klient bei der Umsetzung seiner Veränderungswünsche berücksichtigen kann.

Systemisches Arbeiten mit Kindern

Kinder sind Teil des Systems „Familie". Mit ihrem Verhalten reagieren sie meist auf die Dynamik im System. Wenn dies die Ursache für nicht erwünschte Verhaltensweisen oder Symptome von Kindern ist, verschwinden diese, wenn die Dynamik verändert wird, ohne dass mit den Kindern gearbeitet werden muss. Es gibt allerdings auch den umgekehrten Fall: Das Kind sorgt mit seiner Symptomatik für Spannungen in der Familie. Kinder sind eigenständige Persönlichkeiten und werden außerdem nicht nur durch ihre Familien geprägt. Wir haben es, wie immer, mit zirkulären Prozessen zu tun und sollten uns hüten, vorschnelle Schlüsse zu ziehen.

Entwicklungsstörungen im Kindesalter

Es gibt Störungen, die das Kind mitbringt, und für die niemand verantwortlich ist, weil sie entweder genetisch bedingt sind oder durch eine mangelnde Reife des ZNS verursacht werden. Diese Störungen sollte jeder Berater kennen, um sie von den Verhaltensweisen unterscheiden zu können, die durch Spannungen in der Familie entstehen. Je früher so belastete Kinder die richtige Diagnose erhalten, umso eher können sie gefördert werden. Der Internationale Diagnoseschlüssel ICD 10 / V (2000) gibt im Kapitel F 80 *„Entwicklungsstörungen"* (S.261 - 289) folgende Hinweise, die eine erste Unterscheidung ermöglichen:

1. „Einen Beginn, der ausnahmslos im Kleinkindalter oder in der Kindheit liegt;
2. eine Einschränkung oder Verzögerung in der Entwicklung von Funktionen, die eng mit der biologischen Reifung des ZNS verknüpft sind;
3. einen stetigen Verlauf, der nicht die für viele psychische Störungen typischen charakteristischen Remissionen und Rezidive zeigt" (S.262).

Die Störungen treten nie isoliert auf, sondern sind meist mit Auffälligkeiten im zwischenmenschlichen Bereich verbunden, ganz gleich, ob es sich um Probleme beim Sprechen, in der Motorik oder in der Schule handelt. Sie verschwinden auch dann nicht, wenn das Kind entsprechend gefördert wird und sind auch nicht auf mangelnde Intelligenz zurückzuführen. Keinesfalls hilfreich sind Bagatellisierungen der Probleme oder Umdeutungen der Schwierigkeiten in besondere Fähigkeiten, was von manchen Eltern betrieben wird (s. S.232). Solche Eltern vermeiden zu Lasten des Kindes, sich den Tatsachen zu stellen.

Autismus

Eine besondere Form der Entwicklungsstörung ist der frühkindliche Autismus (ICD 10 F 84, S.282), der bei Jungen drei- bis viermal häufiger auftritt als bei Mädchen. Autismus scheint genetisch bedingt zu sein (Nature Genetics 2014; 46: 881-885). Auch bei diesen Kindern gibt es *„keine vorangehende Periode mit einer eindeutig unauffälligen Entwicklung"* (S.282). Besonders die sozialen Interaktionen sind beeinträchtigt, weil Autisten emotionale Signale nicht einschätzen können, bzw. selbst nur über wenig emotionale Ausdrucksmöglichkeiten verfügen. Deshalb sind auch Gestik und Mimik eher eingeschränkt. Besonders auffällig sind stereotype, sich wiederholende Verhaltensmuster und ein ausgeprägter Widerstand gegen Veränderungen. Auch wenn der Film „Rainman" anderes vermuten lässt, weisen laut ICD 10 (S.283) drei Viertel aller Fälle eine deutliche Intelligenzminderung auf. Es gibt aber auch die *„Inselbegabungen"*, die häufig in einem naturwissenschaftlichen Bereich liegen, weshalb der Software-Entwickler SAP (z. B. Spiegel online, 31.08.2015) gerne Autisten einstellt.

Hyperkinetische Störung

Störungen mit Aufmerksamkeitsdefizit sind ein heute häufig anzutreffendes Phänomen bei Kindern, das Eltern und Lehrer zur Verzweiflung treibt. Der ICD 10 nennt dazu im Kapitel F 9 *„Verhaltens- und emotionale Störungen mit Beginn in der Kindheit und Jugend"* (ebd. S.293 - 297) unter dem Abschnitt *„F 90 hyperkinetische Störungen"* die Symptomatik:

- früher Beginn, gewöhnlich in den ersten 5 Lebensjahren
- überaktives, wenig moduliertes Verhalten, exzessive Ruhelosigkeit
- deutliche Unaufmerksamkeit
- Mangel an Aufmerksamkeit bei der Aufgabenstellung
- Mangel an Ausdauer mit Tendenz, nichts fertig zu machen
- Neigung zu Regelverletzungen und dissozialem Verhalten
- Häufig begleitet von Lernstörungen und motorischen Störungen (ebd. S. 293 f).

Die Therapie von ADD – *attention deficit disorder* – oder ADHS – *Aufmerksamkeitsdefizit-Hyperaktivitätsstörung* – wird äußerst emotional diskutiert. Es gibt zwei Lager, von denen das eine auf Medikamente schwört, das andere Medikamente grundsätzlich ablehnt. Nach heutigem Stand ist ADHS eine organische Erkrankung mit einer genetischen Komponente, was in Zwillings- und Adoptionsstudien erforscht wird. *„Die Mehrzahl der Mediziner geht heute davon aus, dass die Störung* *auf eine Dysfunktion bestimmter Regelsysteme im Frontalhirnbereich beruht, auf einem Ungleichgewicht in verschiedenen Neurotransmittersystemen. Die Botenstoffe Dopamin, Serotonin und Noradrenalin spielen hier eine entscheidende Rolle"* (www.adhs-deutschland.de). Dieses Ungleichgewicht lässt sich medizinisch nachweisen, jedoch braucht es dazu mehr als ein kurzes Gespräch mit dem Kinderarzt.

Für die wirklich betroffenen Kinder ist das Medikament *„Ritalin"* ein Segen, denn nur dadurch sind sie in der Lage, eine ihrer Begabung gemäße Schulbildung zu erhalten. Ritalin ist übrigens kein Beruhigungsmittel, sondern hat eine stimulierende Wirkung auf die betrofffenen Neurotransmitter. Richtig scheint allerdings zu sein, dass Ritalin viel zu häufig ohne sorgfältige Abklärung verschrieben wird. Nicht jedes unkonzentrierte, zappelige Kind leidet an ADHS, sondern es ist durchaus möglich, dass es auf Spannungen im Familiensystem reagiert. Der systemische Berater tut gut daran, Eltern mit einem sogenannten „ADHS-Kind" nach der medizinischen Abklärung zu befragen bzw. eine sorgfältige Abklärung zu empfehlen.

Systemischer Werkzeugkasten für Kinder

Die im Folgenden von mir beschriebenen Werkzeuge stellen nur einen kleinen Ausschnitt aus den kreativen Möglichen von Kindertherapeuten dar. Ich bin mir sicher, dass es noch viele wirkungsvolle Methoden gibt, die ich nicht genannt habe, und dass möglicherweise Kinder aus nicht unterstützenden Familien völlig anders betreut werden müssen. Denn natürlich zeigt auch die systemische Kindertherapie die besten Erfolge, wenn das Familiensystem die Veränderungen des Kindes unterstützt. Bestenfalls greifen Eltern die Anregungen des Beraters auf und ermöglichen damit dem Kind, sich wirklich auf die neuen Verhaltensmuster einzulassen.

Die von mir vorgestellten Techniken sind ressourcen- und lösungsorientiert. Im Sinne Ben Furmans (2013, S.15) verzichte ich bei Kindern darauf, von Problemen zu sprechen. In den meisten Fällen fehlt Kindern ganz einfach eine Fähigkeit, um mit den gestellten Anforderungen anders umgehen zu können. Und eine neue Fähigkeit zu lernen ist für Kinder schließlich völlig normal. Dazu verwende ich folgende Methoden:

- Malen: Der kindgerechte Weg vom Problem zur Lösung
- Die „Familie in Tieren"
- *„Ich schaff's"* von Ben Furman
- Das Symbolspiel
- Therapeutische Märchen schreiben für Kinder
- *„Autorität durch Beziehung"*, ein Programm für auffällige Jugendliche von Arist von Schlippe et al.

Selbstverständlich sind Sie aufgrund der in diesem Kapitel gewonnenen Informationen keine Kindertherapeuten. Hierfür brauchen Sie, wie auch für die Traumatherapie, eine weiterführende Ausbildung. Möglicherweise haben Sie Anregungen bekommen, die Kinder, die mit ihren Eltern zur Familientherapie in Ihre Praxis kommen, wirkungsvoll zu unterstützen.

Malen: Der kindgerechte Weg vom Problem zur Lösung

Es versteht sich von selbst, dass wir mit Kindern kein systemisches Gespräch im gewohnten Sinne führen können. Kinder haben zum einen oft nicht die Möglichkeit, das, was sie fühlen, zu verbalisieren. Zum anderen wären sie mit hypothetischen oder gar zirkulären Fragen völlig überfordert. Eine gute Möglichkeit, Kindern den Weg vom Problem zur Lösung zu öffnen, ist das Malen. Die folgenden Techniken *„Karneval und Maskenball"*, *„Der Cartoon"* und *„Die Familie in Tieren"* stammen aus dem Buch *„Kinderleichte Lösungen"* von Hillmann und Burr (2009. S.11-27).

Karneval und Maskenball (Vogt-Hillmann, 2009, S.16 - 20)

Diese kreative Technik eignet sich hervorragend dazu, dem Kind seine Ressourcen bewusst zu machen und Abstand von der als problematisch empfundenen Situation zu schaffen. Gleichzeitig kann der Blick auf eine mögliche Lösung gelenkt werden.

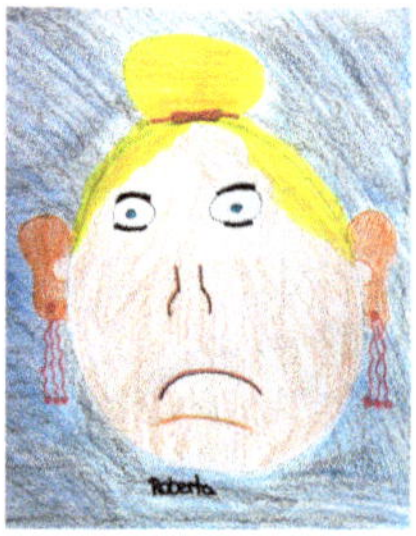

Das Therapie-Anlass-Gesicht: Bitte Sie das Kind, sein Gesicht so zu malen, dass deutlich wird, warum seine Eltern oder Lehrer glauben, dass es eine Beratung braucht.

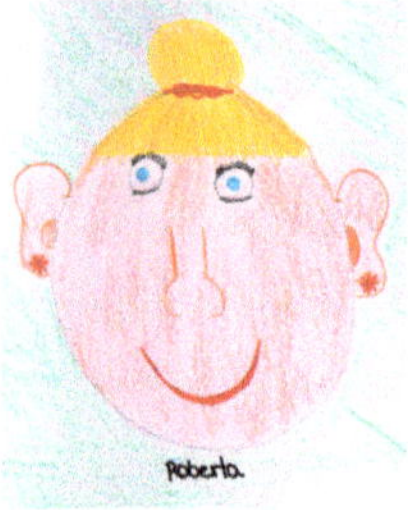

Das So-bin-ich-eigentlich-Gesicht: Erklären Sie danach dem Kind, dass dies eigentlich nur eine Maske ist, wie es sie aus der Fasnacht kennt, und dass es dahinter noch ein Gesicht gibt, auf dem das Kind zeigt, wie es wirklich ist. Das Kind malt jetzt noch einmal sein Porträt.

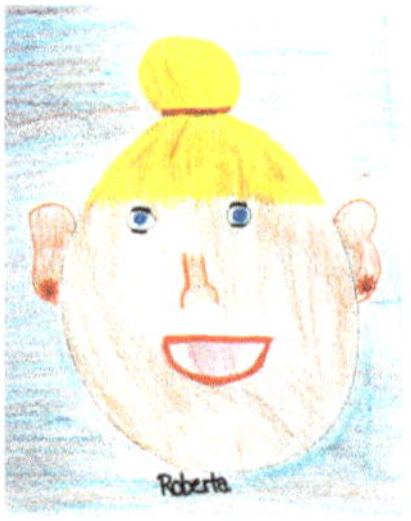

Das Ressourcen-Gesicht: Bitten Sie das Kind, sein Gesicht zu malen, wenn es etwas gut gemacht hat.

Legen Sie die Bilder auf dem Fußboden aus. Bitten Sie das Kind, zum Therapie-Anlass-Gesicht zu gehen. Wie würde es sich bewegen, welche Körperhaltung einnehmen, um zu zeigen, wie es ihm geht? Je nach Alter kann das Kind die Situation auch reflektieren. Bitten Sie das Kind, zum So-bin-ich-eigentlich-Gesicht zu wechseln. Was hat sich verändert? Wie würde es sich bewegen, welche Körperhaltung würde es einnehmen? Was ist anders, wenn es danach zum Ressourcen-Gesicht geht? Die spürbaren Veränderungen machen dem Kind klar, dass sich die problematische Situation nur einen begrenzten Bereich seines Lebens betrifft.

Um die Ressource für die Lösung einzusetzen, kann der Berater das Kind bitten, das Therapie-Anlass-Bild neben das Ressourcen-Bild zu legen und sich mit einem Fuß auf das eine, mit dem anderen auf das andere zu stellen. Wie geht es ihm jetzt? Wie kann die Ressource helfen, damit das Problem verschwindet? Durch die räumliche Nähe von Ressource und Problem wird dem Kind bewusst, dass es das, was es kann, einsetzen kann, um das Problem zu lösen.

Der Cartoon (Vogt-Hillmann, 2009, S.20-24)

Cartoons arbeiten mit Figuren mit magischen Fähigkeiten. Kinder identifizieren sich gern mit solchen Figuren und sehen in ihnen Helfer und Verkörperungen eigener Ressourcenwünsche. Dies nutzt der therapeutische Cartoon. Das Kind malt sechs inhaltlich aufeinander bezogene Bilder, in denen der gesamte Verlauf vom Problem bis zur Lösung dargestellt werden kann. Der Cartoon nutzt das Teile-Konzept Virginia Satirs (s. S.121), bei dem es bekanntlich darum geht, die als „schlecht" oder „schwierig" bezeichneten Aspekten kennenzulernen, zu würdigen und zu verwandeln. Sie brauchen entweder sechs gleichgroße kleinere Blätter oder ein Blatt, das sie in sechs Quadranten unterteilt haben und natürlich Buntstifte.

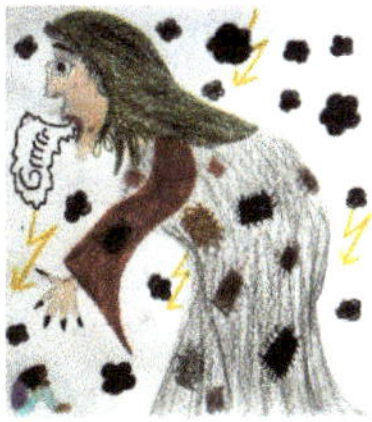

1. Das erste Bild stellt das Problem dar: *„Male auf, wie deine Angst – dein Problem – deine Sorge aussieht. Welche Form, Farbe und Größe hat sie?"*

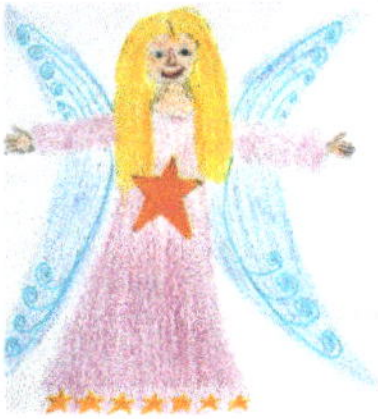

2. Um dem Kind die Begegnung mit diesem bedrohlichen Aspekt zu erleichtern, darf es einen Beschützer wählen: *„Male eine Cartoon- oder Märchen-Figur, die dich beschützen kann und sich traut, der Angst gegenüberzutreten."* Die Helfer-Figur symbolisiert genau die Fähigkeit, die das Kind lernen kann, um sein Problem zu bewältigen.

3. Bitten Sie das Kind, sich vorzustellen, dass es sich mit diesem Helfer an einem geheimen Ort trifft und dies auf das dritte Blatt zu malen. *„Suche gemeinsam mit dem Cartoon-Helfer ein Geschenk aus, das ihr der Angst geben könnt. Frage den Cartoon-Freund, was das beste Geschenk wäre, um sich mit der Angst anzufreunden. Male dieses Geschenk auf das nächste Bild."* Das Geschenk soll das Angstmonster anerkennen und würdigen. Außerdem soll es freundlich gestimmt werden. Auch das Geschenk symbolisiert die Fähigkeit, die das Kind lernen kann, um sein Problem zu bewältigen.

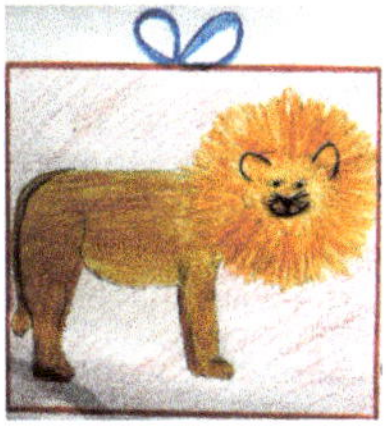

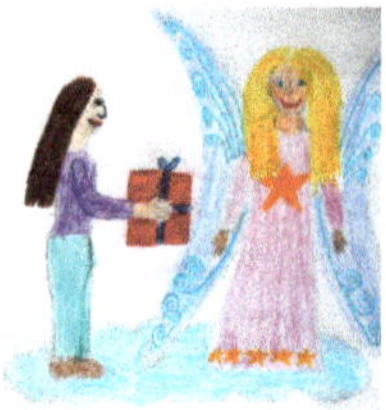

4. *„Male auf das vierte Bild, wie der Helfer dem Problem das Geschenk überreicht."* Mit diesem Bild wird zum ersten Mal das Problem mit den Ressourcen zusammen dargestellt. Damit wird die Integration eingeleitet, denn da alle Blätter gleich groß sind, muss das Problem schrumpfen, damit es mit der Ressource auf das Papier passt. Damit erfährt das Kind, dass sein Problem kleiner wird, wenn es sich mit seinen Ressourcen verbündet.

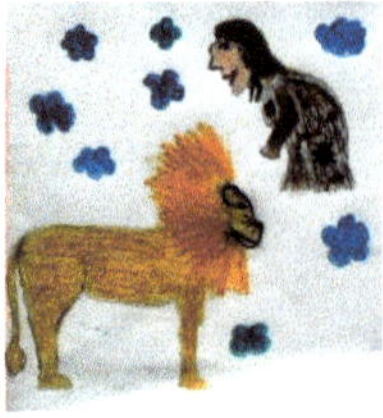

5. Das fünfte Bild soll zeigen, „... wie sich das Problem durch das Geschenk verändert hat."

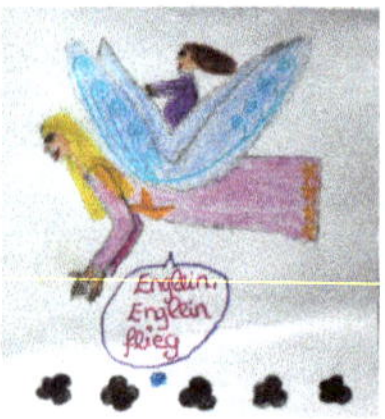

6. Mit dem sechsten Bild wird angeboten, die erarbeitete Lösungsstrategie auch auf andere Problembereiche anzuwenden: *„Stell dir eine zukünftige Situation vor, in der du die Hilfe deines Helfers gut gebrauchen kannst. Mal dich und die Figur, wie du sie um Hilfe bittest."*

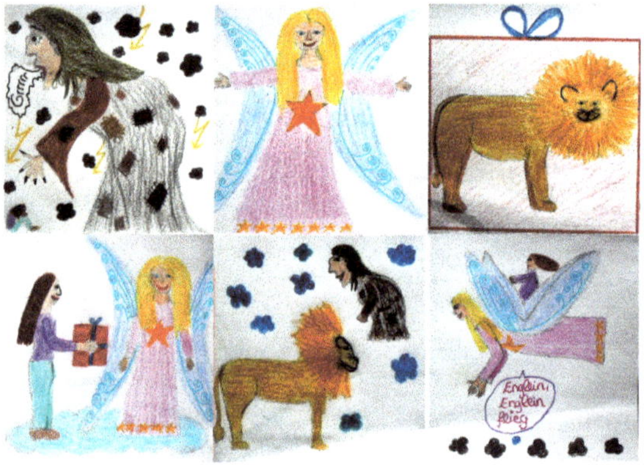

Die **„Familie in Tieren"** (Vogt-Hillmann, 2009, S.13)

Diese Technik können Sie nicht nur in der Kindertherapie, sondern auch in der Familientherapie einsetzen. Die Kinder werden gebeten, jedes Familienmitglied als Tier zu malen. Auch wenn wir auf die Deutung der Tiere im Sinne der Tiefenpsychologie verzichten, kann durch die Wahl der Kinder die Familiendynamik deutlich werden. Kinder wählen die Tiere meist sehr bewusst. Wenn für die Mutter der Hund und für den Vater die Katze gewählt wird, dürfen wir davon ausgehen, dass das Kind weiß, dass sich Hund und Katze häufig missverstehen.

Ein Kind, das sich sehr ängstlich verhielt, malte seine Mutter als Huhn und sich als Wurm. Mit Hilfe der Tiere sprach es von der Angst des Wurms vor dem Huhn, der befürchtete, jeden Augenblick gefressen zu werden. Daran erkannte die Mutter, dass sie ihr Kind zu sehr bedrängte und konnte ihr Verhalten korrigieren.

Ein kleines Mädchen, das sein jüngeres Geschwisterchen angegriffen hatte, malte sich selbst und seine Eltern als Frösche, das Baby jedoch als Fliege. Auf die Frage: „Fressen Frösche nicht Fliegen?", antwortete es vergnügt: „Au ja, und die teil ich mir mit meinem Papa!" Im Elterngespräch wurde deutlich, dass die Aggressionen des Mädchens dadurch hervorgerufen wurden, dass sich seine Eltern seit Ankunft des Babys zu wenig Zeit für es genommen hatten. Sie planten Zeit für ihre Älteste ein, das Mädchen beruhigte sich und spielte bald liebevoll mit dem Geschwisterchen.

Mit Hilfe der Tiere können wir sogar zirkuläre Fragen stellen. Da sie nicht explizit über Papa und Mama, sondern über Hund und Katze sprechen, fällt es Kindern leichter, über die emotionalen Prozesse in der Familie und über ihre Nöte zu berichten.

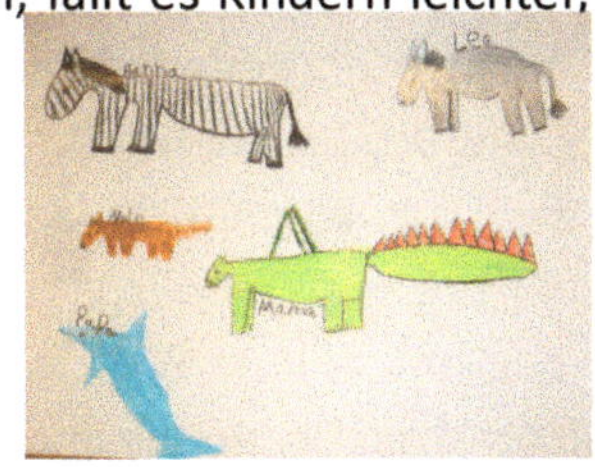

„Wie geht es dem Drachen mit dem Zebra?"
„Mit wem spielt der Hund lieber, mit dem Pferd oder dem Delphin?"

Sie sollten in jedem Fall das Kind über das gewählte Tier befragen. Seit der kleine Drache „Tabaluga" die Kinderzimmer erobert hat, ist der Drache ein positiv besetztes Tier, Spinnen und Skorpione werden dagegen gerne an Geschwister verteilt, um diese zu ärgern. Dies bewerte ich in der Regel nicht so stark als wenn Vater oder Mutter durch solche Tiere dargestellt werden. Nachfragen sollten Sie, wenn die Gattung gewechselt wird, also wenn – wie in dem Beispiel – die Familie als Frösche und ein Kind als Fliege dargestellt wird.

Ich schaff's! – Das Programm von Ben Furman (2003)

Der finnische Psychiater und Psychotherapeut Ben Furman entwickelte zusammen mit zwei Lehrerinnen eines Förderzentrums ein sehr wirksames Programm, um Kinder dabei zu unterstützen, mit Hilfe neuer Fähigkeiten ihre Probleme zu überwinden. Er ging davon aus, dass Probleme bei Kindern in erster Linie dadurch entstehen, dass sie bestimmte Fähigkeiten noch nicht erworben haben. Für Kinder sei es völlig normal, dass sie etwas noch nicht können. Meist seien sie gerne bereit, dazuzulernen und diese neue Fähigkeit auch zu üben (2003, S.15). Nicht nur die Kinder seien erleichtert, wenn das Problem nicht mehr im Mittelpunkt stünde und stattdessen die Aufmerksamkeit auf eine neu zu erlernende Fähigkeit fokussiert werde. Die Beziehung zu den Eltern verbessere sich, denn sie hörten auf, Kritiker zu sein und würden stattdessen zu Helfern des Kindes (ebd. S.19-20). *„Ich schaff's"* wird bereits in 15 Ländern mit großem Erfolg eingesetzt. Es kann nicht nur von Beratern und Therapeuten angewendet werden, sondern auch von Erzieherinnen und Lehrerinnen in Kindergärten und Schulen. Im Folgenden stelle ich Ihnen das Programm vor. Wenn Sie es einsetzen wollen, kaufen Sie unbedingt das gleichnamige Buch Ben Furmans.

1. ***„Probleme in Fähigkeiten verwandeln"***: Meist kommen Eltern mit einem Kind in die Beratung, weil das Kind ein Problem hat. Fast immer haben sie schon sehr viel ausprobiert, um das Problem zu beheben. Im Kontext des Programms ist das Problem nur insofern wichtig, als der Berater dadurch herausfinden kann, welche Fähigkeit das Kind lernen kann, damit sich das Problem auflöst (S.23-32).
2. ***„Sich auf eine zu erlernende Fähigkeit einigen"***: Wenn es mehrere Fähigkeiten braucht, um das Problem zu lösen, einigt sich der Berater mit dem Kind auf die Fähigkeit, die das Kind selbst gerne lernen würde. Wenn ein Kind sich weigert, die benötigte Fähigkeit zu lernen, ist möglicherweise ein Zwischenschritt notwendig (S.33-37).
3. ***„Den Nutzen der Fähigkeit herausfinden"***: Die Motivation, eine Fähigkeit zu erlernen, erwächst aus den Vorteilen, die das Kind für sich sieht. Der Berater kann andere Begriffe wie „Nutzen" wählen oder fragen: „Was hast du davon?" „Was könnte dir das bringen?" „Was wäre gut für dich?" (S.38-43)
4. ***„Der Fähigkeit einen Namen geben"***: Indem die Fähigkeit einen Namen bekommt, wird sie für das Kind fassbarer, weil es mit dem Namen nicht nur ein positives Gefühl verbindet, sondern ein ganzheitliches Bild von dem entwickelt, was es erlernen soll (S.44-46).
5. ***„Eine Kraftfigur aussuchen"***: Der Berater bittet das Kind, ein Tier oder eine Figur aus einem Film, Buch oder Comic auszuwählen, die ihm dabei helfen wird, die Fähigkeit zu lernen. Es kann aber auch eine Person sein, die das Kind als Vorbild akzeptiert. Das Kind kann ein Bild des gewählten Helfers malen oder ein Poster von ihm aufhängen (S.47-51).
6. ***„Helfer einladen"***: Der Berater fragt das Kind, wer es dabei unterstützen könnte, die neue Fähigkeit zu lernen. Diese Helfer sollten das Kind ermuntern, nach Fehlschlägen trösten und ermutigen, und sie sollten es loben (S.52-57).
7. ***„Vertrauen aufbauen"***: Viele Eltern versuchen ihre Kinder zu motivieren, indem sie sie mit anderen Kindern vergleichen, die diese Probleme nicht haben. Besonders kränkend wirkt, mit jüngeren Geschwistern verglichen zu werden. Deshalb muss Vertrauen geschaffen werden, indem die Eltern die positive Ermutigung begründen, z. B.: *„Ich glaube, dass du das schaffst, weil du so leicht schwimmen gelernt hast."* Die meisten Eltern müssen die positive Verstärkung erst lernen. Der Berater sollte einige Beispiele formulieren lassen, weil eine Problemfixierung der Eltern das Programm blockieren kann (S.58-62).
8. ***„Die Feier planen"***: Der Berater plant mit dem Kind das Fest, das gefeiert wird, wenn es die Fähigkeit über einen bestimmten Zeitraum gezeigt hat (S.63-68).

9. ***„Die Fähigkeit beschreiben"***: Der Berater bittet das Kind, zu beschreiben und zu zeigen, wie es sich verhält, wenn es die Fähigkeit kann. Er lässt sich von dem Kind vormachen, wie es dann reagieren wird (S.69-73).
10. ***„Öffentlich machen":*** Während sich Kinder schämen, wenn man über ihre Probleme redet, finden sie es in Ordnung, wenn neue Fähigkeiten besprochen werden. Menschen, die das Kind mögen, können es unterstützen. Im Sinne der Erwartungsforschung wird es dem Kind leichter fallen, die neue Fähigkeit zu erlernen, wenn andere auch daran glauben, dass es dies schaffen kann (S.74-81).
11. ***„Die Fähigkeit üben":*** Der Berater bespricht mit dem Kind, wie es die Fähigkeit üben kann (S.82-92).
12. ***„Erinnerungshilfen erfinden"***: Das Kind legt fest, wie es erinnert werden möchte, wenn es seine Fähigkeit vergessen sollte (S.93-96).
13. ***„Den Erfolg feiern":*** Das Fest wird nach den Vorstellungen des Kindes gefeiert. Dabei ist es wichtig, dass das Kind allen dankt, die es unterstützt haben (S. 97-103).
14. ***„Die Fähigkeit anderen weitergeben"*** (S.104-107)
15. ***„Zur nächsten Fähigkeit übergehen"*** (S.108-111)

Ich lasse dieses Programm häufig in meine Sitzungen einfließen, durchaus nicht nur bei Kindern. Nicht wenige Erwachsene haben sich damit Unarten abgewöhnt, mit denen sie sich jahrelang herumgeschlagen haben.

Eine Mutter suchte mich auf Anraten des Schulsozialpädagogen mit ihrem zehnjährigen Sohn in meiner Praxis auf. Der Junge hatte so schlechte Noten in der Schule, dass der Wechsel auf eine andere Schule unvermeidlich geworden war. Die Diagnose ADHS stand im Raum, doch konnte sich der Junge bei Themen, die ihn interessierten, sehr wohl gut und lange konzentrieren. Ich fragte ihn, warum er in der Schule so schlechte Noten habe, und er antwortete: „Mich interessiert das alles überhaupt nicht!" Ich fragte, was ihn denn interessiere, und er antwortete wie aus der Pistole geschossen: „Ich liebe Fußball und ich spiele im Verein."

Nun hatte sich der Junge durch sein offensichtliches Desinteresse und sein Störverhalten im Unterricht einen schlechten Ruf bei den Lehrern erworben und sie behandelten ihn dementsprechend. Dies machte ihm schwer zu schaffen, weshalb er bereits zaghafte Versuche unternommen hatte, sein Verhalten zu ändern. Bisher war es ihm jedoch nicht gelungen, sich für den langweiligen Stoff zu interessieren. Als ich ihn fragte, welche Fähigkeit er lernen müsse, um sein Problem zu beheben, meinte er: „Ich müsste aufpassen können, auch wenn ich dazu keine Lust habe." Ich fragte ihn nach dem Nutzen dieser Fähigkeit und er meinte: „Dann wären die Lehrer netter zu mir und ich würde vielleicht auch mal eine bessere Note schreiben." Also machte es ihm doch etwas aus, dass er so schlecht abgeschnitten hatte. Ich brachte seine Ressource, das Fußballspielen, ins Gespräch, und verglich seine Situation in der Schule mit einem Spiel, das eigentlich schon verloren scheint. Wie würde eine gute Mannschaft spielen? Würde sie aufgeben oder kämpfen? Dieser Vergleich leuchtete dem Jungen ein. Er strahlte mich an, zögerte keine Sekunde und rief: „Natürlich würde sie kämpfen bis zum Abpfiff!“ Er nannte seine neue Fähigkeit folgerichtig: „Kämpfen-bis-zum-Abpfiff“. Das Vorbild war für den Jungen ganz klar der Nationalspieler Thomas Müller. Der ließ sich auch nicht unterkriegen und kämpfte weiter, auch wenn das Spiel verloren schien. Die Mutter willigte gerne ein, ein Poster des Fußballers zu kaufen und zu erlauben, dass der Junge es in sein Zimmer hängte. Ein kleines Bild würde er in sein Mäppchen legen, um sich daran zu erinnern, bis zum Abpfiff – oder bis zur Pausenglocke – aufmerksam zuzuhören.

Als Helfer nannte der Junge sofort seine Mutter und seinen Bruder, der ebenfalls ein begeisterter Fußballspieler war. Die Mutter willigte ein, ihren Sohn positiv zu unterstützen. Nachdem sie verstanden hatte, dass wirklich nur das Positive hervorgehoben werden sollte, sagte sie: „Ich glaube, dass du das schaffst, weil du schon immer ein Kämpfer warst.“ Und dann zählte sie einige wirklich gute Beispiele auf. Der Junge begann zu strahlen. Ich sagte: „Und ich glaube, dass du das schaffst, weil du auf einer wirklichen schwierigen Position in der Mannschaft spielst. Dazu brauchst du Konzentration und Durchhaltekraft. Und du hast schon oft bewiesen, dass du für deine Mannschaft kämpfst, auch wenn ihr im Rückstand seid.“

Dass er das Erlernen der neuen Fähigkeit feiern dürfe, freute den Jungen. Er wünschte sich, mit der ganzen Familie Pizza essen zu gehen, was seine Mutter ihm gern zusagte. Auf die Frage, wie er seine neue Fähigkeit zeigen werde, antwortete der Junge: „Ich werde mich nicht mehr von meinen Kumpels ablenken lassen.“ Außerdem beschloss er, seinen Freunden von seinem Projekt zu erzählen und sie zu bitten, ihn nicht beim Unterricht zu stören. Er setzte sich selbst einen Zeitraum von 6 Wochen, in denen er bis zum Abpfiff kämpfen würde. Danach sei das Schuljahr zu Ende und er freue sich schon darauf, in seiner neuen Schule zu beweisen, dass er es besser könne. Mutter und Sohn verabschiedeten sich voller Zuversicht. Der Junge meinte zum Abschied: „Sie sind ein guter Trainer. Ich komm wieder, wenn ich Sie brauch!“

Das Symbolspiel nach Moreno

Auch in der systemischen Kindertherapie verstehen wir auffällige Verhaltensweisen und Symptome von Kindern als Lösungsstrategien. In jedem Verhalten und in jedem Symptom finden sich Ressourcen, die wir dem Kind anbieten können: Es kann das, was es sowieso schon tut, in einem etwas veränderten Kontext weiter tun und damit neue Verhaltensweisen ausprobieren, wodurch Symptome verschwinden.

Die von mir im Folgenden zitierten Beispiele aus meiner eigenen Praxis zeigen sicherlich eine Idealform der Kindertherapie: Engagierte, bewusste Eltern reagieren sensibel auf die Bedürfnisse ihrer Kinder, holen sich Hilfe bei der Bewältigung der Probleme und unterstützen den Entwicklungsprozess durch tätige Mitarbeit. Aus diesem Grund zeigt dieser Einblick in die Kindertherapie nur einen kleinen Ausschnitt der Wirklichkeit systemisch arbeitender Kollegen.

Ich nutze bei meiner Arbeit mit Kindern auch Symbolspiele. Diese wurden von Jacob Moreno zum ersten Mal beschrieben, als er mit Kindern während des Ersten Weltkriegs in Wien spielte. Er beobachtete, dass diese Situationen, die sie erlitten hatten, nachspielten. Dabei verloren sie sich nicht in Emotionen, sondern externalisierten ihre Gefühle, indem sie ihnen Rollen zuwiesen. Waren sie Opfer einer Situation, wurden sie im Spiel zum Täter. Alfons Aichinger schreibt in der *Zeitschrift für Psychodrama und Soziometrie*: *„Im Symbolspiel zeigen Kinder eine immense Kreativität, eine leidvolle, unangenehme Situation in eine lustvolle und angenehme zu verwandeln und sich als aktiv gestaltendes und wirkmächtiges Wesen zu erleben"* (Heft 2, 2003, S.253-267). Das Kind weist z. B. ein unangenehmes Gefühl einem Stofftier oder einer Puppe zu, die das Kind in einer aktiven Rolle niederzwingt. Dies kann mit großer Heftigkeit geschehen: das Stofftier kann verprügelt oder durch die Luft geschleudert werden. Jean Piaget schrieb dazu: *„Wenn das Kind im Spiel unangenehme Gemütszustände wiederholt, dann macht es dies nicht, um sie zu erhalten, sondern um sie angenehm, zumindest erträglich zu machen"* (1975, S.191).

Ich nutze das Spielbedürfnis der Kinder insofern, als sie mir dadurch zeigen, was sie brauchen, wobei ich ihnen sowohl folge als auch vorsichtig neue Elemente ins Spiel einführe, die sie dabei unterstützen können, Veränderungen auszuprobieren. Die folgenden Beispiele zeigen unterschiedliche Störungsbilder, die durch Symbolspiele positiv beeinflusst wurden.

Ein fünfjähriger Junge, der nach einer Operation unter Angstträumen litt, übernahm im Spiel die Arztrolle und traktierte einige Stunden lang die Patientenpuppe mit Spritzen und Verbänden. Danach verlor er die Lust daran und übernahm stattdessen die von mir angebotene Rolle des „Spiderman", um die Patientenpuppe aus dem Krankenhaus zu retten. Die Eltern spielten mit und kauften dem Jungen ein Spidermankostüm. In dieser Phase der Therapie verschwanden die Alpträume des Jungen.

Ein siebenjähriges, anderen Kindern gegenüber sehr ängstliches Mädchen liebte das Kuschelzelt. Es fiel jedoch auf, dass es sich immer rückwärts durch den Krabbeltunnel zwängte und danach ein sehr großes Nähebedürfnis zeigte. Ein Gespräch mit der Mutter ergab, dass das Kind als Beckenendlage geboren wurde. Die Mutter hatte die Geburt traumatisch erlebt, vor allem, weil das Kind aus medizinischen Gründen eine Woche von ihr getrennt worden war. Ich nutzte die Spielvorgabe des Kindes, setzte mich, während das Kind sich durch den Tunnel schob, vor die Öffnung, begrüßte das Kind, und kuschelte mit ihm. Die Mutter nahm sich besonders viel Zeit für ihre Tochter, erzählte ihr, wie sehr sie sich auf sie gefreut hätte und wie froh sie sei, so ein wunderbares Kind zu haben. Nach zwei weiteren Stunden hatte das Mädchen keine Lust mehr auf das Kuschelzelt und interessierte sich stattdessen für „starke" Puppen wie z. B. Pippi Langstrumpf. Gleichzeitig nahm das Mädchen vermehrt Kontakt zu anderen Kindern auf und wurde so aktiv und aufgeschlossen, dass die Therapie beendet werden konnte.

Ein vierjähriger Junge nässte jede Nacht ein. Die Eltern hatten ihn fachärztlich untersuchen lassen, und eine körperliche Ursache war ausgeschlossen worden. Der Junge hatte drei jüngere Geschwister und die Mutter war bereits wieder schwanger. Die Eltern berichteten, dass sie ihn nach jedem Einnässen zu sich ins Bett holten. Das Kind stürzte sich auf das Puppenhaus und begann intensiv damit zu spielen, wobei das abendliche Zubettgehen und die Nacht eine wichtige Rolle spielten. Den Elternpuppen gab er ärgerliche Stimmen, die Geschwister gingen über Tische und Bänke, wobei sie schrien und lachten. Sich selbst spielte der Junge als besonders ungebärdig, wobei ich von den Eltern erfahren hatte, dass er in der Familiensituation eher still und zurückhaltend reagierte. Nachdem der Junge einige Stunden lang immer gleich gespielt hatte, veränderte er sein Drehbuch: Nachdem endlich alle im Bett waren, ließ er seine Puppe aufstehen und begab sich ins Bett seiner Eltern. Dazu sagte die Puppe: „Jetzt hab ich sie endlich für mich!" Die Eltern nahmen die Anregung auf, widmeten abwechselnd ihrem Ältesten abends eine halbe Stunde Zeit und sorgten dafür, dass das abendliche Zubettgehen ruhig und harmonisch verlief. Der Junge verlor sein Symptom innerhalb von zwei Wochen.

Ein sechsjähriges Mädchen war von zwei vierzehnjährigen Jungen sexuell missbraucht worden. Es zeigte vermehrt aggressive und ängstliche Verhaltensweisen: Es schlug seine Geschwister wegen Kleinigkeiten und entwickelte so viel Angst vor dem Schulbus, dass seine Eltern es mit dem Auto zur Schule fahren mussten. Das Mädchen spielte ungefähr sechs Wochen lang nur Spiele, in denen es Stofftiere oder Puppen verprügelte. Danach folgten Spiele, in denen es Situationen vollkommen kontrollierte: Es wies mich z. B. an, die Augen zu schließen, und versteckte sich im Raum. Danach sollte ich es suchen, wobei es mich aber anwies, es nicht zu finden. In einer anderen Stunde malte es ein Bild mit vielen bunten Farben, das es anschließend mit einer dunkleren Farbe übermalte und dazu äußerte: Es geht niemanden an, wie es mir geht. Diese Phase dauerte ebenfalls gut sechs Wochen. Danach eröffnete mir das Mädchen, es wolle mir ein Geheimnis anvertrauen. Es malte ein Bild, auf dem es den Missbrauch darstellte. Gefasst berichtete es, wie schrecklich dieses Erlebnis gewesen sei. Danach war es ratlos, was mit dem Bild geschehen solle. Ich bot ihr einen „Sorgenfresser" an, einen Kasten oder eine abschließbare Kassette, in der es das Bild aufbewahren könne. So lange würde ich das Bild bei mir behalten. Der Vater fuhr umgehend in einen Baumarkt und besorgte eine Kassette, die das Kind zur nächsten Stunde mitbrachte. Wir falteten das Bild zu einem kompakten Päckchen, das zusätzlich mit viel Klebeband umwickelt wurde. Dieses Päckchen verschloss das Mädchen in ihrem Sorgenfresser. In der Folgestunde kam sie und meinte, sie würde eigentlich lieber mit ihrer Freundin spielen. Im Abschlussgespräch berichteten die Eltern, das Kind sei wieder genauso lebensfroh und mutig wie vor dem Missbrauch. Nach einer zweijährigen Beobachtungszeit sagten die Eltern, dass sich das Mädchen weiter unauffällig entwickelt.

Ein therapeutisches Märchen schreiben

Therapeutische Märchen, wie ich sie verstehe, greifen nicht auf vorhandene Vorlagen zurück, indem sie zum Beispiel die Symbolik eines alten Volksmärchens auf eine Klientengeschichte übertragen. Ein therapeutisches Märchen wird vom Berater selbst für ein Kind verfasst und nutzt die Elemente des Volksmärchens, wobei diese an das jeweilige Kind angepasst werden. So wird eine heilsame Geschichte konstruiert, in der das Kind ein Problem hat, dieses lösen muss und auf dem Weg dorthin einen Erkenntnisprozess durchläuft (Steiner & Berg, 2009, S.108). Um solch ein Märchen zu schreiben, muss man nicht Schriftsteller sein, denn die Märchen dienen ausschließlich dem therapeutischen Prozess. Und je öfter man Märchen schreibt, umso leichter gelingen sie, denn auch hier macht Übung den Meister. Das therapeutische Märchen folgt meist diesem Schema:

- Das Kind hat entweder ein Problem oder gerät in eine Situation, in der das Problem entsteht.
- Es hat aufgrund von äußeren Anforderungen oder innerer Not keine andere Wahl, als dieses Problem zu lösen.
- Dabei erhält es konkrete Hilfe. Meist geht es darum, Anweisungen zu befolgen.
- Durch Hindernisse oder Widersacher wird das Kind davon abgehalten, das Ziel zu erreichen.
- Durch die Reflektion des eigenen Versagens reifen Erkenntnisse. Dadurch mobilisiert das Kind Ressourcen, mit Hilfe derer es das Ziel dann aus eigener Kraft erreicht (ebd. S.108-109) .

Ein therapeutisches Märchen besteht aus folgenden Bestandteilen (ebd. S.100-111):

Der Rahmen: Der Berater wählt einen Rahmen, der gut zu dem Kind passt, für das er das Märchen schreibt. Dabei orientiert er sich an den besonderen Vorlieben des Kindes, an seinen Ressourcen und an der Problematik, die es lösen will. Daraus ergibt sich, ob der Junge ein armer Knecht, ein Ritter oder ein Prinz ist, das Mädchen eine Prinzessin, eine Zauberschülerin oder eine Gänsemagd. Wählt der Berater die Form eines altertümlichen Märchens, einer Abenteuergeschichte oder einer modernen Zaubergeschichte? Ist die Geschichte ernst oder enthält sie auch lustige Elemente?

Die Landschaft, in der das Geschehen stattfindet: Sie sollte nicht nur die Möglichkeit bieten, den Prozess, den das Kind durchlaufen muss, zu illustrieren, sondern kann auch zur Verdeutlichung von Stimmungen genutzt werden – liebliche Wälder oder schroffe Felsen, blühende Wiesen oder steinige Ebenen. Dabei darf es ruhig phantasievoll zugehen, sollte jedoch nachvollziehbar bleiben.

Der Held/die Heldin: Sie erhalten Eigenschaften des realen Kindes und doch unterscheiden sie sich von ihm. Das Märchen soll ja keine Autobiografie des Kindes werden, sondern eine eigenständige Geschichte, in der sich das Kind von innen und von außen erleben kann.

Das Problem: Ist der Rahmen der Geschichte eingeführt und die Person beschrieben, zeigt sich das Problem. Entweder ist dem Helden, der Heldin, dieses Problem schon lange bewusst, oder aber es zeigt sich ganz plötzlich in einer typischen Situation. Mit diesem Kunstgriff können die Berater aufzeigen, wie bewusst dem Kind das dem Problem zugrunde liegende Muster ist. Das Problem wird jedoch so drängend, dass sich der Held, die Heldin auf der Stelle aufmachen müssen, um eine Lösung zu finden.

Der Weg: Es werden verschiedene Möglichkeiten aufgezeigt, wie sich der Held, die Heldin auf den Weg machen. Einige gehen aus freien Stücken los, anderen bleibt keine andere Wahl. Einige müssen lebensbedrohliche Zustände überwinden, andere wollen sich einfach nur einen langgehegten Wunsch erfüllen. Der Weg bietet den Beratern einerseits die Möglichkeit, das Problem von verschiedenen Seiten zu beleuchten. Andererseits kann der seelische Prozess des Kindes räumlich und bildhaft dargestellt werden.

Helfer und Widersacher: Auf dem Weg begegnen den Helden zwei wichtige Elemente: Helfer und Widersacher. Der Helfer ist meist ein Wesen aus dem Märchenreich: ein sprechendes Tier, eine Elfe oder Fee oder gar ein mitteilsamer Baum. Er kann mit den Ressourcen der Helden ausgestattet sein, darüber hinaus aber auch über übernatürliche Kräfte verfügen.

Der Widersacher verkörpert ebenfalls Eigenschaften der Helden und zwar solche, die diese selbst als wenig förderlich empfinden oder an denen sie arbeiten wollen. Die Gestalt des Widersachers sollte zu diesen Eigenschaften passen. Darüber hinaus darf der Widersacher auch eigene übernatürliche Kräfte haben.

Das Heilmittel – die Aufgabe: Das Heilmittel besteht darin, dass der Held Anweisungen erhält, um das Problem zu lösen. Dabei sollte das Heilmittel so gestaltet werden, dass es die Lösung schon in sich birgt: Derjenige, der lernen möchte, zielgerichtet zu handeln, erhält eine Aufgabe, wo Ablenkung zu Misserfolg führt. Diejenige, die sich überfordert, sollte durch Langsamkeit oder Gelassenheit ihr Ziel erreichen.

Das Scheitern des Helden: Wie in den Volksmärchen gelingt es auch im therapeutischen Märchen dem Helden fast nie, die Aufgabe im ersten Anlauf richtig zu lösen. Warum nicht? Wenn der Held das, was ihm aufgetragen wird, einfach nur brav ausführt, bedeutet das nicht, dass er eigene Erkenntnisse gewonnen hat. Dazu ist es notwendig, gegen die Vorschriften aufzubegehren, zu scheitern, um dann selbst darauf zu kommen, was nötig ist, um das Ziel zu erreichen. Wie in jeder gelungenen therapeutischen Arbeit macht der Klient nur dann wirklich einen Schritt, wenn er einen Erkenntnisprozess durchlebt. Erst dann kommt die Lösung aus ihm selbst und damit steigt die Wahrscheinlichkeit, dass er sie in seinem Alltagsleben umsetzt. So kann der Held, nachdem er gescheitert ist, die Lösung aus eigenem Antrieb umsetzen.

Das, was wir von Herzen wünschen, hat eine höhere Wahrscheinlichkeit, Realität zu werden als etwas, woran wir nicht glauben. Deshalb nutzen wir im systemischen Gespräch die Technik der Zielvorwegnahme. Dasselbe geschieht im Märchen: Der Held erreicht sein Ziel tatsächlich! So dient das Märchen als Anker für die Lösung.

Kinder lieben Märchen, besonders diejenigen, die von ihnen selbst handeln. Viele malen Bilder dazu und beschäftigen sich, ohne es zu merken, mit dem Weg vom Problem zur Lösung. Auch wenn es für den Berater aufwendig ist, solche Märchen zu schreiben, empfehle ich Ihnen, es einmal auszuprobieren und nicht nur bei ihren jungen Klienten. Auch Erwachsene profitieren sehr von diesen Märchen, wie das Märchenbuch aus unserer systemischen Werkstatt zeigt (Sautter, (2012) (Hrsg.) Ein Märchen für dich, Lösungen für Erwachsene).

„Autorität durch Beziehung" – das Programm von Arist von Schlippe et al. (2007, 2008)

Zuweilen kommen Eltern in die Beratung, die schlimme Schwierigkeiten mit ihren Kindern haben. Gemeinsam ist allen Fällen, dass die Kinder überhaupt nicht mehr auf ihre Eltern hören und sich mit ihrem Verhalten oft selbst in Gefahr bringen. Um zu bekommen, was sie wollen, setzen Kinder und Jugendliche ihre Forderungen auch mit Gewalt durch. Dominanzorientierte Kinder schaffen es mit Leichtigkeit, ihre Eltern zu kontrollieren. Sie lenken Themen und Inhalte von Gesprächen und beeinflussen die Emotionalität ihrer Eltern, indem sie deren wunde Punkte nutzen: Du hast mich nicht lieb! Du hast Fehler gemacht! Du ziehst die anderen vor (Schlippe & Ollefs, 2007, S.59)!

Meist haben die Eltern schon „alles" versucht, haben gedroht, bestraft, eingesperrt, Belohnungen für besseres Verhalten ausgesetzt und doch haben sie ihre Präsenz im Leben ihrer Kinder verloren. Wie konnte das geschehen? Schlippe und Omer nennen als Gründe für den Verlust der Präsenz die Dominanzorientierung des Kindes oder eines Elternteils (Schlippe & Omer, 2008, S.67), wodurch sich die Eskalationen und das aggressive Verhalten steigern. Häufig arbeiten die Eltern nicht gut zusammen, sind von Schuldgefühlen und Scham geplagt und ziehen sich immer mehr vom sozialen Leben zurück.

Für solche Eltern entwickelte der systemische Psychotherapeut Arist von Schlippe zusammen mit Kollegen das *„Elterncoaching"*, das ich Ihnen gerne vorstellen möchte. Das Coaching richtet sich in erster Linie an Berater von Eltern von Jugendlichen mit aggressivem, gewalttätigem oder problematischem bzw. kriminellem Verhalten. Es kann aber auch in abgewandelter Form für andere Verhaltensauffälligkeiten oder Erziehungsprobleme angewandt werden.

Das Programm orientiert sich an den Prinzipien des gewaltlosen Widerstands nach Mahatma Gandhi (Schlippe & Omer, 2008. S.15) und Martin Luther King. Es fordert die Bereitschaft, auf körperliche oder verbale Gewalt absolut zu verzichten. Es geht nicht darum, das Kind zu demütigen, noch es zu besiegen. Es geht darum, dem inakzeptablen Verhalten des Kindes hartnäckig und standhaft Widerstand zu leisten.

Beim Elterncoaching werden Eltern nicht für das Verhalten ihrer Kinder verantwortlich gemacht. Der Berater stellt sich hinter die Eltern und bildet eine Allianz mit ihnen (Schlippe & Ollefs, 2007, S.48f). Das Coaching zielt in erster Linie darauf ab, die destruktiven Verhaltensweisen des Kindes und der Eltern zu verändern und den Eltern zu helfen, ihre elterliche Stimme wiederzufinden und im Leben ihrer Kinder wieder präsent zu sein (Schlippe & Omer, 2008 S.33ff.) Elterliche Präsenz bedeutet nicht, den Machtkampf mit dem Kind zu gewinnen. Elterliche Präsenz bedeutet, anwesend zu sein. Das Coaching unterscheidet drei Formen der elterlichen Präsenz:

1. Beaufsichtigende oder schützende Präsenz, wenn sich das Kind an unbekannten Orten aufhält
2. Unterstützende Präsenz, die sich in Versöhnungsgesten und freundlichem Umgang zeigt, auch wenn in der Familie Spannungen auftreten sollten
3. Strukturierende Präsenz, bei der Eltern ihre Kinder bei der Strukturierung des Tagesablaufs unterstützen (Schlippe & Ollefs, 2007. S.63)

Um herauszufinden, wodurch Situationen in der Familie eskalieren, fragt der Berater, ob es typische Eskalationsmuster gibt. Ist das Kind dominant? Übt es Gewalt aus? Was eskaliert das Problem? Womit schafft es das Kind am schnellsten, die Eltern wütend zu machen? Dabei nutzt der Berater das Beziehungsmodell von Watzlawick und findet heraus, ob er es eher mit einer symmetrischen oder komplementären Eskalation zu tun hat.

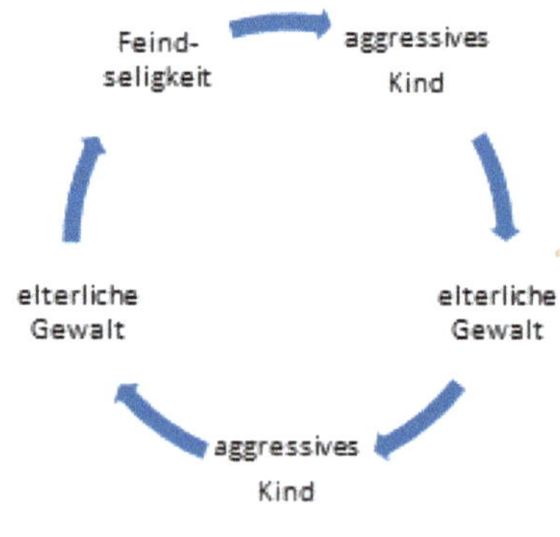

Bei der *symmetrischen Eskalation* versuchen die Eltern, ihre Autorität mit Gewalt durchzusetzen; das Kind antwortet mit verstärkter Aggressivität. Feindseligkeit, die Feindseligkeit fördert!

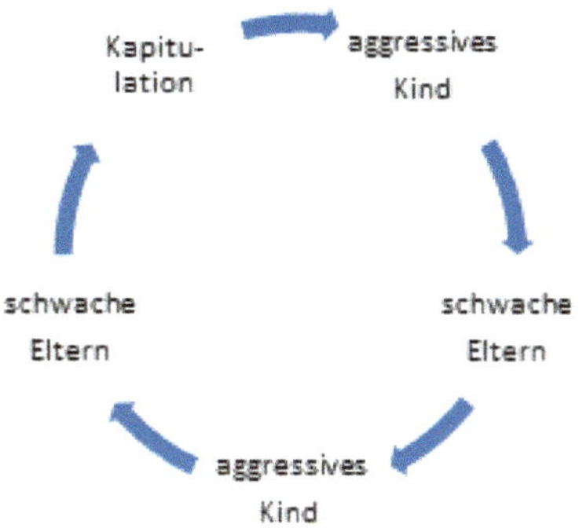

Bei der *komplementären Eskalation* geben die Eltern dagegen nach. Je stärker das Kind wird, umso schwächer werden die Eltern. Feindseligkeit, die Kapitulation fördert! (Schlippe & Ollefs, 2007. S.68f)

Wichtig ist außerdem, wer vom Verhalten des Kindes betroffen ist. Wie verhalten sich die Geschwister? Wer außer der Familie weiß etwas von dem Problem? Welche Freunde hat das Kind? Wo hält es sich auf? Der Berater fragt aber auch nach den Unterschieden: Wann ist das Kind anders? Was kann es gut? Was hat bei der Erziehung gut geklappt? Dies dient zum einen dazu, die Problemfixierung aufzuweichen, denn meist gibt es viele Bereiche, die erstaunlich gut klappen. Die Eltern können durch die Fragen nach den Unterschieden sowohl ihre Kinder als auch ihr eigenes Verhalten differenzierter wahrnehmen.

Der Berater interessiert sich auch für den familiären Hintergrund und die Paarbeziehung der Eltern, um zu verdeutlichen, was die Eltern unter Erziehung verstehen. Gar nicht so selten braucht ein Kind genau das, was die Eltern als negativ erfahren und deshalb aus ihrer Erziehung gestrichen haben (ebd. 2007, S.64f). Paarkonflikte werden zwar thematisiert, jedoch nicht zum Gegenstand des Elterncoachings gemacht. Bei Bedarf können diese zu einem anderen Zeitpunkt bearbeitet werden.

Um herauszufinden, welches Verhalten des Kindes den Eltern die meisten Probleme macht oder am gefährlichsten ist, schlagen Schlippe und Omer die Technik der *„drei Körbe"* (Greene, R. 2001) vor. Im ***grünen Akzeptanzkorb***, der am „größten" sein sollte, befinden sich alle ärgerlichen Verhaltensweisen, die mit der Entwicklungsphase des Kindes zu tun haben. Die Eltern entscheiden: Darüber regen wir uns nicht mehr auf! Im gelben Kompromisskorb, der etwas kleiner sein sollte, befinden sich alle Verhaltensweisen, die für die Eltern langfristig nicht akzeptabel sind, die aber derzeit nicht im Zentrum der Aufmerksamkeit stehen. Die Eltern entscheiden: Um diese Themen kümmern wir uns später! Am wichtigsten ist der kleinste Korb, *der **rote Limitkorb***, in den alle Verhaltensweisen gehören, die beide Eltern auf keinen Fall akzeptieren wollen, z. B. Verhaltensweisen, die das Kind oder seine Mitmenschen gefährden. Es dürfen jedoch nur Verhaltensweisen in diesen Korb, die tatsächlich verändert werden können! Damit das Coaching Erfolg hat, muss die Auswahl für den roten Korb von beiden Eltern getragen werden. Beide müssen sich einig sein über die Behandlung des Kindes. Die Auswahl macht außerdem deutlich, welche Form der elterlichen Präsenz nötig ist (Schlippe & Ollefs, 2007. S.61f.).

Kinder wissen in der Regel, wie ihre Eltern reagieren. Sie kennen deren „Knöpfe" und wissen sie zu bedienen. Eltern spielen mit, indem sie vorhersehbar auf Provokationen reagieren. Sie neigen dann zu Monologen, drohen, schreien oder sie entschuldigen und rechtfertigen sich und versuchen das Kind zu überzeugen.

Manche Eltern wollen sich auch einfach nur revanchieren und dem Kind ihrerseits Ärger machen. Jede dieser Reaktionen bedeutet, dass sich Eltern in die Eskalation hineinziehen lassen. Jede Beteiligung an der Eskalation steigert die Eskalation! Mit ihren Monologen zeigen Eltern ihre Hilflosigkeit, doch diese wird von den Kindern nicht wahrgenommen. Im Gegenteil! Elterliche Gardinenpredigten sind für Kinder, noch mehr für Jugendliche, hoch aversiv und tragen dazu bei, die Eskalationsspirale anzuheizen.

Dass mehr desselben nicht hilft, ist ein bekannter systemischer Grundsatz, den John Weakland kurz und knapp auf den Punkt brachte: *„Wenn das, was du tust, keinen Erfolg hat, lass dir etwas anderes einfallen“* (s. S.69). Nicht nur beim Elterncoaching sollten Berater ihren Klienten deshalb vorschlagen: „Was würde geschehen, wenn Sie sich anders verhalten und auf dieses Signal nicht mehr wie gewohnt reagieren?“ Nicht nur die Unterstützer gehen immer wieder auf das Kind zu, auch die Eltern bieten immer wieder versöhnliche Gesten an. *„Gesten der Wertschätzung und der Liebe – unverzichtbarer Bestandteil des gewaltlosen Widerstands“* (Schlippe & Ollefs, 2007. S.74f.) heißt ein wichtiger Abschnitt im Manual für das Elterncoaching (ebd. S.47-101).

Im Elterncoaching werden so ungewöhnliche Aktionen wie das *„Sit-in“* (ebd. S. 89) im Kinderzimmer vorgeschlagen oder der *Dienstleistungsstreik* (ebd. S. 88), mit dem Eltern auf gewalttätige, fordernde Kinder reagieren können. In den Büchern *„Autorität durch Beziehung, Die Praxis des gewaltlosen Widerstands in der Erziehung“* (2008) und *„Werkstattbuch Elterncoaching, Elterliche Präsenz und gewaltloser Widerstand in der Praxis“* (2007) finden Sie detaillierte Behandlungspläne, die Sie in die Praxis umsetzen können sollten. In meiner Praxis habe ich Teile des Coachings mit Erfolg eingesetzt. Die meisten Eltern waren begeistert, aktiv, kreativ und gewaltfrei an der Veränderung ihres Familienlebens arbeiten zu können.

Was Sie lesen sollten, wenn Sie mit Kinder arbeiten wollen:

Furman, Ben. (2007). *Ich schaffs! – Das 15-Schritte-Programm für Eltern, Erzieher und Therapeuten.* Heidelberg: Carl-Auer

Schlippe, Arist v. & Grabbe, Michael (Hg.) (2007). *Werkstattbuch Elterncoaching. Elterliche Präsenz und gewaltloser Widerstand in der Praxis.* Göttingen: Vandenhoeck und Ruprecht

Steiner, Therese & Berg, Insoo Kim. (2009). *Handbuch Lösungsorientiertes Arbeiten mit Kindern.* Heidelberg: Carl-Auer

Vogt-Hillman, Manfred & Burr, Wolfgang (Hrsg.). (2009). *Kinderleichte Lösungen, Lösungsorientierte kreative Kindertherapie.* Dortmund: Borgmann

Teil 7: Beratung im Mehrpersonensystem

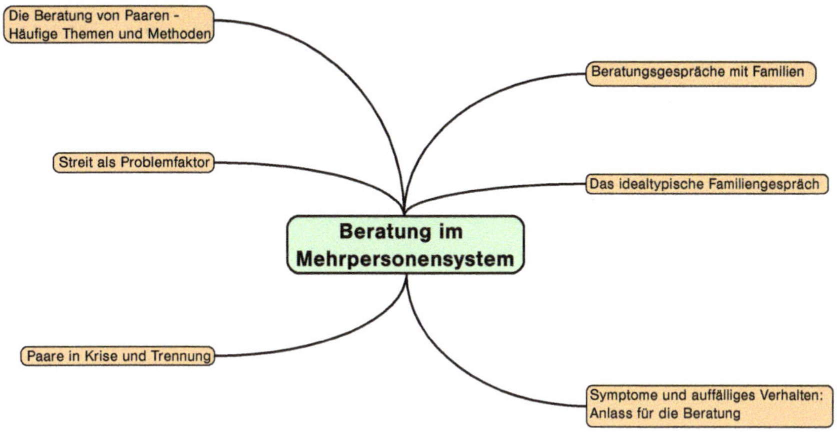

Die systemische Psychotherapie eignet sich besonders gut, um mit Mehrpersonensystemen – Paaren, Familien, Gruppen und Teams – zu arbeiten. Wir befassen uns schließlich mit den ihrem Verhalten zugrunde liegenden Mustern! In vielen Fällen können wir nur dann gute Lösungen erarbeiten, wenn wir mit allen betroffenen Mitgliedern des Systems arbeiten. Auch wenn sich Berater vorbildlich um Allparteilichkeit bemühen, bleibt ihnen in der Einzelberatung nichts anderes übrig, als die Wirklichkeit durch die Augen des Anwesenden zu sehen. Ein völlig anderes Bild ergibt sich in der Regel, wenn die anderen Beteiligten ebenfalls anwesend sind. Diese „andere Seite“ ist besonders bei der Paarberatung unerlässlich, um das dem Problem zugrunde liegende Muster zu erkennen, an dem ja schließlich auch beide beteiligt sind.

Bevor ich Sie mit den Grundlagen der Paarberatung vertraut mache, führe ich Sie in einige grundlegende Erkenntnisse der wissenschaftlichen Psychologie ein. Zum einen in die Bindungsforschung und ihre Erkenntnisse, zum anderen in Studien über Partnerwahl und Beziehungsgestaltung. Danach mache ich Sie mit den Erkenntnissen vertraut, die ich zusammen mit meinem Mann Alexander in unserer jetzt zwanzigjährigen therapeutischen Praxis mit der Beratung von Paaren gesammelt habe und die ich als therapeutisch wirksam und hilfreich erachte.

Die Bindungsforschung

Bindung ist das Bindeglied jeder Beziehung und die Erfahrungen der Kindheit haben unmittelbar damit zu tun. Das Bindungsverhalten der Kleinkinder erforschten der englische Kinderpsychiater John Bowlby (1969; 1973, 1980, 1988) und die Psychologin Mary Ainsworth (1978). Sie verfolgten die Hypothese, dass Babys und Kleinkinder ihr Bindungsmuster im ersten Lebensjahr entwickeln, da sie von sich aus die Nähe zur Mutter oder einer anderen konstanten Bezugsperson suchen. Schon nach wenigen

Monaten unterscheiden sie zwischen Fremden und Vertrauten, indem sie die Vertrauten anlächeln. Durch Weinen signalisieren sie ihre Bedürfnisse und wenn diese befriedigt werden, lernen sie, dass sie sich auf die vertraute Person verlassen können. Sie haben einen *„sicheren Hafen"* (Bowlby, 1988) gefunden.

Wenn das Kind die Erfahrung macht, dass die Mutter oder eine andere vertraute Bezugsperson verlässlich ist, kann es sich binden und „Urvertrauen" entwickeln. Dieses Urvertrauen ermöglicht ihm später, ein zweites entscheidend wichtiges Bedürfnis zu leben: sich von seinen Eltern zu unterscheiden und als eigenständiges Wesen zu erleben. Jedes Kind möchte sich – bei aller Zugehörigkeit – als Individuum zeigen dürfen; es möchte anders sein als seine Eltern und Geschwister und in seiner Einzigartigkeit geliebt werden. Kinder, die sowohl Zugehörigkeit wie Eigenständigkeit entwickeln dürfen, die sich in ein größeres Ganzes, die Familie, eingebettet fühlen und trotzdem individuelle Persönlichkeiten sein können, entwickeln jene Bindungsfähigkeit, die es ihnen im späteren Leben leicht macht, tragfähige Partnerschaften zu einzugehen.

Um das Bindungsverhalten der Kinder zu erforschen, brachte Mary Ainsworth (1978) diese in eine *„fremde Situation"* – die Kinder wurden wenige Minuten (maximal fünf) von der Mutter getrennt und mit einer fremden Frau allein gelassen. Die Reaktion der Kinder – ihre Fähigkeiten, sich auf die fremde Situation einzulassen – wertete sie aus und zog daraus Rückschlüsse auf deren Urvertrauen. Bei dieser ersten Untersuchung teilte sie das Bindungsverhalten der Kinder in folgende Kategorien ein: *sicher gebunden – unsicher vermeidend – unsicher ambivalent.*

Hazan und Shaver (1987) stellten sich 10 Jahre später die Frage, ob sich das erlernte Bindungsverhalten auch in den Partnerschaften der Erwachsenen abbildete. Sie stellten einen Fragebogen in die Zeitung und baten um die Beantwortung der folgenden Fragen:

„Welche der folgenden Beschreibungen kommt Ihren eigenen Gefühlen am Nächsten?

Sicher: *Es fällt mir relativ leicht, anderen Menschen nahe zu kommen. Ich habe keine Probleme damit, dass andere sich auf mich verlassen. Ich habe nur selten Sorge, verlassen zu werden oder dass mir jemand zu nahe kommt.*

Vermeidend: *Mir ist etwas unbehaglich, wenn ich anderen sehr nahe bin. Es fällt mir schwer, ihnen vollständig zu vertrauen oder mich selbst auf andere einzulassen. Ich werde nervös, wenn mir jemand zu nahe kommt. Oft ist es auch so, dass meine Partnerin/mein Partner sich mehr Intimität von mir wünscht, als ich geben kann.*

Ängstlich: *Ich habe das Gefühl, dass andere zögern, mir so nahe zu kommen, wie ich es gern hätte. Ich sorge mich häufiger, dass meine Partnerin/mein Partner mich nicht richtig liebt oder nicht mit mir zusammen bleiben will. Ich möchte eins mit meinem Partner sein und dieser Wunsch schreckt die Menschen manchmal ab"*
(Hazan & Shaver 1987 in Stürmer & Barth 2015, S.111).

Es zeigte sich, dass die Bindungserfahrungen des Kleinkindes die Beziehungen zu anderen Menschen bis hin zu den Partnerschaften des Erwachsenen prägten. Das unbewusste Beziehungsskript wird von den Betroffenen im Sinne von *„Sich-selbst-erfüllenden-Prophezeiungen"* auf die Partner projiziert und scheint sich deshalb zu bestätigen (s. S.87).

Natürlich gibt es Mischformen und natürlich haben die Betroffenen die Möglichkeit, sich von unsicher vermeidenden und ängstlich ambivalenten Bindungsmustern zu lösen und vertrauensvolle Beziehungen einzugehen. Dies bestätigt eine Studie, die Kirkpatrick und Hazan (1994) vier Jahre nach der ersten Studie mit den damals befragten Teilnehmern machten. Immerhin 30 % gaben an, ihr Bindungsmuster verändert zu haben.

Die Ergebnisse der Bindungsforschung wurden später von der Familiensoziologie bestätigt: *„Es ist davon auszugehen, dass Kinder durch ihre Erfahrungen im Elternhaus im Hinblick auf ihr späteres Bindungs- und Familienverhalten, ihre Orientierungen und Überzeugungen oder Lebensziele entscheidend beeinflusst werden. Man spricht von intergenerationalen Transmissionseffekten, von denen wir das höhere Scheidungsrisiko von Kindern aus Scheidungsfamilien schon kennengelernt haben"* (Boehnke 2001. Bengtson 2002. In Hunink S.243). Bengtson entdeckte diesen Effekt nicht nur zwischen Eltern und Kindern, sondern auch zwischen Großeltern und Enkelkindern (ebd. S.227).

Die Bindungsforschung hat therapeutisch relevante Ergebnisse erbracht, da sie die in der Kindheit gelernten Beziehungsmuster systematisierte und damit die Identifikation erleichterte. Wie die Studie von Kirkpatrick und Hazan zeigte, kann sich nur dann etwas verändern, wenn das zugrunde liegende Muster verstanden wird.

Erklärungsmodelle der Sozialpsychologie für Beziehungen

Die Erkenntnisse der Sozialpsychologie bezüglich Partnerwahl und Beziehungsgestaltung sind dagegen für die Umsetzung in Therapie und Beratung längst nicht so ergiebig. Dies erklärt sich meiner Meinung nach durch die Schwierigkeit, Begriffe wie z. B. Liebe oder Zuneigung eindeutig zu definieren (Stürmer & Barth 2015, S.114). Ohne einen eindeutig definierten Begriff ist wissenschaftliche Forschung jedoch nicht möglich. So gibt es einige Studien, die das wissenschaftliche Dilemma offenbaren:

- Fehr und Russel (1991) sammelten 93 Arten von Liebe, wobei die mütterliche, die elterliche und die romantische Liebe von den Teilnehmern für besonders typisch erklärt wurde.
- John Alan Lee (1973) unterscheidet die Liebe in drei primäre Stile – Leidenschaft, Spiel und Kameradschaft – und drei sekundäre Stile – Obsession, Berechnung und Aufopferung –, wobei Männer höhere Werte bei der spielerischen Liebe

und Frauen bei der kameradschaftlichen, obsessiven und berechnenden Liebe erreichten (Stürmer & Barth 2015, S.115).
- Sternberg (1986, 1987) versuchte, die Liebe durch die damit verbundenen Gedanken und Gefühle *„Intimität, Leidenschaft und Bindung"* zu definieren.

Auch die Studien zur Partnerwahl spiegeln vor allem die gesellschaftlichen Zustände. So nennt die Studie von Buss (1985) als ausschlaggebende Faktoren die Ähnlichkeit von Alter, Bildung, Religion und ethnischem Hintergrund. In einer groß angelegten Studie mit 10047 Teilnehmern aus 37 Ländern fand er heraus, dass Männer jüngere attraktive Frauen bevorzugen, die sexuell unerfahren sind. Dagegen bevorzugten Frauen fleißige ältere Männer mit guten finanziellen Aussichten (Buss et al. 1989). Er erklärte seine Ergebnisse evolutionspsychologisch: Frauen könnten nur begrenzt viele Kinder gebären und brauchten einen Mann, der die Familie ernähren könne. Männer seien dagegen in ihrer Fortpflanzungsfähigkeit unbegrenzt, wollten aber sicherstellen, dass der Nachwuchs tatsächlich von ihnen stamme (ebd.).

Dieser Ansatz wurde u.a. von Alice Eagly (1987) kritisiert, die für die unterschiedlichen Erwartungen eher die gesellschaftliche Prägung verantwortlich macht, die auch heute noch Frauen und Männern verschiedene geschlechtsspezifische Aufgaben zuweist. Mit der zunehmenden Gleichstellung von Männern und Frauen verringerten sich diese Unterschiede (Eagly & Wood, 1999). Ihrer Auffassung nach seien Männer und Frauen bei der Partnerwahl vor allem an der Ergänzung ihrer Kompetenzen interessiert, vor allem an jenen, die ihnen aufgrund ihres Geschlechts nur eingeschränkt zugänglich sind (ebd. S.113).

In meiner Praxis spielt das „Ernährerprinzip" nur noch bei Paaren eine Rolle, bei denen die Frau entschieden hat, zu Hause zu bleiben und ihre Kinder zu versorgen. Ansonsten verdienen die meisten Frauen ihr eigenes Geld. Auch wenn nicht jede Frau, die das anstrebt, einen Aufsichtsratsposten ergattert, brauchen Frauen heute keine Männer mehr, um ihre Kompetenzen zu ergänzen.

Dagegen ist der eher ökonomisch ausgerichtete *Austausch- oder Interdependenzansatz* (z. B. Thibaut & Kelly, 1959) in der Praxis bei jedem Paar zu finden. Dieser Ansatz besagt, dass Menschen dann enge soziale Beziehungen eingehen, wenn der *„Nutzen"* aus der Beziehung die *„Kosten"* übersteigt. Das, was jemand in eine Beziehung investiert, muss Früchte tragen, damit die Beziehung aufrechterhalten wird. Je länger die Beziehung dauert, umso mehr sind Menschen jedoch bereit, auf die sofortige *„Rückzahlung"* eines Gefallens zu warten (z. B. Clark & Mills 1993). Sie kümmern sich in erster Linie darum, die Bedürfnisse des anderen zu befriedigen, weil sie erwarten können, dass der andere dies ebenso tut.

Dies betrifft auch die Beziehung von Eltern und Kindern. Zu dieser Frage führte der Ökonom Harvey Leibenstein (1957) eine Studie durch, um *„Kosten und Nutzen von Kindern"* aufzuzeigen: *„Der Konsumnutzen von Kindern entsteht durch die Er-*

fahrung von Zuneigung, durch die Bereicherung des Lebens und persönliche Erfüllung durch eine Elternschaft. Zur Realisierung dieses Nutzens reichen wenige Kinder aus" (Leibenstein in Konietzka, 2007, S.171). Die Studie über den Wert von Kindern *„VOC – Value of children"* (Hoffman & Hoffman 1977) kommt zu ähnlichen Schlüssen. Die Antworten der befragten Eltern ließen sich in folgende Kategorien einteilen:

1. *Der Status des Erwachsenseins und die soziale Identität als Eltern*
2. *Erweiterung der eigenen Persönlichkeit, Unsterblichkeit*
3. *Moral: Religion, Selbstlosigkeit, das Wohl der Gruppe berücksichtigen*
4. *Normen bezüglich Sexualität, Gefühlskontrolle und Tugend*
5. *Sichere Primärbeziehung, Kinderliebe*
6. *Anregung, Neuigkeiten, Spaß*
7. *Kreativität, Erfüllung, Kompetenz*
8. *Macht, Einfluss*
9. *Sozialer Vergleich, Wettbewerb*
10. *Wirtschaftlicher Nutzen* (ebd. in Konietzka, 2007, S. 178)

Es ist ungewohnt, die Beziehung zwischen Eltern und Kindern nach ökonomischen Prinzipien zu untersuchen. Dies kann jedoch bewirken, sich ehrlich mit den eigenen Erwartungen an den Nachwuchs auseinanderzusetzen. In meiner Praxis zeigt sich immer wieder, dass es spätestens dann, wenn Kinder die *unausgesprochenen* Erwartungen ihrer Eltern nicht erfüllen, zu Spannungen in der Familie kommt. Wirklich uneigennützige, bedingungslose Liebe wird zwar oft beschworen, selten jedoch verwirklicht. In nahezu jedem von uns scheint es eine innere Waage zu geben, die genau misst, ob sich Geben und Nehmen im Gleichgewicht befinden. Diese Waage bemerken wir oft erst dann, wenn das Gleichgewicht nicht mehr stimmt.

Dies zeigt sich auch im Modell von Rusbult (2001), welches die Gründe für die Stabilität von Beziehungen zusammenstellt. Ausgangspunkt für die Beziehung ist für ihn das *„Commitment"*, mit dem die Partner ihre Absicht bekunden, an der Beziehung festzuhalten und sich und den Partner als Paar zu begreifen. Die Stärke des Commitments hängt laut Rusbult von drei unabhängigen Faktoren ab:

- ***Zufriedenheit:*** Das Commitment ist umso stärker, je zufriedener die Person mit der Beziehung ist;
- ***Alternativen:*** Es wird schwächer, wenn es attraktivere Alternativen gibt;
- ***Investitionen:*** Es wird größer, je mehr in eine Beziehung investiert wird – emotional und finanziell – und je größer die gemeinsamen Ressourcen sind, da die Kosten für das Beenden steigen (Rusbult & Buunk 1993 in Stürmer & Barth 2015, S. 118 f.).

Laut Stürmer und Barth wird die Bedeutung dieser drei Faktoren durch viele empirische Studien unterstützt (2015, S.119). Sie zeigen sich auch in der praktischen Arbeit mit Paaren: Wenn das Commitment groß ist, die Alternativen – z. B. durch eine Außenbeziehung – fehlen und der Verlust der Investitionen schwer wiegt, hat das Paar die besten Chancen, die Krise zu bewältigen.

Das Schlüssel-Schloss-Prinzip der gegenseitigen Anziehung

Nachdem die Studien der wissenschaftlichen Psychologie nur wenig therapeutisch umsetzbare Antworten auf die Fragen der Partnerwahl und Beziehungsgestaltung geben, zeigte sich mir – durch Auswertung meiner jahrelangen Arbeit mit Menschen in der Praxis und in Seminaren – ein signifikantes Muster, das durch die Studien der Bindungsforschung (s. S.173) und zur *Sich-selbst-erfüllenden-Prophezeiung* (s. S.87) bestätigt wurde. Mir fiel auf, dass sich das Gefühl der Verliebtheit – jemanden schon immer zu kennen und sich so seltsam vertraut zu fühlen – immer dann einzustellen scheint, wenn das Beziehungsmuster, das der mögliche Partner zeigt, aus der Herkunftsfamilie vertraut ist. Das geschieht keinesfalls bewusst, und das Beziehungsmuster ist nicht offensichtlich ähnlich. Der Mann muss zum Beispiel dem Vater der Frau nicht ähnlich sein und die Frau nicht der Mutter des Mannes. Es geht vielmehr darum, wie Bindung in der Ursprungsfamilie erlebt und die eigene Person von den Eltern bewertet wurde. Liebe kann sich zum Beispiel mit Leistung verknüpfen, Erwartung mit Kontrolle, Lob mit Abwertung, Misshandlung mit Sexualität, um nur einige Kopplungen zu nennen. Menschen scheinen sich in denjenigen zu verlieben, bei dem sich genau diese vertraute Mischung findet.

Die Prägungen der Kindheit wirken sich jedoch nicht nur auf die Wahl des Partners aus: Jeder hat darüber hinaus ein unbewusstes Skript dafür, wie Beziehung funktioniert. Dieses Skript wirkt wie eine unbewusste Erwartung an die Qualität der Beziehung und führt dazu, dass die Betroffenen selbst mit ihrem Verhalten dazu beitragen, dass sich die Partnerschaft in vertrauter Weise entwickelt. Liegt der Prägung ein destruktives Muster zugrunde, trägt der Betroffene selbst dazu bei, dass auch die aktuelle Beziehung schwierig wird. Da der Partner ein dazu passendes Muster mitbringt, erleben beide dasselbe Unglück wie in ihren Ursprungsfamilien. Das folgende Beispiel ist konstruiert. Die beschriebene Problematik taucht in dieser Form allerdings recht häufig in meiner Praxis auf.

Das Problem: Die Frau beklagt sich bitter darüber, dass ihr Mann sich nicht an Absprachen hält. Er kommt nur selten zur abgemachten Zeit, hält sich nicht an Verabredungen und reagiert äußerst gereizt, wenn sie bei gemeinsamen Entscheidungen mitreden will. Der Mann wehrt sich. Er weigere sich, seine Frau wegen jeder Kleinigkeit um Erlaubnis zu fragen. Die Frau erzählt von vergessenen Kindern im Kindergarten, von nicht eingekauften Nahrungsmitteln, also von Vorfällen, in denen der Mann sie durch seine Verweigerung dazu zwingt, seinen Teil der gemeinsamen Verantwortung mitzutragen. Der Mann scheint Absprachen, auch wenn deren Einhaltung objektiv notwendig ist, um das Alltagsleben der Familie zu organisieren, mit bösartiger Kontrolle zu verwechseln, gegen die er sich bewusst – durch Verweigerung – oder unbewusst – durch Vergessen – zur Wehr setzt.

Die Prägung des Mannes: Nach seiner Kindheit befragt, berichtet der Mann von einer Mutter, die ihn übermäßig kontrollierte und in einem Alter in seine Intimsphäre eindrang, in dem sie sich hätte zurückhalten sollen. Mehr oder weniger kreativ begann der Sohn, sich der Kontrolle zu entziehen und entwickelte darüber hinaus eine intensive Abneigung gegen jedes Verhalten, das auch nur im Entferntesten nach Kontrolle zu „riechen" schien. Andererseits war die Mutter sehr tüchtig und sehr gut in der Lage, das Leben der Familie zu organisieren. Als Sohn einer solchen Mutter sucht er sich eine tüchtige Frau, denn nur sie fühlt sich vertraut an.

Die Auswirkung auf die Gegenwart: Die Frau kann gut organisieren, und zuerst freut sich der Mann, eine fähige Partnerin an seiner Seite zu wissen. Die Schwierigkeiten tauchen nach der Geburt des ersten Kindes auf. Der Mann sieht sich jetzt mit Erwartungen seiner Frau konfrontiert, die nicht mehr verhandelbar sind. Da ihm keine Gestaltungsmöglichkeiten bleiben, interpretiert der Mann das Verhalten seiner Frau als Kontrolle, gegen die er sich augenblicklich und erbittert zur Wehr setzt. Und so passiert es recht häufig, dass der junge Vater nicht erkennt, dass es das Baby ist, dessen Bedürfnisse keinen Aufschub dulden.

Die Prägung der Frau: Oberflächlich betrachtet ist die Frau das Opfer ihres Mannes, bzw. der Erziehungsmethoden ihrer Schwiegermutter, doch sie hat ebenfalls ein Muster, das hervorragend zum Muster des Mannes passt. Sie kommt häufig aus einer Familie, in der Leistung einen hohen Stellenwert hatte. Sie wurde nur dann geliebt, wenn sie tüchtig war, doch auch wenn sie Leistung brachte, reichte diese nicht aus, um ihr die Anerkennung zu geben, die sie sich gewünscht hätte. Da der Mann ihre Tüchtigkeit schätzt, blüht sie auf, denn endlich schätzt jemand das, was sie tut. Die Frau übertrifft sich selbst, der Mann ist zufrieden. Irgendwann tut die Frau jedoch etwas, was der Mann als Grenzverletzung erlebt, und er setzt sich zur Wehr. Die Frau fühlt schmerzlich, dass sie trotz allem, was sie für ihn tut, abgelehnt wird, und tut, wie sie es in ihrer Kindheit gewöhnt war, noch mehr. Dadurch fühlt sich der Mann noch mehr kontrolliert und setzt sich noch mehr zur Wehr.

Der Teufelskreis: Das, wodurch die Frau die Schwierigkeiten zu lösen versucht, ärgert den Mann und er wertet sie ab. Damit erlebt sie dasselbe Muster wie in ihrer Familie. Die sich steigernde Leistung seiner Frau erinnert den Mann an seine Mutter, er wird innerlich immer kleiner und trotziger, und an diesem Punkt ist er nicht mehr in der Lage, eine wichtige Vereinbarung von grenzverletzender Kontrolle zu unterscheiden.

Beide tragen dazu bei, dass der Konflikt bestehen bleibt: Die Frau kann klären, wo sie ihren Mann wie ein Kind behandelt, also wo sie ihn tatsächlich kontrolliert oder manipuliert. Sie muss aus der Mutterrolle aussteigen, um ihren Mann nicht in die Kinderrolle zu drängen. Der Mann kann klären, wo er seiner Frau die Mutterrolle zuweist, indem er Aufgaben, die in seinem Verantwortungsbereich liegen, nicht erledigt. Er muss aus der Kinderrolle aussteigen. Indem beide den Teil bearbeiten, für den sie verantwortlich sind, steigen beide aus dem Teufelskreis aus und die Paardynamik entspannt sich.

Dasselbe Schlüssel-Schloss-Prinzip finden wir beim Süchtigen und seiner Partnerin. Je mehr der Süchtige die Kontrolle über sein Leben abgibt, umso mehr übernimmt die Partnerin die Verantwortung und wird *„co-abhängig"*. Die Kinder, die aus Doublebind-Familien stammen, suchen sich treffsicher Partner mit ähnlichen Kommunikationsstrukturen, die Kinder aus Familien mit psychischen Erkrankungen finden unberechenbare oder psychisch labile Partner.

Aufgabe des Beraters ist es zum einen, die aus der Kindheit stammenden Bindungsmuster bewusst zu machen, zum anderen den eigenen Beitrag am Fortbestehen des nicht gewünschten Musters aufzudecken. Der erste Teil wird in der Regel gerne angenommen. Die Hürde besteht darin, dass jeder begreift, was er selbst unbewusst dazu beiträgt, dass das Problem bestehen bleibt. Erst dann kann sich wirklich etwas verändern.

Der unterschiedliche Umgang von Männern und Frauen mit Gefühlen

Systemische Berater sind grundsätzlich davon überzeugt, dass jeder die Wirklichkeit auf Grund seiner individuellen Prägung wahrnimmt. Doch abgesehen davon gibt es geschlechtsspezifische Unterschiede, die besonders beim Umgang mit Gefühlen und Sexualität deutlich werden. Diese Unterschiede zeigen sich vor allem dann, wenn es darum geht, Probleme zu besprechen: Frauen neigen dazu, ihre intensiven Gefühle zum Ausdruck zu bringen, während Männer eher rationalisieren (Grossman & Wood, 1993). Bei Konflikten bestehen Frauen darauf, die Situation zu klären; Männer reagieren häufig mit Rückzug. Das führt zu Frustration auf beiden Seiten und keiner fühlt sich verstanden. Beide Strategien werden bestätigt: Männer erleben mit ihren männlichen Berufskollegen und mit ihren Freunden, dass ihre Problemlösungsstrategien zum Erfolg führen. Frauen erleben mit ihren weiblichen Berufskolleginnen und ihren Freundinnen, dass ihre Problemlösungsstrategien ebenfalls zum Erfolg führen. Erst wenn Männer und Frauen aufeinander treffen, entstehen Schwierigkeiten.

Aus der Sicht vieler Männer sind Frauen kompliziert. Ihre Emotionen wirken behindernd und zeitraubend. Jahrhunderte lang hielt sich das Klischee von der *„emotionalen, nicht rationalen"* Frau. Das zeigt auch die deutsche Sprache: Wir können uns nur *beherrschen*, nicht etwa *befrauschen*, da die Gefühlskontrolle als männliches Privileg gilt. Männer scheinen tatsächlich viel mehr als Frauen in der Lage zu sein, Gefühle auszublenden. Heute wissen wir aufgrund der Erkenntnisse der Neurobiologie, dass sich das männliche und das weibliche Gehirn in Bezug auf die Fähigkeit zu Rationalisieren und die Fähigkeit zur Empathie (Baron-Cohen, 2004) tatsächlich zu unterscheiden scheinen: *„Das weibliche Gehirn ist so verdrahtet, dass es überwiegend auf Empathie ausgerichtet ist. Das männliche Gehirn ist so verdrahtet, dass es überwiegend auf das Begreifen und den Aufbau von Systemen ausgerichtet ist".* (ebd., S.11). Diese unterschiedliche „Verdrahtung" wird darauf zurückgeführt, dass das Verbindungsstück zwischen der rechten kreativ künstlerischen, und der linken abstrakt logischen Hemisphäre – der corpus callosum oder Balken – bei Frauen größer ist. Aufgrund der größeren Anzahl von Nervenbahnen scheinen Frauen besser vernetzt und ganzheitlicher denken zu können als Männer (Kimura 2004, S.134, 160). Die sprachlichen Fähigkeiten sind bei Frauen auf beide Hirnhälften verteilt (Kimura, 2004, S.148), wodurch sie in der Lage sind, ihre Gefühle besser zum Ausdruck bringen zu können. Baron-Cohen spricht deshalb vom *empathischen Gehirn – E-Gehirn* (2004. S.12f.).

Dagegen kann das männliche Gehirn durch die eindeutige Zuordnung von Fähigkeiten zur entsprechenden Hemisphäre zielgerichteter und systematischer arbeiten, was sich unter anderem darin zeigt, dass Jungen in der Regel bessere Leistungen in Naturwissenschaften bringen (Kimura, 2004, S.67ff, 160). Deshalb nannte Baron-Cohen das männliche Gehirn: *systematisierendes Gehirn – S-Gehirn* (Baron-Cohen, 2004. S.14f). Die sprachlichen Fähigkeiten der Männer sind schwächer ausgebildet und nur in der linken Hemisphäre verankert (McGlone and Fox, 1982. In Kimura, 2004, S.148), was möglicherweise erklärt, warum Männer in der Regel weniger über ihre Gefühle sprechen. Aus Sicht der Evolution war es für Männer wichtig, die Familie zu verteidigen und deshalb unerlässlich, Gefühle ausblenden zu können. Im Gegensatz dazu ist bei Frauen, gerade in Bezug auf die Mutterrolle, die Fähigkeit zur Empathie und das Wahrnehmen und Äußern von Gefühlen unerlässlich (Kimura, 1999. S.11f.).

Aus Unkenntnis der neurobiologischen Tatsachen sind die meisten Frauen sicher, dass ihre Männer sie mit ihrer Weigerung, über Gefühle zu sprechen, persönlich kränken wollen. Und Männer sind sich sicher, dass ihre Frauen sie mit der Forderung, über Gefühle zu sprechen, erpressen wollen. Frauen merken meist schon sehr früh, dass „etwas" in der Beziehung „nicht stimmt". Männer realisieren dadurch, dass sie ihre Gefühle ausblenden, zuweilen viel zu spät, dass sich die Frau emotional schon längst getrennt hat. Häufig berichten Frauen in der Paarberatung über ihre erfolglosen Versuche, mit ihren Männern über ihre Gefühle und ihre Bedürfnisse in der Beziehung zu reden, während die Männer auf der Sachebene mit Argumenten antworten.

Diese Unterschiedlichkeit führt besonders in der Sexualität zu großen Missverständnissen. Während Männer fast „immer können", weil ihre Libido auch statistisch betrachtet größer ist (Hines, 2004, S.107), und durch die Sexualität Nähe zu ihren Frauen empfinden, funktionieren die meisten Frauen genau umgekehrt: Erst wenn sie Nähe empfinden, können sie sich auf Sex mit ihren Männern einlassen.

Der Berater kann dem Paar vermitteln, dass die meisten Männer eher auf der Sachebene und die meisten Frauen eher auf der Beziehungsebene senden (Grossman

& Wood, 1993). Das bedeutet nicht, dass das so bleiben muss. Indem die Unterschiede respektiert werden, entsteht jedoch die Möglichkeit, anders miteinander umzugehen. Es gibt Kontexte, in denen die Beziehungsebene den Vorzug erhält, und andere, in denen die Sachebene viel schneller zum Ziel führt. Männer und Frauen können voneinander lernen und ihr Verhalten so verändern, dass die von beiden gewünschte Nähe möglich wird.

Was Sie sich merken sollten:

Bindungsforschung: Die wichtigste Erkenntnis der Bindungsforschung ist, dass die Bindungserfahrung des Kleinkindes die Bindung des Erwachsenen prägt. Wenn das Bindungsmuster identifiziert wurde, kann es verändert werden.

Partnerwahl und Beziehungsgestaltung: Da Liebe wissenschaftlich nicht exakt definiert werden kann, gibt es nur wenige Studien, die versuchen, sich dem Phänomen zu nähern. Wichtigstes Modell zur Erklärung von Beziehungsgestaltung ist das *Austausch- oder Interdependenzmodell*, das besagt, dass der Nutzen einer Beziehung größer sein muss als die Kosten. Die Beziehung hält, wenn das *Commitment* für die Partnerschaft groß genug ist. Dieses Commitment setzt sich aus den Faktoren *Zufriedenheit, Alternativen und Investitionen* zusammen.

Das Schlüssel-Schloss-Prinzip: Das Gefühl der Verliebtheit scheint sich immer dann einzustellen, wenn das Beziehungsmuster, das der mögliche Partner zeigt, aus der Herkunftsfamilie vertraut ist, verbunden mit der Hoffnung, in diesem vertrauten Gefühl geliebt zu werden. Durch die Erlebnisse mit den Eltern hat jeder ein unbewusstes Skript dafür, wie Beziehung funktioniert. Dieses Skript führt dazu, dass die Betroffenen selbst mit ihrem Verhalten dazu beitragen, dass sich die Partnerschaft in gewohnter Weise entwickelt.

Der unterschiedliche Umgang von Männern und Frauen mit Gefühlen: Männer haben häufiger ein *S-Gehirn* (strukturbezogen), Frauen ein *E-Gehirn* (empathiebezogen). Daher kommunizieren Männer eher auf der Sachebene, Frauen auf der Beziehungsebene, was zu genderspezifischen Missverständnissen und sexuellen Schwierigkeiten führt.

Die Beratung von Paaren – Häufige Themen und Methoden

Im folgenden Kapitel mache ich Sie mit den Besonderheiten der Paarberatung vertraut. Beratungen von Paaren unterscheiden sich in einigen Aspekten von Einzelsitzungen: Zwei Menschen wollen verstanden werden, die möglicherweise unterschiedliche Ziele haben, häufig werden heftige Emotionen ausgedrückt, die beide gegeneinander richten. Außerdem werden Berater immer wieder zur Parteinahme aufgefordert, was die Neutralität erschwert. Berater sind jedoch keine Richter. Sie waren „nicht dabei" und können nicht entscheiden, wer „im Recht" ist.

Im Folgenden habe ich Themen zusammengestellt, die bei Paarberatungen häufig vorkommen. Bitte verstehen Sie die vorgeschlagenen Interventionen als Anregungen und nicht als Rezeptbuch. Unerfahrene Berater begrüßen es jedoch, zuerst einmal einem vorgegebenen Konzept folgen zu können, bevor sie ihren eigenen Stil gefunden haben. Ein Hinweis, der eigentlich selbstverständlich sein sollte, und doch sehr oft vergessen wird: Viele Paare, die sich schlussendlich trennen, hätten gute Chancen gehabt, wenn sie sich beizeiten um die Paarebene gekümmert hätten.

Die vorgeschlagenen Methoden haben sich in meiner etwa zwanzigjährigen Beratungspraxis mit Paaren gut bewährt.

Einige Gründe für das Gelingen oder Misslingen einer Paarberatung

Es gibt Paare, die nach wiederholten gescheiterten Versuchen, sich von Beratern in ihrer Problematik helfen zu lassen, entnervt aufgeben. Andere konnten die angebotene Beratung gut für sich nutzen. Lassen Sie uns die Frage erörtern, welche Voraussetzungen sowohl auf der Berater- als auch auf der Klientenseite hilfreich sind, damit die Paarberatung Erfolg hat.

Die Berater

Paartherapie oder Paarberatung gilt in Fachkreisen als äußerst anspruchsvoll. Ob ein Paarberater gute Arbeit leistet, hängt von folgenden Faktoren ab:

- fachliche Kompetenz und Erfahrung im Erkennen von Mustern;
- die Fähigkeit, nicht Partei zu ergreifen, sondern allparteilich zu bleiben;
- Reflektion der eigenen Beziehungsgeschichte, um Projektionen und/oder Übertragungen auf das Klientensystem zu vermeiden.

Doch auch dann, wenn der Berater durch einen Videomitschnitt beweisen könnte, dass er sich korrekt verhalten hat, hat er keinen Einfluss auf die Wahrnehmung seiner Klienten. Aufgrund ihrer Prägung können Klienten Parteilichkeit projizieren und zwar gleichgeschlechtlich oder gegengeschlechtlich. Zwei Therapeuten haben wesentlich bessere Chancen, sowohl die eigene Parteinahme als auch die Angst davor bei den Klienten zu vermeiden.

Die Paare

Welche Voraussetzungen sollten Paare mitbringen, damit die Beratung erfolgreich sein kann? Die erste Frage lautet: Geben die Partner ihrer Beziehung eine echte Chance oder gibt es unerfüllbare Bedingungen? Sehr wichtig ist außerdem, ob sich beide grundsätzlich schätzen und achten können. Sind sie ehrlich zueinander oder werden wichtige Themen – z. B. eine Außenbeziehung – verheimlicht? Es ist nicht unbedingt notwendig, die Paarberatung mit einem gemeinsamen Ziel zu beginnen. Genau entgegengesetzte Ziele verhindern jedoch den Erfolg, weil das Ziel des einen das Ziel des anderen verhindert.

Bei einer Paartherapie kommen naturgemäß auch Themen zur Sprache, die den Partner schon lange stören. Es ist ganz normal, dass einem die Fehler des anderen wesentlich schneller auffallen als die eigenen. Als sicherer „Therapieerfolgskiller“ wirkt jedoch, wenn der Therapeut als „Verbündeter“ genutzt wird.

Übernehmen beide Verantwortung für die Krise? Die besten Chancen haben Paare, die die Schuldfrage opfern, bei denen also jeder von beiden seine Verantwortung für den Konflikt übernimmt und die Krise als Hinweis darauf versteht, dass sich in ihrem Leben etwas ändern, bestenfalls sogar verbessern könnte.

Paare müssen nicht unbedingt und unter allen Umständen zusammen bleiben, auch wenn sie Kinder haben. Eine gut verlaufende Paarberatung bedeutet deshalb nicht in jedem Fall, dass die Partnerschaft fortgesetzt wird. Eine gute Trennung ist ebenfalls als Erfolg zu werten.

Auftrag und Informationsgewinnung

Bevor sich der Berater die Problematik des Paars anhört, hat es sich als nützlich erwiesen, die Arbeitsweise darzustellen:

- Wir sind Berater und keine Richter. Deshalb werden wir nicht entscheiden, wer von beiden „Recht hat“.
- Wir schauen stattdessen auf die Muster, die verhindern, dass sich beide einigen können.
- Dazu ist es erforderlich, dass beide ihre Geschichte erzählen können, ohne dass der andere unterbricht, auch wenn der Partner die Situation „falsch“ darzustellen scheint.
- Wir bitten, die problematische Situation „drehbuchartig“ zu beschreiben, damit wir uns selbst ein Bild machen können. Interpretationen, Analysen und Auswertungen des Paares verhindern dies.
- Am besten eignen sich die sogenannten „harmlosen“ Beispiele, die emotional weniger aufgeladen sind, weil sich in ihnen das beklagte Muster meist genauso abbildet wie in heftigen Streitigkeiten.

Der Berater kann sich einen ersten Eindruck über die Art der Paardynamik verschaffen. Er stellt sich folgende Fragen:

- Ist die Beziehung eher symmetrisch oder eher komplementär organisiert?
- Wie machen es beide, sich nicht zu einigen?
- Kommunizieren sie kongruent?
- Hören sie einander zu oder interpretieren sie?
- Mystifizieren sie einander?
- Sind Doublebinds im Spiel? (s. S.194)

Die Art der Kommunikation ist zwar nicht für die Schwierigkeiten verantwortlich, doch bilden sich die für das Problem verantwortlichen Muster hier deutlich ab.

Kommt das Paar in einer akuten Krise, kann es in der ersten Sitzung schwierig sein, ein systemisches Beratungsgespräch in gewohnter Form zu führen. Solche Gespräche sind als Krisenintervention zu verstehen, bei denen wir einen sicheren Raum zur Verfügung stellen, in dem sich beide aussprechen können.

Bei akut traumatisierten Paaren kann diese Phase länger dauern. Mein Mann und ich arbeiteten mit einem Paar, dessen drogensüchtiger Sohn beide in immer neue Krisen stürzte. Nach zwei Jahren, in denen wir beide immer wieder stabilisierten und dadurch verhinderten, dass sie ihre Frustration aneinander ausließen, konnten wir mit der eigentlichen Paarberatung beginnen.

Der Berater als Übersetzer

Eine wichtige Aufgabe des Beraters beim Paargespräch besteht darin, das, was beide einander sagen, anders zu formulieren bzw. ein Reframing anzubieten. Viele Wünsche werden z. B. als Beschuldigung formuliert:

Frau: „ Ich bin total sauer, dass du dir nie Zeit für mich nimmst!"
Berater: „Ihre Frau möchte Ihnen sagen, dass es ihr sehr wichtig ist, mit Ihnen zusammen zu sein."
Mann: „Und du, du hast ja nie Lust auf Sex! Es kotzt mich an, dass ich ständig Schlange stehen muss!"
Berater: „Ihr Mann möchte Ihnen sagen, dass er Sie attraktiv und sexy findet und gerne öfter mit Ihnen schlafen möchte. Ich habe verstanden, dass es Ihnen beiden wichtig ist, mehr Nähe zu leben. Könnte dieses gemeinsame Bedürfnis ein Ziel für dieses Gespräch sein?"

Zuweilen hilft es, wenn der Berater Männersprache in Frauensprache übersetzt. Für Frauen wird ein Gefühl dann erlebbar, wenn der Mann darüber spricht, während Männer ihre Gefühle eher durch Taten ausdrücken.

Frau verletzt: „Du sagst mir nie, dass du mich liebst!“
Mann entgeistert: „Wieso, ich tu doch so viel für dich!“

Auch die folgende Szene spielt sich in Abwandlungen häufig ab:

Frau: „Ich fühl mich schrecklich! Heute hat mir mein Chef eröffnet, dass er mit meinen Leistungen überhaupt nicht zufrieden ist. Wie kann der so etwas sagen, bei meinen vielen Überstunden!“
Mann: „Da gehst du morgen als erstes zum Personalrat und...
Frau unterbricht ihn gereizt: „Du hörst mir überhaupt nicht zu!“
Je nach Temperament reagiert der Mann verletzt, frustriert oder ärgerlich.

Was ist passiert? Die Frau möchte, wenn sie ein Problem erzählt, auf der Beziehungsebene gehört werden, der Mann bietet in hilfreicher Absicht Lösungen auf der Sachebene an. Beide fühlen sich missverstanden. Auch hier kann der Berater durch eine Übersetzung oder Reframing dazu beitragen, dass beide einander verstehen:

Berater: „Herr X., Ihre Frau möchte Ihnen einfach ihre Gefühle mitteilen und würde sich freuen, wenn Sie ihr eine entsprechende Rückmeldung geben würden. Frau X., Ihr Mann möchte mit seinem Hilfsangebot dafür sorgen, dass das Problem so schnell wie möglich gelöst wird, damit es Ihnen wieder gutgeht.“

Durch Übersetzen und Reframing nimmt der Berater dem Konflikt die Schärfe und schafft damit eine gute Ausgangslage für das Erarbeiten von Lösungen.

Die Prägungen aus der Vergangenheit

Die meisten Beziehungsregeln und Verhaltensmuster, die in Paarbeziehungen wirken, stammen aus der Vergangenheit. Die Muster beider passen nach dem Schlüssel-Schloss-Prinzip zusammen, ohne dass die Betroffenen das erkennen (s. S.178). Aus diesem Regelsystem entwickeln die Betroffenen eine unbewusste Vorstellung darüber, wie Beziehungen funktionieren, und tragen selbst dazu bei, dass sich diese Erwartungen erfüllen. So arbeitet der Berater auf zwei Ebenen:

1. Er macht die Prägungen aus den Herkunftsfamilien deutlich.
2. Er zeigt das unbewusste Verhalten auf, mit dem beide das unerwünschte Muster erzeugen oder aufrechterhalten.

Es versteht sich, dass diese Informationen durch die Techniken des systemischen Gesprächs erfragt und nicht vom Berater ins System hineingetragen werden. Es ist in der Regel hilfreich, die Themen mit jedem einzeln durchzugehen, um die Muster aufzuspüren und veränderbar zu machen. Das Paar entscheidet, ob der Partner jeweils dabei anwesend ist.

Interventionen

- Genogramm, Familienchronik und Strukturdiagramm;
- Aufdecken der Beziehungsregeln aus den Herkunftsfamilien;
- Klärung der unbewussten Erwartungen aufgrund dieser Beziehungsregeln und des damit verbundenen eigenen Beitrags;
- Klärung von Projektionen und Übertragungen auf den Partner;
- Stuhlaufstellung jedes einzelnen, um Glaubenssätze zu transformieren;
- gemeinsame Stuhlaufstellung, um die Auswirkung der Glaubenssätze auf die Paarbeziehung zu verdeutlichen und gemeinsam zu verändern;
- Abstimmung der Regelsysteme beider Partner auf die aktuelle Situation;
- wenn nötig, Erarbeiten klarer Grenzen zum Herkunftssystem.

Obwohl sich die Veränderung eines Teils im System auf beide auswirkt, lösen sich Schwierigkeiten bei Paaren viel schneller, wenn sich beide um die Verwandlung ihrer Kindheitsprägungen kümmern. Wenn nur einer sein Muster aufgibt, kann es sogar zu einer Verstärkung der Krise kommen. Wenn z. B. *„die gute Mutter"* oder *„der gute Vater"* ihr Verhalten ändern, kann sich *„das Kind"* erneut verlassen und lieblos behandelt fühlen. Wenn *„das Kind"* plötzlich sein Verhalten aufgibt und Verantwortung trägt, können sich *„die gute Mutter"* oder *„der gute Vater"* nicht mehr gebraucht und abgewertet fühlen. Nicht umsonst zerbrechen viele Ehen, bei denen ein Partner süchtig ist, ausgerechnet dann, wenn der Süchtige trocken wird.

Die Auswirkungen von Beziehungstraumata

Beziehungstraumata sind häufig für große emotionale Schwierigkeiten und das Scheitern von Partnerschaften verantwortlich. Zum einen haben in der Kindheit traumatisierte Menschen ganz grundsätzlich Probleme, anderen Menschen zu vertrauen. Zum anderen haben sie durch die Traumatisierung Verhaltensweisen entwickelt, mit denen sich andere häufig überfordert fühlen. Wenn Sie jetzt noch berücksichtigen, dass sich nach dem Schlüssel-Schloss-Prinzip Menschen ineinander verlieben, die ähnliche Schicksale erlitten haben, wird Ihnen die explosive Dynamik einer solchen Paarbeziehung vermutlich klarer. Beide reagieren heftig auf Situationen, die in irgendeiner Weise an das Kindheitstrauma erinnern. Da beide nicht wissen, womit sie es zu tun haben, treiben sie sich gegenseitig immer mehr in die Enge, ohne dies zu beabsichtigen und ohne es vermeiden zu können. Darin liegt zum einen die Schwierigkeit, zum anderen aber auch die große Chance einer solchen Verbindung. Paare mit Kindheitstrauma kommen meist nicht darum herum, zuerst einmal die eigene Geschichte aufzuarbeiten.

Ob es solchen Paaren gelingt, die Beziehung zu retten, hängt von verschiedenen Faktoren ab. Der wichtigste scheint zu sein, dass es einem von beiden gelingt, seine eigene Verletzung und seine eigenen Bedürfnisse zeitweilig in den Hintergrund zu stellen. Wenn beide sich ständig gegenseitig triggern und keiner aus dem Zustand des verletzten, traumatisierten Kindes aussteigt, wird die Gegenwart des anderen unerträglich und viele Paare trennen sich. Gelingt es stattdessen einem von beiden, sich trotz der eigenen Bedürftigkeit dem anderen liebevoll zuzuwenden, kommt es zu einer Vertiefung von Liebe und Mitgefühl.

Dieser Prozess erfordert jedoch Zeit, und Zeit haben die meisten Paare in solchen Krisen nicht mehr. Der Leidensdruck ist so groß, das Beziehungsklima so unerträglich, dass eine sofortige Verbesserung gewünscht, ja gefordert wird. Wird diese nicht innerhalb kurzer Zeit erreicht, kommt es nicht selten zu plötzlichen Trennungen, da sich trotz Therapie und Beratung scheinbar nichts geändert hat. Beratung oder Therapie kann nicht bewirken, dass zwei traumatisierte Menschen, die bis jetzt überwiegend miteinander gekämpft haben, plötzlich friedlich und harmonisch miteinander leben. Es geht bei Trauma ja nicht nur um die Veränderung von Verhaltensmustern, sondern um das Abtrainieren von körperlich autonom gesteuerten Reaktionen (s. S.140).
Geduld, Wohlwollen und Mitgefühl für den Partner und die Fähigkeit, eigene Verletzungen zurückzustellen, sind Voraussetzungen dafür, dass eine Paarberatung mit zwei traumatisierten Partnern gelingen kann. Wenn gleichzeitig jeder die eigene Geschichte aufarbeitet, hat das Paar eine echte Chance.

Die „verlassenen Kinder“

Viele Menschen haben als Kinder nicht das von ihren Eltern erhalten, was sie gebraucht hätten. Diese Bedürfnisse werden auf den Partner projiziert, und nun wird von ihm erwartet, all das zu geben, was die Eltern versäumt haben. Der Bedürftige rutscht unbewusst in eine Kinderposition und macht den anderen zur guten Mutter oder zum guten Vater. Da dies ohne das bewusste Wissen der Beteiligten geschieht, ist die Dynamik für die Betroffenen schwer zu durchschauen. Viele Paarkonflikte sind aus diesem Garn gestrickt.

Drei typische Verhaltensweisen legen die Hypothese nahe, dass wir es hier mit dem inneren Kind zu tun haben: *symbiotische Beziehungswünsche, große Bedürftigkeit* und *die Neigung, alles auf sich zu beziehen*. Jedes dieser Muster entspricht einer kindlichen Entwicklungsstufe.

Symbiotische Beziehungswünsche

Symbiose ist der Zustand, der sich ganz natürlich in der Schwangerschaft zwischen Mutter und Kind entwickelt. Nach der Geburt dauert die symbiotische Bindung idealerweise so lange, bis das Kind ein eigenes Ichgefühl entwickelt hat und sich von der Mutter differenziert. Kinder, die wegen einer frühen Trennung von der Mutter auf dieses Gefühl verzichten mussten, tragen den unbewussten Wunsch danach weiter in sich. Sie sehnen sich, mit dem Partner zu verschmelzen, eins mit ihm zu werden. Trennungen ertragen sie kaum, am liebsten sind sie ständig mit ihm zusammen und machen alles gemeinsam.

Meist treffen zwei verlassene Kinder aufeinander. Die Beziehung wird häufig als ideal beschrieben, ideal bis zum dem Zeitpunkt, an dem einer der beiden aus welchen Gründen auch immer anfängt, sich aus der Symbiose zu lösen. Diesen eigentlich ganz natürlichen Prozess empfindet der andere als Verrat an sich und an der Beziehung.

Der Berater erkennt eine symbiotische Beziehung daran, dass der eine nicht erträgt, wenn der andere etwas allein machen möchte.

Große Bedürftigkeit

Kinder sind kaum in der Lage, ihre Bedürfnisse aufzuschieben. Wenn ein Säugling Hunger hat, hat er jetzt Hunger und braucht auf der Stelle Nahrung. Erst langsam lernt das Kind zu warten. Je älter es wird, umso besser kann es Bedürfnisse verschieben oder dem Kontext gemäß anpassen.

Wenn die Bedürfnisse des Kleinkindes nicht ausreichend erfüllt wurden, entsteht ein überwältigendes Mangelgefühl. Die Erfüllung der Bedürfnisse wird auf den Menschen projiziert, der dem jetzt Erwachsenen so nahe steht, wie früher die Eltern. Und dieser hat nun die Pflicht, das Mangelgefühl auszugleichen und den anderen glücklich zu machen – und zwar in dem Augenblick, in dem das Bedürfnis auftaucht. Abweisungen oder Aufschübe werden schwer ertragen.

Der Berater erkennt die Kinderebene daran, dass erwachsene Menschen nicht in der Lage sind, Bedürfnisse aufzuschieben oder dem Kontext entsprechend anzupassen.

Wenn man alles auf sich, bzw. gegen sich bezieht

Auch dieses Verhaltensmuster entspricht einer kindlichen Entwicklungsphase, die zwischen das fünfte und zehnte Lebensjahr fällt. In dieser Zeit pflegen die meisten Kinder ein magisches Weltbild, das heißt, sie verbinden Ereignisse, die nichts miteinander zu tun haben. So beziehen sie natürlich auch das Verhalten ihrer Eltern auf sich. Viele Kinder, die misshandelt werden, sind zutiefst davon überzeugt, dass sie diese Behandlung tatsächlich verdienen. Das schlechte Selbstwertgefühl, über das viele Erwachsene klagen, spiegelt bei genauerem Hinschauen nur das abwertende Bild der Eltern.

Der Berater erkennt die Kinderebene daran, dass Erwachsene dazu neigen, alles ausschließlich auf der Beziehungsebene zu werten und die Sachebene völlig aus den Augen zu verlieren.

Interventionen

- Erkundung der Kindheit, um herauszufinden, auf welchen Zustand sich das Gefühl der Verlassenheit ursächlich bezieht.
- Arbeit mit den Bewertungen und Zuschreibungen der Eltern.
- Aufstellung mit Stühlen, um die Kinder- und Erwachsenenebene bewusst zu machen.
- Alle kreativen Interventionen, mit denen die Betroffenen lernen, die Bedürfnisse des inneren Kindes von denen des Erwachsenen zu trennen.
- Die Erkenntnis, dass es nicht die Aufgabe des Partners ist, sich um das eigene innere Kind zu kümmern, sondern dass jeder selbst dafür die Verantwortung trägt.
- Imaginationen mit der „guten Mutter" und dem „guten Vater", die immer für das Kind da sind, um dem Erwachsenen ein Bild zu geben, das er jederzeit selbst erzeugen und mit dem er sich trösten kann.

Die selektive Wahrnehmung negativer Signale

Ein destruktives Verhaltensmuster, das für viele langdauernde Paarkonflikte verantwortlich ist (Gottman & Levenson, 1988), besteht darin, dass negativen Signalen besonders viel Aufmerksamkeit und Energie gewidmet wird. Positive Signale werden entweder gar nicht bemerkt oder übersehen, wogegen auf verbale wie nonverbale als negativ wahrgenommene Signale heftig mit derselben Emotion geantwortet wird. Dabei wird die Negativität der empfangenen Signale nicht in Frage gestellt, also nicht abgeklärt, ob es sich tatsächlich um eine negative Rückmeldung an den Partner handelt oder ob er Kopfschmerzen oder einen schlechten Tag im Büro hatte. Dieses Muster wird in der wissenschaftlichen Psychologie *„Reziprozität negativer Affektivität"* genannt und gilt als einer der am häufigsten genannten Gründe für Trennungen (Stürmer & Barth 2015, S.119).

In der Kindheit wurden die Betroffenen häufig abgewertet, beschuldigt oder durch Doublebinds verwirrt und kontrolliert. So erwarten sie auch von ihrem Partner nichts anderes als Abwertung und Beschuldigungen. Andererseits verhalten sie sich unbewusst im Sinne der *Sich-selbst-erfüllenden-Prophezeiung* so, dass sie den Ärger des Partners geradezu provozieren.

Dieses Muster tritt ziemlich häufig auf und wird besonders in der Einzelberatung geäußert. Ich habe oft erlebt, dass sich Beziehungen rasch zum Positiven verändern, wenn es aufgegeben wird. Das heißt jedoch nicht, dass Probleme nicht angesprochen und Kritik nicht geäußert werden darf. Die Problemfixierung sollte gelöst werden, damit die positiven Seiten des Partners wieder in den Vordergrund treten. Werden dauerhaft die negativen Seiten wahrgenommen, überwiegen die Kosten den Nutzen der Beziehung (s. S.176), und dies ist ein triftiger Grund für eine Trennung.

Interventionen:

Zirkuläre Fragen:

- Was glaubt die Frau, wie der Mann sich fühlt, wenn sie so über ihn redet? Was denkt der Mann wie sich die Kinder fühlen, wenn die Eltern so miteinander umgehen?

Unterschiedsbildende Fragen:

- Wann macht der Mann etwas gut?
- Wann die Frau?
- Woran merken sie das?
- Was ist dann anders?

Hausaufgabe:

- Am Tag mit geradem Datum nur positive Rückmeldungen geben. ... Am Tag mit ungeradem Datum alles so lassen wie bisher. ... Jeden Abend aufschreiben, wie die Beziehung erlebt wurde.

Probleme mit Sexualität

Obwohl die Sexualität häufig als Problem benannt wird, ist sie selbst nur selten die Ursache. Da sich das Paar dabei wirklich nahe kommt, zeigen sich hier gerne tiefer liegende Schwierigkeiten. Folgende Themen werden oft genannt:

Die Vermeidung von Nähe

Männer und Frauen stellen Nähe mit verschiedenen Mitteln her. Der Mann kommt seiner Frau durch Sexualität nahe, die Frau braucht Nähe, um mit ihrem Mann schlafen zu wollen. Obwohl dieses Thema allgemein bekannt ist, gibt es immer wieder Paare, die genau damit in die Beratung kommen. Der systemische Berater gibt sich nicht mit einer Beratung über genderspezifische Unterschiede zufrieden.

Folgende Interventionen führen weiter:

- **Durch das Gespräch:** Wie schafft das Paar Bedingungen, innerhalb welcher Sexualität unmöglich wird? Welche „Sachgründe" scheinen dagegen zu sprechen?
- **Durch eine gemeinsame Stuhlaufstellung:** Ein Stuhl steht für das Ziel, die gemeinsame Sexualität; jeder stellt einen Stuhl für sich selbst und einen Stuhl für den Grund, der gegen das Ziel zu sprechen scheint. So wird deutlich, mit welchen Mechanismen das Paar die Gemeinsamkeit verhindert und welche Glaubenssätze oder Regeln verändert werden können, damit beide zu ihrem Ziel finden.

Die Bedürftigkeit der Männer

Immer wieder berichten Frauen, dass sie deshalb nicht mit ihren Männern schlafen, weil sich diese in ihrer Bedürftigkeit ähnlich anfühlen wie Kinder (s. S.189). In der Biografie des Mannes zeigt sich häufig ein Defizit bezüglich seiner Mutter. Der kleine Junge konnte ihr aus irgendwelchen Gründen nicht so nahe sein, wie er es gebraucht hätte. Jetzt sucht er diese Nähe bei der Frau seines Herzens. Er wählt nach Männerart die Sexualität als das geeignete Mittel zum Herstellen intimer Nähe, doch die Frau spürt besonders dann, wenn sie auch Mutter ist, einen eigentümlichen Mix: eine kindliche Bedürftigkeit, die keinesfalls enttäuscht werden darf, gepaart mit erwachsener männlicher Lust. Sie wird als Mutter und als Geliebte angesprochen. Wenn sie den Mann zurückweist, ist er zutiefst enttäuscht und verletzt, denn für ihn wiederholt sich sein Kindheitsdrama.

Der Berater erarbeitet mit dem Mann:

- die unbewusste Vermischung von kindlichem Bedürfnis nach mütterlicher Nähe und männlicher Sexualität;
- eine Imagination mit der guten Mutter, damit der Kindaspekt des Mannes auf dieses innere Bild zurückgreifen kann.

Der Berater erarbeitet mit der Frau:

- ihre Bereitschaft, den Mann zu bemuttern;
- ihre mögliche Neigung, den Mann durch die Funktion der „guten Mutter" zu kontrollieren – die „gute Mutter" erwartet ein „braves Kind".

Bei schweren Störungen mit der Sexualität, etwa bei totaler Unlust oder totaler Verweigerung, ist die Ursache gar nicht so selten eine Traumatisierung in der Kindheit durch sexuelle Gewalt. Hier ist Traumaarbeit mit dem betroffenen Klienten notwendig, um das Problem zu lösen.

Sexualität in Langzeitbeziehungen

Unter Langzeitbeziehung verstehe ich Partnerschaften, die länger als 15 Jahre bestehen. Für diese Art Beziehung haben wir kaum Vorbilder. Dass wir so lange leben, ist erst seit ca. 50 Jahren der Fall. Folgerichtig dauern auch die Partnerschaften viel länger. Langzeitbeziehungen haben ganz andere Schwierigkeiten mit der Sexualität: Hier geht die Lust häufig durch die Gewöhnung aneinander verloren.

Der amerikanische Psychologe David Schnarch schlägt in seinem Buch *„Die Philosophie der sexuellen Leidenschaft"* (2009) als Mittel dagegen vor, dass sich beide differenzieren. Eigenständigkeit ist umso wichtiger, je länger wir zusammenleben. Wenn wir interessant für einander bleiben wollen, schaffen wir uns Bereiche, in denen wir eigenen Interessen nachgehen.

Auch im Zeitalter der sexuellen Aufgeklärtheit werden Phantasien und Wünsche nur selten ehrlich geäußert. Zu groß sind Angst und Scham, abgewiesen zu werden. Kreative Lösungen das Schlafzimmer betreffend, können frischen Wind in die Beziehung bringen. Der spielerische Aspekt der Sexualität wird ebenfalls oft vernachlässigt: Was sich im Kopf abspielt, muss nicht dort bleiben, solange beide Spaß daran haben. Ich habe oft erlebt, dass meine eigene Offenheit dem Thema gegenüber dem Paar die Möglichkeit gab, ebenfalls offen zu sprechen.

Offene Rechnungen ausgleichen

Fast jedes Paar, das einige Jahre zusammenlebt, hat offene Rechnungen, das heißt, es gab Vorfälle in der Vergangenheit, die nicht wirklich gelöst und verziehen sind. Der Berater erkennt offene Rechnungen daran, dass beide nicht aufhören können, sich gegenseitig Vorwürfe zu machen. Manche Rechnungen sind leicht auszugleichen, bei anderen gelingt es nur schwer, manchmal auch gar nicht.

Interventionen:

- Jeder erzählt seine Sicht der Geschichte, während der andere zuhört. Der Berater moderiert und sorgt dafür, dass Aspekte, die möglicherweise bisher nicht genannt wurden, ausgesprochen werden dürfen. So fühlt sich jeder vom anderen gehört und verstanden.
- Zuweilen ist ein Ausgleich nötig: der eine darf sich vom anderen etwas wünschen. Meist handelt es sich bei einem solchen Ausgleich nicht um etwas Materielles, sondern um eine gemeinsame Unternehmung, ein klärendes Gespräch oder ein Heilungsritual. Beide beschließen, die alte Geschichte damit zu beenden.
- Abschlussrituale können in der Beratung vorbereitet werden:
  - o Das Erlebnis wird z. B. auf ein Stück Holz geschrieben und gemeinsam dem Feuer übergeben.
  - o Das Erlebnis wird auf einen Stein geschrieben und in einem tiefen Gewässer versenkt.
- Sollte das Paar bemerken, dass sich das Problem nicht aus der Welt schaffen lässt, wäre in einer Folgesitzung zu klären, ob es sich bei der Verletzung möglicherweise um eine Triggerreaktion handelt. In solchen Fällen drängt sich ein Trauma in den Vordergrund und kann mit den entsprechenden Methoden bearbeitet werden.

Doublebinds in der Partnerschaft

Paare mit paradoxer Kommunikation versuchen gleichzeitig, die große Angst vor Nähe und die genauso große Sehnsucht nach Nähe mit einem anderen Menschen in einer Partnerschaft zu leben (Selvini et al. 1993, S.32). Bewusst ist ihnen meist nur die Sehnsucht nach Nähe. Die Distanz ereignet sich, indem derjenige, dem es unbewusst zu eng wird, sich auf eine Weise verhält, von der er weiß, dass sie den anderen auf Abstand bringt. Konflikte sind häufig die „Mittel der Wahl", aber auch die Neigung, dem anderen nie zuzustimmen. Der Berater erkennt bald eine symmetrische Beziehungsstruktur. An folgenden Lösungsstrategien kann der Berater eine Doublebind-Struktur erkennen:

- Die Kommunikation ist häufig nicht kongruent.
- Die Geschichten sind unendlich kompliziert und die Klienten bestehen darauf, immer noch mehr zu erzählen. Es werden immer neue Probleme eingebracht, so dass keines gelöst werden kann.
- Es werden ständig Einwände gemacht: „Das war schon ganz gut, aber..." Diese Regel wird auch auf den Berater angewendet.
- Selbst wenn der Berater das Gesagte wörtlich wiederholt, wird vom Klienten nachgebessert: „Nein, so kann man das nicht sagen ..."
- Der Partner – auch der Berater – wird mystifiziert (s. S.56), z. B.: „In Wirklichkeit mögen Sie mich nicht!"

Da niemand Doublebinds bewusst verwendet, ist es hilfreich, wenn der Berater den Klienten seine Wahrnehmung mitteilt. Dies wird fast immer sehr interessiert angenommen. Viele geben die Rückmeldung, dass sie endlich einen Schlüssel für ihr so unendlich kompliziertes Leben erhalten haben.

Doublebinds sind ein komplexes Muster, das nicht mal „so eben" aufgelöst werden kann. Man merkt ja leider nicht, wenn man paradox kommuniziert! Entsprechende Erwartungen unserer Klienten sollten wir deshalb „ent-täuschen". Obwohl ich überzeugte Kurzzeittherapeutin bin, sollten Paare mit dieser Belastung meiner Erfahrung nach etwa alle drei Monate in einem Beratungsgespräch überprüfen, welche Muster sie aufgelöst haben und in welchen sich der Doublebind möglicherweise auf neue Weise zeigt.

Für Paare mit paradoxem Beziehungsmuster eignen sich folgende Interventionen:

- Das Paar übt aktives Zuhören: Der eine gibt genau wieder, was er glaubt, dass der andere gesagt hat. So werden Unterstellungen und Mystifikationen verhindert.
- Durch eine Aufstellung mit Stühlen können beide Teile des Doublebinds nacheinander erlebt werden.

- Durch dieselbe Methode kann das Paar Erfahrungen mit eindeutiger Nähe und eindeutiger Distanz sammeln.

Hausaufgaben helfen, die paradoxe Kommunikation im Alltag zu erkennen und zu vermeiden. Folgendes hat sich bewährt:

- **Die Symptomverschreibung** (s. S.147)**:** Was muss ich tun, um den anderen auf Abstand zu halten? Wie kann ich es unter allen Umständen vermeiden, einen Konsens zu erzielen?
- **Das Muster verdeutlichen:** An allen Tagen mit geradem Datum ein Gespräch führen, bei dem der eine dem anderen zustimmen muss; an den Tagen mit ungeradem Datum ein Gespräch führen, bei dem der eine dem anderen nicht zustimmen darf.
- **Das Muster aufweichen:** Am Abend geben beide eine Vermutung darüber ab, ob der morgige Tag eher der gemeinsamen Nähe oder der Distanz gewidmet werden wird. Dies wird dem anderen jedoch nicht mitgeteilt. Nach zwei Wochen tauschen sich beide darüber aus, wie oft sie richtig getippt haben.

Was Sie sich merken sollten:

Ob ein Paarberater gute Arbeit leistet, hängt von seiner fachlichen Kompetenz und seiner Fähigkeit ab, allparteilich zu bleiben. Berater arbeiten dann erfolgreich, wenn sie die unbewussten Beziehungsregeln des Paars identifizieren, erlebbar und veränderbar machen.

Auftrag und Informationsgewinnung: Beim Paargespräch formulieren beide einen Auftrag und ein Ziel. Diese müssen nicht gleich sein, sollten sich jedoch nicht widersprechen. Trotz unterschiedlicher Aufträge werden häufig ähnliche Zielvorstellungen genannt, was der Berater nutzen kann.

Der Berater als Übersetzer: Der Berater formuliert negative Formulierungen positiv um.

Die Prägungen aus der Vergangenheit: Die meisten Beziehungsregeln stammen aus dem unbewussten Beziehungsskript des Paares. Deshalb macht der Berater zum einen die Prägungen und Beziehungsmuster aus den Herkunftsfamilien deutlich, zum anderen den unbewussten Beitrag, mit dem beide das unerwünschte Muster erzeugen oder aufrechterhalten. Beziehungstraumata führen zu schweren Belastungen in Paarbeziehungen und sind die Ursache für die meisten Trennungen.

Die „verlassenen Kinder“: Drei typische Verhaltensweisen legen die Hypothese nahe, dass das „innere Kind“ die Kontrolle über die Beziehung hat: *symbiotische Beziehungswünsche, große Bedürftigkeit und die Neigung, alles auf sich zu beziehen.*

Die selektive Wahrnehmung negativer Signale: Negative Signale des Partners werden selektiv verstärkt und gleich negativ beantwortet.

Probleme mit Sexualität: Probleme in der Sexualität zeigen häufig tiefer liegende Schwierigkeiten: Angst vor Nähe und die kindliche Bedürftigkeit der Männer. Bei Langzeitbeziehungen geht es oft darum, Gewohnheiten zu unterbrechen.

Offene Rechnungen ausgleichen: „Offene Rechnungen" können die Ursache dafür sein, dass beide nicht aufhören können, sich gegenseitig Vorwürfe zu machen.

Doublebinds in der Partnerschaft: Paare mit paradoxer Kommunikation versuchen, die Angst vor Nähe und die Sehnsucht nach Nähe in einer Partnerschaft zu leben. Bewusst ist meist nur die Sehnsucht nach Nähe. Die Distanz ereignet sich, indem derjenige, dem es unbewusst zu eng wird, sich auf eine Weise verhält, die den anderen auf Abstand bringt.

Was Sie lesen sollten:

Sautter, Christiane und Alexander. (3. Auflage 2015). *Wenn die Masken fallen, Paare auf dem Weg zum Wir.* Ravensburg: Verlag für Systemische Konzepte

Schnarch, David. (2009). *Die Philosophie der sexuellen Leidenschaft.* München: Piper

Streit als Problemfaktor

Viele Paare kommen, weil sie lernen wollen, konstruktiv zu streiten. Das ist jedoch meiner Überzeugung nach nicht möglich. Jeder Streit ist geprägt von hoher Emotionalität. Das Mitteilen der eigenen Verletzung und des eigenen Ärgers steht im Vordergrund. Durch die hohe Erregung sind beide kaum in der Lage, auf den anderen in einer Weise einzugehen, wie der sich das wünschen würde.

Im Gegensatz dazu dient eine konstruktive Auseinandersetzung dazu, eine gemeinsame Lösung zu finden. Ein solches Gespräch findet in einer ruhigen, eher sachlich geprägten Atmosphäre statt und folgt bestimmten Regeln. Deshalb streben wir in der systemischen Beratung an, Paaren durch die Art der Gesprächsführung den Nutzen der konstruktiven Auseinandersetzung zu vermitteln.

Der Berater sollte sich überlegen, ob er Streit in der Sitzung überhaupt zulässt. Obwohl es aufschlussreich sein kann zu erleben, wie sich zwei Menschen streiten, hat ein offen ausgetragener emotionaler Konflikt entscheidende Nachteile: Beide vertiefen die Problemfixierung. Während eines Streits, kann der Berater nicht arbeiten. Wertvolle Zeit geht verloren. Die Emotionalität des Streits ist auch für den Berater belastend.

In meiner Praxis informiere ich Paare, dass ich aus oben beschriebenen Gründen keinen Sinn darin sehe, ihnen beim Streiten zuzuhören. Streit ist jedoch nicht sinnlos, sondern eine Lösungsstrategie.

Aus diesem Grund stellt sich der Berater die Fragen: *Wozu dient dem Paar der Streit? Wie schaffen es die beiden, sich nicht zu einigen?*

Es gibt viele Gründe, warum Paare sich streiten, und fast nie geht es um das vorgestellte Thema, sondern meist um einen offenen oder verdeckten Machtkonflikt: Wer definiert die Beziehung? Wer kontrolliert wen? Es gibt einige Modelle, die der Berater nutzen kann, um herauszufinden, welche Struktur den Konflikten zugrunde liegt. In jedem Fall ist es hilfreich, wenn der Berater seine Hypothese verbalisiert. Erst wenn das Muster klar benannt ist, kann das Paar entscheiden, ob es etwas verändern oder weiterstreiten möchte.

Symmetrische oder komplementäre Eskalation

Die komplementäre Eskalation (Watzlawick et al. 2000. S.104)

Die komplementäre Eskalation ist leicht zu erkennen: Der eine will, dass sich der andere unterordnet. Derjenige, der sich unterordnen soll, weigert sich. Der Machtkonflikt tobt offen. Komplementäre Eskalationen findet der Berater, wenn die Rollenverteilung zu Beginn der Beziehung hierarchisch angelegt war. Dies kann verschiedene Gründe haben, z. B. ist ein Partner einige Jahre älter, hat einen höheren sozialen Status oder mehr Geld, ist gebildeter oder ist *„der Helfer"*. Wenn sich der *„Schwächere"* nicht mehr mit seiner Rolle zufriedengibt und der „Stärkere" auf seiner Rolle besteht, gibt es Konflikte.

Interventionen:

- Der Berater verbalisiert das Muster.
- Wozu haben beide das Muster bis jetzt genutzt?
- Welche Nachteile hat das Muster heute?
- Wie tragen beide dazu bei, dass das Muster bestehen bleibt?
- Was könnten beide gewinnen, wenn sie ein neues Beziehungsmuster wählen?

Die symmetrische Eskalation (ebd. S.103)

Im Gegensatz zur komplementären Eskalation ist denjenigen, die in eine symmetrische Eskalation verstrickt sind, häufig nicht bewusst, dass sie einen Machtkampf austragen. Der Konflikt äußert sich darin, dass sich beide nie auf etwas einigen können. Der einzige Konsens besteht häufig darin, dass beide nie dieselbe Meinung vertreten. Die eigene Macht behaupten beide, indem sie dem anderen in der Beziehung keine Position zugestehen, nach dem Motto: *Das, was du sagst, gilt nicht für mich. Deine Wahrheit entspricht nicht meiner Wahrheit, deine Welt ist nicht meine*

Welt. Keiner ordnet sich dem anderen unter. Der Berater erkennt symmetrische Eskalationen an folgenden typischen Verhaltensweisen (Selvini et al. 1993, S.28):

- Beide machen ständig Einwände: *Ja sicher, aber...*
- Keiner bestätigt den anderen.
- Sogenannte Sachzwänge werden genutzt, um „keine Zeit“ zu haben.
- Es werden unerfüllbare Bedingungen gestellt.
- Es werden immer neue Probleme eingebracht, so dass keines gelöst werden kann.
- Vereinbarungen werden mit „logischen“ Argumenten unmöglich gemacht.
- Der Partner wird mystifiziert.
- Lösungen bringen keine Erleichterung. Sie werden mit Hilfe eines neuen Problems gleich wieder verworfen.

Paare mit symmetrischer Beziehungsstruktur (s. S.47) bleiben häufig lange zusammen, weil die Ursachen für die Konflikte meist nicht „schwer“ genug sind, um eine Trennung zu rechtfertigen. Die Beziehungen sind jedoch unglücklich und von häufigen Streitereien geprägt, die nie zu einer Einigung kommen. Ruhephasen entstehen, weil beide zu erschöpft sind, um einen erneuten Streit zu verkraften. Der Berater sollte die Hypothese *„Doublebind“* verfolgen, weil die paradoxe Kommunikation und die symmetrische Eskalation gerne zusammen auftreten.

Streit aufgrund von gekreuzten Transaktionen

Wenn Erwachsene beim Streiten komplementäre Persönlichkeitsaspekte nutzen, ohne dies zu merken, eignet sich das Modell aus der Transaktionsanalyse, um das Muster bewusst zu machen. Gekreuzte Transaktionen (s. S.38) entstehen, wenn sich ein Kinderanteil mit einem Elternaspekt auseinandersetzt. Das Modell eignet sich für Klienten, denen Watzlawicks fünftes Axiom (Watzlawick et al. 2000. S. 68-70) über die Gestaltung von Beziehungen – *komplementär oder symmetrisch* – zu abstrakt ist. Die Vorstellung von Eltern- und Kinderaspekten erweist sich als genauso wirksam.

Der Berater erkennt daran, dass sich einer der beiden bewusst über den anderen stellt, einen Elternaspekt: *„Wir beide wissen, dass du das nicht gut kannst.“ „Nimm es mir nicht übel, aber du bist seit damals in deiner Entwicklung stehen geblieben!“*

Einen Kinderaspekt erkennt der Berater durch eine Zunahme von Verletzlichkeit und Bedürftigkeit und durch nonverbale Signale, z. B. eine leise, „kleine“ Stimme und ein verletzter Blick. Auf die Frage: „Wie alt fühlen Sie sich?“, wird häufig ein Lebensalter unter 10 Jahren genannt. Konflikte können jedoch nicht nur aus der Vermischung der Ebenen entstehen, sondern auch dadurch, dass sich zwei Erwachsene innerlich auf der Kinderebene befinden.

Der Kinderaspekt, der so tut, als wäre er erwachsen

Obwohl dieser Ansatz nicht aus der Transaktionsanalyse stammt, passt er sehr gut an diese Stelle. Mein Mann Alexander entdeckte, dass sich Klienten auf der Position des Erwachsenen nicht adäquat verhielten; sie reagierten immer noch wie Kinder. Aus der Prägungsphase dieser Menschen erfuhr er, dass sie in sehr jungem Alter zu viel Verantwortung tragen mussten, weil die Eltern nicht anwesend waren oder ihre Verantwortung nicht wahrgenommen hatten. So taten diese Kinder so, als wären sie erwachsen, wobei sie sich ständig überfordert fühlten.

Diesen Mischzustand behalten die Betroffenen bei und verstehen nicht, warum sie von anderen Erwachsenen nicht wirklich ernst genommen werden. Schwierigkeiten in der Partnerschaft sind fast unvermeidlich. Zu den bekannten Eltern- und Kinderaspekten gesellen sich also die Kinder, die so tun, als wären sie erwachsen.

Intervention Stuhlaufstellung:

Sie brauchen:
2 Stühle für die Kinderaspekte
2 Stühle für die Elternaspekte
2 Stühle für die Erwachsenen

Nachdem der Berater seine Hypothese verbalisiert hat, welche Aspekte sich streiten, kann er eine Stuhlaufstellung vorschlagen, die mit beiden Partnern gleichzeitig gemacht wird. Dabei stellt jeder einen Stuhl für den Kinderaspekt, einen für den Elternaspekt und einen für den Erwachsenen auf. Schon diese Aufstellung gibt interessante Einblicke in die Paardynamik.

Da das Streitmuster verdeutlicht werden soll, weist der Berater die Klienten an, den Streit zu wiederholen und dabei den passenden Stuhl zu wählen. Dabei darf er durchaus Hilfestellung leisten. Die Betroffenen verstehen, dass sie nur dann zu einer Lösung kommen können, wenn sich beide in der Erwachsenenposition befinden. Diese sehr einfache und höchst wirksame Intervention verfehlt nie ihre durchschlagende Wirkung und kann zu Hause vom Paar fortgesetzt werden.

Eskalation aufgrund von Traumatriggern

Wenn Menschen heftig auf Situationen reagieren, die eine solche Reaktion nicht rechtfertigen, handelt es sich wahrscheinlich um Triggerreaktionen (s. S.140). Je näher sich zwei Menschen stehen, umso wahrscheinlicher ist es, dass sie sich gegenseitig triggern.

Meist haben Beziehungstraumata damit zu tun, dass ein Mensch Grenzverletzungen hinnehmen musste oder dass er vernachlässigt oder verlassen wurde. Diejenigen, die Grenzverletzungen erdulden mussten, schützen sich vor erneuten Verletzungen, indem sie sich zurückziehen – den eigenen Raum sichern. Diejenigen, die vernachlässigt oder weggesperrt wurden, suchen dagegen unbedingt Kontakt, um sich sicher zu fühlen. Da wir uns nach dem *Schlüssel-Schloss-Prinzip* verlieben, finden sich meist Menschen mit entgegengesetztem Schutzverhalten.

Im Klartext: Das Verhalten, womit der eine sich schützt, erinnert den anderen an sein Kindheitstrauma – und umgekehrt! So entstehen verzweifelte Auseinandersetzungen, wobei beide die Lösung vom Verhalten des anderen abhängig machen. Solche Streitigkeiten können eskalieren.

Der erste Schritt, besser mit solchen Situationen umzugehen, ist die Erkenntnis, dass der Partner getriggert ist. Er befindet sich emotional in einem längst vergangenen traumatischen Geschehen. Denjenigen, der Auslöser für die Reaktion war, trifft keine Schuld in dem Sinne, dass er verantwortlich ist für die heftigen Emotionen. Verantwortlich ist die Prägung aus der Vergangenheit. Wenn die Betroffenen dies begreifen, entfällt ein heftiger Streitpunkt. Um die Trigger aufzulösen, braucht es Interventionen aus der Traumatherapie.

Keiner hört dem anderen zu – Tit for tat

Viele Auseinandersetzungen verlaufen in einer Art Pingpongspiel. Der Mann beschuldigt seine Frau und noch während er spricht, überlegt sich die Frau ihre Antwort, die meist mit „Aber du ...“, beginnt und nun zählt sie ihrerseits Übeltaten ihres Mannes auf, die ja noch viel schlimmer sind als das, was er ihr vorwirft. Das muss er doch einsehen! Schade nur, dass er gar nicht zuhört, denn natürlich ist er zu seiner Verteidigung innerlich sehr damit beschäftigt, ihre Verfehlungen aufzuzählen. Die wirft er ihr vor die Füße und wünscht sich nichts sehnlicher, als dass sie endlich einsehen möge, wie recht er mit seiner Anklage hat. Schade, sie hat gar nicht richtig zugehört, war sie doch damit beschäftigt, seine Übeltaten...

Intervention

Der Berater erklärt den Unterschied zwischen Streit und konstruktiver Auseinandersetzung. Die Voraussetzung dafür ist, dass der eine dem anderen zuhört. Folgende Regeln für die konstruktive Auseinandersetzung können angeboten werden:

- Beide bleiben im Erwachsenen-Ich.
- Beide übernehmen Verantwortung für ihre Botschaften, auch für die nonverbalen.
- Beide hören aktiv zu und fragen nach, ob sie richtig verstanden haben.
- Beide versuchen, so sachlich wie möglich zu bleiben. Starke Emotionen verhindern die Klärung.
- Beide vereinbaren, dass auch Unangenehmes angesprochen werden darf.

Ein Hinweis, der immer gut wirkt, ist, dass sich nur dann etwas lösen kann, wenn über die Lösung gesprochen wird. Solange sich beide auf der Problemebene aufhalten, kann es die gewünschte Lösung nicht geben.

Das Streitmuster unterbrechen nach Steve de Shazer (1989, S. 166)
Bei heftigen Streitigkeiten empfiehlt de Shazer folgende Intervention, die auch wir in unserer Praxis mit Erfolg durchführen:

Einer von beiden wirft eine Münze, die darüber entscheidet, wer mit dem Streiten anfangen darf. Derjenige muss sich 10 Minuten ununterbrochen beschweren. Dann muss der andere 10 Minuten reden. Es folgt eine Pause von 10 Minuten, in denen beide schweigen. Wenn sich beide danach nicht konstruktiv mit der Lösung befassen, beginnt der Zyklus von Neuem.

Diese Intervention hat folgende Wirkungen: Das fruchtlose Muster wird unterbrochen; beide erhalten die Gelegenheit, einander zuzuhören. Keiner darf abbrechen und der Streit erhält eine klare Struktur. Zudem ist beiden klar, dass sie, wenn sie sich nicht einigen, wieder 20 Minuten streiten müssen. Meist herrscht nach einem in der Weise durchgeführten Streit eine längere Phase des Friedens. Wir haben in unserer Praxis noch nie erlebt, dass die Zyklen mehr als zweimal wiederholt wurden. Viele Paare entscheiden sich danach für die Form der konstruktiven Auseinandersetzung.

Was Sie sich merken sollten:
Beim Streiten geht es meist nicht um das Thema, das vorgestellt wird, sondern um Macht- oder Nähe-Distanz-Konflikte. Folgende Modelle kann der Berater nutzen, um das zugrunde liegende Muster zu identifizieren:

- Komplementäre oder symmetrische Eskalation
- Gekreuzte Transaktionen
- Triggerreaktionen
- „Tit for tat"

Eine wirksame Intervention, um fruchtlose Streitmuster zu unterbrechen, stammt von Steve de Shazer: Münzewerfen, wer anfangen darf – 10 Minuten beklagen – wechseln – 10 Minuten beklagen – 10 Minuten schweigen.

Paare in Krise und Trennung

In der Beratungspraxis haben wir es häufig mit Krisen zu tun, da viele Paare leider erst dann kommen, wenn sie bereits in einer schweren Krise stecken. Die Betroffenen befinden sich in einer Ausnahmesituation, die eine Arbeit im üblichen Sinne sehr erschwert. Häufig sind Kriseninterventionen erforderlich. Erst wenn sich beide wieder stabilisiert haben, ist Paararbeit im üblichen Sinne möglich.

Wenn der Berater bei der Anmeldung erfährt, dass sich das Paar in einer akuten Krise befindet, tut er sich leichter, wenn er die Sitzung zusammen mit einem Kollegen oder einer Kollegin macht. Es ist schon belastend, einen einzelnen, außer sich geratenen Menschen zu stabilisieren. Zwei Betroffene können einen einzelnen Berater überfordern.

Als Auftrag formulieren Paare häufig, dass sie herausfinden wollen, ob die Beziehung überhaupt noch eine Chance hat. Deshalb fragt der Berater: *„Was muss geschehen, damit die Beziehung eine Chance erhält?"* Dadurch wird dem Paar klar, dass es die Voraussetzung dafür schaffen muss, damit es weitergehen kann. Die Frage dient also zuerst einmal dazu, herauszufinden, ob es nach Nennung aller Bedingungen überhaupt von beiderseitigem Interesse ist, an der Fortsetzung der Beziehung zu arbeiten.

Meist stehen die Paare so unter Druck, dass sie im Erstgespräch herausfinden wollen, ob sie die Beziehung fortsetzen werden. Deshalb frage ich die Betroffenen: *„Wieviel Zeit geben Sie sich und uns, eine tragfähige Lösung zu erarbeiten?"* Ich thematisiere, dass eine Scheidung in jedem Fall viel teurer ist als eine Paartherapie – in emotionaler und in finanzieller Hinsicht – ganz zu schweigen von dem Preis, den betroffene Kinder dabei zahlen. Außerdem ist die Trennung – wenn sie denn unvermeidlich sein sollte – viel weniger belastend für alle Beteiligten, wenn beide ihre Schwierigkeiten miteinander geklärt haben. Es gibt jedoch Bedingungen, die nicht verhandelbar sind.

Ein Mann hatte seine Frau durch seinen großen Alkoholkonsum jahrelang belastet. Schließlich trennte sie sich von ihm. Nach einem halben Jahr bat der Mann die Frau, zu ihr zurückkehren zu dürfen. Sie stellte die Bedingung, er müsse zuerst eine Therapie machen, um seine Sucht in den Griff zu bekommen. Dass er süchtig sei, bestritt er energisch und reagierte wütend auf ihre „Unterstellungen". Eine medizinische Überprüfung seiner Blutwerte, um den Vorwurf der Alkoholsucht zu entkräften, lehnte er vehement ab. Er lasse sich seine Lebensführung von niemandem vorschreiben. Daraufhin reichte die Frau die Scheidung ein.

Kann sich das Paar auf die Bedingungen einigen, sind nach Beantwortung der Frage die Ziele klar definiert, die gemeinsam erarbeitet werden können: Entweder geht es um einen Neustart für die Beziehung oder um eine friedliche Trennung. Die meisten Paare sehen zum Glück ein, dass eine so schwerwiegende Entscheidung Zeit braucht und lassen sich darauf ein, zuerst einmal an der Beziehung zu arbeiten.

Das therapeutische Vorgehen bei Außenbeziehungen

Der Anlass, eine Paarberatung in Anspruch zu nehmen, ist häufig, dass sich der Mann in eine andere Frau, die Frau in einen anderen Mann verliebt hat. In allen Fällen wird dies als schwere Krise gewertet. Beide wirken bedrückt, wobei es demjenigen mit dem Außenpartner meist etwas besser zu gehen scheint. Demjenigen, der „fremdgeht“, wird im Allgemeinen die „Schuld“ für die Krise gegeben. Nur wenige Paare verstehen die Geliebte oder den Geliebten als „Symptom“ für einen schon länger schwelenden Konflikt.

Wenn wir uns in die Paardynamik vertiefen, liegt die Sache – außer in den Fällen, in denen Außenbeziehungen als eine Art Sport betrieben werden –, etwas anders. Eine Außenbeziehung passiert nicht einfach so. Meist fehlt etwas in der Paarbeziehung. Derjenige, der eine Außenbeziehung eingeht, versucht, die Defizite in der Paarbeziehung mit dem oder der Geliebten auszugleichen.

Die meisten Außenbeziehungen werden zuerst einmal verheimlicht. Meist entdeckt der „Betrogene“, der merkt, dass etwas nicht stimmt, ein Indiz für die Außenbeziehung. In diesem Zustand kommen viele Paare zur Beratung. Am Schwersten wiegt für die meisten, eine mehr oder weniger lange Zeit belogen und betrogen worden zu sein. Der Verlust der Vertrauensbasis ist häufiger für eine Trennung verantwortlich als die eigentliche Affäre.

Die erste Sitzung dient zuerst einmal dazu, dass beide sich ihre Gefühle von der Seele reden. Danach ist es besonders wichtig, den Auftrag sorgfältig abzuklären. Geht es darum, wie das Paar wieder zusammenfindet oder steht möglicherweise eine Trennung im Raum? Und wieder: Was muss geschehen, damit die Beziehung eine Chance erhält?

Will das Paar zusammenbleiben, lautet der Auftrag häufig: „Wir möchten die Außenbeziehung aufarbeiten.“ Folgende Themen werden häufig angeschnitten:

- Der Umgang mit der „Schuld“: Da es unwahrscheinlich ist, dass jemand aus einer funktionierenden Beziehung ausbricht, kann die Schuldfrage bestenfalls zugunsten der Frage aufgegeben werden, was beiden in der Beziehung schon lange fehlt.
- Wozu diente dem „Fremdgeher“ die Außenbeziehung?
- Was hat der „Betrogene“ dazu beigetragen, dass sich die Beziehung in der beklagten Weise entwickelte?
- Was braucht der „Betrogene“, um einen Neuanfang zu wagen?
- Was braucht das Paar, um die fehlenden Aspekte miteinander zu leben?

Wenn sich derjenige mit der Außenbeziehung nicht entscheiden kann
Intervention:
Meist ist es deswegen so schwer, sich bei einem Ambivalenzkonflikt zu entscheiden, weil zu schnell zwischen beiden Varianten gewechselt wird, und sich deshalb keine klaren Gefühle einstellen können. Wenn sich derjenige mit der Außenbeziehung nicht für oder gegen seine Partnerschaft entscheiden kann, gibt es eine nützliche Hausaufgabe, die das Hin und Her unterbricht und dem Betroffenen die Möglichkeit gibt, selbst herauszufinden, welche Entscheidung angemessen ist.

So tun als ob (s. S.146)**:** *An allen Tagen mit geradem Datum tut er so, als ob er die Außenbeziehung beendet. An den Tagen mit ungeradem Datum tut er so, als ob er seine Partnerschaft beendet. Jeden Abend schreibt er auf, wie es ihm gegangen ist. So kann er Klarheit über die Konsequenzen seines Tuns gewinnen. Nach zwei Wochen ist in den meisten Fällen eine Tendenz erkennbar.*

Eine Klientin, die sich in einen anderen Mann verliebt hatte, konnte sich nicht entscheiden. Sie machte die Hausaufgabe und kam zwei Wochen später glücklich in die Praxis – sie hatte sich von ihrem Mann getrennt. Dann erzählte sie folgende Geschichte: Zuerst hatte sie geglaubt, an einem besonders hartnäckigen und komischen Virus zu leiden. Einen Tag lang fühlte sie sich so krank, dass sie nicht zur Arbeit gehen konnte und die ganze Zeit im Bett verbrachte. Am nächsten Tag fühlte sie sich voller Kraft und arbeitete das gesamte Pensum des versäumten Tages auf. Seltsamerweise ging es ihr am darauf folgenden Tag wieder schlecht, und am Tag darauf war der Spuk wie von Zauberhand verflogen. Langsam dämmerte ihr, dass dies möglicherweise mit der Hausaufgabe zu tun haben könnte. Und tatsächlich ging es ihr an den Tagen, wo sie so tat, als würde sie mit ihrem Mann zusammenbleiben, auch körperlich schlecht, und an den Tagen, an denen sie so tat, als würde sie sich für ihren Freund entscheiden, ausgesprochen gut. Aufgrund dieser deutlichen Reaktion hatte sie die Beziehung zu ihrem Mann beendet.

Derjenige, der „betrogen" wird, kann selbst entscheiden, wie lange er das Hin und Her mitmachen will; er ist nicht das Opfer der Handlungen seines Partners. Der Berater wirbt zwar um Zeit für eine reife Entscheidung, doch diese Zeit ist nicht unbegrenzt. Verbalisiert der „Betrogene", dass er die Situation nicht mehr aushalte, kann der Berater fragen: „Wieviel Zeit geben Sie Ihrer Partnerin für die Entscheidung?" „Wann muss sich Ihr Mann für Sie entschieden haben?" Diese Frage gibt das deutliche Signal, dass beide eine Wahl haben.

Sonderfall: Doppelleben
In seltenen Fällen führt einer der beiden ein Doppelleben. Häufig handelt es sich dabei um beruflich erfolgreiche Männer, die auf Geschäftsreisen die sich bietenden

Gelegenheiten nutzen. Da Männer „reinen Sex“ nicht unbedingt als Betrug an ihren Lebenspartnerinnen betrachten, sind die wenigsten bereit, auf diese Annehmlichkeit zu verzichten. Die Frauen können ihre Männer nicht kontrollieren und haben entweder die Möglichkeit, den Mann so, wie er ist, zu akzeptieren, oder sich von ihm zu trennen.

Die langjährige Beziehung zu einer oder einem Geliebten wird ebenfalls nur selten aufgegeben. Hier suchen die Betroffenen nicht den „sexuellen Kick“; es besteht eine stabile Bindung zu einem anderen Menschen. Auch hier bleibt den Partnern häufig nur die Möglichkeit, damit zu leben oder die Partnerschaft aufzugeben.

Der Berater thematisiert, dass niemand die Macht hat, einen anderen Menschen zu ändern; das kann jeder nur selbst tun. Deshalb stellt er die Frage: „Welche Chance hat die Beziehung, wenn Ihr Partner/Ihre Partnerin nichts ändert?“ Niemand kann einen anderen Menschen kontrollieren. Jedoch hat jeder die Möglichkeit, eine eigene Entscheidung über den Fortbestand der Beziehung zu treffen.

Krisen auf Grund von Beziehungstrauma

Viele Paare leiden an Altlasten aus Kindheit oder früheren Beziehungen. Da der Leidensdruck durch die häufigen Triggerreaktionen (s. S.140) außerordentlich hoch ist, wollen sie, dass sich rasch etwas ändert.

Traumatisierte Paare berichten häufig über folgende Schwierigkeiten:

- mangelndes Vertrauen zum Partner, das sich entweder in großer Eifersucht oder großem Abstand ausdrückt;
- unverständliche emotionale Reaktionen, entweder besonders heftig oder stark zurückgezogen;
- Täterprojektionen auf den Partner: Der Mann wird aufgrund der Vergangenheit der Frau zum „bösen Mann“, die Frau aufgrund der Vergangenheit des Mannes zur „bösen Frau“;
- Konträre Lösungsstrategien: schützt sich der eine durch Rückzug, sucht der andere Schutz durch Nähe;
- Einschränkungen, vor allem in der Sexualität, die durch eine Traumatisierung in der Kindheit entstanden sind.

Der Berater macht zuerst eine genaue Anamnese, in der er klärt, ob seine Hypothese „Beziehungstrauma“ tatsächlich stimmt. Danach informiert er das Paar über die Art, wie sich Traumatrigger zeigen und wodurch sie ausgelöst werden. Meist erleichtert das die Betroffenen. Wichtig ist, dass beide wissen, dass sie für die Trigger des Partners nicht verantwortlich sind, obwohl sie diese durchaus auslösen können. Jeder ist selbst dafür verantwortlich, seine Triggerreaktionen kontrollieren zu lernen. Je besser beide mit ihren Triggern umgehen können, umso mehr entspannt sich die Beziehung.

Welche Haltung hilft den Betroffenen, die Probleme zu lösen?	**Was erschwert oder verhindert die Lösung?**
Mitgefühl für den Partner und die Fähigkeit, sich selbst zurückzunehmen, wenn der Partner getriggert ist;	Beharren darauf, dass der Partner sich verändern muss;
Die Einsicht, dass jeder für sein Trauma und seine Triggerreaktionen selbst verantwortlich ist;	Die Überzeugung, dass der Partner „schuldig“ ist;
Geduld: Wenn beide traumatisiert sind, kann es dauern, bis jeder Regie über seine Triggerreaktionen gewonnen hat;	Ungeduld und übertriebene Erwartungen: Der traumatisierte Partner verwandelt sich eher nicht über Nacht in einen Märchenprinzen;
Die Bereitschaft, immer wieder miteinander über Lösungen zu sprechen;	Die Neigung, dem anderen automatisch Feindseligkeit zu unterstellen;

Die Trennung begleiten

Zuweilen entscheidet ein Paar die Trennung und beschließt, die Modalitäten in der Beratung zu besprechen. In vielen Fällen geht es dabei auch um juristische Themen, welche die Kompetenz des Beraters übersteigen. Der verantwortliche Berater informiert das Paar, dass rechtliche Fragen mit einem dazu ausgebildeten Mediator oder einem Anwalt geklärt werden müssen. Die in nicht juristischen Beratungen mit viel Mühe ausgearbeiteten Verträge und Abmachungen erweisen sich vor Gericht häufig als unbrauchbar. Der systemische Berater sollte deshalb nur Aufträge annehmen, die sein Fachgebiet betreffen.

Folgende Themen werden von Paaren häufig gewählt:

- Ein sicherer Raum, um Themen besprechen zu können, bei denen sich das Paar ohne die Moderation des Beraters in Streitigkeiten verstrickt.
- Das Verarbeiten der Vergangenheit und der Ausgleich „unbezahlter Rechnungen“, um sich friedlich trennen zu können.
- Das Analysieren der Muster, die jeder unbewusst eingebracht hat und die zum Scheitern der Beziehung geführt haben, damit sie in einer neuen Partnerschaft nicht dieselben Fehler wiederholen.
- Das Erarbeiten eines Abschiedsrituals, um die Partnerschaft angemessen zu beenden.

In der Einzelarbeit werden häufig folgende Themen gewünscht:

- Unterstützung bei der Verarbeitung der natürlichen Trauer.

- Bei übermäßig stark empfundenem Verlustgefühl kann ein früher erlebtes Verlassenheitstrauma die aktuelle Situation überlagern. Hier leisten die Interventionen aus der Traumatherapie wertvolle Dienste.

Trennungsbegleitung bei Paaren mit Kindern

Wenn Paare Kinder haben, erweitert sich das Subsystem „Paar“ um das Subsystem „Eltern“. Beide Subsysteme werden zwar von denselben Menschen gebildet, haben aber unterschiedliche Aufgaben. Das Subsystem „Eltern“ entsteht auf Grund biologischer Tatsachen, die irreversibel sind. Ein Mensch kann sich nach der Zeugung und Geburt eines Kindes nicht gegen das Mutter- oder Vatersein entscheiden. Die meisten Partnerschaften scheitern nicht aufgrund unterschiedlicher Vorstellungen auf der Elternebene. Es kriselt eher auf der Paarebene, auch wenn sich die Spannungen auf die Elternebene auswirken. Trennen kann sich nur das „Paar“.

Kinder interessieren sich ausschließlich für die Elternebene. Die Paarebene, der Bereich, den Vater und Mutter als Mann und Frau gestalten, ist für Kinder völlig uninteressant. Kinder möchten weder Vater noch Mutter verlieren. Wenn sie dies befürchten, entwickeln sie große Ängste, die sich nachhaltig auf ihren Seelenfrieden auswirken. Eine für Kinder verträgliche Trennung berücksichtigt diese Verlustangst und stellt sicher, dass die Kinder Zugang zu beiden Elternteilen behalten.

Den meisten Eltern graut davor, ihren Kindern zu schaden. Häufig geben sie den Auftrag, eine für die Kinder möglichst wenig belastende Trennung vorzubereiten. Eine Trennung oder Scheidung muss Kinder nicht traumatisieren. Obwohl viele Kinder darunter leiden, dass sich ihre Eltern trennen, können die Erwachsenen entscheidend dazu beitragen, dass sie die Krise gut verarbeiten. Wenn Eltern die folgenden Richtlinien beherzigen, kann die Trennung – meiner Erfahrung nach – gut verarbeitet werden:

- Die Eltern belasten ihre Kinder nicht mit Paarkonflikten.
- Die Kinder halten guten Kontakt zu Vater und Mutter *(Ausnahme: Traumatisierung der Kinder durch den Elternteil!).*
- Die Eltern werten einander vor den Kindern weder ab, noch beschimpfen sie einander. Am besten verzichten sie überhaupt auf den „Rosenkrieg“.
- Sie informieren ihre Kinder gemeinsam über ihre Schwierigkeiten und ersparen ihnen damit, überrascht zu werden.
- Die Kinder werden darauf hingewiesen, dass sie nicht verantwortlich sind für die Trennung.
- Die Eltern nehmen ihre Elternrolle auch nach der Trennung wahr. *(Ausnahme: s.o.).*
- Der Unterhalt wird pünktlich bezahlt.
- Der Kontakt zu den Kindern bleibt erhalten.

Wie aus der obigen Liste ersichtlich, entstehen die meisten Schwierigkeiten dadurch, dass das Paar den Groll, den es gegeneinander hegt, auf die Elternebene überträgt. Der Berater kann auf die Modelle der strukturellen Familientherapie (s. S.79ff., 152) zurückgreifen, um die Verstrickungen aufzuzeigen, die diese Vermischung verursacht.

Wenn berichtet wird, dass Kinder sich weigern, Vater oder Mutter zu sehen, sollten Berater nicht nur daran denken, dass dieser Elternteil das Kind schlecht behandeln könnte, sondern auch berücksichtigen, dass ein *Elternentfremdungssyndrom* hinter diesem Verhalten stehen kann. Dies entsteht dadurch, dass ein Elternteil dem Kind den Kontakt mit dem anderen nicht explizit verbietet, nonverbal jedoch deutlich zu verstehen gibt, dass es diesen Kontakt missbilligt. Da das Kind bereits ein Mitglied seiner Familie verloren hat, opfert es das andere, um sich sicher fühlen zu können.

Eine Frau, die sich von ihrem Mann getrennt hatte und heftig mit ihm um das Sorgerecht für die gemeinsame Tochter stritt, brachte mir das siebenjährige Mädchen, das unter Angstzuständen litt und den Vater keinesfalls sehen wollte. Da das Mädchen gerne malte, bat ich sie, mir ein Bild zu malen, ohne das Thema vorzugeben. Das Kind malte begeistert sich und seinen Vater beim Spielen. Danach malte es einen Tisch mit seinen Lieblingsspeisen auf dasselbe Blatt und verteilte einige Kuchen und Eiscremetüten über das gesamte Bild. Es fühlte sich von seinem Vater offensichtlich bestens versorgt. Plötzlich betrat die Mutter den Praxisraum, was nicht abgesprochen war. Das Kind erschrak, zerriss das Bild und schrie: „Mit diesem Teufel will ich nichts zu tun haben!“

Wenn der Auftrag der Eltern darin besteht, eine solche Trennung vorzubereiten, gibt es häufig folgende Themen zu bearbeiten:

- Die Unterscheidung zwischen Paar- und Elternebene.
- Die Achtung des Partners als Vater oder Mutter der gemeinsamen Kinder, um diesen einen Loyalitätskonflikt zu ersparen.
- Die Trennung in der richtigen Weise ansprechen: *„Als Paar verstehen wir uns nicht mehr und werden uns trennen. Doch ich bleibe immer dein Vater/deine Mutter und du kannst immer zu mir kommen.“*
- Das gemeinsame Sorgerecht lebendig gestalten.
- Die Elternebene stärken, z. B.:
  a. Regelmäßige Gespräche, in denen es nur um die Belange der Kinder geht;
  b. gemeinsam zu Elternabenden in der Schule erscheinen;
  c. mögliche gemeinsame Aktivitäten mit den Kindern verabreden;
  d. wenn möglich, gemeinsam Feste wie Weihnachten und Geburtstag feiern.
- Den Kindern einen neuen Partner erst dann vorstellen, wenn sie die Trennung verarbeitet haben und sich Vater/Mutter sicher sind, dass diese neue Beziehung tragfähig ist.

Was Sie sich merken sollten:
Bei Paaren in akuten Krisen ist es wichtig, Zeit zu gewinnen. Es gibt jedoch Bedingungen für das Fortbestehen der Partnerschaft, die unverhandelbar sind. Sollte der Partner darauf nicht eingehen, ist die Trennung meist unvermeidlich.

Der Umgang mit Außenbeziehungen: Die meisten Außenbeziehungen werden deshalb eingegangen, um das, was in der Partnerschaft fehlt, zu leben. Die Chance einer solchen Krise könnte darin bestehen, das Fehlende in der Beziehung zu leben.

Krisen aufgrund von Beziehungstrauma: Schwere Krisen werden dadurch ausgelöst, dass sich die Partner gegenseitig triggern. Hier ist es unumgänglich, das Paar über die körperlich ausgelösten Triggerreaktionen und die meist entgegengesetzten Lösungsstrategien zu informieren. Beide müssen im Rahmen einer Traumatherapie an ihren Triggern arbeiten.

Die Trennung begleiten: Bei Trennungsbegleitungen geht es meist darum, Gespräche zu moderieren, um Themen friedlich zu klären. Wenn Paare Kinder haben, ist die Unterscheidung zwischen der Paar- und der Elternebene hilfreich, um die Kinder möglichst wenig zu belasten. Wird dies berücksichtigt, muss eine Scheidung für Kinder nicht traumatisch verlaufen.

Beratungsgespräche mit Familien

Der Begriff „Familientherapie" vereint alle therapeutischen Ansätze, die den Einzelnen, sein Verhalten, seine Gefühle und seine Kommunikation nicht isoliert betrachten, sondern ihn eingebettet in seinem sozialen Bezugssystem „Familie" verstehen. Familientherapie hat deshalb nicht zwingend einen systemischen Hintergrund, sondern orientiert sich an den jeweils zugrunde liegenden Schulen (Richter 1976. Napier & Whitaker 1984. Schlippe 1995).

In der Anfangszeit der systemischen Therapie wurde, – als Gegenreaktion auf die Konzentration der klassischen Psychotherapien auf den „kranken Patienten", der mit der „gesunden Familie" zusammenlebt –, immer und in jedem Fall die ganze Familie zum Gespräch eingeladen. Es galt lange Zeit als absolut notwendig, sich mit allen Mitgliedern möglichst gleichzeitig zu befassen. In dieser Weise arbeiten heute nur noch wenige Kollegen. Dafür gibt es mehrere Gründe:

Wenn wir von dem systemischen Grundgesetz ausgehen, dass sich die Veränderung eines Familienmitglieds auf alle anderen auswirken muss, reicht es meist aus, sich demjenigen zuzuwenden, dessen Leidensdruck am größten ist oder der die größte Bereitwilligkeit zeigt, etwas zu verändern. Kleinere Kinder stören in Familiensitzungen mehr, als dass sie nützen. Desgleichen bremsen auch widerwillig zur Beratung geschleppte Teenager eher, als dass sie zur Lösung beitragen. Da Kinder nur sehr selten für die Problematik in der Familie verantwortlich sind, reicht es deshalb meist aus, mit den Eltern zu arbeiten.

Aus den genannten Gründen arbeiten wir nur dann mit Familien, wenn dies explizit gewünscht wird oder wenn wir die Interaktionen der Erwachsenen mit den Kindern direkt beobachten möchten. Das ist in vielen Fällen sehr aufschlussreich. Häufig bringen Eltern nicht alle Kinder, sondern nur das Kind, mit dem sie Schwierigkeiten haben. Noch häufiger kommt nur ein Elternteil mit Kind. In allen Fällen ist es möglich, gut und lösungsorientiert zu arbeiten. Häufig werden Fragen zur Erziehung gestellt. Deshalb beginne ich dieses Kapitel mit einigen Gedanken dazu.

Was Sie lesen sollten, um einen Überblick zu bekommen:
Schlippe, Arist v. (1995) *Familientherapie im Überblick*. Paderborn: Junfermann

Man kann nicht nicht erziehen

Wilhelm Rotthaus, aus dessen sehr lesenswertem Buch *„Wozu erziehen, Entwurf einer systemischen Erziehung“* (1998) ich die Überschrift entnommen habe (S.25), lehnt sich damit an das erste metakommunikative Axiom Watzlawicks an: Genauso wie es unmöglich ist, sich nicht zu verhalten, ist es unmöglich, nicht auf seine Kinder einzuwirken. Ganz gleich, was Eltern tun, ob sie bewusst erziehen oder ob sie die Kinder sich selbst überlassen, ob sie bestimmte Prinzipien verfolgen oder spontan reagieren, ob sie pädagogisch interessiert sind oder psychologisch: Jedes Verhalten von Eltern hinterlässt Spuren bei den Kindern!

Mit dem Spruch *„Der Apfel fällt nicht weit vom Stamm“* bringt auch der Volksmund zum Ausdruck, dass Kinder ihren Eltern ähnlich sind, und interessanterweise ist damit eher deren Verhalten gemeint als die Gesichtszüge oder der Körperbau. Warum verhalten sich Kinder ähnlich wie ihre Eltern? Sind es die Gene, die uns zu dem werden lassen, was wir sind, sind es die Lernerfahrungen oder ein Kombination von beidem? Wie entsteht unsere Persönlichkeit?

Wenn Vater oder Mutter oder beide Eltern musikalisch sind und die Kinder ebenfalls Musik lieben, ein Instrument spielen oder singen, sagen die meisten von uns ohne nachzudenken: *„Kein Wunder! Bei den Eltern!“* Besonders die auffälligen Begabungen wie hohe Intelligenz, künstlerische Fähigkeiten oder sportliche Anlagen, aber auch auffällige Gewaltbereitschaft oder Suchtverhalten schreiben wir spontan den Genen zu und nicht der Erziehung.

Nachdem bis ins neunzehnte Jahrhundert vor allem das Erbgut für den „Charakter“ eines Menschen verantwortlich gemacht worden war, geriet diese Position ab

Anfang des zwanzigsten Jahrhunderts immer mehr ins Wanken. Das Pendel schlug zur anderen Seite: Die Vererbung wurde zur Nebensache, das Verhalten und dessen Beeinflussbarkeit rückten in den Mittelpunkt wissenschaftlich psychologischer Forschungen. Die radikalen Behavioristen waren fest davon überzeugt, dass die Handlungen und Regungen der Menschen vollkommen durch die Umwelt bestimmt seien. Diese Überzeugung beinhaltete, dass man durch die richtige Erziehung jedes gewünschte Verhalten bei Kindern erzeugen könne. Der Begründer der Verhaltenspsychologie J. B. Watson (1930), schrieb in der Fachzeitschrift *„Behaviorism"*: *„Geben Sie mir ein Dutzend gesunder Babys, wohlgebildet, und meine eigene Welt, um sie aufzuziehen, und ich kann garantieren, dass ich jeden von ihnen zufällig auswählen und zu der Art von Spezialist machen kann, wie es mir beliebt – Arzt, Rechtsanwalt, Künstler, Kaufmann und, ja, sogar Bettler und Dieb, ungeachtet seiner Talente, Schwächen, Neigungen, Fähigkeiten, Berufungen und der Rasse seiner Vorfahren"* (Boeree. 2007).

Die Thesen des Behaviorismus ließen sich nicht in dieser strengen Weise halten, wie alle Eltern auch ohne wissenschaftliche Studien bestätigen können. Heute definiert sich die universitäre Psychologie als *„Wissenschaft vom Erleben und Verhalten"*, wobei das subjektive Erleben als ebenso wichtig gilt wie das beobachtbare Verhalten. Wie sich ein Kind entwickelt, was es lernt und wie es das Gelernte umsetzt, hängt sowohl von seiner genetischen Veranlagung als auch von der Erziehung ab.

In diesem Kapitel befassen wir uns mit der Art und Weise, wie Eltern auf ihre Kinder einwirken, kurz, mit Erziehung. Wir alle sind erzogen worden und erleben die Auswirkungen des elterlichen Handels, die nicht nur das Verhältnis zwischen uns und unseren Eltern in hohem Maße prägen, sondern die Art und Weise, wie wir unser Leben gestalten. Bis in die 1970er Jahre hieß Erziehung bei den meisten Eltern, dafür zu sorgen, dass die Kinder genau das taten, was von ihnen erwartet wurde. Dabei waren fast alle Mittel Recht: Gewalt gegen Kinder und Frauen in Familien war lange gesellschaftlich legitimiert. Es gab in Deutschland das sogenannte *„Züchtigungsrecht"* (www.juraforum.de) der Eltern gegenüber den Kindern, das erst 2000 aufgehoben wurde. Der autoritäre Erziehungsstil, der sich gewohnheitsmäßig auch der Gewalt bediente, um gehorsames Verhalten von Kindern zu erzwingen, war schließlich seit vielen hundert Jahren das „Normale".

Nachdem das Wirtschaftswunder der 1960er Jahre den Deutschen wieder die Möglichkeit gegeben hatte, sich mit anderen Dingen als dem Überleben zu befassen, rückte das Thema „Erziehung" in den Mittelpunkt des Familienlebens. Außer der Pflicht, dem Nachwuchs die grundlegenden Fähigkeiten beizubringen, damit dieser später seinen Platz in der Gesellschaft finden möge, sahen und sehen moderne Eltern ihre Aufgabe vor allem darin, ihren Kindern eine glückliche Kindheit zu ermöglichen. Diese Aufgabe nehmen die meisten Eltern sehr ernst und viele wollen dabei möglichst wenig falsch machen.

Was meine ich, wenn ich von Erziehung spreche? Alle Forderungen, Ansprüche, Bitten oder Appelle, ob verbal oder nonverbal, geplant oder spontan, die Eltern an ihre Kinder richten, um bestimmte, gewünschte Reaktionen hervorzurufen. Die Entwicklungspsychologin Diana Baumrind (1991) unterscheidet vier Erziehungsstile: *autoritär, permissiv – nachgiebig, laissez-faire – vernachlässigend und autoritativ – richtungsweisend.*

Den *autoritären Erziehungsstil* fasst die Psychoanalytikerin Alice Miller in ihrem Buch *„Am Anfang war Erziehung"* treffend zusammen. Eltern, so schreibt Miller, sind in jedem Falle *„Herrscher des abhängigen Kindes"* und bestimmen „über Recht und Unrecht wie Götter". Werden Eltern zornig, ist das dem Kind anzulasten, weil die *„Eltern immer zu schützen seien"* (1983, S.77). Treffend fasst Miller die Maximen autoritärer Erziehung zusammen:

- Pflichterfüllung werde gleichgesetzt mit Liebe.
- Härte, Kälte und absoluter Gehorsam gälten als gute Vorbereitung fürs Leben.
- Ein gutes Selbstwertgefühl sei schädlich, ein niedriges gelte als menschenfreundlich und bescheiden.
- Heftige Gefühle seien in jedem Fall falsch.
- Zärtlichkeit, Körperlichkeit und das Eingehen auf kindliche Bedürfnisse sei schädlich für die Charakterbildung.
- Daraus folge, dass Kinder keine Achtung verdienten.
- Eltern seien triebfrei und schuldlos. Aus diesem Grund seien sie immer und in jedem Fall zu achten, zumal sie – wie auch Gott – „keine Kränkung überleben würden". Außerdem hätten Eltern immer Recht (1983, S.78).

Nachdem die meisten der Nachkriegseltern selbst autoritär erzogen worden waren und zum Teil ganz erheblich unter dieser Behandlung gelitten hatten, schworen sich viele, es bei ihren eigenen Kindern anders zu machen. Das Pendel schwang, wie so oft, zur anderen Seite aus. Aus Sorge, ihre Kinder zu schädigen, setzten diese Eltern in bester Absicht überhaupt keine oder wenige Schranken und versuchten, die Familie basisdemokratisch zu leiten.

Deshalb treffen wir heute eher den *permissiven, nachgiebigen Erziehungsstil* an. Nach Baumrind (1991) zeichnet er sich dadurch aus, dass Kinder wenig gelenkt oder kontrolliert werden, kaum Anforderungen erfüllen müssen und nicht bestraft werden. Daraus entsteht für viele Kinder eine Art Doublebind: Einerseits bekommen sie, was sie wollen, ohne viel dafür tun zu müssen, denn eine glückliche Kindheit bedeutet für viele Eltern, den Kindern möglichst viele Freiheiten zu lassen und ihre Wünsche zu erfüllen. Damit gewöhnen Eltern Kinder von klein auf daran, dass sie die wichtigsten Personen in der Familie sind und dass sich alles nur um sie und um ihr Wohlergehen dreht. Andererseits erwarten dieselben Eltern von denselben Kindern, erwachsene Entscheidungen zu treffen, wie zum Beispiel zu lernen statt zu spielen, sich erziehen zu lassen statt den eigenen Willen durchzusetzen, und vor allem eigene Bedürfnisse zurückzustellen, um auf die Bedürfnisse anderer Rücksicht zu nehmen. Mit diesem plötzlichen Wechsel sind viele Kinder überfordert. Eltern appellieren an ihren Gemeinsinn, ohne daran zu denken, dass sie versäumt haben, ihnen die einfachen Regeln des Gemeinsinns beizubringen: Dass die persönliche Freiheit dort aufhört, wo sie die Freiheit eines anderen einschränkt, und dass Gemeinschaft nur dann gelingt, wenn jeder auf die Bedürfnisse des anderen auch Rücksicht nimmt. Dafür, dass sie diese Regeln nicht kennen, können die Kinder nichts. Es ging ja immer nur um sie und ihr Wohlbefinden.

Ein um sich selbst und die eigenen Bedürfnisse kreisendes Kind fängt bald an zu nerven. Die Eltern reagieren zunehmend gereizt, weil die Kinder gar nicht daran denken, freiwillig das zu tun, was sie zu fordern nicht wagen. Aus diesen für alle Beteiligten unklaren, diffusen Strukturen entstehen nicht enden wollende alltägliche Machtkämpfe, die für nicht unerhebliche Spannungen sorgen. Irgendwann liegen die Nerven der Eltern so blank, dass sie ihre Kinder genauso anschreien wie sie es aus ihrem autoritären Elternhaus kennen, und gar nicht so selten rutscht in diesen Fällen gar die Hand aus. Dann aber werden die Eltern von Gewissensbissen und Selbstanklagen gequält, was dazu führt, dass die Spannung in der Familie weiter steigt. Ein Teufelskreis! Ich kenne aus der Praxis einige Mütter und Väter, die sich emotional von ihren Kindern distanziert haben, weil sie es ihren Kindern persönlich übel nehmen, dass sie so wenig Rücksicht nehmen.

Auch den *„laissez-faire"-Erziehungsstil* treffen wir zuweilen an. Diese Eltern überlassen ihre Kinder nahezu sich selbst, weil sie der Überzeugung sind, diese würden sich dann am besten entwickeln, wenn man sie nicht beeinflusse. Sie haben kein Interesse daran, das Kind zu lenken und verhalten sich ihm gegenüber so passiv, dass Hilfe vom Kind eingefordert werden muss (Baumrind 1991). Da häufig auch die emotionale Bindung fehlt, könnten wir hier auch von traumatisierender Vernachlässigung sprechen.

Es ist der *autoritative Erziehungsstil*, den Diana Baumrind erstmals 1966 in der Zeitschrift *„Child Development"* beschrieb, der die drei Dimensionen der Erziehung – emotionale Bindung, klare Grenzen, Entwicklung von Autonomie – zum Wohle des Kindes am besten verbindet. Baumrind schrieb:

„Autoritative Eltern versuchen, die Aktivitäten des Kindes rational und kontextbezogen zu steuern. Sie ermutigen verbale Auseinandersetzungen, teilen dem Kind die Gründe für ihre Maßnahmen mit und erfragen die Einwände des Kindes, wenn es nicht kooperieren will. Sowohl der autonome Wille des Kindes als auch seine Selbstdisziplin und sein Gehorsam werden geschätzt .... Die Eltern verschaffen ihrer erwachsenen Perspektive Geltung, und doch berücksichtigen sie die individuellen Interessen und die besonderen Eigenarten des Kindes. Autoritative Eltern bestätigen die Vorzüge des Kindes, aber setzen auch Standards für künftiges Verhalten. Sie nut-

zen Vernunft und Überlegenheit und gestalten ihre Erziehung durch Verstärkungen [Belohnungen], um ihre Ziele zu erreichen. Sie machen ihre Entscheidungen weder vom Konsens der Gruppe, noch von den individuellen Wünschen des Kindes abhängig, halten sich jedoch auch nicht für unfehlbar oder göttlich inspiriert (1966. S. 891, Übersetzung: Christiane Sautter).

Auch der *Wissenschaftliche Beirat für Familienfragen* kommt zu der Einschätzung, dass die autoritative Erziehung die besten Resultate gibt: *„ Ein autoritativer Erziehungsstil im Hinblick auf die Förderung der globalen Entwicklungsziele Eigenverantwortung und Gemeinschaftsfähigkeit hat sich bewährt und wird mittlerweile vielfach als Erziehungsmodell empfohlen"* (2005, Steinberg). Wenn wir die vier Erziehungsstile mit den Strukturen Minuchins vergleichen, finden wir folgende Übereinstimmungen: autoritärer Stil – starre Grenzen, permissiver Stil, bzw. „laissez-faire" – diffuse Grenzen, autoritativer Stil – klare Grenzen

Wie funktioniert autoritative Erziehung? Der Kinderpsychiater Wilhelm Rotthaus gibt in seinem Buch *„Wozu erziehen? Entwurf einer systemischen Erziehung"* (1998) keine Rezepte, sondern Anregungen, Situationen neu zu bewerten. Rotthaus beschreibt Kinder auf zweierlei Weise: Zum einen sind sie gleichwertige Menschen mit gleichen Rechten und zum anderen erziehungsbedürftig und brauchen unsere Anregungen und Unterstützung. Sie sind gleichzeitig *„Seiende"* und *„Werdende"* (1998, S. 46).

Als Seiende haben sie Recht auf respektvollen Umgang und darauf, dass ihre Wünsche geachtet werden. Als Werdende brauchen sie Anleitung und die Möglichkeit zu lernen. Beide Aspekte können in Widerspruch geraten, und so sind Eltern immer wieder angehalten, Situationen neu zu beurteilen und dem jeweiligen Kontext entsprechend angemessen zu handeln. Um erzieherische Verantwortung zu zeigen, empfiehlt Rotthaus die folgenden drei Punkte:

1. *„Die ständige Bereitschaft, das eigene Fühlen und Handeln im Gespräch mit dem Kind in Frage zu stellen und beispielsweise in der Rückschau seine Berechtigung kritisch zu werten;*
2. *Verantwortung zu übernehmen für die eigenen Überzeugungen, für die Klarheit und Deutlichkeit der eigenen Einstellungen und Meinungen;*
3. *Verantwortung zu übernehmen für die eigenen Grenzen als die Grenzen der Freiheit des Kindes, diese Grenzen auch deutlich zu machen und sie nicht aus Scheu vor Auseinandersetzungen mit dem Kind oder aus falsch verstandener Großzügigkeit zu verwischen"* (S. 116).

Dass Säuglinge und Kleinkinder Schutz, Fürsorge, Sicherheit und Anregung brauchen, ist nichts Neues. Dass Kinder besser gefördert werden, wenn wir Zeit mit ihnen verbringen, statt sie vor das I-Pad mit den Kinder-Apps zu setzen, ist möglicherweise auch leicht nachvollziehbar. An der Art und Weise, wie wir Erwachsenen die Bedürfnisse des Kindes wahrnehmen, erfährt das Kind seinen Selbstwert.

Aus dem, was Sie über Kommunikation und insbesondere über Doublebinds wissen, können Sie ableiten, dass Kinder auf Erwachsene angewiesen sind, die klare Signale senden indem sie das sagen, was sie meinen. Klare Signale geben heißt auch, dass Eltern ihre Grenzen kommunizieren, damit Kinder lernen, diese zu berücksichtigen.

Kinder sollten in der Familie gleichberechtigt an Entscheidungen beteiligt werden, aber auch Aufgaben, Pflichten und Verantwortlichkeiten übernehmen. Sie müssen lernen, dass jeder in einer Gemeinschaft Rechte und Pflichten hat. Neben den Leistungen für die Gemeinschaft brauchen Kinder eigene Handlungsräume, in denen sie sich frei bewegen können, aber auch die Folgen ihrer Handlungen tragen müssen. Aus Achtung vor den Entscheidungen des Kindes muss der Erwachsene es die Konsequenzen seines Handelns erleben lassen. Deshalb sollten Eltern genau überlegen, welche Freiräume sie ihren Kindern zugestehen, denn der Schutz des Kindes steht über seinen in der Regel vom Lustprinzip geleiteten Entscheidungen.

Das Befolgen von elterlichen Forderungen hat nichts mit „lieb sein“, das Nichtbefolgen nichts mit „böse sein“ zu tun. Kein Kind ist aggressiv, es verhält sich nur so. Eltern sollten zwischen der Person des Kindes und seinem Verhalten unbedingt unterscheiden. Dazu Wilhelm Rotthaus: *„Das Befolgen der Forderungen und das Annehmen von Rat und Anleitung hat lediglich angenehmere Konsequenzen als das Nichtbefolgen... Das Kind hat das Recht, sich gegen den Rat zu entscheiden, muss dann aber (leider) die Folgen mit aller Konsequenz tragen“* (ebd. S. 53).

Kinder ermüden, wenn Erzieher Forderungen immer gleich formulieren, und neigen dazu, diese dann zu überhören. Es sollte Ihnen deshalb gelingen Ihr Kind zu überraschen, um *„den Durst nach Veränderung [zu] wecken“*. Das empfiehlt Steve de Shazer in seinem Buch *„Wege der erfolgreichen Kurztherapie“* (2005. S. 154). Er führt aus, dass Eltern nie genau wissen, was sie von ihrem Kind zu erwarten haben, Kinder im Gegensatz dazu jedoch genau wissen, wie Eltern reagieren. Um diesen Missstand auszugleichen, sollten Eltern, die sich Veränderung wünschen, etwas tun, womit das Kind nicht rechnet. Mit diesem Hinweis habe ich in meiner Praxis nicht selten erlebt, dass Eltern, die wegen des Verhaltens ihres Kindes völlig verzweifelt waren, plötzlich lächelten und sich wirklich etwas Neues einfallen ließen.

Vor allem aber brauchen Kinder Eltern, die zu ihren Stärken und Schwächen stehen. Es ist völlig normal, dass Eltern Fehler machen, so normal, dass Kinder die letzten sind, die das nicht verstehen, denn auch sie machen Fehler. Eltern, die behaupten, immer alles richtig zu machen, belügen ihre Kinder und verspielen deren Achtung. Wenn Sie glauben, dass Erziehung in diesem Sinne einfach oder bequem ist, muss ich Sie enttäuschen. Erasmus von Rotterdam (1466 - 1536) hatte vollkommen Recht als er sagte: *„Mühselig ist eine gute Erziehung der Kinder, das gebe ich zu“* (Declamatio de puris). Sie verlangt, dass wir uns immer wieder mit uns und unseren Kindern auseinandersetzen und bereit sind, neue, kreative Lösungen auszuprobieren. Belohnt werden wir im besten Fall damit, dass unsere Kinder ihren Platz im Leben finden und das möglichst ohne die Kämpfe, die wir als ihre Eltern durchfechten mussten.

Was Sie sich merken sollten:

Genauso wie es unmöglich ist, sich nicht zu verhalten, ist es unmöglich, nicht auf seine Kinder einzuwirken. Unter Erziehung sind alle Forderungen, Ansprüche, Bitten oder Appelle zu verstehen, ob verbal oder nonverbal, geplant oder spontan, die Eltern an ihre Kinder richten, um bestimmte gewünschte Reaktionen hervorzurufen. Wie sich ein Kind entwickelt, was es lernt und wie es das Gelernte umsetzt, hängt sowohl von seiner genetischen Veranlagung als auch von der Erziehung ab.

Wir unterscheiden vier Erziehungsstile: autoritär, permissiv – nachgiebig, laissez-faire – vernachlässigend und autoritativ – richtungsweisend. Empfohlen wird der autoritative Stil. Hier verstehen Eltern ihre Kinder als gleichwertige Mitglieder der Gemeinschaft mit Rechten und Pflichten. Sie geben ihren Kindern Spielräume für eigene Entscheidungen, lassen sie aber auch die Konsequenzen ihrer Entscheidungen tragen. Kinder lernen, Grenzen zu respektieren.

Was Sie lesen sollten:

Rotthaus, W. (1998). *Wozu erziehen? Entwurf einer systemischen Erziehung.* Heidelberg: Carl-Auer

Die Auswirkungen traumatisierter Eltern auf ihre Kinder

Es ist nicht möglich, ein Trauma zu verbergen: Es kommuniziert sich nonverbal, obwohl dies den Betroffenen nicht bewusst ist. Traumata werden durch Triggersituationen (s. S.140) emotional angestoßen. Wenn die eigene Eltern-Kind-Beziehung belastet war, werden junge Eltern nach der Geburt ihres Kindes unbewusst an diese Belastungen erinnert. Eltern machen eine unfreiwillige „Zeitreise" in die eigene Kindheit.

Die Begründerin der Eltern-Säuglings-Psychotherapie Selma Fraiberg beschreibt dieses Phänomen: *„In jedem Kinderzimmer gibt es Gespenster. Sie sind die Besucher aus der nicht erinnerten Vergangenheit der Eltern, die ungeladenen Gäste bei der Taufe. Unter günstigen Umständen werden diese unfreundlichen und unerbetenen Geister aus dem Kinderzimmer verbannt, sie kehren in ihre unterirdische Bleibe zurück. Das heißt nicht, dass die Gespenster aus ihrer Grabstätte nicht auch Unheil ersinnen könnten. In einem unbewachten Augenblick können die Eindringlinge aus der Vergangenheit in den magischen Kreis eindringen, und Mutter und Kind finden sich dabei wieder, einen Moment oder eine Episode aus einer anderen Zeit mit anderen Akteuren erneut in Szene zu setzen"* (Fraiberg 1980 in Hellbrügge).

Desweiteren wird das Subsystem „Paar" nach der Geburt des ersten Kindes um das Subsystem „Eltern" erweitert. Hatten Mann oder Frau Schwierigkeiten mit ihren

Eltern, wird dadurch, dass der Geliebte zum Vater und die Geliebte zur Mutter wird, die unbewusste Bereitschaft erhöht, die Probleme mit Vater und Mutter auf Partner und Partnerin zu projizieren. Wenn Sie sich daran erinnern, dass Menschen sich nach dem Schlüssel-Schloss-Prinzip (s. S.178) ihrer Herkunftsfamilien ineinander verlieben, sind gewisse Ähnlichkeiten mit den eigenen Eltern mehr als wahrscheinlich. Deshalb geht es bei durch Beziehungstraumata geprägten Eltern nicht nur um die natürlichen Anpassungsprozesse an die Bedürfnisse des Säuglings, sondern auch um die Auseinandersetzung mit der eigenen Kindheit.

Es gibt für Eltern unzählige Gelegenheiten, im Umgang mit den eigenen Kindern getriggert zu werden. Die durch den Trigger ausgelöste ablehnende Reaktion der Eltern gegenüber dem Kind wirken sich massiv aus. Teufelskreise entstehen, die das Familienklima stark belasten. Ich machte häufig die Erfahrung, dass Eltern dann Schwierigkeiten mit ihren Kindern bekommen, wenn diese in einem Alter sind, in dem sie selbst schwere Belastungen oder Traumata ertragen mussten.

Wichtig ist, dass der Berater den Eltern nicht das Gefühl vermittelt, Schuld an den Schwierigkeiten ihrer Kinder zu sein. Jeder Mensch gibt die erlernten Prägungen weiter. Im Gegenteil spricht der Berater seine besondere Wertschätzung für die Eltern aus, denen das Wohl ihrer Kinder so sehr am Herzen liegt, dass sie Hilfe suchen.

Interventionen

- Genaue Anamnese der Familiengeschichte der Eltern: belastende bzw. traumatische Erlebnisse, Verlassenheit durch frühe Trennung von der Mutter
- Aufstellung mit Therapiefiguren, um die Projektion der eigenen Eltern auf die Partner zu verdeutlichen
- traumatherapeutische Interventionen für die Eltern

Bei einer traumatischen Vorbelastung der Eltern ist es besser, in der Einzeltherapie die Vorgeschichte zu bearbeiten. Es ist nur dann nötig, die Kinder in die Therapie miteinzubeziehen, wenn sie Lösungsstrategien entwickelt haben, die das erforderlich machen. Meist reicht die Traumatherapie der Eltern jedoch aus, um Schwierigkeiten mit den Kindern zu beheben:

Eine Mutter berichtete, geplagt von Schuldgefühlen, sie habe ihre Tochter angebrüllt, weil diese Schwierigkeiten mit dem Rechnen habe. Dies sei leider nicht zum ersten Mal passiert, weshalb sie Rat suche. Als ich mir berichten ließ, wie sie sich fühlte, wenn die Tochter ihre Rechenaufgaben nicht lösen könne, beschrieb sie eine klare Triggerreaktion. Nach ihrer eigenen Schulzeit befragt, fiel ihr plötzlich ein, wie die Lehrerin sie in einem ähnlichen Alter wie ihre Tochter wiederholt vor der ganzen Klasse lächerlich gemacht hatte, weil auch sie nicht gut rechnen konnte. Sie bearbeitete ihre Gefühle im Rahmen einer Traumaarbeit und konnte danach ihre Tochter bei der Lösung ihrer Aufgaben gut unterstützen.

Was Sie sich merken sollten:
Es ist nicht möglich, ein Beziehungstrauma nicht zu kommunizieren. Bei belasteten Eltern kann die eigene Traumatisierung für Schwierigkeiten im Umgang mit dem Kind führen. Häufig bekommen Eltern dann Schwierigkeiten mit ihren Kindern, wenn diese in einem Alter sind, in dem sie selbst schwere Belastungen oder Traumata ertragen mussten. In den meisten Fällen reicht eine Traumatherapie der Eltern aus, um Probleme mit den Kindern zu lösen.

Was Sie lesen können, wenn Sie das Thema interessiert:
Hellbrügge, T. & Brisch, K. H. (Hrsg.) (2003) *Bindung und Trauma, Risiken und Schutzfaktoren für die Entwicklung von Kindern.* Stuttgart: Klett-Cotta

Anpassung oder Pathologie?

Familien sind offene Systeme, die sich ständig im Austausch mit der Umwelt befinden. Die Umwelt wie z. B. Schule und Arbeitsplatz fordert ein bestimmtes Verhalten, das vom Einzelnen nicht unbedingt nach eigenem Ermessen verändert werden kann. Gleichzeitig müssen sich Familien den entwicklungsbedingten Veränderungen ihrer Kinder und deren Bedürfnissen anpassen. Von Familien wird einerseits gefordert, eine gewisse Kontinuität und Stabilität zu gewährleisten, andererseits sollten sie flexibel auf Veränderungen reagieren. Nicht immer sind Familien in der Lage, diese Aufgaben zufriedenstellend für alle Mitglieder zu bewältigen.

Minuchin macht darauf aufmerksam, dass Familien mit Problemen nicht unbedingt „gestört" sind. Er warnt: *„Die Gefahr liegt dabei in der Überbetonung der pathologischen Aspekte. Vorübergehende Prozesse der Anpassung an neue Situationen, die ja wie alle neuen Prozesse wenig differenziert, dafür aber von Ängsten und Besorgnissen begleitet sind, können fälschlicherweise als pathologisch etikettiert werden. Konzentriert man sich dagegen auf die Familie als ein in Transformation begriffenes soziales System, dann wird die temporäre Natur bestimmter Familienprozesse ganz deutlich... Nach dieser Orientierung würden sehr viel mehr Familien, die zur Beratung kommen, als normale Familien betrachtet werden, die sich gerade in einer Situation des Übergangs befinden und unter den Unannehmlichkeiten der Anpassung zu leiden haben"* (1992, S.77-78).

Auch wenn es Berater gibt, die alle äußeren Einwirkungen als Antwort auf innere psychische Prozesse interpretieren, sollte der Berater seine Wirklichkeitsbeschreibung zurückstellen. Arbeitslosigkeit aufgrund der wirtschaftlichen Situation, Krankheiten und Tod oder Traumatisierung von Familienmitgliedern gehören zum Schicksal oder zum Kontext, es sei denn, der Betroffene hat durch eigenes Fehlverhalten aktiv zu der belastenden Situation beigetragen. Nicht umsonst zählt Virginia Satir den Kontext in ihrer Skulptur *„Selbst-Mandala"* (s. S.266) zu den universellen

Anteilen des Menschen. Nur eine sorgfältige Anamnese kann dem Berater verdeutlichen, ob er es mit den Schwierigkeiten bei der Anpassung an einen neuen Entwicklungsabschnitt zu tun hat, oder ob pathologische Verstrickungen die Ursache für die Probleme der Familie sind.

Die besondere Situation des Beraters in der Familientherapie

„Das, was den Therapeuten in der Sitzung vor allem beschäftigen muss, ist nicht das Funktionieren der Familie, sondern dass es ihm selber gut geht und er aktiv überlebt."

Ausloos, S. 77, 2000

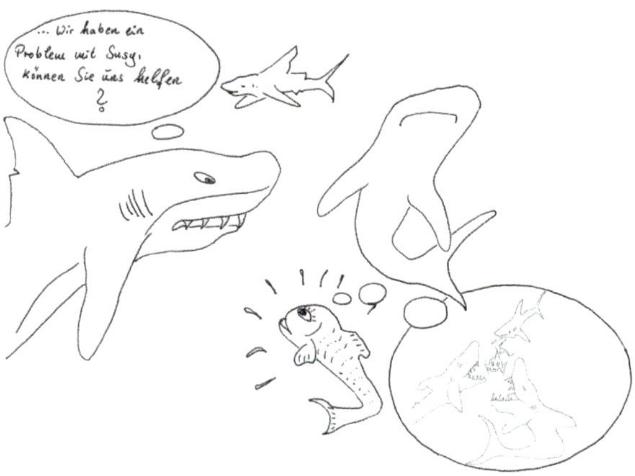

Auch wenn wir Guy Ausloos, der sein ganzes Berufsleben Familientherapie betrieb, nicht ganz wörtlich nehmen müssen, so machen seine Worte deutlich, was viele Berater empfinden, wenn sie zum ersten Mal einer Familie gegenübersitzen. Ist die Paarberatung schon sehr anspruchsvoll, sind bei der Familientherapie mindestens drei Personen anwesend. Zuweilen geschieht so viel gleichzeitig, dass sich der Berater sprichwörtlich wie ein Zierfisch im Haifischbecken fühlen mag. Ausloos bringt die Bedenken und Gefühle des Beraters auf den Punkt: *„Die Familie bringt die Definition des Problems, die seine Lösung nicht möglich machen wird. Der Therapeut sucht nach etwas, ohne zu wissen, nach was. Der in Gang kommende Prozess wird einen Verlauf nehmen, welcher definitionsgemäß nicht voraussehbar ist"* (Ausloos. 2000. S. 78). Das mulmige Gefühl des unerfahrenen Beraters ist also nicht ganz unbegründet.

Doch natürlich ist der Berater kein Zierfisch und die Familie will ihn nicht fressen: Sie sucht ernsthaft nach einer Lösung für ihr Problem. Dafür verdient sie die Wertschätzung des Beraters, und wenn er diese äußert, entspannt sich die Situation meist ziemlich schnell. Als Systemiker wissen wir darüber hinaus, dass die Familie selbst über alle Ressourcen verfügt, um das Problem zu lösen. Das hat für beide, – Berater und Familie –, einen entscheidenden Vorteil: Der Berater muss nicht versuchen, die Probleme der Familie zu lösen und die Familie kann kompetent die ihnen gemäßen Lösungen selbst schaffen.

Wenn der Berater folgende Punkte berücksichtigt, stehen die Chancen gut, dass die Sitzung erfolgreich verläuft:

- Machen Sie die Sitzung möglichst zusammen mit einem Kollegen.
- Beim Familiengespräch ist das Arbeitsbündnis besonders wichtig. Sorgen Sie dafür, dass Sie mit allen Mitgliedern einen guten Kontakt finden. Das erreichen Sie durch eine wertschätzende Haltung, durch Allparteilichkeit und dadurch, dass Sie alle ins Gespräch miteinbeziehen, auch die Kinder.
- Kontakt zu den Kindern erhalten Sie, indem Sie sich für alles interessieren, was ihnen Spaß macht.
- Holen Sie sich einen Auftrag, dem möglichst alle, zumindest aber die Eltern zustimmen.
- Beschäftigen Sie Kinder, die zu jung sind, um dem Gespräch zu folgen, z. B. indem sie diese ihre „Familie in Tieren" malen lassen. Das Bild können Sie gemeinsam mit den Eltern besprechen.
- Ist das Symptom eines Kindes Grund für die Sitzung, ist das betroffene Kind häufig genervt von der es betreffenden negativen Aufmerksamkeit. Ein Reframing des Symptoms als Lösungsversuch zu Gunsten des gesamten Systems entlastet sowohl das Kind als auch seine Eltern. Wer hat schon gern ein auffälliges Kind?
- Das, was die Familie als Ursache für das Problem benennt, ist in nur wenigen Fällen wirklich die Ursache. Vertrauen Sie darauf, dass die Familie Ihnen das Muster zeigen wird, das für die Störung verantwortlich ist.
- Denken Sie daran: Die Familie muss die Lösung für ihr Problem selbst finden.

Zum Abschluss der Sitzung sollte der Berater die erarbeiteten Themen noch einmal zusammenfassen. Er sollte die Problematik, den Auftrag und das Ziel der Familie nennen und das Reframing für das beklagte Verhalten des IP's auf den Punkt bringen. Danach schildert er die in der Aktionsphase erarbeitete Lösung. Dabei sollte er die wichtigsten Beiträge von jedem Familienmitglied explizit erwähnen, damit sich alle angesprochen und gewertschätzt fühlen. Er sollte jeden fragen, was er ab jetzt anders machen wird, um die Lösung umzusetzen. Möglicherweise gibt er eine Hausaufgabe, um das neue Verhalten zu üben. Er kann eine besondere Unternehmung der Familie anregen, um zu feiern, dass das neue Verhalten über einen bestimmten Zeitraum umgesetzt wurde.

Familien erklären sich selbst

Systeme versuchen, ihr Gleichgewicht zu bewahren. Das Wort Gleichgewicht hat unterschiedliche Bedeutungen. In der Psychologie verstehen wir darunter den Zustand der inneren Harmonie und Entspannung. In der Physik, Chemie und Biologie bedeutet es: *„Die Ausgeglichenheit aller Potentiale und Flüsse in einem gegebenen System einschließlich eventueller Zu- oder Abflüsse eines offenen Systems"* (GTV, Lexikon der Geothermie). Da die systemische Psychotherapie viele Begriffe aus der Biologie verwendet, verstehen wir das Wort in seiner biologischen Bedeutung. Es ist ja häufig kein Zustand der Harmonie und Entspannung, der in Familien aufrechterhalten wird! Weil sich nichts ändert und alles so bleibt wie es ist, befindet sich das System trotzdem im Gleichgewicht.

Wenn der Berater ergründen will, wodurch die Familie ihr Gleichgewicht erhält, kann er aus deren Verhalten auf die zu Grunde liegenden Regeln und Glaubenssätze schließen. Der Berater fragt nicht, warum sich der Mensch so verhält, wie er sich verhält, sondern, wozu dem System dieses Verhalten dient. Auch psychische oder psychosomatische Symptome können Reaktionen auf das emotionale Klima in Familien sein und dazu dienen, das System zu stabilisieren. Bevor derjenige, der Symptome zeigt – der *identifizierte Patient oder IP* genannt – aufhören kann, das vordergründig unerwünschte Verhalten zu zeigen, müssen Änderungen im System geschehen, die das Verhalten unnötig machen. Der Berater sollte aber auch in Betracht ziehen, dass genetische oder geburtsbedingte Entwicklungs- oder Reifestörungen eines Kindes für die Problematik verantwortlich sein können.

Kinder reagieren nicht nur auf das emotionale Klima in der Familie: sie gestalten es mit. Es sind durchaus nicht immer die Eltern, die ein Kind zu auffälligem Verhalten treiben. Nicht nur Erwachsene, sondern auch Kinder tragen etwas dazu bei, um das System zu stützen. Karl Tomm warnt in diesem Sinne vor einem möglichen Vorurteil des Beraters: *„Unglücklicherweise ersetzen viele Familientherapeuten eine einseitige Schlussfolgerung – das Kind hat Probleme und muss sich ändern – durch eine andere einseitige Schlussfolgerung – die Eltern haben Probleme und müssen sich ändern. Eine systemische Perspektive ist beiden Annahmen übergeordnet und versucht zu verstehen, warum sowohl die elterlichen als auch die kindlichen Verhaltensweisen notwendig und gut sind"* (1996. S.87).

Sehr gute Dienste bei der Beurteilung der Familiendynamik leistet der Werkzeugkasten der strukturellen Familientherapie Minuchins:

- In welcher Weise sind die Subsysteme voneinander abgegrenzt?
- Wie sind die Beziehungen organisiert? Gibt es offene oder verdeckte Konflikte, werden Einzelne übermäßig bevorzugt?
- Sind Familienmitglieder verstrickt? Bilden sie Koalitionen oder eine Triangulation?
- Werden Kinder parentifiziert?

Dies ermöglicht das Bilden erster Hypothesen darüber, durch welche Verhaltensmuster sich die Familie organisiert. Der Berater schafft durch geeignete Fragen die Möglichkeit, dass sich die Familie selbst die Informationen bewusst macht, die nötig sind, um unerwünschte Verhaltensmuster aufzugeben und die Familie auf andere Weise zum Wohle aller zu stabilisieren.

Der Umgang mit zu offenen und zu rigiden Grenzen

Die Familie gehört zu den lebendigen, offenen Systemen, die mit der Umwelt interagieren. Einflüsse von außen wirken nach innen auf das Familienklima; die einzelnen Mitglieder äußern das, was sie in der Familie erleben, in der Außenwelt. Aber auch innerhalb der Familie braucht es klare Grenzen zwischen den Subsystemen (s. S.79f.). Minuchin schreibt: *„Die Klarheit der Grenzen innerhalb einer Familie ist ein nützlicher Indikator für die Beurteilung des Funktionierens der Familien"*, (1976, S. 70). Daraus können wir schließen, dass zu offene und zu rigide Grenzen für eine Vielzahl von Störungen in Familien verantwortlich sind.

Zu offene Grenzen

Zu offene Grenzen bewirken, dass Einflüsse ungehindert auf die Familienmitglieder einwirken können. Dies betrifft sowohl Einflüsse aus der Umwelt, als auch aus der virtuellen Welt, Einflüsse durch Personen außerhalb und innerhalb der Familie. Bei zu offenen Grenzen gibt es keine oder unzureichende Regeln, deren Befolgen oder Nichtbefolgen meist keine Konsequenzen hat.

Diese Art der Grenzenlosigkeit kann verschiedene Ausprägungen haben: Von basisdemokratisch orientierten Eltern, die der Überzeugung sind, dass Kinder selbst wissen, was ihnen guttut, von der Erziehung überforderte Eltern, bis hin zu Suchtfamilien, bei denen sich das Chaos auch auf die Wohnung und die Lebensgestaltung auswirkt. Häufig wird zugelassen, dass sich andere ins Familienleben einmischen: die Mitglieder der Großfamilie, aber auch Freunde und Bekannte.

Meist sind die Grenzen nicht nur nach außen zu offen, sondern auch innerhalb der Familie. Die Intimsphäre der einzelnen Mitglieder wird häufig verletzt, wodurch destruktive Verhaltensmuster entstehen. Im schlimmsten Fall werden Kinder sexuell missbraucht. Je nach Auftrag und Ziel der Familie bildet der Berater seine Hypothesen. Durch Fragen kann er herausfinden, wie die Familie die Grenzenlosigkeit erlebt:

- Wer hat die größte Abneigung gegen klare Grenzen oder Regeln?
- Wer profitiert am meisten davon?
- Wer leidet am meisten unter der Grenzenlosigkeit?
- Welchen Preis hat die Grenzenlosigkeit für jeden Einzelnen?
- Was erhofft sich jedes Familienmitglied von einer Veränderung des Musters?

Belastungen der Eltern können im Familiengespräch erhoben, sollten aber nicht vor den Kindern vertieft werden. Dazu ist eine Einzeltherapie viel besser geeignet. Der

Preis, den jedes Familienmitglied für die Grenzenlosigkeit zahlt, ist dagegen wichtig. Die Familie wird nur etwas ändern, wenn die erarbeitete Lösung einen echten Vorteil für alle bringt. Und um diesen Vorteil sollte es in der Sitzung vor allem gehen.

Intervention: Familienskulptur

Da besonders Kinder mit dem Verbalisieren von Mustern überfordert sind, eignet sich eine Familienskulptur nach Satir (1995, S. 305 ff.) (s. S.265), um die Dynamik zu verdeutlichen. Dazu fordert der Berater die Familie auf, sich im Raum zu verteilen und durch Körperhaltungen und/oder Bewegungen zu zeigen, wie sie das beklagte Verhalten erleben. Danach bittet der Berater die Familie zu zeigen, was sich verändert, wenn sich das Muster verändert. Möglicherweise kann er Übungen anbieten, um das neue Verhalten einzuführen. Dazu ein Beispiel aus meiner Praxis:

Ich arbeitete mit einer Familie mit mehreren Kindern im Alter zwischen sechs und zwanzig Jahren, die sich immer wieder gegenseitig, aber auch die Eltern beklauten. Nachdem die Eltern in der Erziehungsberatung gewesen waren und alle dort erhaltenen Vorschläge keine positiven Resultate gebracht hatten, entschloss ich mich deshalb zu einer Skulpturarbeit.

Da das Stehlen bei allen Kindern zum gewohnten Verhalten gehörte, hatte ich die Hypothese von zu offenen Grenzen. Deshalb bat ich jedes Mitglied der Familie, mir die eigene Grenzen zu zeigen, also den Punkt, wo jeder einzelne aufhörte – die Haut. Ich zeigte, was ich meinte, indem ich mit den Händen über meinen Körper strich. Alle starrten mich an, weder die Kinder, noch die Eltern konnten das, was ich vormachte, nachmachen. Ich schloss daraus, dass es in dieser Familie kein Gefühl für persönliche Grenzen gab.

Dann bat ich alle, aufzustehen und mit den Armen zu zeigen, welchen Abstand sie zu den anderen als angenehm empfanden und alle streckten die Arme aus. Als ich sie aufforderte, unter Wahrung ihres persönlichen Raums durch das Zimmer zu laufen, fiel allen unmittelbar auf, dass dabei niemand auf den anderen achtete und es deshalb ständig zu Kollisionen untereinander kam. Mit dieser einfachen Übung wurde allen klar, dass sie sich die meiste Zeit über gegenseitig auf die Nerven gingen, weil keiner die Grenzen des anderen achtete. Dies verstanden auch die Kleinen.

Danach übten wir das „Grenzen-Setzen“ und das „Grenzen-Einhalten“. Eine Person stand und durfte eine zweite, die auf sie zuging, durch das Wort „Stopp“ dazu bringen, einen bestimmten Abstand einzuhalten. Alle machten bei dieser Übung sowohl die Erfahrung, ihren persönlichen Raum schützen zu können, als auch die Erfahrung, den persönlichen Raum eines anderen zu respektieren.

Nach dieser Skulptur entspannte sich das Familienklima. Die Eltern griffen das Thema auf und achteten verstärkt darauf, dass keiner dem anderen ins Wort fiel und dass kein Kind die Sachen eines anderen ungefragt benutzte. Außerdem begannen die Eltern, die eigenen Grenzen gegenüber den Kindern zu wahren. Kurz: Sie begannen, die Kinder zu erziehen.

Diesen Prozess hätte ich durch Gespräche nicht anstoßen können, denn der große Vorteil der Skulpturarbeit liegt darin, dass die Betroffenen die Wirkung des eigenen Handelns selbst erfahren; sie müssen dem Therapeuten nichts „glauben". Auch die Veränderung wird selbst erlebt und kann viel leichter in die Tat umgesetzt werden, als von außen kommende Vorschläge. Somit gehört die Skulpturarbeit zu den wirksamsten Techniken in der systemischen Therapie.

Zu rigide Grenzen

Zu rigide Grenzen bewirken eine Isolierung von der Umwelt. Hier stehen die Regeln über den Bedürfnissen der Individuen. Denken und Fühlen sind nur in festgeschriebenen Bahnen erlaubt, individuelle Eigenheiten nicht gestattet. Häufig gibt es zwei Gründe dafür, dass Familien sich rigide abgrenzen: traumatische Erlebnisse der Eltern durch Krieg, Flucht oder Vertreibung und Ideologien mit strikten religiösen oder politischen Wertesystemen.

Menschen, die durch einen Krieg oder eine Flucht traumatisiert wurden, haben alles verloren, mussten alles zurücklassen und konnten häufig nur das retten, was sie auf dem Leib trugen. Das Vertrauen der Betroffenen in andere Menschen ist erschüttert und so versuchen sie, ihre Kinder auf alle Gefahren vorzubereiten und so umfassend wie möglich zu schützen. Auch wenn die Eltern nicht darüber sprechen, teilt sich ihr Trauma den Kindern mit und wirkt sich auf sie aus (Schechter in Brisch & Hellbrügge, 2003. S.255). Dies kann dafür verantwortlich sein, dass die Kinder, die sich von klein auf in einer feindlichen Umwelt erleben, eine Angststörung entwickeln. Älteren Kindern kann das Verhalten der Eltern erklärt werden, damit sie verstehen, dass es die Angst ihrer Eltern ist, die sie spüren. Bei jüngeren Kindern kann es ausreichen, wenn die Eltern ihre Traumata bearbeiten.

Ganz anders verhält es sich, wenn die rigiden Grenzen ideologischer Natur sind: Sie werden meist heftig verteidigt. Ideologien sind Lehren, die alle Fragen beantworten; eigenes Denken ist deshalb unnötig. Diejenigen, die Ideologien folgen, halten diese für die alleinige Wahrheit. Aus diesem Grund verkehren sie vor allem mit denjenigen, die dasselbe denken. Andere werden nur aus Gründen der Bekehrung zugelassen. Kinder solcher Glaubensgemeinschaften oder Sekten werden streng kontrolliert, um sie in den vorgegebenen Denkstrukturen zu halten.

Die Beratung suchen Familien meist dann auf, wenn Kinder auffällig werden. Wenn die rigiden Grenzen dafür verantwortlich sind und der globale Rahmen nicht in Frage gestellt werden darf, wird es schwierig, den Auftrag zu erfüllen. Auch wir erleben, dass der globale Rahmen wichtiger sein kann als das Wohlergehen der

Kinder. Wie das folgende Beispiel zeigt, sind es nicht nur religiöse oder politische Überzeugungen, die mit allen Mitteln verteidigt werden:

Eine Familie kam mit ihrer vierzehnjährigen Tochter in die Beratung, weil diese mit Selbstmord gedroht hatte. Die Eltern lebten seit vielen Jahren getrennt, die Tochter hielt sich die meiste Zeit bei ihrer Mutter auf, besuchte den Vater jedoch regelmäßig und hatte ein gutes Verhältnis zu ihm. Auftrag war, alles dafür zu tun, dass das Mädchen seine Lebensfreude wiederfände.

Die Mutter berichtete, die Tochter habe Schwierigkeiten in der Schule, was sie bestätigte. Diese Schwierigkeiten waren – besonders, wenn man die Pubertät des Mädchens berücksichtigte, – absolut im Rahmen. Sie machte einen aufgeweckten Eindruck und wirkte in keiner Weise suizidal. Sie habe das nur so gesagt, meinte sie, weil sie gerade alles wieder so genervt hätte. Sie hätte einfach keinen Bock, die Klasse zu wiederholen, weil sie lieber mit ihren Mädels zusammenbleiben wolle. Sie äußerte ihren Frust darüber, dass ihr bei den Klassenarbeiten nichts einfiel, obwohl sie viel lernte. Als mein Mann ihr vorschlug, ihr Lernverhalten und ihre Strategien zur Stressbewältigung zu analysieren, um gemeinsam herauszufinden, ob sie dabei etwas verbessern könne, ging sie bereitwillig darauf ein.

Der Vater wirkte erleichtert, doch die Mutter reagierte überhaupt nicht erfreut. Vehement trug sie ihre Überzeugung vor, alle Probleme des Mädchens hätten mit dem Verzehr von Cornflakes zu tun. Sie verwies auf Bücher, in denen „bewiesen“ würde, dass „die Amerikaner etwas hineinmischten, um andere Völker dumm zu machen und zu unterwerfen“, und beschuldigte den Vater, nicht genügend auf die Ernährung der Tochter zu achten. Vater und Tochter blickten genervt gen Himmel. Die Frau ließ sich weder davon abbringen, dass ihr Ex-Mann schuld sei an den Schwierigkeiten ihrer Tochter, noch konnte sie in Frage stellen, dass möglicherweise doch nicht das Frühstück, sondern eher das Lernverhalten ihrer Tochter für ihre schlechten Noten verantwortlich sei. Dass wir ihre Meinung nicht teilten, konnte sie nicht nachvollziehen. Sie hatte fest damit gerechnet, in uns Verbündete zu finden.

Vater und Tochter nahmen zuerst verwundert und dann erfreut zur Kenntnis, dass wir die Meinung der Frau nicht teilten. Die Tochter profitierte von der Lernberatung und machte Pläne für das verbleibende Schuljahr. Wir erfuhren später, dass sie zum Vater gezogen sei und dass es ihr gut ginge. Die Mutter hatte daraufhin den Kontakt zu beiden abgebrochen.

Das idealtypische Familiengespräch

Erster Teil
- Ankoppeln, Arbeitsweise erklären, Kontakt zu allen Mitgliedern aufnehmen
- Warum ist die Familie gekommen? Warum jetzt?
- Anamnese: Was wurde schon unternommen? Mit welchem Erfolg/Misserfolg?
- Wer hat welchen Auftrag? Gibt es ein gemeinsames Ziel?
- Ziel vorwegnehmen: Was ist anders/besser, wenn die Sitzung gut gelaufen ist?

Zweiter Teil – Hypothesenbildung
- Genogramm, Strukturdiagramm nach Minuchin
- Zirkuläre Fragen
- Unterschiedsbildende Fragen, z. B.:
  - *a. Wer leidet am meisten, wer am wenigsten?*
  - *b. Wer wäre am erstauntesten, wenn das Problem wegfiele?*
  - *c. Wann existiert das Problem nicht? Was ist dann anders?*
  - *d. Was verschlechtert die Situation? Was verbessert sie?*
  - *e. Wer müsste was tun, um das Problem zu verstärken?*

Dritter Teil – Aktionsphase
- Reframing: Welcher Lösungsversuch verbirgt sich hinter dem Problem?
- Durch „Familie in Tieren" die Familienmitglieder in Kontakt bringen;
- Durch Aufstellung mit Kärtchen, Therapiefiguren oder Stühlen die Dynamik darstellen lassen;
- In einer Familienskulptur die Dynamik ausdrücken lassen.

Vierter Teil – Schlussphase
Zusammenfassung der Sitzung durch den Berater

Was Sie sich einprägen sollten:

Anpassung oder Pathologie: Unterscheiden Sie, ob die Familie Schwierigkeiten hat, sich an eine neue Situation anzupassen oder ob tatsächlich pathologische Verstrickungen vorliegen.

Die besondere Situation des Beraters: Das, was die Familie als Ursache für das Problem benennt, ist in nur wenigen Fällen wirklich die Ursache. Vertrauen Sie darauf, dass die Familie Ihnen das Muster zeigen wird, das für die Störung verantwortlich ist. Ihre Aufgabe besteht nur darin, genau zuzuhören und auch die nonverbalen Signale aufmerksam zu registrieren.

Familien erklären sich selbst: Systeme versuchen, ihr Gleichgewicht zu bewahren, auch wenn das nicht bedeutet, dass die Familie in Harmonie und Entspannung lebt. Wenn der Berater ergründen will, wodurch die Familie ihr Gleichgewicht erhält, kann er aus deren Verhalten auf die zu Grunde liegenden Regeln und Glaubenssätze schließen. Sehr gute Dienste bei der Beurteilung der Familiendynamik leistet der Werkzeugkasten der strukturellen Familientherapie Minuchins.

Der Umgang mit zu offenen und zu rigiden Grenzen: Fehlende oder zu offene Grenzen sind Auslöser vieler Schwierigkeiten in Familien. Sie bewirken, dass Einflüsse außerhalb und innerhalb der Familie ungehindert wirken können. Die Intimsphäre der einzelnen Mitglieder wird häufig verletzt, wodurch destruktive Verhaltensmuster entstehen. Zu starre Grenzen entstehen aufgrund von Ideologien mit strikten Wertesystemen oder traumatischen Erlebnissen der Eltern durch Krieg, Flucht oder Vertreibung. Den globalen Rahmen strikter Wertesysteme kann der Berater in Frage stellen, traumatisierten Eltern sollte er eine Traumatherapie empfehlen.

Symptome und auffälliges Verhalten: Anlass der Beratung

Familien kommen in der Regel entweder zur Beratung, weil ein Kind Symptome zeigt oder weil es sich auffällig verhält. Familientherapeuten bewerten Symptome unterschiedlich:

- *als ein Symptom der Psychopathologie der Familieneinheit;*
- *als Stabilisator der Familie;*
- *als Heilmittel der Unordnung der Familie und*
- *als Inbegriff des Wachstumspotentials der Gruppe* (Ackermann 1966, S. 406).

Diese Liste möchte ich ergänzen durch:

- Symptome aufgrund einer körperlichen Erkrankung oder Behinderung und
- Symptome aufgrund einer Traumatisierung

Symptome aufgrund einer Erkrankung, Behinderung oder Traumatisierung

Eine schwere körperliche Erkrankung eines Kindes ist für Familien äußerst belastend: Die Eltern brauchen Unterstützung, um ihre Ängste um das Kind zu bewältigen. Das erkrankte oder behinderte Kind braucht im Rahmen seiner Möglichkeiten Unterstützung, um mit seinem Schicksal fertigzuwerden oder, wenn es dazu in der Lage ist, sich mit dem Tod auseinanderzusetzen.

Die Geschwister von kranken oder behinderten Kindern wurden lange Zeit vernachlässigt, doch es ist nicht selten, dass das Geschwisterkind eines erkrankten Kindes plötzlich Symptome oder unerwünschtes Verhalten zeigt (Achilles. 2005). Die Anpassungsleistungen, die von Geschwistern kranker Kinder verlangt werden, sind enorm. Immer steht das kranke Kind im Mittelpunkt, braucht Rücksicht und Pflege, und die Eltern widmen ihm einen Großteil ihrer Zeit.

Das gesunde Kind muss seine Bedürfnisse häufig zurückstellen und gerät in eine emotionale Zwickmühle: Einerseits versteht es, dass das kranke Kind nichts für seine Krankheit kann und sehr bedürftig ist, andererseits ist es ziemlich wütend auf dieses Kind, weil es ihm so viel Zeit und Aufmerksamkeit der Eltern wegnimmt. Es entwickelt Schuldgefühle, weil es wütend ist, und auch über diese Gefühle kann es meist nicht sprechen. Seine Ängste und Bedürfnisse behält es für sich, um seinen völlig überlasteten Eltern nicht noch mehr aufzuladen. Diese für das Kind unlösbare Situation kann sich in Verhalten äußern, das die Eltern dazu zwingt, sich mit dem Kind zu befassen. In der familientherapeutischen Sitzung weckt der Berater Verständnis für das Geschwisterkind und gibt diesem die Gelegenheit, seine Gefühle zu äußern. Möglicherweise kann es von einer begleitenden Kindertherapie profitieren, in dem es seine ambivalenten Gefühle ausdrücken kann.

Kinder werden auch außerhalb der Familie traumatisiert, denn sie sind heute vielen Gefahren ausgesetzt. Ein Kind, das ohne erkennbaren Anlass plötzlich ein Verhalten zeigt, das untypisch ist, hat möglicherweise einen Grund, der außerhalb der Familie liegt. Die Tatsache, dass es auf Fragen nicht antwortet oder abwiegelt, heißt nicht, dass nichts geschehen ist. Viele Kinder werden von Tätern eingeschüchtert und wagen deshalb nicht, sich zu äußern.

Mobbing durch ältere oder stärkere Kinder und Jugendliche in der Schule, im Bus oder auf der Straße ist heute leider weit verbreitet. Viele Kinder haben Angst, ihre Peiniger zu „verpetzen“, weil sie sich berechtigterweise vor den Konsequenzen fürchten. Bei Schulverweigerung, Schule-Schwänzen, Angst vor dem Busfahren und plötzlicher starker Angst vor dem Alleinsein sollte der Berater unbedingt auch an diese Möglichkeiten denken!

Aber auch frühe Krankenhausaufenthalte mit operativen Eingriffen wirken sich auf Kinder aus, auch wenn die Eltern ihr Möglichstes tun, um viel Zeit mit dem Kind zu verbringen. Die betroffenen Kinder können in Belastungssituationen, die es im Kindergarten und in der Schule immer wieder gibt, getriggert reagieren und Verhaltensweisen zeigen, mit denen sie ihre Umwelt abzusichern versuchen. Dies können sowohl defensive Verhaltensweisen – z. B. sich stärkeren Kindern unterordnen, ihnen Geschenke machen – sein, als auch aggressive – andere Kinder schlagen.

Um herauszufinden, ob er es mit einer Traumatisierung eines Kindes zu tun hat, fragt der Berater: *Seit wann besteht das Problem? Wann ist es schlimmer? Wann gibt es das Problem nicht?*

Eine Familie mit zwei Söhnen, acht und sechs Jahre alt, stellt sich vor. Der Index-Patient ist der Sechsjährige, der im Kindergarten durch erhöhte Aggressivität aufgefallen ist und kleinere Kinder tyrannisiert und schlägt. Die Eltern sind am Ende mit ihrem Latein, weil der Kleine, wenn er dafür zur Rechenschaft gezogen wird, nicht mehr ansprechbar ist. In der Sitzung verhalten sich beide Jungen ruhig, antworten auf Fragen, lachen, wenn etwas lustig ist, und wirken keinesfalls unterdrückt. Auch die Eltern wirken zwar besorgt, aber sonst entspannt. Der Kontakt zwischen Eltern und Kindern ist herzlich, wobei die Kinder den Aufforderungen der Eltern gehorchen. Dieses Verhalten wirkt normal, so dass die Hypothese, die Familie versuche etwas vorzuspielen, was nicht dem Alltag entspricht, gar nicht erst aufkommt.

Anamnese: Das auffällige Kind wurde mit einer Missbildung geboren, die operativ korrigiert werden musste. Das Kind musste bereits mehrere Operationen ertragen, wobei die Mutter nicht immer anwesend sein konnte, weil sie sich auch um ihr älteres Kind kümmern musste.

Hypothese: Der kleine Junge wurde durch die sehr schmerzhaften Operationen traumatisiert und versucht, den erlittenen Kontrollverlust zu kompensieren, indem er Schwächere kontrolliert. Die Eltern bestätigen, dass der Junge nicht mehr ansprechbar ist, wenn sie mit ihm schimpfen. Außerdem weint er nicht, wenn ihm etwas weh tut, und zeigt auch sonst keine Gefühle. Während die Kinder die Familie in Tieren malen, erkläre ich den Eltern die Reaktion der Psyche auf Trauma.

Intervention: Da die Familie ansonsten gut funktioniert, braucht es hier keine Familientherapie. Ich schlage den Eltern folgendes Vorgehen vor: Sie erklären ihrem Sohn, was ihm passiert ist und warum er so reagiert. Sie loben ihn häufiger, um sein Selbstwertgefühl zu stärken. Sie ermöglichen ihm Erlebnisse, bei denen er sich, seinen Körper und seine Kraft spüren kann. Wenn das Kind dissoziiert (s. S.140), fragen sie: *„Wo bist du? Ich erreiche dich nicht. Ich würde gerne wissen, wie es dir geht."* Sie ermuntern das Kind, seine Gefühle zu zeigen oder zu malen.

Verlauf: Zu der nächsten Sitzung, vier Wochen später, kommen die Eltern allein und berichten von einer sofortigen völligen Veränderung im Verhalten ihres Kindes. Der Junge habe bitterlich geweint, als die Mutter ihm von seinem Leidensweg im Krankenhaus erzählte. Er habe nur noch einmal dissoziiert und sei, als der Vater ihn angefasst und freundlich angesprochen habe, wieder in Tränen ausgebrochen, worauf er sich habe trösten lassen. Im Kindergarten sei er unauffällig. Die Eltern sind sehr erleichtert und froh. Das Familienklima hat sich völlig entspannt.

Jahre später berichten die Eltern, der Junge sei seit der Familiensitzung ein freundliches, umgängliches Kind, das seine Gefühle zeigen kann und sich gut fühlt. Der glückliche Verlauf dieses Falls bestätigte meinen ersten Eindruck von der Familie: Getragen von der vertrauensvollen Beziehung zu seinen Eltern konnte der Junge seine Ängste bewältigen. Die Hypothese, dass immer die Eltern verantwortlich sind, wenn das Kind Symptome zeigt, hätte hier nicht gegriffen und ein neues Problem erzeugt, statt das vorhandene zu lösen.

Symptome aufgrund von Verstrickungen in der Familie

Wenn keine körperlichen Erkrankungen und keine Traumatisierung vorliegen, sieht der systemische Berater im Symptom einen verunglückten Lösungsversuch, um Schlimmeres zu verhindern. Um herauszufinden, was das Symptom für die Familie tut, stellt der Berater unterschiedsbildende Fragen. Wichtig sind immer die ungewöhnlichen Fragen:

- Gibt es etwas, was die Familie tun könnte, um das Symptom zu verschlimmern?
- Gab es eine Zeit vor dem Symptom? Was war damals anders als heute?
- Wen würde es am meisten stören, wenn das Symptom nicht mehr bestünde?
- Wer aus der Familie würde, wenn der Index-Patient das Symptom aufgäbe, dessen Aufgabe übernehmen?

Jede dieser Fragen kann auch zirkulär gestellt werden, z. B.:

- Was glaubt die Mutter, was das Symptom für den Vater bedeutet?
- Was denkt der Bruder, was für die Schwester damals anders war als heute?

Das „Ausplaudern" von Gedanken und Gefühlen über die anderen, die jeder sonst für sich behält, bewirkt in kürzester Zeit, dass auch heikle Themen angesprochen werden. So kann der Nutzen des Symptoms für alle Beteiligten deutlich werden. Der Berater schafft den sicheren Raum, indem alle Beteiligten zu Wort kommen und ausreden können. Spannungen können sich allein dadurch lösen, dass Missverständnisse und Unterstellungen ausgeräumt werden. Besonders Jugendliche und junge Erwachsene nutzen häufig gerne die Chance, sich ihren Eltern gegenüber äußern zu dürfen.

Der Berater verstärkt diesen Prozess dadurch, dass er den Lösungsversuch des Kindes in den Vordergrund stellt, der sich als Symptom oder unerwünschtes Verhalten äußert. Um Schlimmeres zu verhindern, macht das Kind mit seinem Verhalten darauf aufmerksam, dass sich unbedingt etwas ändern muss. Dadurch wird der Index-Patient stark entlastet. In unserer Praxis erlebten wir gar nicht selten, dass er sein Verhalten nach solch einem Gespräch veränderte.

Verstrickungen

Unter *Verstrickung* versteht Minuchin (1976, S.71) eine übermäßige Zuwendung, wodurch die Autonomie des einzelnen beschnitten wird. Jeder mischt sich in die Angelegenheiten des anderen ein; die Grenzen sind diffus. Die verstrickte Familie reagiert schnell und aufgeregt auf Veränderungen. Minuchin unterscheidet drei wesentliche Formen der Verstrickung:

Unangemessene Koalition (1976, z. B. S.79): Vater und/oder Mutter suchen Verstärkung bei einem Kind, – ein Kind schlägt sich auf die Seite von Vater oder Mutter. Koalitionen können offen, aber auch verdeckt sein. Bei verdeckten Koalitionen leugnet der Erwachsene verbal die besondere Verbindung zum Kind, obwohl sein Verhalten dazu in krassem Widerspruch steht, wodurch sich für das Kind eine Doublebind-Situation ergibt. Der Berater erkennt die Koalition an folgenden Hinweisen:

- Das Kind nimmt sich gegenüber einem Elternteil wesentlich mehr heraus als gegenüber dem anderen, weil es weiß, dass es vom Koalitionspartner geschützt wird.
- In der Aufstellung mit Holzpuppen werden die Koalitionspartner eng zusammengestellt.
- Beim Bild „Familie in Tieren" malt das Kind nur seinen Koalitionspartner als ähnliches Tier oder Tier derselben Rasse.

Parentifizierung (Minuchin 1976): Ein Erwachsener fordert sein Kind auf, ihn emotional oder durch Taten zu unterstützen, wobei er ihm zu verstehen gibt, dass er sich überfordert fühlt – das Kind spürt einen Mangel bei Vater oder Mutter und versucht, diesen Mangel auszugleichen. Häufig spenden Kinder Trost und stützen den Erwachsenen, indem sie ihm vermitteln, dass sie an ihn glauben. In Konflikten werden Kinder zuweilen aufgefordert, zwischen den Parteien zu vermitteln oder sie bieten sich selbst als Paartherapeuten an. Der Berater erkennt die Parentifizierung an folgenden Hinweisen:

- An der Art und Weise, wie sowohl die Eltern das Kind als auch das Kind sich selbst darstellt. Da parentifizierte Kinder so tun sollen, als seien sie erwachsen, wirken sie häufig viel älter, als sie sind.
- An ihrem Einsatz als *„Elternkinder"*, die gegenüber den Geschwistern Aufgaben übernehmen, denen die Eltern nicht nachkommen.
- Daran, dass Kinder versuchen, die unerfüllten Sehnsüchte ihrer Eltern zu erfüllen. Wenn sich Vater oder Mutter z. B. nach symbiotischer Liebe sehnen, können Kinder Verhaltensweisen zeigen, die Mutter oder Vater in Kontakt halten. Sie weigern sich z. B. in den Kindergarten oder in die Schule zu gehen, entwickeln Angststörungen, brechen Ausbildungen ab und veranlassen ihre Eltern, sich intensiv um sie zu kümmern.

Triangulation (Haley, 1977. Minuchin, 1978. Selvini, 1977)***:*** Ein Konflikt zwischen den Eltern kann verdeckt über ein Kind ausgetragen werden. Das Kind, das sich aufgrund seines Temperaments von den anderen Mitgliedern der Familie unterscheidet, ist am meisten gefährdet, diese Rolle zugewiesen zu bekommen. Damit dient es als Ventil für die Spannungen in der Familie und erfüllt einen wichtigen Zweck, um das Gleichgewicht im System zu erhalten.

Eltern können z. B. die Schattenanteile des Partners auf das Kind projizieren und es für Eigenschaften bestrafen, die sie eigentlich beim Partner kritisieren müssten.

So können Mütter ihre Söhne oder Väter ihre Töchter wegen der Verhaltensweisen tadeln, die sie an ihrem jeweiligen Partner ärgern. Damit vermeidet das Paar, den Konflikt offen auszutragen.

Auch eigene Schattenanteile können dem Kind vorgeworfen werden. In diesem Fall steht die Wahl des Kindes in Zusammenhang mit den jeweiligen Ängsten. Haben die Eltern Angst zu versagen, ohne sich dies jedoch einzugestehen, wird ein Kind, dessen Leistungen den „Erwartungen" nicht entsprechen, zum „Symbol des Versagens". Haben die Eltern Angst vor Aggressionen, wird das Kind, das am wenigsten emotional gehemmt ist, zum „aggressiven Kind". Hat der Vater Angst davor, nicht männlich genug zu sein, wird der Sohn, der am sensibelsten ist, zur „Memme" deklariert. Das Kind wird gleichsam zum *„Sündenbock"* und erhält damit eine wichtige Funktion. Es stützt sein Familiensystem darin, offene Konflikte auch weiterhin zu vermeiden. Mit der Zeit entwickelt es eigene Ideen und verhält sich entsprechend dem ihm erteilten „Auftrag". Watzlawick schreibt:

„Hierher gehört auch ein für das Verständnis der Familiendynamik hochwichtiger Mechanismus: die Sündenbockrolle eines Kindes, dessen ‚Problem' (Versagen in der Schule, Neurose, Psychose, Kriminalität) der Beziehung der Eltern durch die Notwendigkeit gemeinsamer Entscheidungen und dauernden gemeinsamen Eingreifens eine Pseudofestigkeit verleiht, die sie keineswegs hat. Fast mit mathematischer Sicherheit lässt sich voraussagen, dass auf eine Besserung des Patienten eine Ehekrise der Eltern folgt, die den Patienten dann sehr oft wieder in seine Pathologie zurückfallen lässt" (1969, S.81). Häufig sind Triangulationen, die Haley *„perverse Dreicke"* nennt, Ursache für psychosomatische Erkrankungen von Kindern (Haley, 1977.. Minuchin, 1978). Der Berater erkennt die Triangulation an folgenden Hinweisen:

- An der Kommunikation in der Familie: Es muss immer jemand „schuld" sein, wenn nicht das Kind, dann der Staat, die Gesellschaft usw. Häufig herrscht ausgeprägtes „Schwarz-Weiß-Denken" mit Verallgemeinerungen – die differenzierten Zwischentöne fehlen.
- Das Kind, sein Verhalten oder seine Symptome werden für alle Schwierigkeiten in der Familie verantwortlich gemacht. Alle anderen sind „schuldlos".
- Meist zeigen sich Spannungen zwischen dem Elternpaar, die sich in versteckten Seitenhieben oder abfälligen Kommentaren zeigen.

Bei Verstrickungen wendet der Berater alle Interventionen an, um das Muster zu verdeutlichen, z. B. Aufstellungen mit Figuren oder Familenskulpturen. Da häufig schwere Belastungen der Eltern die Ursache für die Verstrickung sind, ist eine Einzeltherapie der Erwachsenen anzuraten. Weil das verstrickte Kind jedoch eine so wichtige Rolle für das Gleichgewicht der Familie spielt, sollte der Berater nicht enttäuscht sein, wenn die Eltern beschließen, dieses Kind gleichsam zu „opfern", damit sie nichts ändern müssen.

Familien mit Doublebind-Struktur

Der Berater erkennt die Doublebindstruktur in einer Familie an denselben Merkmalen wie beim Paar: Das Beziehungsmuster ist symmetrisch (Selvini, 1977, S. 28), die Kommunikation häufig nicht kongruent. Die Geschichte scheint unendlich kompliziert und die Klienten bestehen darauf, immer noch mehr zu erzählen. Es werden ständig Einwände gemacht. Der andere wird nie vorbehaltlos bestätigt: *„Das war schon ganz gut, aber..."* Diese Regel wird auch auf den Berater angewendet.

Familien mit paradoxer Kommunikation folgen Regeln, die nicht geäußert werden, nach denen sich jedoch alle Beteiligten richten. In meinem Buch *„Wege aus der Zwickmühle, Doublebinds erkennen und lösen"* habe ich diese Regeln zusammengestellt, die ich aus dem Buch *„Paradoxon und Gegenparadoxon"* (1977) von Mara Selvini et al. extrahiert habe:

1. Nicht der Einzelne hat die Macht, sondern die Spielregeln, denen alle unterworfen sind (ebd. S. 15).
2. Wir sind alle gleich. Deshalb hat niemand eine eigene Position (S. 38, 64).
3. Es darf sich nichts ändern! Wir dürfen uns nicht ändern. Bei uns bleibt alles so wie es ist (S. 43f, 64)!
4. Bei uns gibt es keine Schwierigkeiten.
5. Offene Auseinandersetzungen müssen unbedingt vermieden werden. Beklage dich ruhig über andere, aber sprich nie selbst mit den Betroffenen (S. 35).
6. Schuld ist immer jemand anderes (S. 65)!
7. Erkenne niemanden vorbehaltlos an. Wenn er sich wirklich anstrengen würde, würde er vielleicht die Bestätigung erhalten, die er sich wünscht, doch leider, leider wird das nie geschehen (S. 29).
8. Niemand verlässt das System (S. 28, 38)!
9. Sei so, wie du nicht bist (S. 42)!
10. Die Klärung von Konflikten ist unmöglich! Deshalb tu weiterhin so, als lebtest du in einer harmonischen Familie (S. 36).
11. Du kannst es nie richtig machen, denn darum geht es gar nicht. Es geht ausschließlich darum, die Beziehung zu dir zu kontrollieren (S. 30, 43)!

Der Berater tut gut daran, sich immer wieder klarzumachen, dass es nicht darum geht, etwas auf die eine oder die andere Weise zu tun oder das Verhalten in eine bestimmte gewünschte Richtung zu verändern: Es geht vielmehr unbewusst darum, die Beziehung zum anderen zu kontrollieren. Das Muster *„Triangulation"* ist in Familien mit paradoxer Kommunikation häufig zu finden, wobei es eine Verschärfung erfährt: So wird das Kind mit dem auffälligen Verhalten zwar für sein Verhalten getadelt und bestraft, wobei die Eltern ihm gleichzeitig aber zu verstehen geben, dass es nun mal so sei und sich nicht ändern könne. Es wird also einerseits lautstark aufgefordert, sich zu ändern, wobei andererseits gleichzeitig mitschwingt, dass ihm dies nicht möglich sei. Anerkennung wird ihm aber erst dann in Aussicht gestellt, wenn es sich verändert hat, wobei das leider ja nicht gelingen kann und darf.

Genau denselben Auftrag erhält der Berater: *„Verändern Sie dieses kranke Mitglied unserer Familie, aber tasten sie die Familie nicht an, denn die ist völlig in Ordnung."* So befindet sich auch der Berater in einer paradoxen Zwickmühle, getreu nach dem Motto: „Wasch mir den Pelz – aber mach mich nicht nass."

Für Familien mit paradoxem Beziehungsmuster eignen sich folgende Interventionen:

- Auftragsklärung durch Verbalisieren der Zwickmühle: Wie soll ich dabei helfen, etwas zu verändern, was sich nicht verändern soll?
- Psychoedukation über die Funktion und die Auswirkungen des Doublebind: bei Familien mit jugendlichen Kindern für alle Beteiligten, sonst nur für die Eltern.
- Die Familie übt aktives Zuhören: Der eine gibt genau wieder, was er glaubt, dass der andere gesagt hat. So werden Unterstellungen und Mystifikationen verhindert.
- Durch eine Aufstellung mit Stühlen oder mit einer Skulptur kann der Doublebind für alle erlebbar gemacht werden.

Am besten arbeitet der Berater in den folgenden Sitzungen nur mit den Erwachsenen, es sei denn, die Kinder sind bereits im jugendlichen Alter und selbst stark von den Auswirkungen der paradoxen Kommunikation betroffen. In diesem Fall können auch sie Hausaufgaben machen. Folgendes hat sich bewährt:

- Die Symptomverschreibung: Was muss ich tun, um meine Frau/meinen Mann/mein Kind auf Abstand zu halten? Wie kann ich es unter allen Umständen vermeiden, einen Konsens zu erzielen?
- Das Muster verdeutlichen: An allen Tagen mit geradem Datum ein Gespräch führen, bei dem der eine dem anderen zustimmen muss; an den Tagen mit ungeradem Datum ein Gespräch führen, bei dem der eine dem anderen nicht zustimmen darf.
- Das Muster aufweichen. Am Abend geben alle eine Vermutung darüber ab, ob der morgige Tag eher der gemeinsamen Nähe oder der Distanz gewidmet werden wird (de Shazer, 1998, 99ff). Dies wird dem anderen jedoch nicht mitgeteilt. Nach zwei Wochen tauscht sich die Familie darüber aus, wie oft richtig getippt wurde.

Lösungen für Patchworkfamilien

Das statistische Bundesamt meldet, dass *„nach den derzeitigen Scheidungsverhältnissen etwa 35 % aller in einem Jahr geschlossenen Ehen im Laufe der kommenden 25 Jahre geschieden werden“* (www.destatis.de/DE/ZahlenFakten/GesellschaftStaat/Bevoelkerung/Ehescheidungen/Ehescheidungen.html). Das ist systemischen Beratern durchaus bewusst, denn immer häufiger suchen sogenannte „Patchworkfamilien“ Unterstützung in der Praxis.

Die besondere Herausforderung für solche Familien besteht darin, dass das Paar mit Kindern aus einer oder mehreren früheren Beziehungen zusammenlebt. Meist leben die Kinder bei der Mutter und besuchen den Vater an jedem zweiten Wochenende. So steht die jeweilige Patchworkfamilie an diesen Wochenenden vor der Herausforderung, die besuchenden Kinder in die Gemeinschaft zu integrieren. Unterschiedliche Regelsysteme und Wertvorstellungen tragen ebenso wie ungelöste Konflikte mit dem oder der „Ex“ dazu bei, dass enorm flexible Anpassungsleistungen erforderlich sind, um das Gleichgewicht der Familien zu halten. Die häufigsten Themen, die Patchworkfamilien einbringen, sind:

- Autoritätskonflikte – Wer darf wen erziehen?
- Unterschiedliche Regeln
- Ungute Einflüsse seitens der Expartner
- Der neue Partner/die neue Partnerin mag die Kinder nicht
- Eifersüchteleien und Streit unter den Kindern
- Lockere Beziehungen – wechselnde Partner

Bei allen Interventionen mit Patchworkfamilien klärt der Berater zuerst einmal, ob sich das Problem auf der Erwachsenen- oder der Kinderebene ereignet. Häufig werden diese Ebenen vermischt und scheinen deshalb so schwer zu lösen.

Themen auf der Erwachsenen-Ebene

- Strikte Trennung zwischen Eltern- und Paarebene: Die Eltern klären alle Fragen, die mit Erziehung zu tun haben. Der Berater vermittelt, dass sich alle sehr viel leichter tun, wenn sich die Eltern über die Regeln einigen.
- Die neuen Partner haben in dem Augenblick einen Erziehungsauftrag, in dem sie mit den Kindern zusammenleben.
- Sind ungelöste Konflikte aus der gescheiterten Beziehung für Spannungen in der Gegenwart verantwortlich, sollten diese auf der Paarebene vom jeweiligen Paar gelöst werden.
- *Der Berater achtet darauf, dass kein Kind in die Triangulationsfalle gerät, also möglicherweise etwas ausbadet, was seiner Mutter oder seinem Vater gilt!*
- Wenn die Trennung nicht einvernehmlich war, kommt es immer vor, dass die „Verlassenen“ für vermehrten Stress in der neuen Familie sorgen. Dies wirkt

besonders destruktiv, wenn die Kinder benutzt werden, um Einfluss geltend zu machen. Ist der Verursacher uneinsichtig, können sich Betroffene bei staatlichen Stellen wie Jugendamt oder Familiengericht Hilfe suchen. Der Erfolg ist jedoch nicht sicher.

- Wenn die neue Partnerin/der neue Partner die Kinder nicht mag oder ablehnt, führt ein Paargespräch weiter als das Familiengespräch. Häufig sind hier Prägungen aus der Herkunftsfamilie oder verdeckte Paarkonflikte verantwortlich.

Themen auf der Kinderebene

Die Kinder haben den neuen Partner nicht bestellt, desgleichen nicht die neuen Geschwister. Meistens möchten sie entweder, dass Papa und Mama wieder zusammenleben oder sie möchten Papa oder Mama lieber für sich allein behalten. Diese Ansprüche können Kinder kreativ und ausdauernd zum Ausdruck bringen.

Kinder, die eifersüchtig auf den neuen Partner sind, zeigen damit häufig, dass sie sich der Liebe ihres Vaters oder ihrer Mutter nicht wirklich sicher sind. Sie haben gerade erlebt, dass ihr scheinbar sicheres Zuhause zerbrochen ist und sind dementsprechend misstrauisch. Von den neuen Geschwistern fühlen sie sich möglicherweise verdrängt, besonders dann, wenn sie nur alle zwei Wochen zu Besuch kommen und den „anderen" den ständigen Kontakt mit ihrem Papa oder ihrer Mama neiden. Der Berater fragt:

- Was braucht das Kind, damit es die neue Lebenssituation annehmen kann?
- Wie können Mutter oder Vater ihrem Kind die Sicherheit geben, dass es sich geliebt fühlt?
- Welche ungelösten Themen gibt es unter den Kindern?
- Was können die Erwachsenen tun, um eine bessere Dynamik zwischen den Kindern zu ermöglichen?

Am wenigsten kommen Kinder mit wechselnden Partnern von Mutter oder Vater klar. Werden sie damit konfrontiert, fühlen sie sich in der Bindung nicht mehr sicher und zeigen ihre Haltlosigkeit häufig durch unerwünschtes Verhalten oder durch Symptome.

Hier sind die leiblichen Eltern gefragt. Wie können beide ihr Privatleben so auf die Bedürfnisse der Kinder abstimmen, dass diese keinen Schaden nehmen? Die Aussicht auf wachsende Schwierigkeiten mit den Kindern veranlasst die meisten Eltern dazu, ihren Kindern ein stabiles Umfeld zu ermöglichen und ihre amourösen Abenteuer in der „kinderfreien" Zeit zu planen.

Adoptivfamilien

Die Adoption von Kindern ist durch die Aufstellungen Bert Hellingers in Verruf geraten; sie gilt in diesen Kreisen als eine Form des Kindesraubs. Es sei ein *„großes Unrecht“*, wenn man Eltern, „die in Not geraten sind“, das Kind wegnähme (Weber, 2001, S.137). Und Hellinger schreibt selbst: *„Die Adoption ist ein gefährliches Geschäft, und wer das macht, ohne zwingenden Grund, der bezahlt teuer dafür, entweder mit einem eigenen Kind oder mit seinem Partner. Die opfert er dann zum Ausgleich“* (Hellinger, 1994, S.19).

Wir arbeiten immer wieder sowohl mit Adoptivkindern als auch mit Eltern, die Kinder adoptiert haben. Hellingers These haben wir nicht bestätigt gefunden. Weder raubten die Adoptiveltern den leiblichen Eltern ihre Kinder – sie gaben ihnen wohl eher eine zweite Chance –, noch gab es Schicksalsschläge in diesen Familien, die sich grundsätzlich von den Krisen in Familien mit leiblichen Kindern unterschieden hätten. Es gibt allerdings zwei Ursachen für besondere Schwierigkeiten in Adoptionsfamilien:

- die Traumatisierung der Adoptivkinder aus der Dritten Welt
- und die übersteigerten Erwartungen der Adoptiveltern an das Kind.

Traumatisierte Adoptivkinder

Kinder aus der Dritten Welt sind meist mehrere Monate alt, wenn sie adoptiert werden. Häufig sind ihre Mütter zu arm, um die Kinder selbst durchzubringen. In vielen Fällen waren die Mütter während der Schwangerschaft alkohol- oder drogenabhängig und selbst hohem Stress oder Gewalt ausgesetzt. Die Kinder haben meist eine mehr oder weniger lange Leidenszeit hinter sich, bevor sie in einem staatlichen Heim aufgenommen wurden. Bis dahin wurden sie vernachlässigt, litten Hunger und wurden misshandelt, lebten auf der Straße und haben häufig ernste körperliche Symptome. Von Adoptiveltern solcher Kinder hörten wir in unserer Praxis, dass die Kinder gewohnt waren, vom Boden zu essen und die Nahrung zuerst berochen, bevor sie aßen. Häufig braucht solch ein Kind eine umfassende medizinische Betreuung, um allein die körperlichen Folgen zu überstehen.

Adoptiveltern werden in der Regel nicht auf diese Schwierigkeit und auf die Notwendigkeit einer therapeutischen Unterstützung des Kindes hingewiesen. Meist wissen sie gar nicht, was ihr Kind erlebt hat und glauben, dass ihre Liebe die seelischen Verletzungen des Kindes heilt. Doch Liebe, so unersetzlich sie ist, reicht leider meist nicht aus, um eine schwere Traumatisierung aufzuarbeiten, und so zeigen viele dieser Kinder ernste Verhaltensauffälligkeiten. Doch selbstverständlich ist nicht die Adoption, sondern die Traumatisierung verantwortlich für die Probleme.

Übersteigerte Wünsche

Viele Paare adoptieren ein Kind, weil es mit „dem Eigenen" aus den verschiedensten Gründen „nicht geklappt" hat. Unbewusst projizieren sie all ihre unerfüllten Wünsche auf dieses Kind. Solche Erwartungen kann kein Kind erfüllen, ganz gleich ob leiblich oder adoptiert. Wenn es ein Idealbild erfüllen soll, dem es nicht entsprechen kann, wird es auf seine Weise rebellieren. Diese Rebellion wird von den Adoptiveltern dann häufig auf die Tatsache geschoben, dass das Kind eben „nur" adoptiert sei.

Bis jetzt konnte empirisch nicht bestätigt werden (siehe Kasten), dass Adoptiveltern größere Schwierigkeiten mit ihren Kindern haben als mit leiblichen. Die natürlichen Schwierigkeiten z. B. in der Pubertät werden von Eltern adoptierter Kinder jedoch häufiger der Adoption als dem Lebensalter zugeschrieben. Zum anderen scheinen Adoptiveltern unsicherer zu sein als andere Eltern und besuchen eher eine Beratungsstelle.

Leiden Adoptivkinder verstärkt unter psychischen Problemen und Verhaltensstörungen?

Zwölf Untersuchungen, denen nichtklinische Stichproben von Adoptierten zugrunde lagen, konnten nicht eindeutig feststellen, ob Adoptivkinder mehr als Gleichaltrige unter psychischen Problemen und Verhaltensstörungen leiden. (Knoll & Rehn,1984/85 . Jungmann,1987. Röthlein, 1984. Seglow & Pringle & Wedge 1972. Bohman, 1980. Bohman & Sigvardsson, 1980. Lindholm & Touliatos, 1980. Huth,1978. Jungmann, 1980a. Bohman & von Knorring, 1979. Huth 1978. Jungmann 1980a. Mackie 1982.) *„Bei 10 Patienten teilten die Untersucher den Eindruck mit, dass die Eltern die Störungen oder Auffälligkeiten ihres Kindes aggravierten"* (Jungmann 1980b: 227).

Brinich (nach Curtis 1986) stellte bei einer im Jahr 1982 veröffentlichten Untersuchung über 5.135 psychiatrische Patienten (nur Erwachsene) in Kalifornien fest, dass Adoptierte unterrepräsentiert waren und dass es hinsichtlich der Krankheitsbilder keine signifikanten Unterschiede gab. Somit führen auch Untersuchungen mit klinischen Stichproben zu keinen eindeutigen Ergebnissen.

In den Forschungsberichten, nach denen Adoptierte im überdurchschnittlichen Maße unter psychischen und Verhaltensstörungen leiden, wurden verschiedene Ursachen für dieses Ergebnis genannt – wie beispielweise gestörte frühkindliche Beziehungen, späte Adoption, traumatische oder späte Aufklärung über den Adoptivstatus, Tabuisierung der Adoption, psychische Erkrankung der Adoptiveltern (insbesondere der Mütter), konfliktreiche Ehebeziehungen beziehungsweise Ehescheidung, Überforderung, Überbehütung, starke Kontrolle, Erziehungsunsicherheit – kein Setzen von Grenzen oder Zurückweisung" (Huth 1978. Jungmann 1980b, 1987. Sorosky & Baran & Pannor 1982. Brodzinsky et al. 1984. Röthlein 1984.)

Vorschläge für den Berater
Ist das Symptom oder das unerwünschte Verhalten eines Kindes Grund für den Besuch der Familie, erfragt der Berater insbesondere dann, wenn es sich um ein Adoptivkind aus der Dritten Welt oder um ein ehemaliges Heimkind handelt, ob die Schwierigkeiten durch eine traumatische Vorgeschichte des Kindes ausgelöst sein könnten. Möglicherweise braucht das Kind oder der Jugendliche Unterstützung durch eine Traumatherapie. Alle anderen Schwierigkeiten geht der Berater genauso an wie bei Familien mit leiblichen Kindern.

Teil 8: Gruppen und Gruppenleitung

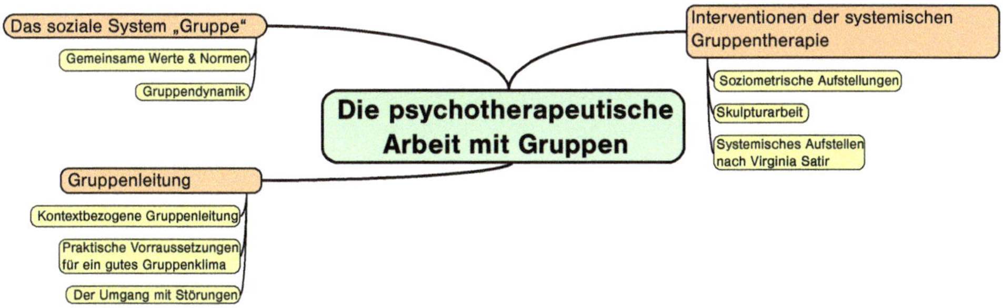

Das soziale System „Gruppe"

Die psychotherapeutische Arbeit mit Gruppen entwickelte sich in den dreißiger Jahren des zwanzigsten Jahrhunderts in den USA. In Deutschland und in Österreich war zu dieser Zeit, bedingt durch das autoritäre, antisemitische Regime der Nationalsozialisten, an freie Forschung überhaupt nicht zu denken, vor allem aber nicht an Forschung zur Wirkung autoritärer Führung in Gruppen. Aus diesem Grund emigrierte der deutsche Jude Kurt Lewin, dem dieses Thema am Herzen lag, 1933 in die USA. Sein Kollege, der österreichische Jude Jacob Levy Moreno, der als Begründer der Gruppentherapie gilt, war schon 1925 ausgewandert.

Moreno studierte während des Ersten Weltkriegs Medizin und Psychiatrie in Wien und war ein vielseitig interessierter Mann mit ausgeprägtem sozialem Gewissen. So nahm er tiefen Anteil am Schicksal der Kriegsflüchtlinge, die aus dem Osten in die Stadt strömten, und gründete zusammen mit seinen Freunden ein Heim, wo die Heimatlosen kostenlos unterschlüpfen konnten. Abends gab Moreno den Bewohnern die Möglichkeit, Konflikte in der Gruppe zu besprechen und zu klären. So gilt Moreno auch als ein Begründer der Selbsthilfegruppen. 1925 emigrierte er in die USA und arbeitete dort als Arzt in Psychiatrien und in Gefängnissen.

Außer der Heilung psychisch kranker Menschen galt Morenos großes Interesse dem Theater. Seine Theaterleidenschaft fand Ausdruck im Stegreif-Theater, das er in der Carnegie Hall gründete. Dort war er immer wieder Zeuge der emotionalen Befreiung, die Laiendarsteller auf der Bühne erlebten, wenn es ihnen in diesem Rahmen endlich gestattet war, Gefühle zum Ausdruck zu bringen, die sonst aus den unterschiedlichsten Gründen nicht erlaubt waren. Aus der Verbindung von Psychotherapie und Theater entwickelte er ein therapeutisches Konzept: das *Psychodrama.* Er schrieb: *„Psychodrama ist die Methode, welche die Wahrheit der Seele durch Handeln ergründet"* (1989, S. 9).

Moreno hielt blockierte Gefühle für eine der wichtigsten Ursachen psychischer Störungen: *„Die emotionalen Gleichgewichtsstörungen, die vom Leben in der Welt herrühren, blockieren jedoch die Spontaneität, wenn wir nicht eine aktive Katharsis erleben, die die wahren, nackten Emotionen und Gefühle freisetzt. An solchen Blockierungen ist oft eine andere Person beteiligt, in welchem Fall beide Menschen notwendig sind ...und in einer Situation, die für sie entscheidend ist, zusammengebracht werden müssen, um den Kern des Problems zu erreichen". Hier haben wir eine frühe Ausformulierung der systemischen Orientierung in der Psychotherapie* (1989, Anmerkung des Herausgebers, Jonathan Fox, S. 77).

Morenos Ansatz war revolutionär und bewirkte einen radikalen Wandel in der Psychiatrie der dreißiger Jahre. Er selbst sah sich als leidenschaftlichen Gegner Freuds und dessen Psychoanalyse. Er nahm es ihm übel, dass dieser weder auf die Familie noch auf die Gruppenzugehörigkeit der Klienten einging. Moreno sah den Menschen dagegen in seiner Zugehörigkeit zu Gruppen und begann schon früh, die Angehörigen seiner Patienten zu den Psychodramasitzungen einzuladen und sie mit einzubeziehen.

Um die Struktur von Gruppen sichtbar zu machen, entwickelte er die *Soziometrie*, eine Art Aufstellung, bei der er den Teilnehmern Fragen stellte, zu denen sie sich im Raum platzieren sollten, z. B.: *„Wenn sich das Ziel der Gruppe in der Mitte befindet, wo stehen Sie?" „Derjenige, der die meiste Macht hat, soll sich nach vorn stellen. Die anderen stellen sich – je nach ihrer Machtposition – dahinter auf."* Die Aufstellungen können grafisch in *Soziogrammen* festgehalten und später ausgewertet werden. Im Zeitalter von Empirie und computergestützter Auswertung möglichst objektiv erhobener Daten werden solche subjektiven Erhebungen allerdings kritisch bewertet.

Der andere wichtige Pionier der Kleingruppenforschung ist Kurt Lewin. Er entwickelte zusammen mit seinen Kollegen die *Gestaltpsychologie*, die Verhalten und Erleben von Menschen im größeren Kontext von Gruppen untersuchte und wichtige

Erkenntnisse der systemischen Psychotherapie vorwegnahm. Wenn das nationalsozialistische Regime diese Forschung nicht verboten hätte, wäre die systemische Psychotherapie wahrscheinlich in Deutschland entstanden. So schrieb Lewins Kollege Max Wertheimer schon 1925: *„Es gibt Zusammenhänge, bei denen nicht, was im Ganzen geschieht, sich daraus herleitet, wie die einzelnen Stücke sind und sich zusammensetzen, sondern umgekehrt, wo ... das, was an einem Teil dieses Ganzen geschieht, bestimmt ist von inneren Strukturgesetzen."*

Lewin emigrierte 1933 in die USA und setzte dort seine Studien fort. Der von ihm geprägte Begriff *„Gruppendynamik"* wird auch heute noch zur Beschreibung von Gruppenprozessen verwandt. Aufgrund der Arbeiten Morenos und Lewins bildete sich mit der *„Kleingruppenforschung"* ein neuer Forschungszweig in der Sozialpsychologie. Im Folgenden befassen wir uns mit diesen Themen:

- dem sozialen System „Gruppe";
- kontextorientierter Gruppenleitung;
- den wichtigsten systemischen Gruppeninterventionen.

Was ist eine Gruppe?

Als Gruppe bezeichnet man eine Ansammlung von Menschen mit einer gemeinsamen Aufgabe oder einem gemeinsamen Ziel. Die Mitglieder treffen sich, um dieses Anliegen miteinander zu erreichen. Eine gewisse zeitliche Dauer ist vorgegeben: Gruppen können sich für wenige Stunden zusammenfinden oder sich über Jahre regelmäßig treffen. Gruppen mit mindestens drei und maximal zwanzig Mitgliedern werden Kleingruppe genannt; danach spricht man von Großgruppen.

Gruppen sind ein universelles Phänomen: Menschen aller Kulturen und Gesellschaften bilden Gruppen. Evolutionspsychologen sehen dies als Beweis dafür, dass das Zusammenleben in Gruppen so große Vorteile bot, dass sich das Bedürfnis nach Zugehörigkeit genetisch verankerte (Baumeister & Leary, 1995). Die schon erwähnte *Austauschtheorie* (s. S.176) braucht die biologische Komponente dagegen nicht, weil sie davon überzeugt ist, dass sich Menschen deshalb in Gruppen zusammenfinden, weil sie dadurch Vorteile haben (Thibaut & Kelley, 1959).

Ob sich Menschen einer Gruppe zugehörig fühlen, bestimmen sie selbst (Tajfel & Turner, 1986). Deshalb lautet eine wissenschaftliche Definition für den Begriff *„soziale Gruppe"*: *„Eine Menge von Individuen, die sich selbst als Mitglieder derselben sozialen Kategorie wahrnehmen und ein gewisses Maß emotionaler Bindung bezüglich dieser gemeinsamen Selbstdefinition teilen"* (Stürmer II, 2015, S.10). Um sich zugehörig zu fühlen, reichen bereits kleine Merkmale aus, wie die Studie von Tajfel et al. (1971) belegt: Zwei zufällig ausgewählten Versuchsgruppen, deren Teilnehmerinnen sich nicht kannten und die sich persönlich nicht begegneten, wurde gesagt, sie würden entweder einer Gruppe angehören, die den Maler Klee bevorzuge, der anderen Gruppe wurde gesagt, sie bevorzugten den Maler Kandinsky. Danach wurde beiden Gruppen aufgegeben, kleine Geldbeträge zu verschenken. Es fiel auf, dass Mitgliedern der eigenen Gruppe signifikant mehr Geld geschenkt wurde als der Fremdgruppe. Die Zugehörigkeit zu einer Gruppe aufgrund minimaler Gemeinsamkeiten wird *Minimalgruppenparadigma* genannt.

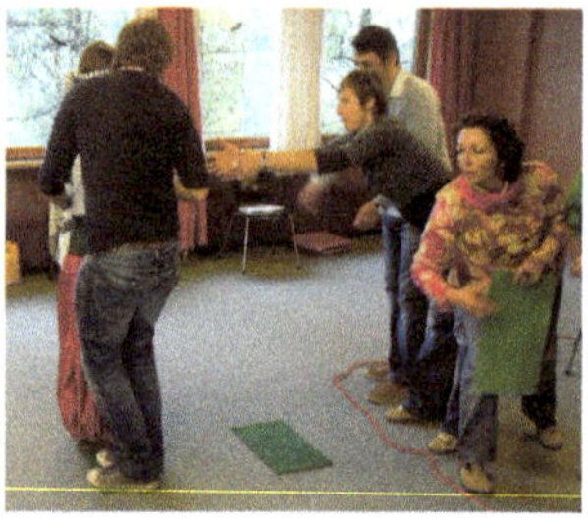

Die Zugehörigkeit zu einer Gruppe beeinflusst das Verhalten des Einzelnen, solange er sich im Gruppenkontext befindet, da er durch die Zugehörigkeit seine positive Identität definiert (z. B. Turner et al., 1987, Stürmer II, 2015, S. 15). Deshalb interpretieren Menschen negative Verhaltensweisen von Angehörigen ihrer eigenen Gruppe so, dass sie das positive Bild von der Gruppe und damit von sich selbst, aufrechterhalten können (z. B. Islam & Hewstone, 1993). Möglicherweise gibt es in Deutschland deshalb noch so viele alte Menschen, die davon überzeugt sind, dass die Verbrechen des Naziregimes gegen Juden Taten Einzelner gewesen seien, von denen „der Führer nichts gewusst" habe.

Die Art der emotionalen Bindung an die Gruppe wird davon beeinflusst, ob die Gruppenzugehörigkeit freiwillig ist oder – wie im Falle von Schulklassen, Kompanien oder Arbeitsgruppen – angeordnet wird. In solchen Gruppen stehen Lern- und Ausbildungsziele im Vordergrund; die eigene Befindlichkeit hat wenig bis keine Bedeutung. Dagegen steht in Therapie-, Selbsthilfe- und Selbsterfahrungsgruppen, denen sich Menschen freiwillig anschließen, die Befindlichkeit der einzelnen Teilnehmer im Vordergrund. Ausbildungsgruppen mit therapeutischen Inhalten haben eine Doppelfunktion: Einerseits treffen sich die Teilnehmer, um zu lernen; andererseits werden die eigenen Emotionen nicht ausgegrenzt, sondern dienen zuweilen sogar zur Vermittlung von Lerninhalten (König &Schattenhofer. 2007, S.26).

Therapeutische Gruppen – *die innere Umwelt steht im Vordergrund:*	**Selbstgewählte, nicht therapeutische Gruppen – *innere und äußere Umwelt sind angesprochen:***	**Nicht selbst gewählte Gruppen – *die äußere Umwelt steht im Vordergrund:***
• Selbsterfahrungsgruppen wie z. B. Familienaufstellungen • Gruppentherapie • Selbsthilfegruppen wie z. B. Anonyme Alkoholiker	• Ausbildungsgruppen • manche Arbeitsteams • ehrenamtlich tätige Helfergruppen	• Schulklassen • Kompanien • Arbeitsteams • Gremien • Aufsichtsräte • Elternvertreter

Nicht jede Gruppe ist ein Team, aber jedes Team ist eine Gruppe. Der Begriff „Team“ ist eine Sammelbezeichnung für arbeitsbezogene Gruppen, deren Mitglieder kooperieren müssen, um die gestellten Aufgaben zu erfüllen, z. B. die Ärzte und das Pflegepersonal in Krankenhäusern. Die Mitglieder einer Gruppe können ihr Ziel im Gegensatz dazu auch dann erreichen, wenn sie nicht mit den anderen Teilnehmern kooperieren und sich nur darum kümmern, die eigenen Erwartungen zu erfüllen, z. B. in Ausbildungsgruppen.

Gemeinsame Werte und Normen

Bei länger bestehenden Gruppen entwickelt sich ein Wir-Gefühl. Als Grundlage der Kommunikations- und Interaktionsprozesse wird ein Regel- und Wertesystem gebildet. Häufig wird auch die Sprache auf eine bestimmte Weise verwendet, bzw. werden sogar neue Worte erschaffen, die nur Gruppenangehörige verstehen. Damit grenzt sich die Eigengruppe von Fremdgruppen ab (Tajfel & Turner, 1986).

Es gelten bestimmte Normen – Erwartungen an das Verhalten der Mitglieder –, die der Gruppe entweder von außen verordnet werden – beim Militär oder in der Schule –, oder die die Gruppe selbst bildet – z. B. in Selbsthilfegruppen. Neben diesen offiziellen oder expliziten Normen gelten jedoch auch inoffizielle – implizite –, die häufig gar nicht kommuniziert werden, nach denen sich aber vor allem jene richten, die schon länger in der Gruppe sind. Diese inoffiziellen Normen können den offiziellen sogar widersprechen, eine häufige Ursache von Konflikten mit neuen Mitgliedern:

Ich wurde eingeladen, in einer Gruppe von Juroren als Jurorin für ein bestimmtes Fachgebiet bei einem Jugendwettbewerb mitzuwirken. Der offiziellen Anweisung entsprechend, füllte ich meine Bewertungsbogen aus, ohne mich mit den anderen Juroren abzusprechen.

Nachdem der Sieger feststand, kam der Leiter der Jury aufgeregt zu mir. Er warf mir vor, die Teilnehmer völlig falsch bewertet zu haben. Hier sei es schon immer so gewesen, dass nur Jugendliche aus einem bestimmten Ausbildungsinstitut die Preise bekämen. Aufgrund meiner Wertung würde nun ein Jugendlicher aus dem Konkurrenzbetrieb gewinnen, und damit würde ich das Gleichgewicht empfindlich stören. Da ich die inoffizielle Regelung nicht kenne, gäbe er mir die Möglichkeit, meine Entscheidung nochmal zu überdenken. Als ich mich weigerte, auf diesen Handel einzugehen, wurde die Stimmung frostig. Zum ersten Mal seit Jahren gewann ein Jugendlicher des anderen Instituts. Selbstverständlich wurde ich nie wieder als Jurorin eingeladen.

Die Mitgliedschaft in jeder Gruppe erfordert von ihren Teilnehmern, sich an das größere System anzupassen, wobei nur jene Eigenschaften der Einzelnen gewünscht sind, die der Gruppe dienen. Konflikte können entstehen, wenn Mitglieder diese Anpassung verweigern. In dem oben geschilderten Fall konnte ich den Konflikt verschmerzen, weil ich von der Mitgliedschaft in dieser Gruppe unabhängig war. In Arbeits- und in Ausbildungsgruppen können für den Einzelnen aus solchen Konflikten jedoch große Schwierigkeiten entstehen.

Die Rollenverteilung

In jeder Gruppe müssen bestimmte Rollen vertreten sein, damit gestellte Aufgaben gelöst werden können. Diese Rollen werden von Mitgliedern freiwillig übernommen oder sie werden ihnen angetragen. Die Rollen sind jedoch nicht an bestimmte Personen gebunden, sondern können je nach Aufgabe neu verteilt werden. Für therapeutische Gruppen formulierte Raoul Schindler (1957, 1971) das *„Rangdynamische Positionsmodell"*. Diesem Modell nach gibt es in solchen Gruppen vier typische Rollen:

Der Alphatyp: übernimmt die Führung und setzt sich aktiv für das Erreichen der Ziele ein. Er fordert, wenn nötig, neue Konzepte. Gibt es mehr als einen Anwärter auf die Alphaposition, entsteht häufig Gerangel um die Hierarchie.

Die Gammatypen: sie identifizieren sich mit der Alphaposition und folgen ihr solange, wie deren Aktivität Erfolg verspricht. Gammatypen sind keine Mitläufer oder Ja-Sager. Hier finden wir die Leute, die mitmachen und das Ziel loyal und engagiert unterstützen.

Der Omegatyp: ist am weitesten von der positiven Identität der Gruppe und ihrem Mitgliedsideal entfernt. Er kennt andere Konzepte, die er auch einbringt und damit leicht in die Kritik gerät. Der positiv eingebundene Omegatyp sorgt mit seiner Haltung dafür, dass die Gruppe ihr eigenes Verhalten immer wieder reflektiert und dass Konzepte überprüft und möglicherweise verändert werden.

Der Betatyp: wirkt beratend und fachlich unterstützend. Ohne die Alpharolle für sich zu beanspruchen, könnte er diese von seiner Kompetenz her durchaus übernehmen. Er hat für sich jedoch beschlossen, in dieser Gruppe keine Führungsrolle zu spielen. So ist der Betatyp hervorragend geeignet, bei Konflikten zwischen Gruppenmitgliedern und dem Alpha- oder Omegatyp zu vermitteln.

Um bestimmte Aufgaben zu lösen, ist es unumgänglich, die Alpha-Rolle zu vergeben und zu akzeptieren. Gruppen mit einem impliziten symmetrischen Beziehungsideal können Schwierigkeiten haben, diese Position zu akzeptieren.

Eine von mir geleitete Ausbildungsgruppe, die sich auf ein entspannt symmetrisches Beziehungsmuster geeinigt hatte, erhielt eine Aufgabe, zu deren Lösung alle zusammenarbeiten mussten. Die Aufgabe sollte außerdem in einem bestimmten Zeitrahmen erledigt sein.

Ihrem symmetrischen Beziehungsmuster getreu, brauchte die Gruppe viel Zeit, bis alle Meinungen gehört und der Lösungsplan abgestimmt war. Da es die Lösung der Aufgabe jedoch erforderte, dass mehrere Teilnehmer bestimmte Bewegungen gleichzeitig durchzuführen hatten, hätte jemand die Führung übernehmen müssen, um alle zu koordinieren. Die Gruppe geriet immer mehr unter Druck, weil die Zeit ablief, ohne dass sie einen Schritt weitergekommen wäre. Schließlich übernahm eine der Teilnehmerinnen die Führung und gab die notwendigen Kommandos. Die Aufgabe wurde zwar gelöst, doch wurde die Teilnehmerin dafür angefeindet, dass sie sich hierarchisch über die anderen gestellt hatte.

In der anschließenden Gesprächsrunde konnte der Konflikt aufgedeckt und geklärt werden. Die Gruppe erlebte am eigenen Beispiel, dass gesunde Beziehungen je nach Kontext sowohl symmetrisch als auch komplementär gestaltet werden müssen, damit Ziele erreicht werden.

Gruppendynamik

Der Begriff „Gruppendynamik" hat drei Bedeutungen:

1. *Er bezeichnet das Geschehen in Gruppen, die Dynamik von Veränderung und Kontinuität ... das Kräftespiel einer Gruppe.*
2. *Er bezeichnet die wissenschaftliche Erforschung solcher Prozesse in kleinen Gruppen ... als eine Disziplin innerhalb der Sozialwissenschaften.*
3. *Darüber hianaus wird mit Gruppendynamik ein Verfahren sozialen Lernens bezeichnet, das bei Erwachsenen soziale Lernprozesse und Verhaltensänderungen anstoßen soll* (König &Schattenhofer. 2007, S.12-13).

In diesem Kapitel befassen wir uns mit der ersten Bedeutung des Begriffs, den Interaktionen der Gruppenmitglieder. Auch hier eignet sich das Eisberg-Modell (s. S.29), um die verschiedenen Interaktionsebenen zu verdeutlichen:

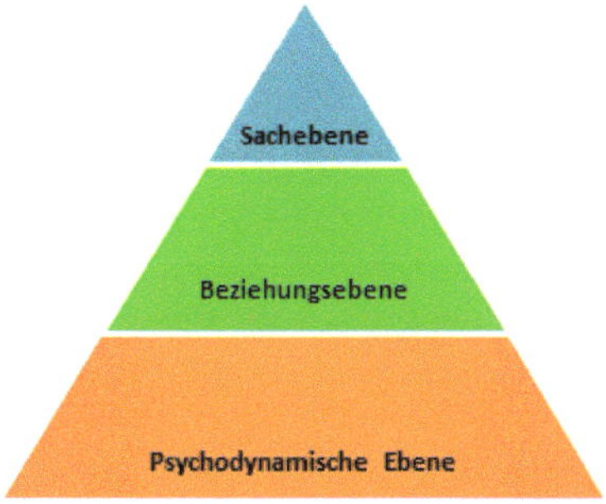

Die Sachebene: Hier ereignet sich all das, was die Aufgabe der Gruppe und ihr Arbeitsziel betrifft und was unternommen wird, um diese Aufgabe zu erledigen und das Ziel zu erreichen.

Die Beziehungsebene: Hier zeigt sich das emotionale Beziehungsgeflecht der Gruppenmitglieder. Es geht um die Abklärung folgender Fragen:

Wer gehört dazu? Wer hat die Macht? Wer steht wem wie nahe?

Auf dieser Ebene geht es um die unterschiedliche Intimität zwischen den Mitgliedern. Zum Teil sind diese Prozesse für alle sichtbar. Es können sich aber auch Subsysteme bilden, in denen über diejenigen geredet wird, die nicht anwesend sind.

Konflikte auf dieser Ebene können die Gruppe polarisieren und deren Funktions- und Arbeitsfähigkeit erheblich einschränken. Besonders bei Arbeitsteams führen solche Konflikte häufig zu sinkenden Leistungen. In Extremfällen kommt es zu Mobbingsituationen oder zum Ausschluss von Gruppenmitgliedern.

Eine besondere Sprengkraft können enge Freundschafts- und Liebesbeziehungen entwickeln. Solche Beziehungen sind auf Exklusivität aufgebaut, d.h. sie schließen andere aus und entwickeln Ansprüche auf besondere Loyalität zueinander.

Die psychodynamische Ebene: Hier werden die intrapsychischen Bedürfnisse und Ängste der Einzelnen wirksam, die sich z. B. als Triggerreaktionen, Projektionen und Übertragungen zeigen, die sowohl auf die Gruppenleiter wie auf Teilnehmer gerichtet werden. Auf Gruppenleiter werden vor allem Bedürfnisse nach *„der guten Mutter"* oder *„dem guten Vater"* gerichtet und eingefordert, die, wenn sie nicht befriedigt werden, sehr schnell in *„Böse-Eltern-Projektionen"* umschlagen können.

Gruppen sind geradezu prädestiniert dafür, solche Bedürfnisse und Ängste auszulösen. Viele Teilnehmer fühlen sich in der Gruppe wie in einer Familie, und somit greifen alle Prägungen aus den Ursprungsfamilien. Sündenbockrollen können auf einzelne Teilnehmer projiziert werden, wenn Teilnehmer diese Prägung aus ihren Familien mitbringen. Außerdem haben die meisten bereits als Kinder Erfahrungen mit Gruppen gemacht, die nicht reflektiert und deshalb angetriggert werden können. Nur die Reflektion der Prägung des Einzelnen kann solche Situationen lösen, da sie zwar durch die Gruppe ausgelöst, jedoch nicht durch sie verursacht wurden.

Gruppensozialisation

Wie alle Systeme verändern auch Gruppen ständig ihr Gleichgewicht. In Gruppen, die über längere Zeit zusammenbleiben, zeigen sich typische Sozialisationsprozesse. Verschiedene Modelle versuchen, die verschiedenen Entwicklungsphasen von Gruppen zu erfassen. Kurt Lewin formulierte in seiner *„Feldtheorie"* (1951), *dass Kräfte immer Gegenkräfte mobilisieren.* In Bezug auf Gruppenprozesse bedeutet dies, dass die Mitglieder der Gruppe zwischen den Polen *Integration* und *Differenzierung* pendeln (König &Schattenhofer. 2007, S.56 ff):

- Der Pol *„Integration"* betont Gemeinsamkeiten, Ähnlichkeiten, gleiche Erlebnisse und gleiche Sichtweisen, die einen hohen Zusammenhalt in der Gruppe schaffen.
- Der Pol *Differenzierung* hebt dagegen individuelle Sichtweisen, Unterschiede und Konflikte hervor.

Ein gelingender Gruppenprozess darf nie in nur eine Richtung führen. Wird nur Integration gewünscht und gefördert, besteht die Gefahr, dass andere Meinungen nicht toleriert werden. Wenn nur „eine Wahrheit" gilt, wird daraus bald eine Ideologie. Um dazuzugehören, muss sich das Individuum anpassen und seine Eigenheiten verleugnen. Solche Prägungen finden wir z. B. bei religiösen oder politischen Vereinigungen.

Werden vor allem differenzierende Ereignisse gefördert, kann der Zusammenhalt in Frage gestellt werden. Konflikte machen das Trennende sichtbar und spürbar und ermöglichen dem Einzelnen individuelles Verhalten. Zu viel Differenzierung kann die Gruppe allerdings auch sprengen, der Hauptgrund dafür, dass z. B. die neu gegründete *Piratenpartei* in Deutschland nach ihren anfänglichen großen Erfolgen wieder in der Versenkung verschwand.

Nach dem Modell Lewins entwickeln sich Gruppen dann weiter, wenn sowohl Integration als auch Differenzierung möglich ist. Wenn Unterschiede sein dürfen, können Spannungen und gegensätzliche Meinungen ausgehalten werden. Damit gewinnt die Gruppe neue Ressourcen und wird immer wieder dazu angeregt, die Prozesse auf der Beziehungsebene zu reflektieren (ebd.).

In Anlehnung an die Gedanken Lewins entwickelten Schattenhofer und König (2007) ein Modell aus fünf Phasen, um idealtypische Gruppenzustände zu erfassen, wobei jede Phase entweder dem Pol *„Integration"* oder *„Differenzierung"* zugeordnet wird (2007, S.61-63):

1. ***Anfangs- und Orientierungsphase – Integration:*** Die Gruppe steht vor der Aufgabe, sich zu finden. Die Mitglieder können sich unsicher fühlen, wie sie auf die anderen wirken und ob sie einen Platz in der Gemeinschaft finden werden. Das Gruppenklima ist häufig von Vorsicht und großer Rücksichtnahme aufeinander geprägt.
2. ***Positions- und Rollenklärung – Differenzierung:*** Die Gruppe kennt sich jetzt schon besser. Die Mitglieder klären Hierarchie und Rollenverteilung, was zuweilen auch Auseinandersetzungen auslösen kann. Der Einzelne findet seinen Platz und tut sich mit denjenigen zusammen, mit denen er sich gut versteht.
3. ***Phase der Vertrautheit, Konsolidierung – Integration:*** Die Gruppe hat sich gefunden und befindet sich in den „Flitterwochen". Die Betonung liegt auf den Gemeinsamkeiten. Bisher ausgegrenzte Mitglieder werden in die Gemeinschaft eingebunden. Der Einzelne fühlt sich sicherer oder nimmt sich zurück, um den Frieden nicht zu stören.
4. ***Phase der Differenzierung – Differenzierung:*** In dieser Phase kennt sich die Gruppe bereits so gut, dass sie abweichende Meinungen verträgt und bei Entscheidungen berücksichtigt. Der Einzelne gewinnt zunehmend Spielraum für individuelle Beiträge und fühlt sich ausreichend sicher, diese auch einzubringen. Die Mitglieder finden es schön, der Gruppe anzugehören.

5. ***Phase der Trennung und des Abschieds – Integration:*** Die Stimmung ist häufig ambivalent: Einerseits gewinnt der Einzelne mehr Freiräume, wenn die Gruppe keine Zeit mehr beansprucht, andererseits werden Gefühle der Trauer und des Abschieds deutlich.

Ein anderes Modell der Gruppensozialisation, das ebenfalls fünf Phasen nennt, stammt von Richard Moreland und John Levine (1982). In diesem Modell werden die Bedürfnisse und Erwartungen vom Individuum, das einer schon bestehenden Gruppe beitritt, und die Bedürfnisse und Erwartungen der Mitglieder dieser Gruppe beschrieben:

1. ***„Erkundung":*** Das Individuum findet eine Gruppe, der es angehören möchte, oder die Gruppe trifft auf einen Menschen, der nützlich für sie sein könnte. Wenn sich das potenzielle Mitglied und die Gruppe einig werden, kommt es zum Eintritt in die Gruppe.
2. ***„Sozialisation":*** Die Gruppe wirkt auf das neue Mitglied ein, damit es seinen Beitrag zum Nutzen der Gruppe bringt. Zu diesem Zweck wird das neue Mitglied über die Regeln und Normen der Gruppe informiert. Das neue Mitglied versucht, die Gruppe so zu beeinflussen, dass auch die individuellen Bedürfnisse, die es sich aus der Mitgliedschaft erhofft, erfüllt werden. Gelingt dieser Prozess, wird das neue Mitglied zu einem Vollmitglied.
3. ***„Aufrechterhaltung":*** Der Status des Vollmitglieds wird aufrechterhalten oder sogar im Sinne einer Führungsrolle erhöht. Nach den Prinzipien des *Austauschmodells* (s. S.176) ist das *Commitment* (s. S.177) umso größer, je zufriedenstellender der Austausch für beide Seiten ist.
4. ***„Resozialisierung":*** Wenn der Austausch nicht gelingt – die Erwartungen der Gruppe an das Mitglied oder die Erwartungen des Mitglieds an die Gruppe werden nicht erfüllt –, kann das Mitglied zu einem *„randständigen Mitglied"* werden. Ist diese Randständigkeit dadurch entstanden, dass das Mitglied die Normen der Gruppe nicht erfüllt, kann es großem Druck ausgesetzt werden, damit es sich entweder anpasst oder die Gruppe verlässt. Die Angst vor Ausschluss kann so groß sein, dass sich das Mitglied schließlich den Normen beugt, die es bei freier Entscheidung ablehnen würde. In Gruppen mit autoritären Führungsstrukturen wie z. B. Sekten, kriminellen Vereinigungen und totalitär ausgerichteten politischen Gruppen werden solche Mitglieder bedroht und – wenn das nichts nützt – sogar getötet.
5. ***„Erinnerung":*** Die Erinnerung an die Gruppe wird rückwirkend begutachtet. Wenn die Evaluation positiv ausfällt, kann die Bindung erhalten bleiben (Stürmer II, 2015, S. 21-22).

Ein viel einfacheres Modell ist die *Team-Uhr* nach Tuckmann (1965), das für Arbeitsgruppen entwickelt wurde:

- ***„Forming“:*** Menschen werden dazu aufgefordert, ein Team zu bilden.
- ***„Storming“:*** Machtkämpfe und andere Unstimmigkeiten werden ausgetragen, bis sich das Team zusammenrauft.
- ***„Norming“:*** Die Mitglieder des Teams stellen Regeln auf und formulieren Normen, nach denen sich alle richten wollen.
- ***„Performing“:*** Nachdem alles geklärt ist, ist die Gruppe arbeitsfähig.

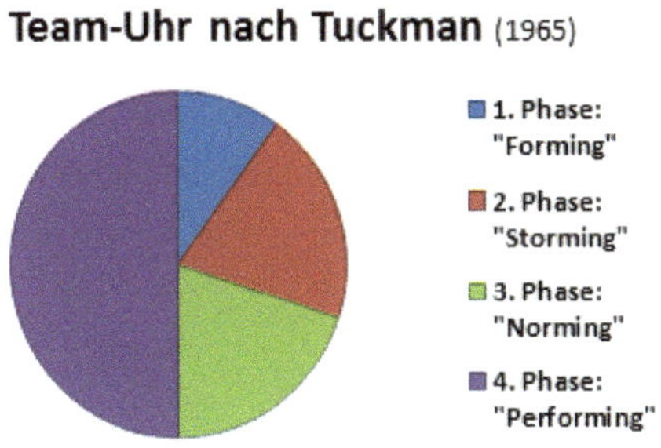

Das von mir erstellte Diagramm gibt wahrscheinlich den Wunsch aller Arbeitgeber wieder, eine Arbeitsgruppe möge die meiste Zeit mit den Tätigkeiten verbringt, für die sie bezahlt wird. In der Praxis lässt sich das Modell jedoch nicht bestätigen. Das „Storming“ lässt sich nicht eingrenzen: Es gibt fast immer Unstimmigkeiten zwischen Einzelnen, die sich auf der Beziehungsebene und der psychodynamischen Ebene (s. S.246) ereignen und die Leistung des Teams beeinträchtigen. Die Entwicklung von Gruppen lässt sich auch durch noch so gute Modelle nicht vorhersagen. Modelle sind trotzdem nützlich, weil sie den noch unerfahrenen Gruppenleiter darauf vorbereiten, dass das lebendige System „Gruppe“ emotionale Phasen durchlebt und dass das Umgehen mit Konflikten dazugehört.

Was Sie sich merken sollten:

Begriffsbestimmung: Eine Gruppe ist eine Ansammlung von Menschen (3-20), die sich trifft, um ein gemeinsames Ziel zu erreichen. Dazu teilt sie Werte und Normen: Explizite Normen sind offiziell bekannt, implizite gelten inoffiziell und sind häufig Ursache von Spannungen. In Gruppen werden Rollen verteilt, die dazu dienen, die Gruppe dabei zu unterstützen, ihre Ziele zu verwirklichen.

Gruppendynamik: Der Begriff bezeichnet u.a. das, was in Gruppen an Veränderung und Kontinuität geschieht. Wir unterscheiden drei Ebenen: die Sachebene, die Beziehungsebene und die psychodynamische Ebene, auf der sich all das ereignet, was die Mitglieder an Prägung aus ihren Familien mitbringen.

Gruppensozialisation: Um die Prozesse, die Gruppen durchlaufen, zu verdeutlichen, nennt Lewin die Pole *Integration und Differenzierung.* Wenn beides ausgeglichen ist, funktioniert die Gruppe.

Gruppenleitung

Bevor ich Sie mit den praktischen Erfordernissen zur Gruppenleitung vertraut mache, fasse ich die wichtigsten Erkenntnisse der Sozialpsychologie zu der Frage, was Führung bedeutet und wer sich für eine Führungsposition eignet, für Sie zusammen. Viele Erkenntnisse stammen auch aus der Arbeits- und Organisationspsychologie, weil Teams und deren Leitung in diesem Bereich natürlich wichtige Themen sind.

Eine sozialpsychologische Definition für Führung lautet: *„Ein Prozess der sozialen Einflussnahme, durch den ein oder mehrere Mitglieder einer Gruppe andere motivieren und befähigen, etwas zur Erreichung der Gruppenziele beizutragen"* (Brodbeck et al. 2002). Gruppenleitung in diesem Sinne sollte also nicht darin bestehen, den anderen Mitgliedern den eigenen Willen aufzuzwingen, sondern stellt sich in den Dienst der Gruppe und unterstützt sie, das gemeinsame Ziel zu erreichen. Wir unterscheiden zwei zentrale Führungsfunktionen (Cartwright 1959), die sich an Lewins *Feldtheorie* (1951) anlehnen:

- Die *Lokomotion*, die Gruppenmitglieder dabei unterstützt, das gewählte Ziel zu erreichen, und
- die *Kohäsion*, die den Zusammenhalt der Gruppe fördert.

Beide Funktionen sind in verschiedenen Kontexten unterschiedlich wichtig: In Arbeitsgruppen wird im Allgemeinen die *Lokomotion* bevorzugt und die *Kohäsion* vernachlässigt, in therapeutischen Gruppen steht die *Kohäsion* dagegen im Vordergrund und ist Vorbedingung für eine wie auch immer geartete *Lokomotion*.

Die Führungsposition in Gruppen wird in der Regeln demokratisch gewählt. Für diese Position kommt jedoch nicht jeder in Frage. Wer eignet sich dazu, diese Position in einer Gruppe einzunehmen?

Galt in der ersten Hälfte des zwanzigsten Jahrhunderts noch die Theorie des *„great man"*, des Mannes – Frauen standen offensichtlich nicht zur Debatte –, der sich aufgrund seiner angeborenen Fähigkeiten und seines Charismas zur Führungsposition eignete, stellte Stogdill (1948) fest, dass es kein *„Set von Eigenschaften"* gebe, das allein zur Führung befähige und die Führungspersonen von den Geführten unterscheide. Neuere Studien fanden einen Zusammenhang von effektiver Führung mit den Eigenschaften *Extraversion, Offenheit und Gewissenhaftigkeit* (z. B. Judge et al. 2002).

Eine Studie befasste sich mit dem Führungsstil (z. B. Lippitt & White, 1943) und verglich die Auswirkungen von *autoritärem, demokratischem und Laissez-faire-Führungsstil* auf Gruppen von zehn- bis fünfzehnjährigen Jungen. Dass der demokratische Führungsstil von den Jungen dabei am zufriedenstellendsten beurteilt wurde, dürfte kaum erstaunen, wobei auch die Leistung der Gruppe qualitativ hochwertig war. Die beste Leistung brachte jedoch die autoritär geführte Gruppe; der Laissez-faire-

Stil wurde durchgehend schlecht beurteilt. Es darf jedoch durchaus in Frage gestellt werden, inwieweit diese Ergebnisse auch für Erwachsene gelten.

Neuere Studien untersuchen, *wie* Führungskräfte Menschen beeinflussen. Dabei wird der *„transaktionale Ansatz"* vom *„transformationalen Ansatz"* unterschieden. Der *transaktionale Ansatz* (Hollander, 1995) gründet sich auf das *Austauschmodell* (s. S.176) und besagt, dass Führung dann als effektiv empfunden wird, wenn sowohl die Geführten als auch die Führungsperson den größtmöglichen Nutzen aus der Beziehung ziehen. Dagegen wenden die Vertreter des *transformationalen* oder *charismatischen* Führungsansatzes ein, dass Menschen Beziehungen in der Regel nicht rational und ökonomisch beurteilen (Bass & Avolio, 1994). Nicht nur die rationalen Fähigkeiten der Führungsperson seien wichtig sind, sondern auch die emotionalen, um Verhaltensweisen, Gefühle und Werte der Gruppenmitglieder so zu beeinflussen, dass die Ziele der Gruppe am besten erreicht werden. Folgende Merkmale kennzeichnen transformationales Führungsverhalten:

- ***„Idealisierender Einfluss (idealized influence):*** *Die Führungsperson fungiert als moralisches und fachliches Vorbild, indem sie ihre persönlichen Bedürfnisse zurücknimmt, hohe Ansprüche an sich selbst stellt (und diese auch erfüllt) und nach ethischen und moralischen Prinzipien handelt. Als Folge identifizieren sich die Geführten mit der Führungsperson und eifern dieser nach.*
- ***Inspirierende Motivation (inspirational motivation):*** *Die Führungsperson vermittelt den Geführten eine inspirierende Vision, artikuliert diese klar und zeigt Enthusiasmus und Optimismus in Bezug auf die Erreichung der Vision.*
- ***Intellektuelle Stimulierung (intellectual stimulation):*** *Die Führungsperson fördert die Kreativität und Innovativität der Geführten, indem sie bestehende Annahmen in Frage stellt und Probleme aus einer neuen Perspektive beleuchtet. Sie fordert neue Ideen und kreative Problemlösungen von den Geführten, kritisiert diese aber nicht öffentlich.*
- ***Individualisierte Mitarbeiterorientierung (individualized consideration):*** *Die Führungsperson lässt den Bedürfnissen jedes einzelnen Geführten Aufmerksamkeit zukommen und nimmt die Rolle eines Mentors ein. Die Geführten erfahren Unterstützung und werden ermutigt, sich kontinuierlich weiter zu entwickeln"* (Bass & Avolio, 1990, in Stürmer, 2015, S.63).

Welcher Führungsstil zum Erfolg führt, ist abhängig vom Kontext. Fiedler (1971) unterscheidet in seinem *Kontingenzmodell* zwischen einer aufgabenorientierten Führung, die mit der *Lokomotions-Funktion* gleichgesetzt werden kann, und einer beziehungsorientierten Führung, die der *Kohäsions-Funktion* gleicht. Führung ist nach diesem Ansatz dann effektiv, *„wenn die Führungsperson die relevanten Charakteristika der Situationen, die Führung erfordern, erkennt und darauf mit der richtigen Ba-*

lance zwischen aufgabenorientierter und beziehungsorientierter Führung reagiert" (Stürmer, 2015, S.60). In Gruppen, die sich nicht freiwillig zusammengefunden haben – wie Schulklassen, Kompanien und Arbeitsgruppen – ist aufgabenorientierte oder transaktionale Führung von Vorteil, in therapeutischen Gruppen, Selbsterfahrungsgruppen und Ausbildungsgruppen scheint der transformationale Führungsstil besser zu funktionieren.

Neuere Studien befassen sich mit der Rolle der „Geführten" und stellen heraus, dass eine Gruppe die Führungsperson auswählt, die den inneren kognitiven Schemata (s. S.25) der Mitglieder in Bezug auf Führung am besten entspricht. Eine gute Führungsperson zeichne sich nach diesem Ansatz also vor allem dadurch aus, dass sie von anderen als eine solche wahrgenommen würde (Lord & Maher, 1990, S.11). Dabei stimmen Stereotype bezüglich Führung immer noch mehr mit den sogenannten männlichen Eigenschaften überein – Durchsetzungsfähigkeit, Kompetenz, Charisma – als mit weiblichen, die eher mit Fürsorglichkeit und Hilfsbereitschaft assoziiert werden (z. B. Eagly & Karau, 2002). Möglicherweise ist dies einer der Gründe, warum in Deutschland Frauen auf eine Quote angewiesen sind, um in großen Unternehmen Führungspositionen zu erhalten.

Die Person, die die Gruppe führt, sollte im besten Falle einen Prototyp der Einstellungen und Verhaltensweisen verkörpern, mit dem sich die Mitglieder identifizieren. Es versteht sich von selbst, dass diese Person von möglichst vielen „gemocht" wird, also auf soziale Akzeptanz stößt. Gleichzeitig sollte sie sich genügend deutlich von den Fremdgruppen abheben, um den Unterschied zwischen den Gruppen zu repräsentieren (z. B. Haslam & Turner, 1992). Dieses oft schwierige Unterfangen können wir beobachten, wenn Parteien Koalitionen eingehen und versuchen, bei aller Kompromissbereitschaft die Werte der Eigengruppe zu verteidigen, um als Vertreter dieser Gruppe vom Wähler weiterhin wahrgenommen werden zu können.

Kontextbezogene Gruppenleitung

Alle Studien scheinen sich einig zu sein, dass der Kontext eine wichtige Rolle dabei spielt, wie eine Gruppe geführt werden sollte. In Gruppen, die sich nicht freiwillig zusammenfinden, verfügt die Führungsperson nicht nur über *Belohnungsmacht*, sondern auch über *Bestrafungsmacht* (French & Raven, 1959), womit sie die Gruppenziele durchsetzen kann. Das erklärt wahrscheinlich, warum die autoritär geführte Kindergruppe (Lippitt & White, 1943) die beste Leistung erbrachte.

Im Folgenden geht es vor allem um die Leitung von therapeutischen Gruppen. Dabei unterscheide ich zwischen Gruppen, in denen der Trainer von einer Institution oder von Klienten beauftragt wird, bestimmte Inhalte zu vermitteln oder Aufgaben zu erfüllen, von den Gruppen, in denen der Trainer von der Gruppe gewählt wird, um z. B. Selbsterfahrungsprozesse zu lenken oder Gespräche zu moderieren. Wie im therapeutischen Gespräch bestimmt auch bei der Gruppenleitung der Auftrag das Verhalten. Wenn der Gruppenleiter dies nicht berücksichtigt, kann es zu Spannungen kommen, die das Erreichen des Ziels in Frage stellen. Aus diesem Grund befassen wir uns im Folgenden mit den unterschiedlichen Gruppenformen und den damit verbundenen unterschiedlichen Leitungsfunktionen des Trainers.

Ausbildungsgruppen

Hier wird der Trainer von Einzelnen, einer Firma oder einer Einrichtung dafür bezahlt, einer Gruppe Wissen zu vermitteln. Der Trainer ist für die Vermittlung der Lerninhalte verantwortlich; häufig muss er dafür sogar eigene Konzepte entwickeln. Ausbildungsgruppen sind deshalb hierarchisch organisiert. Der Gruppenprozess ordnet sich der Vermittlung von Wissen unter, denn Selbsterfahrung ist nicht das wichtigste Ziel einer Ausbildungsgruppe. Der Raum für psychodynamische Prozesse Einzelner ist deshalb nur begrenzt und nur im Kontext der vermittelten Lerninhalte gegeben.

Therapeutische Gruppen

Hier wird der Berater dafür bezahlt, dem Einzelnen bestimmte Erfahrungen zu ermöglichen. Der Klient gibt den Auftrag, der Berater setzt dieses Ziel therapeutisch um. Deshalb sind auch therapeutische Gruppen hierarchisch organisiert. Dem therapeutischen Ziel ordnen sich alle anderen Prozesse unter. Der Gruppenleiter sorgt für ein wertschätzendes, Vertrauen schaffendes Klima, in dem sich der Einzelne gut öffnen und seinen seelischen Prozess machen kann.

Supervision und Teamentwicklung

Den Auftrag für die Supervision gibt die Einrichtung oder Institution. Diese Aufträge beinhalten häufig, gruppendynamische Prozesse im Team zu klären oder aufgabenbezogene Hilfestellungen zu geben. Der Supervisor wird vom Auftraggeber dafür bezahlt, dass er diese Aufträge erfüllt.

Gegenüber dem Team oder dem einzelnen Mitarbeiter hat der Trainer eine beratende Funktion. Hier geht es nicht in erster Linie darum, Wissen zu vermitteln oder einen therapeutischen Prozess zu ermöglichen, sondern wertschätzend an das System anzukoppeln, um die den Schwierigkeiten zugrunde liegenden Muster aufzudecken oder die fehlende Sachkompetenz zu ergänzen.

Bei angeordneten Supervisionen oder Teamentwicklungen kann es Differenzen zwischen den Zielen der Organisation oder Einrichtung und den Wünschen der Mitarbeiter geben. Wenn der Trainer dies bemerkt, sollten solche verdeckten Konflikte sowohl gegenüber dem Team als auch dem Auftraggeber offen angesprochen werden. Der Trainer muss sich unbedingt seine Allparteilichkeit bewahren, um sich nicht in einem schwelenden Konflikt zwischen Einrichtung und Mitarbeitern von der einen oder anderen Seite instrumentalisieren zu lassen. Supervisoren sind weder Spitzel der Leitung, noch spielen sie „stille Post" für die Mitarbeiter. Offene Gespräche mit allen Beteiligten können Abhilfe schaffen.

Selbsthilfegruppen

Selbsthilfegruppen sind demokratisch organisiert. Auch wenn die Leitung nicht gewählt wird, hält sich der Trainer einer Selbsthilfegruppe eher im Hintergrund und greift nur dann ein, wenn Prozesse zu versanden oder zu eskalieren drohen. Er hat den Auftrag, die sich aus der Gruppendynamik entstehenden Prozesse zu steuern. Außer dem allgemeinen Setting – Vorbereitung des Raums, pünktlicher Beginn und Abschluss – gibt er keine Inhalte vor. Er versteht sich als Begleiter und nicht als Leiter, greift jedoch ein, wenn Einzelne zu Schaden kommen könnten.

Was Sie sich einprägen sollten:

Gruppenleitung lässt sich mit den Funktionen *Lokomotion* – Förderung der Fähigkeiten – und *Kohäsion* – Pflege der Beziehungen – beschreiben. Der Kontext bestimmt, welcher Führungsstil die Gruppe zum Erfolg führt. In Gruppen, in denen der Leiter bestimmte Inhalte vermitteln muss, ist *Lokomotion* von Vorteil. In therapeutischen Gruppen ist *Kohäsion* Bedingung für jede Form von *Lokomotion*.

Effektivität von Führung: Nach dem *Austauschmodell* (s. S.176) wird Führung dann als effektiv empfunden, wenn die Geführten den größtmöglichen Nutzen aus der Beziehung ziehen. Diesem ökonomischen Ansatz widerspricht der *transformationale charismatische Führungsansatz,* indem er behauptet, dass die emotionalen Fähigkeiten einer Führungsperson genauso wichtig sind. Führungspersönlichkeiten werden dann von der Gruppe akzeptiert, wenn sie die sozialen Stereotype (s. S.13) der Mitglieder – Führung betreffend – am besten repräsentieren.

Praktische Voraussetzungen für ein gutes Gruppenklima

Vor der Leitung einer Gruppe haben viele Berater Respekt, weil sie nicht wissen, was sie erwartet. Da Gruppen – genau wie Familien – nicht zu kontrollieren sind, bleibt immer ein Rest Unsicherheit bestehen. Aus eigener Erfahrung mit einigen hundert Gruppen kann ich sagen, dass Gruppenprozesse nur selten entgleisen, wenn sich der Trainer gut auf seine Aufgabe vorbereitet hat. Das folgende Kapitel vermittelt einige wichtige Voraussetzungen dafür, dass die Gruppenleitung gelingt.

Ein Gruppenleiter kann entscheidend zu einer guten Atmosphäre in der Gruppe beitragen. Dies hängt von mehreren Faktoren ab:

- vom persönlichen Erscheinungsbild
- der Kommunikation

- der allparteilichen und wertschätzenden Haltung
- der zeitlichen und thematischen Strukturierung
- dem Erarbeiten allgemein gültiger Regeln für das Gruppensetting
- der Fachkompetenz

Das persönliche Erscheinungsbild: Der erste Eindruck (s. S.87) wirkt prägend. Wie der Gruppenleiter wahrgenommen wird, hängt deshalb auch von seiner äußeren Erscheinung ab. Mit der Kleidung setzt der Trainer Akzente: Phantasievolle, farbige Kleidung zeigt, dass der Trainer seine Individualität betont; mit klassischen Kostümen oder Anzügen betont er dagegen seine Funktion. Um an das System anzukoppeln, empfiehlt es sich, die zum Kontext des Auftraggebersystems passende Kleidung zu wählen: in Supervisionsgruppen kann sich der Trainer lässiger kleiden als bei der Teamentwicklung in einem Unternehmen. Damit entgeht der Gruppenleiter weitgehend den Projektionen, die sich bereits an seinem Äußeren festmachen könnten.

Die Kommunikation: Der Gruppenleiter teilt sich nicht nur durch seine verbalen Äußerungen, sondern auch durch seine nonverbalen Signale mit. Um Kontakt mit den Teilnehmern einer Gruppe aufzunehmen, empfiehlt sich eine geöffnete Körperhaltung. Verschränkte Arme geben dagegen eher das Signal der Abgrenzung. Es empfiehlt sich so zu sitzen oder zu stehen, dass mit allen Gruppenteilnehmern Blickkontakt möglich ist.

Die Haltung: Die Haltung des Gruppenleiters unterscheidet sich nicht von der des Beraters und ist gekennzeichnet von Allparteilichkeit und Wertschätzung. Wenn die Teilnehmer erleben, dass der Trainer nicht wertet, entspannen sie sich und gehen ebenfalls wertschätzend miteinander um. Diese Haltung wirkt sich entsprechend positiv auf das Gruppenklima aus. Wenn der Gruppenleiter Feedbacks gibt, tut er dies beschreibend. Kritisiert werden Handlungsmuster, nicht aber Personen.

Der Gruppenleiter ist nicht Teil der Gruppe und bringt sich persönlich emotional nicht ein. Er sollte weder auf der psychosozialen, noch auf der psychodynamischen Ebene in die Gruppendynamik einsteigen. Mit dieser Haltung hat er stets die Möglichkeit, die Prozesse zu steuern und ist damit eine Ressource für die Teilnehmer.

Die zeitliche und thematische Struktur: Durch seine Strukturiertheit kommuniziert der Gruppenleiter, dass ihm die Gruppe und ihr Ziel wichtig sind. Aus diesem Grund ist er pünktlich und sorgt dafür, dass der zeitliche Kontext auch von allen anderen eingehalten wird. Die zeitliche Struktur wird zu Beginn mit der Gruppe besprochen und, wenn nötig, schriftlich fixiert und ausgehängt oder an alle verteilt. Thematisch richtet sich der Gruppenleiter nach dem an ihn gestellten Auftrag:

- In Ausbildungsgruppen erarbeitet er das gewünschte Thema nach einem selbst erstellten oder vom Auftraggeber gestellten Konzept, das den Teilnehmern als Skript zur Verfügung gestellt wird;
- in der Supervision sammelt er per *Metaplan* die Wünsche der Teilnehmer am Flipchart, um diese sukzessive zu bearbeiten;
- in der therapeutischen Gruppe erstellt er die Reihenfolge, in der die Teilnehmer ihre Prozesse machen.

Das Erarbeiten allgemeingültiger Regeln für das Gruppensetting: Wenn sich Gruppen über einen längeren Zeitraum regelmäßig treffen, kann es wichtig sein, dass der Leiter mit den Mitgliedern Regeln erarbeitet, nach denen sich alle zu richten haben. Dies hat den Vorteil, dass das Befolgen der Regeln von einem allgemeinen Konsens getragen wird und den Autoritätskonflikten Einzelner kein Raum geboten wird. Somit vermeidet der Gruppenleiter *„Böse-Eltern-Projektionen"*.

Die Fachkompetenz: Die Fachkompetenz des Leiters zeigt sich darin, dass er die Inhalte abwechslungsreich vermittelt. Dazu bedient er sich verschiedener Techniken:

- Der Leiter informiert die Gruppe mittels Vorträgen, unterstützt von visuellen Darstellungen z. B. auf dem Flipchart oder mittels einer ausgearbeiteten Präsentation. Frei gehaltene Vorträge kommen besser an und vermitteln mehr Kompetenz, als wenn der Vortragende vom Skript abliest.
- Der Leiter erarbeitet ein Thema zusammen mit der Großgruppe. Die Teilnehmer sind eingeladen, sich zu äußern; persönliche Erfahrungen sind willkommen. Der Trainer notiert die Beiträge am Flipchart, um sie bei Bedarf zu ergänzen. Flipchartblätter mit gewonnenen Erkenntnissen werden an Pinnwänden aufgehängt. So bleiben die erreichten Ergebnisse präsent und prägen sich ein.
- Der Leiter teilt Kleingruppen ein, die vorgegebene Themen ausarbeiten. Die Ergebnisse werden im Plenum vorgestellt, vom Leiter am Flipchart notiert und bei Bedarf ergänzt.
- Themen werden in Einzelarbeit ausgeführt. In der anschließenden Feedbackrunde können diejenigen, die sich äußern wollen, darüber berichten. Bilder oder Zeichnungen müssen nicht kommentiert, können aber in Form einer „Galerie" von allen betrachtet werden.
- Gruppentechniken, wie z. B. die im Buch beschriebene *„Werbeagentur"* (s. S.264) oder das Inszenieren von Lerninhalten als Bühnenstück lockern nicht nur die Atmosphäre auf, sondern geben der Gruppe die Möglichkeit, sich Lerninhalte spielerisch und kreativ anzueignen.
- Ein Skript mit der Zusammenfassung der wichtigsten Themen ermöglicht den Teilnehmern, sich vollständig auf die Gruppenarbeit zu konzentrieren. Auf der

Beziehungsebene signalisiert das Skript, dass der Gruppenleiter die Lernabsicht der Teilnehmern ernst nimmt und sich deshalb die Mühe gemacht hat, den Text zu verfassen.

- In therapeutischen Gruppen zeigt sich die Fachkompetenz des Gruppenleiters darin, dass er einen Raum schafft, in dem der Auftrag des Klienten erfüllt werden kann.
- In Selbsthilfegruppen sorgt er für eine gute Moderation des Gesprächs, greift bei drohenden Eskalationen vermittelnd ein, damit der sichere Raum für alle gewahrt bleibt.

Der Umgang mit Störungen

Störungen durch Gruppenteilnehmer sind der Alptraum vieler Gruppenleiter, weil sie nicht wissen, wie sie damit umgehen sollen. Dass sich ein Trainer seine persönliche Betroffenheit nicht anmerken lassen sollte, erhöht den Leistungsdruck. Störungen sind jedoch in den meisten Fällen kein Anzeichen für die mangelnde Führungsstärke des Leiters, sondern verleihen Veränderungswünschen Ausdruck. Dies veranlasste die Psychotherapeutin Ruth Cohn, die Begründerin der *Themenzentrierten Interaktion*, dazu, Störungen in jedem Falle bevorzugt zu behandeln: *„Das Postulat, dass Störungen und leidenschaftliche Gefühle den Vorrang haben, bedeutet, dass wir die Wirklichkeit des Menschen anerkennen; und diese enthält die Tatsache, dass unsere lebendigen, gefühlsbewegten Körper und Seelen Träger unserer Gedanken und Handlungen sind“* (1975, S. 122) .

Störungen ereignen sich auf allen Ebenen: auf der Sachebene, auf der psychosozialen und der psychodynamischen Ebene. Im Folgenden gebe ich Beispiele für Störungen und Vorschläge für deren Bewältigung durch den Leiter.

Störungen auf der Sachebene:

Störungen auf der Sachebene äußern sich z. B. als Klagen über den Seminarraum (zu groß, zu klein, zu dunkel), die Zimmertemperatur (zu kalt, zu warm) oder die Hintergrundgeräusche (zu laut) und lassen sich in der Regel lösen oder erklären: Ja, der Raum ist nicht ideal, doch ist er kostengünstig. Seid ihr alle bereit, für einen besseren Raum mehr zu bezahlen?

Mein Mann und ich leiteten eine therapeutische Gruppe mit ungefähr 25 Personen. Eine Stunde nach unserem Beginn hörten wir aus dem Nachbarraum großen Lärm: Neben uns probte eine Gruppe offensichtlich den „Urschrei“. Nach kurzer Zeit wechselten unsere Teilnehmer sichtlich genervte Blicke. Gespräche mit den Leitern der Nachbargruppe brachten keine Veränderung. Wir unterrichteten die Gruppe, dass uns der Betreiber des Seminarhauses nicht über diese Parallelveranstaltung informiert hatte. Zusammen besprachen wir ein Lösungskonzept, denn allen war klar: Ein anderer Raum musste schleunigst gefunden werden. Einige Teilnehmer fuhren mit ihren Autos zu den umliegenden Hotels und konnten schon nach kurzer Zeit einen passenden Seminarraum für uns buchen. Wir zogen um. Die Gruppe freute sich sichtlich darüber, so schnell einen Ausweg gefunden zu haben. Noch Jahre später wurden wir von Teilnehmern dieser Gruppe angesprochen, und immer stand die Freude über die gemeinschaftliche Lösung des Problems im Mittelpunkt.

Der Seminarleiter kann auf der Sachebene in die Kritik geraten. Die Gruppe kann z.B. die Art des Unterrichtens – zu viel Frontalunterricht, mangelnde Vorbereitung, fehlende Skripts – bemängeln, die Zeitstruktur – Unpünktlichkeit, Überziehen der Kurszeit, Ausdehnung der Pausen – oder das Verhalten – führt nebenher Telefongespräche, macht nebenher Büroarbeit. Der Leiter sollte sein Verhalten überdenken und sachlich dazu Stellung nehmen. Bei berechtigter Kritik kann er eine Veränderung anbieten, bei seiner Meinung nach unberechtigter Kritik die Gründe für sein Verhalten darstellen.

Verpasst der Leiter die Gelegenheit zur konstruktiv sachlichen Auseinandersetzung, rutscht das Problem sehr schnell auf die psychodynamische Ebene. Jetzt hat er es nicht mehr nur mit Sachargumenten zu tun, sondern mit den heftigen Emotionen aller Teilnehmer, gespeist durch Erinnerungen an Ungerechtigkeit und Ignoranz durch Autoritätspersonen. Je nach eigener psychischer Prägung gerät der Leiter selbst in einen Strudel von Gefühlen, wodurch eine Lösung des Problems unwahrscheinlich wird. Eine solche Eskalation kann dazu führen, dass die Gruppe den Leiter ablehnt. Es ist für alle Beteiligten von Vorteil, wenn der Leiter auf einen derartigen Machtkampf verzichtet, bei dem alle nur verlieren können, und stattdessen im Sinne der systemischen Psychotherapie die Lösung wieder in den Mittelpunkt rückt.

Störungen auf der Beziehungsebene:
Bei Störungen auf der Beziehungsebene handelt es sich um Schwierigkeiten, die Gruppenmitglieder miteinander haben. Wenn einzelne Mitglieder in Konflikt geraten, können diese Unstimmigkeiten dazu führen, dass die Gruppe in der Ausführung ihrer Aufgabe blockiert ist. Dies gilt umso mehr für Teams, bei denen alle zusammenarbeiten müssen.

Wir unterscheiden Schwierigkeiten, die Einzelne miteinander haben von Schwierigkeiten, die die gesamte Gruppe betreffen. Besteht der Konflikt zwischen zwei Personen, kann der Gruppenleiter ein klärendes Gespräch anordnen, das er möglicherweise moderiert, um eine gute Lösung zu gewährleisten. Sind mehrere Personen am Konflikt beteiligt, bietet es sich an, das klärende Gespräch im Rahmen der Gruppe zu führen. Der Gruppenleiter bittet alle am Problem Beteiligten um Feedback und achtet darauf, dass das Gespräch sachlich, wertschätzend und lösungsorientiert geführt wird. So wird nicht nur die Voraussetzung für die Lösung des Problems geschaffen, sondern die Gruppe erhält darüber hinaus ein Modell dafür, wie konstruktive Auseinandersetzungen geführt werden können.

In der Feedbackrunde einer Ausbildungsgruppe begann eine Teilnehmerin ihren Beitrag damit, sich über das Verhalten der anderen Mitglieder ihrer Übungsgruppe zu beschweren. Dies blieb nicht ohne Wirkung, da die anderen von der Auseinandersetzung Betroffenen ebenfalls anwesend waren und sogleich begannen, sich aufgeregt zu verteidigen. Ich unterbrach den Streit und schlug vor, ein Krisengespräch mit allen Beteiligten zu führen. Alle kamen zu Wort und erhielten die Gelegenheit, über sich und ihre Gefühle zu sprechen und ihre Wünsche an die anderen zu äußern. Ein zufriedenstellender Konsens konnte ausgehandelt werden. Ich erweiterte den Kontext und wies darauf hin, dass Streitigkeiten in Familien nach ähnlichen Mustern ablaufen und dass alle die Erfahrungen aus diesem Gespräch für ihre beraterische Arbeit nutzen könnten. Die gesamte Gruppe zeigte sich sehr zufrieden und äußerte sich dankbar gegenüber derjenigen, die es gewagt hatte, den Konflikt offen anzusprechen.

Die Störung kann aber auch die ganze Gruppe erfassen. Häufig geschieht das dann, wenn sich die Gruppe in verschiedene Lager mit unterschiedlichen Meinungen spaltet. Da solche Auseinandersetzungen meist ziemlich emotional geführt werden, wirken sie sich massiv auf das Gruppenklima aus und erschweren oder verhindern die Arbeitsfähigkeit der Gruppe.

Der Gruppenleiter merkt einen solchen Konflikt an der Art und Weise, wie die Mitglieder miteinander umgehen. Ist die Stimmung gedrückt? Wird Blickkontakt eher vermieden? Wird vermehrt Kritik geäußert? In solchen Fällen hat die Störung in jedem Falle Vorrang. Der Gruppenleiter äußert seine Wahrnehmung und lädt die Gruppe ein, über das Problem zu sprechen. Dadurch wird aus dem Konflikt ein gruppendynamischer Prozess. Das folgende Konzept hat sich als wirksam erwiesen:

1. Das Problem wird offen angesprochen. Durch seine Moderation verhindert der Gruppenleiter Verbalattacken und ermöglicht eine sachliche Darstellung.
2. Der Konflikt wird z. B. durch eine *soziometrische Aufstellung* ins Bild gesetzt.
3. Der Gruppenleiter fokussiert auf das Ziel der Gruppe und lässt dieses ebenfalls ins Bild setzen. Meist wird offensichtlich, dass sich die Teilnehmer durch die persönlichen Querelen daran hindern, das gewünschte Ziel zu erreichen.
4. Die Teilnehmer erarbeiten zusammen eine Lösung. Kompromisse werden ausgehandelt. Einzelne Kontrahenten verabreden sich zu klärenden Gesprächen.
5. In einer abschließenden Feedbackrunde werden die Ergebnisse zusammengefasst und können schriftlich fixiert werden.

Die Teilnehmer einer Ausbildungsgruppe hatten die gesamte Mittagspause über sehr emotional über ein Thema diskutiert, zu dem es sehr unterschiedliche Auffassungen gab. Da die gute Zusammenarbeit der Gruppe von einer Einigung abzuhängen schien, kein Lager jedoch nachgeben wollte, waren die Fronten verhärtet und die Stimmung entsprechend schlecht, als wir uns zur Fortsetzung des Seminars wieder im Gruppenraum trafen. Als ich in die Gesichter blickte wurde mir klar, dass ich unmöglich mit dem im Stundenplan festgelegten Thema fortsetzen konnte. Ich ging nach oben genanntem Schema vor:

1. ***Aussprache:*** Zuerst ließ ich mir den Konflikt schildern, ohne mich dazu zu äußern. So behielt ich eine allparteiliche Position. Ich sorgte dafür, dass alle Gruppierungen zu Wort kamen und ihre Verletzungen und Wünsche aussprachen.
2. ***Darstellung des Problems durch eine soziometrische Aufstellung:*** Danach bat ich die Teilnehmer, sich so im Raum aufzustellen, wie sie sich im Augenblick fühlten. Erwartungsgemäß formierten sich kleinere Grüppchen im Raum, deren Mitglieder es vermieden, die anderen anzusehen. Die Gruppe bestätigte, dass die Aufstellung das Gefühl der Zerrissenheit richtig darstellte.
3. ***Fokussierung auf das Ziel:*** Jetzt stellte ich die Frage nach dem Ziel der Gruppe. Jeder sollte dieses auf einen Zettel schreiben. Die Antworten sammelte ich nach Themen auf dem Metaplan. Alle konnten „schwarz auf weiß" lesen, dass sie das Seminar aus sehr ähnlichen Gründen besuchten. Wieder bat ich die Gruppe zu einer soziometrischen Aufstellung, wobei die Pinnwand mit den Zetteln das Ziel der Gruppe darstellte. Diesmal sah das Bild ganz anders aus. Fast alle sammelten sich um die Pinnwand, nur einige wenige standen noch am Rand. Dann lud ich die Gruppe ein, so zu tun als seien die Hindernisse bereits aus dem Weg geräumt, und sich eine entsprechende Position zu suchen. Außer einer Person näherten sich alle dem Gruppenkern.
4. ***Aushandeln von Lösungen und Kompromissen:*** Die am Rand stehenden Teilnehmer äußerten ihre Wünsche, um sich wieder in die Gruppe eingliedern zu können. Jetzt wurde es möglich, Kompromisse auszuhandeln.Die Teilnehmerin, die sich nicht genähert hatte, fühlte sich durch die Situation so sehr an ihre Kindheitserlebnisse erinnert, dass sie sich entschied, die Gruppe zu verlassen.
5. ***Zusammenfassung der Ergebnisse in einer Feedbackrunde:*** In der anschließenden Feedbackrunde wurden die Ergebnisse zusammengefasst und die erzielten Lösungen auf dem Flipchart festgehalten. Die Teilnehmer äußerten sich positiv darüber, das Problem bewältigt zu haben.

Zuweilen führen Teilnehmer Nebengespräche und stören damit die gesamte Gruppe. Nicht immer reagieren die Personen auf so subtile Hinweise wie Blicke, und so kann es notwendig werden, die Störung anzusprechen. Dies erwartet die Gruppe vom Leiter! Bei Gruppen, die sich nur für ein Wochenende treffen, kann der Leiter anders reagieren als bei Gruppen, die für längere Zeiträume zusammenbleiben.

Im ersten Fall bietet es sich an, die Person anzusprechen und sie darauf hinzuweisen, dass ihr Verhalten alle anderen stört. Dieses Vorgehen zeigt fast immer die gewünschte Wirkung. Es ist nur selten notwendig, die Person im Gruppensetting anzusprechen. Hier ist ein humorvoller Hinweis einer kritischen Anmerkung in jedem Falle vorzuziehen. Bei länger konzipierten Gruppen kann es – wenn dies noch nicht geschehen sein sollte – nötig werden, Gruppenregeln auszuarbeiten, an die sich alle halten.

Störungen aus der psychodynamischen Ebene:
Da sich unbewusste Prägungen aus der Familie in der Gruppe zeigen (s. S.26), bleibt es nicht aus, dass einzelne Teilnehmer Übertragungs- oder Triggerreaktionen zeigen. Diese richten sich gegen z. B. Gruppenmitglieder, die unwissentlich zum Auslöser der Reaktionen wurden. Solche von den Betroffenen meist impulsiv und emotional geäußerten Befindlichkeiten zielen gerne auch auf den Leiter, eignet er sich doch ideal als Projektionsfläche für Vater- oder Mutterübertragungen. Ein impulsiver Angriff wirkt in jedem Fall belastend. Es empfiehlt sich, eine Pause einzulegen, um sich zu sammeln und zu sortieren.

Der Leiter nutzt die Pause, um seine Beziehung zu der betreffenden Person zu reflektieren. Gab es möglicherweise Vorfälle, die die Reaktion erklären? Hat er sich nicht korrekt verhalten? Hat er sich in eine Gegenübertragung (s. S.42) verstrickt? In diesem Fall sollte der Leiter die Situation nicht nur in einem persönlichen Gespräch mit dem Betroffenen klären, sondern darüber hinaus Supervision nehmen, da er sich bewusst oder unbewusst in die psychosoziale Ebene der Gruppe eingeklinkt hat.

Fühlt der Leiter keine abwertenden oder ärgerlichen Emotionen gegenüber dem Angreifer und gab es keine Situationen, in denen er sich gegen denjenigen gestellt hat, handelt es sich aller Wahrscheinlichkeit eher um eine Übertragungs- oder Triggerreaktion der Person. Der Leiter kann in diesem Fall sein Bedauern darüber ausdrücken, den Betroffenen getriggert zu haben. Da jedoch niemand für die Trigger seines Gegenübers verantwortlich ist, kann er der Person empfehlen, die ursprüngliche Übertragungs- oder Triggersituation in einem Therapiegespräch zu bearbeiten.

Es gibt jedoch Teilnehmer, die einen Schuldigen brauchen, den sie für ihre unangenehmen Gefühle bestrafen können. Diese Menschen geben sich häufig nicht damit zufrieden, die Ursache für ihre Missstimmung in der *psychodynamischen Ebene* und damit in ihrer Prägung zu sehen. Da sie in *Täter-Opfer-Mustern* denken, neigen sie außerdem dazu, Verbündete zu suchen, um sich mit diesen gegen den Gruppenleiter zu wenden. Damit droht eine Polarisierung der Gruppe in Pro- und Kontra-Lager, was das Gruppenklima enorm belastet. Wenn ein so geprägter Teilnehmer nicht einlenkt, kann es in Ausnahmefällen nötig werden, dieser Person das Verlassen der Gruppe nahezulegen bzw. diese aus der Gruppe auszuschließen.

Zuweilen bringen Prägungen aus der psychodynamischen Ebene Einzelne dazu, offen mit dem Gruppenleiter in Konkurrenz zu treten. Damit stören sie nicht nur den Leiter, sondern blockieren die Arbeitsleistung der gesamten Gruppe. Greift der Gruppenleiter nicht rechtzeitig durch, gerät er bei allen Teilnehmern in die Kritik. So kann ein Gruppenklima relativ rasch kippen, was für alle Beteiligten nicht nur emotional äußerst belastend ist, sondern verhindert, dass die Gruppe ihr Ziel erreicht.

Es empfiehlt sich für den Leiter, mit dem Betreffenden rasch ein klärendes Gespräch zu suchen. Ist derjenige nicht bereit, sein Verhalten zu ändern, kann der Leiter ihn von der weiteren Teilnahme an der Gruppe ausschließen. Er wird schließlich dafür bezahlt, dass er die Gruppe zum Ziel führt, und darf nicht zulassen, dass ein Einzelner dieses Ziel gefährdet.

Ich war von einem Fortbildungsinstitut für eine zweitägige Weiterbildungsveranstaltung verpflichtet worden. Die Gruppe bestand aus zwölf Frauen, von denen eine mir als Kursbegleiterin zur Seite gestellt war, um organisatorische Fragen für mich zu klären. Die Dame begnügte sich jedoch nicht mit der ihr gestellten Aufgabe, sondern versuchte, mich zunehmend zu kontrollieren. Dies tat sie scheinbar fürsorglich, indem sie mich immer wieder unterbrach, um mich zu korrigieren, da ich „ja nicht von hier sei." Sie versuchte, aktiv in die Themenauswahl einzugreifen und die ihr unwichtig erscheinenden Beiträge zu blockieren, indem sie sagte: „Das wissen wir alle schon längst!" Das störte die anderen ungemein, was sich durch aufgebrachte Blicke in ihre Richtung zeigte.

Schließlich nahm ich sie beiseite und bat sie höflich aber bestimmt, ihre Kommentare einzustellen. Der bei ihr wohl auf der psychodynamischen Ebene angesiedelte Autoritätskonflikt brach sich Bahn in wütendem Protest und Beschimpfungen meiner Person. Ich setzte sie davon in Kenntnis, dass ich sie in diesem Fall bäte, den Unterricht zu verlassen, den sie bei ihrem Kenntnisstand offensichtlich nicht bräuchte. Dies brachte sie schließlich zum Schweigen. Die Gruppe ignorierte ihre beleidigte Miene und arbeitete engagiert am Thema. Anschließend erhielt ich nicht nur positives Feedback wegen der vermittelten Inhalte, sondern auch für die Art und Weise, wie ich mit der Störerin umgegangen war.

Interventionen der systemischen Gruppentherapie

Systemische Gruppentherapie ist dadurch gekennzeichnet, dass seelische Prozesse mit Hilfe anderer Menschen ins Bild gesetzt und ganzheitlich erfahrbar werden. Dass die szenische Darstellung von Beziehungen auch eine therapeutische Wirkung hat, wussten schon die „alten" Griechen. Höhepunkt der antiken Tragödien war stets die „Katharsis", die Entladung aufgestauter Emotionen und deren heilende Wirkung. Vielleicht war es deshalb ein Mann des Theaters – Jacob Levy Moreno – der mit dem *Psychodrama* die Gruppentherapie salonfähig machte (Moreno, 1987). Seit sich die Gruppentherapien in den vierziger Jahren langsam durchsetzten, wurde mit Rollenspielen, Skulpturen und Aufstellungen gezielt therapeutisch gearbeitet.

Rollenspiele, Aufstellungen und Skulpturen nutzen die Fähigkeit des Menschen, Gefühle in Bildern auszudrücken. Der Volksmund sagt: *Ein Bild sagt mehr als tausend Worte.* Damit ist gemeint, dass wir mit Hilfe eines Bildes komplizierte Sachverhalte buchstäblich auf einen Blick sowohl darstellen als auch erfassen können. Aus diesem Grund arbeiten systemische Therapeuten gerne mit Bildern, die sie ihren Klienten entweder anbieten oder die sie sich von ihren Klienten zeigen lassen.

Wir verwenden in unserer Sprache bildhaft räumliche Begriffe, um die Intensität und die Qualität von Beziehungen zu beschreiben:

Du stehst mir nahe! Er fällt mir in den Rücken!
Sie hält Distanz! Wir rücken zusammen!

Aus diesem Grund kann man die Qualität von Beziehungen bildhaft darstellen, indem man Menschen im Raum zueinander anordnet oder aufstellt. Das Wort „Aufstellen" beschreibt nichts anderes als den Bewegungsablauf, der nötig ist, um die Personen mit dem Ziel, die Beziehungsqualität sichtbar zu machen, im Raum anzuordnen.

Nicht nur Beziehungen können im Bild leichter dargestellt und prozesshaft erlebt werden, auch andere Lerninhalte, wie zum Beispiel das Bewusstmachen von Ressourcen, die emotionalen Auswirkungen von Doublebinds oder nicht kongruenter Kommunikation oder die szenische Organisation eines Familienfestes unter Verwendung der Aspekte aus der Transaktionsanalyse (s. S.37f.) werden durch die szenische Darstellung fassbarer. Im folgenden Kapitel stelle ich Ihnen einige Interventionen aus der systemischen Gruppentherapie vor:

- Das Bewusstmachen von Ressourcen durch die „Werbeagentur"
- Soziometrische Aufstellungen
- Skulpturarbeit
- Aspekte-Aufstellungen
- Der „Raum der Möglichkeiten" nach Albert Pesso
- Die systemische Familienaufstellung nach Virginia Satir

Die Werbeagentur

Sie brauchen:

- Etwa 50 m^2 Platz
- Eine Gruppe bis 15 Personen
- Papier und Stifte zum Plakatmalen
- Requisiten und Kostüme
- optional einen Lorbeerkranz für das Foto.

Die „Werbeagentur" eignet sich besonders gut für Gruppen, doch Sie können mit kleinen Änderungen auch in der Einzelpraxis damit arbeiten. Teilen Sie die Gruppe in Kleingruppen von wenigstens drei, besser vier Teilnehmern ein. Einer ist der Kunde, die anderen spielen die Agentur. Der Kunde erhält nun folgende Anweisung:

„Stellen Sie sich vor, Sie würden eine Agentur damit beauftragen, einen Werbefilm über Sie zu drehen. Außerdem soll die Agentur ein Plakat und ein passendes Motto entwerfen, um ihre Fähigkeiten auf den Punkt zu bringen."

Damit das Kreativteam der Werbeagentur die gewünschten Werbemittel entwerfen kann, muss der Kunde seine Fähigkeiten plausibel darstellen. Vor allem muss er begründen, warum er Erfolg mit dem gewählten Ziel haben wird. Das Kreativteam hat zwanzig Minuten Zeit, um ein Plakat mit passendem Motto zu malen und das Drehbuch für den Werbespot zu entwickeln, ohne dass der Kunde dabei zuschauen darf.

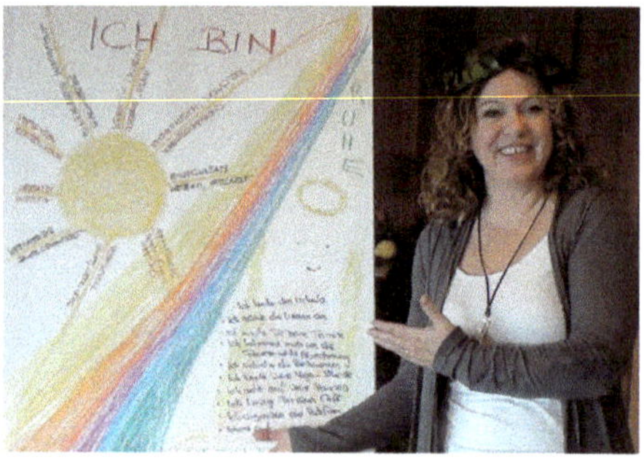

Danach wechseln die Rollen, der Kunde wird zum kreativen Mitarbeiter des Teams, der nächste Teilnehmer wird zum Kunden. Sobald alle Teilnehmer ihre Aufgaben erledigt haben, führt die Gruppe nacheinander alle Werbespots, die Plakate und die Slogans vor. Die Kunden werden von dem Ergebnis überrascht.

Ein Foto des „Kunden" mit Lorbeerkranz und Plakat ist eine schöne Erinnerung. Die meisten sind erfreut, viele berührt, wenn es dem Kreativteam gelungen ist, die eigenen Ressourcen treffend wiederzugeben.

Bei der Arbeit mit dem einzelnen Klienten beschränken wir uns auf das Plakat und das Motto, das in der Stunde besprochen, zu Hause angefertigt und als Anker genutzt wird.

Achtung! Passen Sie auf, dass sich nicht diejenigen in einer Kleingruppe zusammentun, die von sich selbst sagen, sie seien nicht kreativ!

Soziometrische Aufstellungen

Die Soziometrische Aufstellung wurde von Moreno (1934) entwickelt. Sie ist *„ein Instrument, das soziale Strukturen überprüft, indem die Anziehungen und Abstoßungen gemessen werden, die unter den Personen einer Gruppe stattfinden"* (1989, S. 157). Um dies zu erreichen, bat er die Mitglieder der Gruppe, sich zueinander zu positionieren, ohne auf vorgegebene Strukturen wie Hierarchie, sozialer Status oder Position zu achten. Er vertrat die Überzeugung, dass *„die Position eines einzelnen nicht vollständig erkannt werden kann, wenn nicht alle Individuen ..., mit denen er emotional verbunden ist und zu denen er gehört, eingeschlossen werden"* (1989, S.158).

Um eine soziometrische Aufstellung durchzuführen, bittet der Berater die Anwesenden, sich mit den Menschen im Raum zusammenzustellen, die sie besonders mögen, und von denen Abstand zu nehmen, die sie nicht mögen. Dadurch werden Koalitionen oder Polarisierungen deutlich, Spannungen und Konflikte zeigen sich aber auch Mobbing gegen Einzelne. In einer nachfolgenden Feedbackrund können die Ergebnisse besprochen, Lösungsvorschläge erarbeitet und Konflikte geschlichtet werden.

Der große Vorteil des soziometrischen Tests besteht darin, dass die Gruppe ihre emotionale Struktur selbst offenbart, ohne dass der Berater seine Hypothesen einbringen muss. Da die Problematik des Teams sehr schnell sichtbar wird, sollte der Berater diese Intervention erst anwenden, wenn er guten Kontakt zu der Gruppe gefunden hat. In einem *Soziogramm* kann der Berater seine Beobachtungen festhalten. Soziometrische Aufstellungen eignen sich im Rahmen von Coaching und Supervision, um die Ursache von Konflikten in Gruppen zu aufzudecken.

Skulpturarbeit

Um zu vermeiden *„dass ihre Klienten in einem Sumpf von Worten steckenblieben"* (1990, S. 306), erfand Virginia Satir 1951 die Skulpturarbeit, die dazu genutzt werden kann, Beziehungsmuster zu erkennen und zu klären. Für die Skulpturarbeit braucht man immer eine Gruppe, ganz gleich, ob diese eine Familie ist, – also miteinander verwandt –, oder sich aus interessierten Teilnehmern zusammensetzt.

Vor der Prozessarbeit erklärt der Berater seinen Klienten die Methode: Bei einer Skulptur geht es darum, Stellvertreter für die Personen, zu denen die Beziehung geklärt werden soll, auszuwählen und eine Person für das „Ich". Sie werden so im Raum verteilt, dass die Intensität der Beziehung deutlich wird. Darüber hinaus sollen die Stellvertreter Körperhaltungen einnehmen, die die Art der Beziehung sichtbar machen. Durch die verdeutlichenden Körperhaltungen gewinnt das Bild an emotionaler Stärke und Klarheit. Die Stellvertreter äußern sich nicht.

Bevor er die Skulptur beginnt, klärt er mit dem Klienten dessen Ziel und sichert die Wahl durch die Zielvorwegnahme ab (s. S.101). Danach positioniert der Klient die ausgewählten Stellvertreter nach seinem inneren Bild. Nachdem sich der Klient sein Bild angeschaut hat, begibt er sich selbst in seine Rolle und nimmt die von seinem Stellvertreter gezeigte Körperhaltung ein. Hier ist es wichtig, Zeit zu geben, damit die dargestellten Emotionen empfunden werden können, vor allem dann, wenn es unangenehme Gefühle sind. Der Berater bittet den Klienten, sich auf den Atem zu konzentrieren. Dies löst Blockaden und Verspannungen und hilft, starke Gefühle zu kontrollieren, ohne sie zu verdrängen.

Durch die Skulptur begreift der Klient nicht nur intellektuell, sondern auch emotional und körperlich, warum er mit seiner bisher eingeschlagenen Lösungsstrategie sein Ziel nicht erreichen konnte. Meist wird der Wunsch geäußert, das Bild zu verändern. Diesem Wunsch gibt der Berater nach, wenn das Bild nicht nur intellektuell verstanden, sondern auch emotional durchlebt wurde. Meiner Erfahrung nach reicht es nicht aus, einfach nur das Bild zu verändern.

Dieses Vorgehen ist therapeutisch außerordentlich wirksam, da der Klient niemandem außer sich selbst vertrauen muss. Seine eigenen Gefühle, sein Körpergefühl und sein Verstand sind seine besten Ratgeber. Deshalb führt eine gut durchgeführte Skulptur viel schneller zum Ziel als eine reine Gesprächstherapie.

Das „Selbstmandala" nach Virginia Satir (1995. S. 296 ff.)

Virginia Satir benannte acht universelle Aspekte, über die jeder Mensch verfügt. Wir leben immer im Kontext dieser Aspekte, die alle gleich wichtig sind, ohne uns notwendigerweise dessen bewusst zu sein. Störungen weisen darauf hin, dass sich diese Aspekte in einer dysfunktionalen Ordnung befinden. Mit Hilfe des Mandalas kann ein Klient Erkenntnisse über seine Beziehung zu diesen Aspekten gewinnen. Dabei handelt es sich um:

1.	den Körper und seine Zustände	2.	den Verstand mit seiner Logik
3.	die Gefühle	4.	die Sinnesorgane und ihre Informationen
5.	die Beziehungen zu anderen Menschen	6.	die Ernährung von Körper und Seele
7.	den Kontext oder das Umfeld	8.	die Spiritualität

Das Selbstmandala kann mit einem einzelnen Klienten oder mit einer Gruppe durchgeführt werden.

Durchführung mit einem einzelnen Klienten

Der Klient schreibt die universellen Aspekte auf Kärtchen und stellt sie in Bezug zu seinem Ich. Durch die vom Berater gestellten zirkulären Fragen verdeutlicht sich der Klient die Beziehung dieser Aspekte zueinander. Diese Aufstellung kann natürlich auch mit Stühlen durchgeführt werden. Indem der Klient sich mit den einzelnen Komponenten identifiziert, gewinnt er Informationen über deren Befindlichkeit. Da der Klient seine Fragen selbst beantwortet, kann er sein inneres Bild verändern und eine andere Haltung zu den Aspekten gewinnen, die er möglicherweise nicht genügend berücksichtigt hatte.

Durchführung mit einer Gruppe

Sie brauchen:
eine Gruppe von mindestens 9 Teilnehmern
einen Raum von mindestens 30 m^2
ein Seil von ca. 25 – 30 m.

Ein Teilnehmer der Gruppe möchte sich seine Beziehung zu den oben aufgeführten universellen Aspekten verdeutlichen. Er sucht sich dazu acht Protagonisten, die jeweils einen seiner universellen Aspekte verkörpern. Diese werden nacheinander in der vorgegebenen Reihenfolge an das Seil geknüpft, wobei zwischen den Personen mindestens ein Meter Platz gelassen werden muss, um Bewegungen zu ermöglichen. Der Klient hält beide Enden des Seils in den Händen. Die Übung besteht aus zwei Teilen.

Erster Teil: Alle Aspekte bewegen sich harmonisch um das Ich, wobei alle aufeinander achten. Dann werden die Akteure nach ihrem Empfinden befragt: *Was tun die Aspekte für den Klienten? Wie fühlt sich der Klient dabei?*

Zweiter Teil: Vier Aspekte bewegen sich im Uhrzeigersinn um den Klienten und vier in Gegenrichtung, wobei keiner auf den anderen achtet. Der Klient wird befragt: *Wen siehst du?Wen siehst du nicht? Wer zieht an dir?Wer hat sich mit wem verheddert?*

Dadurch wird der Klient daran erinnert, dass er selbst für alle Teile verantwortlich ist. Jetzt geht es für ihn darum, eine gute Ordnung herzustellen. Dazu wendet er sich an die Aspekte und fragt jeden einzelnen: *Wie geht es dir? Was brauchst du, um dich zu entwirren?* Der Klient leitet den Prozess der Entwirrung, wobei er in ständigem Kontakt mit den Aspekten steht, die ihre Befindlichkeit mitteilen. Dem Klienten kann hierdurch bewusst werden, dass jeder Aspekt durch die Bewegungen aller übrigen beeinflusst wird. Es geht darum, eine Balance zu entwickeln, mit der es allen gut geht.

„Dies zeigt auf eine sehr anschauliche Weise, wie eng alle unsere Teile miteinander verbunden sind... Das Entwirren des Seils, ohne dass die Teile vom Ich getrennt werden, symbolisiert eine holistische Art der Behandlung. Auch das Konzept, dass das Ich die Verantwortung trägt, also nicht der Therapeut, ist sehr wichtig. Der Therapeut gibt in dieser Zeit des Chaos ein Gefühl der Sicherheit. Er weist eine Richtung, er ermutigt, gibt Hoffnung und Unterstützung und stärkt so das Ich, so dass dieses die Zwistigkeiten zwischen seinen verschiedenen Teilen beilegen kann“ (Satir 1995. S. 302).

Diese Übung zeigt exemplarisch die Auswirkung von funktionaler und dysfunktionaler Ordnung dieser universellen Aspekte.

Individuelle Gestaltung: Der Berater kann den Prozess für den Klienten individueller gestalten, indem er ihm gestattet, selbst zu bestimmen, in welcher Reihenfolge er die Aspekte ans Seil knüpft. So wird dem Klienten deutlich, welche Teile er bevorzugt und welche er vernachlässigt. Möglicherweise versucht er, Schwierigkeiten mit Hilfe eines Aspektes zu lösen, der dafür gänzlich ungeeignet ist. Bei der Entwirrungsphase kann der Klient, wenn dies nötig scheint, die Aspekte auch neu verknüpfen, um letztlich ein Lösungsbild zu erhalten, das seinen aktuellen Bedürfnissen besser entspricht.

„Parts Party“ – die Aufstellung der Persönlichkeitsaspekte

Auch diese Intervention stammt von Virginia Satir (1995. S. 208 ff.) und kann nur in einer Gruppe von mindestens acht Personen durchgeführt werden. Bei dieser Aufstellung kann der Klient seine Persönlichkeitsanteile im Raum positionieren und damit seine Selbstorganisation sichtbar machen. Er stellt seine Aspekte in Bezug zu seinem Ich-Double, um sich klarzumachen, wie er diese Anteile nutzt, zu welchen Anteilen er guten Kontakt hat und welche er nicht wahrnimmt.

Aspekte-Aufstellung ohne Feedback der Protagonisten

Im Vorgespräch wird wie gewohnt der Auftrag erarbeitet. Der Berater hat dabei die Aufgabe, zusammen mit dem Klienten die zur Lösung passenden Aspekte zu erarbeiten. Besonders wichtig ist, dass der Klient dem Aspekt genau den richtigen Namen gibt. Der Berater merkt an der Körpersprache des Klienten, ob der passende Begriff gefunden wurde. Als Faustregel gilt, dass prägnante Begriffe häufig besser passen als allgemeine Begriffe.
Folgende Aspekte eignen sich gut für eine Aspekte-Aufstellung:

- *Die Ich-Persönlichkeit des Klienten oder „der Regisseur“,*
- *das Ziel und unterstützende Aspekte, bzw. Ressourcen und*
- *das Hindernis.*

Es empfiehlt sich, sich auf die wirklich wichtigen Aspekte zu beschränken, denn mehr Personen machen die Aufstellung unnötig kompliziert.

Danach wählt der Klient für sich selbst, für jeden wichtigen Aspekt und für sein Ziel einen Stellvertreter. Diese stellt er so im Raum auf, wie es seinem inneren Bild entspricht. Die aufgestellten Protagonisten äußern sich nicht. Der Klient sieht sein inneres Team von außen. Er sieht, wer mit wem Kontakt hat und wer im Abseits steht. Dadurch kann er das Bild neu ordnen. Die Ressourcen als lebendige Menschen neben sich zu spüren, vertieft das eigene Erleben und erleichtert so die Integration des Bildes.

Vorteile der Methode:	Nachteile der Methode:
• wenig emotional, deshalb hervorragend geeignet beim Coaching oder bei Teamentwicklungen; • sehr gut geeignet für Klienten, die eher vorsichtig beim Ausdruck ihrer Emotionen sind; • kein Risiko durch unvorsichtiges oder voreiliges Feedback von Protagonisten; • von Beratern mit wenig Gruppenerfahrung gut zu bewältigen.	• geringere Tiefenwirkung durch die niedrige Emotionalität; • keine neuen Erkenntnisse durch gelungene Feedbacks der Protagonisten; • dadurch weniger Spannung und weniger Lebendigkeit.

Aspekte-Aufstellung mit Feedback der Protagonisten

Wie bei jeder systemischen Prozessarbeit beginnt auch hier die Sitzung mit einem Gespräch, in dem der Klient sein Anliegen und sein Ziel formuliert. Der Klient wählt für sich selbst, für jeden wichtigen Aspekt und für sein Ziel einen Stellvertreter oder Protagonisten. Diese stellt er so im Raum auf, wie es seinem inneren Bild entspricht. Dann werden die Stellvertreter vom Berater nach ihrer Befindlichkeit befragt. Die Stellvertreter beschreiben aufgrund ihrer Position und ihrer Funktion, wie es ihnen geht. Der Klient wird befragt, ob diese Rückmeldungen Bedeutung für ihn haben, was neu für ihn ist und womit er nichts anfangen kann. Wir dürfen nicht vergessen, dass die Stellvertreter immer ihre subjektive Sicht wiedergeben, niemals die „Wahrheit".

Der Klient sieht sein inneres Team von außen, nimmt wahr, wer mit wem Kontakt hat und wer im Abseits steht. Dadurch macht er emotionale Erfahrungen, kann Blockaden erkennen und auflösen und erhält die Möglichkeit, neue Positionen auszuprobieren. Die Rückmeldungen der Protagonisten erleichtern diesen Prozess. Wenn der Klient sein Team neu geordnet hat, kann ein Abschlussritual dabei helfen, das erzielte Ergebnis besser in den Alltag zu integrieren:

- Ein Stein kann Verantwortung symbolisieren, die entweder abgegeben oder ab jetzt getragen wird.
- Ein Seil kann eine Grenze darstellen, die entweder neu gezogen oder überschritten wird.

Zum Abschluss findet der Berater zusammen mit seinem Klienten einen passenden Anker (s. S.108), der den Klienten im Alltag an die erarbeitete Lösung erinnert.

Der „Raum der Möglichkeiten" nach AlbertPesso

Albert Pesso war ursprünglich Tänzer und Choreograph. Bei der Arbeit mit seinen Tänzern fiel ihm auf, dass diese zuweilen Schwierigkeiten mit bestimmten Bewegungen hatten, vor allem aber mit dem damit verbundenen emotionalen Ausdruck. Als er versuchte, die Gründe für diese Blockaden herauszufinden, stellte er fest, dass die Tänzer, wenn sie ihren körperlichen Blockaden nachspürten, plötzlich unangenehme oder traumatisierende Erlebnisse aus der Kindheit erinnerten. Pesso begann, dieses Phänomen zu erforschen. Führende Psychoanalytiker wurden auf die Arbeit und die Erfolge Pessos aufmerksam und machten ihm den Vorschlag, in ihrer Klinik zu arbeiten. So entstand 1961 auf dem Boden der Psychoanalyse die *Psychomotorische Therapie*.

Pesso stützt seine *Psychomotorische Therapie* auf drei Säulen: *Psychoanalyse*, *Konstruktivismus* und *Gestaltpsychologie*.

Die Psychoanalyse vertritt die Überzeugung, dass sich die Persönlichkeit des Menschen sein ganzes Leben lang entwickelt. Er durchläuft verschiedene Phasen, in denen ganz bestimmte Entwicklungsschritte gemacht werden sollten. In der Kindheit ist der Mensch besonders verletzlich und leicht störbar. Deshalb postuliert die Psychoanalyse, dass die meisten psychischen Auffälligkeiten der Erwachsenen ihren Ursprung in der Kindheit haben.

Pesso stützt sich vor allem auf das *Phasen- oder Stufenmodell der psychosozialen Entwicklung* des Analytikers Erik H. Erikson (1973). Jeder Altersabschnitt enthält ganz bestimmte Aufgaben, die genau zu diesem Alter passen. Wird das Kind durch äußere Umstände daran gehindert, diesen Entwicklungsschritt zu vollziehen, kann es das Neue nicht gut annehmen und hat Schwierigkeiten, die Anforderungen des nächsten Schritts zu bewältigen. Es kann sich demzufolge entschließen, zu einer früheren Entwicklungsstufe zurückzukehren, auf der es sich noch sicher fühlte. Diesen Vorgang nennen wir *„Regression"*.

Der Mensch bewertet alle gegenwärtigen Erlebnisse auf Grund von Erfahrungen aus der Vergangenheit. So bestehen die Erlebnisse der Gegenwart häufig nur aus einem *„Sich-Entsinnen und Erneut-Erleben"* (Pesso, 1998, S. 219) der Kindheit und Jugend. Auch die Erwartungen an die Zukunft werden durch die Vergangenheit bestimmt.

Darüber hinaus kommen wir nicht als unbeschriebenes Blatt zur Welt. In unseren Genen sind unzählige Informationen gespeichert, die uns ermöglichen zu überleben und uns, da wir fähig sind, Endorphine – körpereigene Opiate – zu bilden, zu dem Glauben veranlassen, dass Glück möglich ist. Genauso ist die Erfüllung grundlegender Bedürfnisse in uns angelegt. Wir haben ein inneres Wissen, was wir von unseren Eltern erwarten können, und unsere Eltern verfügen über das innere Wissen, was ein Kind braucht, um sich gut zu entwickeln.

Es gibt jedoch belastende oder traumatische Lebensumstände, die das Verhalten von Eltern stark prägen und sie daran hindern, gemäß ihrem inneren Wissen zu handeln. Wenn Eltern ihren Kindern nicht geben konnten, was sie gebraucht hätten, hindern diese Defizite diese Menschen daran, ihr Leben ihrem Potential gemäß zu entfalten. Stattdessen werden sie unzufrieden und unglücklich.

Den Ansatz, dass Menschen unbewusst danach streben, unvollkommene Gestalten durch eigenes Handeln zu vollenden, teilt Pesso mit der *Gestaltpsychologie*. Max Wertheimer formulierte sechs *Gestaltgesetze,* mit denen er die Organisation der Wahrnehmung beschrieb (1912). Das *Gesetz der Geschlossenheit* besagt, dass geschlossene Figuren besser erkannt werden als offene. Ist eine prägnante Figur unvollständig, wird sie vom Betrachter unbewusst ergänzt.

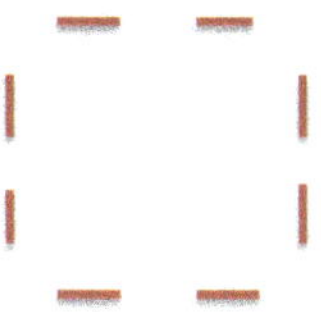

Auf die Psychologie übertragen bedeutet dies, dass Kinder Defizite in ihren Familien durch eigene emotionale Leistungen auszugleichen versuchen. In diesem Tun bleiben sie gebunden und können sich in diesem Aspekt ihrer Persönlichkeit nicht weiterentwickeln.

Pesso entwickelte eine Gruppenintervention, in der Menschen das, was sie nicht bekommen haben, nachholen können, und nannte sie *„Struktur"*. Eine Struktur ist eine Art Aufstellung oder Rollenspiel, die nur mit einer Gruppe durchgeführt werden kann. Situationen aus der Kindheit des Klienten werden von Stellvertretern dargestellt. Somit gleicht die Struktur in vielen Aspekten dem Psychodrama. Ein wesentlicher Unterschied ist, dass das Drehbuch bei der Struktur allein vom Klienten geschrieben wird. Den Darstellern der Struktur sind keinerlei eigene Impulse erlaubt.

Mit Hilfe der Struktur erhält der Erwachsene die Gelegenheit, die Bedingungen, die er als Kind durch äußere Umstände nicht erhalten hatte, im Rollenspiel zu erleben. Pesso schreibt: *„Wir glauben, dass man jemandem kindheitsähnliche Erfahrungen anbieten kann, auf die so reagiert wird, als spiele sich alles in der Vergangenheit ab und sei Teil der Geschichte des Patienten, aber eine Geschichte, die ihn für sein gegenwärtiges Leben besser vorbereitet hätte. Das nenne ich ‚Reparatur der Vergangenheit'"* (1999, S. 78).

Der Berater stellt mit Hilfe der Gruppe eine *„Möglichkeitssphäre"* zur Verfügung. Hier erhält der Klient einen wirklichen und einen symbolischen Raum, in dem er alles, was er ausdrücken möchte, ausdrücken kann. Dieser Raum ist absolut sicher. Der Berater hat keine eigenen Wünsche, Hoffnungen oder Erwartungen an den Klienten. Es ist allein der Klient, der dem Raum die „richtige Bedeutung" gibt.

Der Berater leitet den Klienten an, jene *„Informationszentren"* wahrzunehmen, die ihm wichtige Informationen über sein Leben geben: die eigenen Gefühle und Gedanken. Dies geschieht durch Fragen: *„Was fühlst du und was denkst du?"* Die körperlichen Empfindungen sind mit den Erinnerungen des Klienten verknüpft. Damit erhält er Zugang zu seiner internen Datenbank und damit zum Zentrum seiner Selbstbestimmung, das Pesso *„Pilot"* nennt.

Indem der Klient sich und seine Gefühle wahrnimmt, erinnert er die auslösenden Erlebnisse. Damit wird die Vergangenheit von der Gegenwart getrennt. Der Berater übernimmt die Aufgabe eines *„Zeugen"*, der alle Gefühle des Klienten benennt und anerkennt. Verhalten kann sich nur dann verändern, wenn es eine *„befriedigende Antwort aus der Umwelt erhält"*. Es muss jemand anwesend sein, der das Gefühl wahrnimmt und darauf reagiert. Damit wird die Gegenwart gestärkt, denn der Klient befindet sich, obwohl er emotional mit der Vergangenheit verbunden ist, schließlich im Hier und Jetzt. Dies dient wiederum der Pilotfunktion des Klienten.

Wenn klar ist, welche historische Szene die Gefühle des Klienten ausgelöst hat, wird diese Szene von Rollenspielern genau nach dessen Anweisungen nachgespielt. Der Klient kann jetzt Gefühle empfinden und Handlungen ausführen, die er damals als Kind nicht gewagt hatte. Anschließend werden in der heilenden Szene neue Erinnerungen konstruiert. Damit dies wirklich gut wirkt, müssen folgende Voraussetzungen gegeben sein:

- Das Alter muss stimmen, in welchem der Klient mit der Erfüllung seines Bedürfnisses gerechnet hat;
- der Klient muss die Erfüllung bewusst wünschen;
- er muss den richtigen Erfüller für das Bedürfnis nennen.

Pesso führt dazu aus: *„Die heilende Szene verwendet den Erwachsenenkörper des Klienten, der über seinen geistigen Körper mit der Erinnerung an seine Körpererfahrung als Kind verbunden ist."* Der Klient übernimmt dank seines inneren Piloten die Kontrolle über die Situation, damit die Szene genauso abläuft, wie er es braucht.

Pesso fasst die Wirkung einer Struktur wie folgt zusammen: *„Immer sehen wir in einer Struktur die gleiche Abfolge: Zuerst wird die alte Landkarte beleuchtet; dann können noch nie geäußerte oder teilweise befriedigte Gefühle erlebt und in motorisches oder körperliches Handeln umgesetzt werden; drittens kommt es zu neuen Erfahrungen mit idealen Figuren, was zur Bildung neuer, befriedigenderer Bilder und seelischer Landkarten führt. Diese neuen Bilder werden dort eingesetzt, wo die alten Bilder ihren Ort innerhalb der Psyche hatten und mit ihnen verknüpft. Jedesmal, wenn die alten Bilder in der Erinnerung auftauchen, werden auch die neuen aktiviert. Der Patient kann nun wählen. Außerdem verringert sich der Schmerz allmählich, der von den alten Bildern ausgeht, weil die unaufgelösten Gefühle endlich ausgedrückt werden können. Deshalb verlieren auch die alten Bilder einiges von ihrer Kraft und werden nicht länger zur Orientierung benötigt"* (1979, S. 66).

Die Arbeit mit dem *„Raum der Möglichkeiten"* bietet sich immer dann an, wenn es starke Defizite im Bindungserleben des Klienten gibt, die durch die ideale Szene befriedigt werden und die Gestaltung aktueller Beziehungen positiv beeinflussen können.

Systemisches Aufstellen nach Virginia Satir

Virginia Satir nannte die von ihr entwickelte Gruppentherapie *„Familienrekonstruktion"* (1995, S. 227-273). Sie ging davon aus, dass Menschen genau wissen, was sie in ihren Familien gebraucht hätten, um glücklich sein zu können, und sie machte die Erfahrung, dass diese Erlebnisse mit Hilfe von Stellvertretern nachgeholt werden können. Die hier dargestellte Aufstellungsarbeit entspricht nicht mehr genau der Rekonstruktion Satirs, sondern ist den Bedürfnissen einer Selbsterfahrungsgruppe angepasst. Die Arbeit selbst wird hier auch nur kurz skizziert, weil die Besonderheiten auf so eingeschränktem Raum kaum in der gebotenen Tiefe beschrieben werden können (ausführlich: Sautter & Sautter, 2007, 2012, 2015).

Bei einer Familienaufstellung geht es häufig darum, Konflikte mit den Eltern zu lösen oder Verhaltensmuster im Kontext mit der Familie zu verändern. Dazu nutzen wir das Bild, das der Klient von seiner Familie hatte, um es dann im Sinne seines Auftrags zu verändern. Die dazu notwendigen emotionalen Prozesse werden vom Berater begleitet und gesteuert.

Wir glauben übrigens nicht, dass sich Familienschicksale unmittelbar auf die Nachkommen übertragen. Die Erlebnisse unserer Vorfahren prägen uns nicht direkt, sondern indirekt über Verhaltensmuster, die unsere Ahnen aufgrund bestimmter Ereignisse entwickelten. Diese Verhaltensmuster werden in bestem Wissen an die nächste Generation weitergegeben, wo sie jedoch aufgrund des veränderten Kontextes häufig mehr stören als nützen (s. S.25ff.). Da die Betroffenen die Regeln nicht bewusst benennen können, sind sie nicht in der Lage, ihr Verhalten zu verändern. In der Aufstellung können solche unbewussten Muster bewusst und damit veränderbar gemacht werden.

Am Anfang der Sitzung steht auch hier ein ganz normales Beratungsgespräch, in dem Auftrag und Ziel des Klienten ermittelt werden. Es empfiehlt sich, ein Genogramm zu machen, um die Familiengeschichte die gesamte Aufstellung über vor Augen zu haben. Danach wählt der Klient Stellvertreter für sich und die Mitglieder seiner Familie.Bei der Wahl der Stellvertreter empfehlen wir, Personen zu nehmen, die den realen Menschen nicht ähneln; jeder kann jede Rolle doubeln. Für die Lösung des Problems sind nicht alle Mitglieder der Familie gleich wichtig, sondern nur diejenigen, die am Problem beteiligt waren. Auch hier gilt: Viele Personen machen die Aufstellung unnötig kompliziert.

Die Aufstellung beginnt mit dem Bild, das die Kindheit des Klienten passend wiedergibt. Dabei geht es nicht um die „Wahrheit" über die Familie, denn jedes Mitglied einer Familie hat eine ganz persönliche Wirklichkeit, die sich aus seiner Position und seinem Alter ableitet. Der Klient stellt die Stellvertreter in Beziehung zu seinem Ich-Double auf. Die Stellvertreter werden befragt und äußern ihr Befinden, wobei diese Rückmeldungen selbstverständlich auch von persönlichen Erfahrungen geprägt sind. Trotzdem sind die Feedbacks überwiegend sehr hilfreich und erhellend für den Klienten. Haben sich alle Stellvertreter geäußert, wird der Klient befragt, ob die Rückmeldungen Resonanz machten, und das ist überwiegend der Fall. Sollte er mit bestimmten Äußerungen gar nicht einverstanden sein, gelten im Zweifelsfall die Wahrnehmungen des Klienten.

Um das gewünschte Ziel zu erreichen, stellt sich der Klient selbst auf seine Ich-Position. Er durchlebt alle emotionalen Prozesse, die nötig sind, um die gewünschte Veränderung zu ermöglichen. Dieser Teil der Aufstellung erfordert großes Können vom Berater. Er braucht eine große Bandbreite an Erfahrung und an Methoden, um den Klienten zum Ziel zu bringen:

- Handelt es sich um traumatische Erfahrungen, braucht der Klient Interventionen aus der Traumatherapie.
- Hat der Klient nicht „das Richtige" bekommen, braucht er eine Rekonstruktion, bei der er endlich von Vater und Mutter die Worte hört, auf die er schon so lange gewartet hat.
- Trägt der Klient eine Verantwortung, die ihm nicht zusteht, braucht er ein Ritual, um sich davon zu lösen.
- Beeltert der Klient seine Eltern, braucht er möglicherweise das Bild von seinen Großeltern, die seine Eltern stützen.
- Hat er unbewusst Verhaltensregeln übernommen, geht es um die Formulierung neuer Glaubenssätze.

Diese Liste ließe sich noch lange fortsetzen. Zum Schluss bietet der Berater ein Abschlussritual an, um das erarbeitete Ergebnis zu verankern.

Da eine systemische Aufstellungsarbeit große Kompetenz vom Leiter erfordert, bilden wir in unserem Institut nur Personen mit einer abgeschlossen Beraterausbildung und einem Heilpraktiker in Psychotherapie im systemischen Aufstellen aus. Interessierten empfehlen wir unsere Veröffentlichungen über dieses Thema.

Teil 9: Der Mensch im Berufsleben

von Dr. Christel Kumbruck

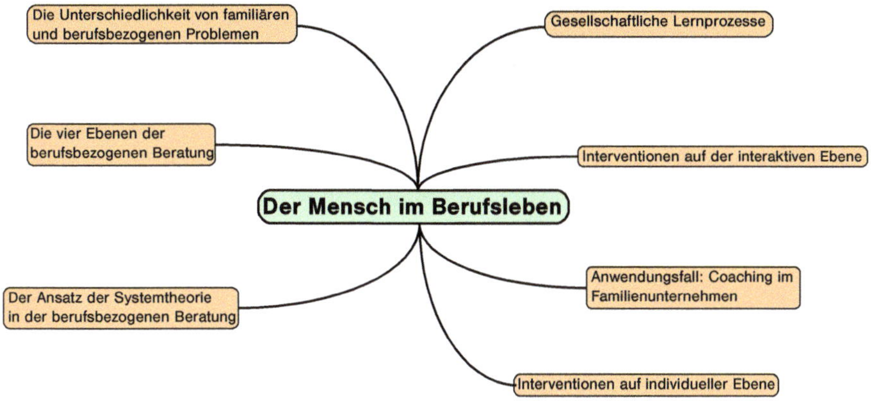

Die Unterschiedlichkeit von familiären und beruflichen Problemen

Familien und Unternehmen „ticken" nach zwei unterschiedlichen logischen Rahmen, d.h. nicht alle Erkenntnisse und Methoden des Umgangs mit familiären Schwierigkeiten sind auf berufliche Probleme übertragbar.

Langer Zeithorizont – begrenzter Zeithorizont: Es beginnt mit dem Zeithorizont: Bei Familien verläuft dieser langfristig, da diese sich von Generation zu Generation fortpflanzen. Gerade die möglicherweise Jahrhunderte lange Nachkommenschaft ist ein wesentliches Ziel von Familien und wirkt auf die Psyche des Individuums. Unternehmen dagegen müssen sich kurzfristig auf Märkten behaupten. Sie orientieren sich an kurzfristigen Steigerungsraten des Umsatzes (oder heute gar des *shareholder-values*). Familienunternehmen sind beiden logischen Rahmen verpflichtet, wodurch vielfach Widersprüche entstehen, aber auch die langfristige Unternehmenssicherung um der Familie willen ein wichtiges Ziel darstellt. Die Identifikation der Familienmitglieder mit ihrer Familie erfolgt über Generationen hinweg, wohingegen die Identifikation der Mitglieder von Unternehmen mit der Vertragsdauer endet.

Genetische Zugehörigkeit – freiwillige Zugehörigkeit: In eine Familie wird man hineingeboren und man kann ihr nicht kündigen. In ein Unternehmen begibt man sich im Prinzip freiwillig, zeitlich begrenzt, und die Beziehung kann jederzeit aufgekündigt werden.

Person – Funktion: Die Personen in einer Familie sind nicht austauschbar, jedes Mitglied ist an sich wichtig. In Unternehmen dagegen kommt es nicht primär auf die Person an, sondern auf die Funktion, die diese ausübt. Folglich sind die Personen in Unternehmen mehr oder weniger austauschbar. In einer Familie wiederum haben alle Mitglieder – zumindest im Prinzip – das gleiche Recht auf Zugehörigkeit und

Teilhabe. Selbst wenn sie beispielsweise aufgrund von Krankheit nicht leistungsfähig sind, haben sie Anrecht auf materielle und ideelle Unterstützung und auf Erbe. Im Unternehmen hingegen wird man für seine Leistung bezahlt – womit nicht gesagt ist, dass der Lohn ein Äquivalent zur Leistung sei –, und die Mitgliedschaft hört auf, wenn ein Mitarbeiter nicht mehr leistungsfähig ist.

Entscheidung aufgrund von Liebe – Entscheidung aufgrund ökonomischer Überlegungen: Besonders deutlich werden die Unterschiede, wenn Entscheidungen anstehen. In Familien hört man die Mitglieder idealerweise unabhängig von ihrer Leistungsfähigkeit an; nach Stierlin (1997) zählt hier insbesondere die *„Währung Liebe"*. In Unternehmen wird jede Entscheidung von ökonomischen Überlegungen bestimmt.

Informelle Strukturen – offizielle Strukturen: In Familien überwiegen informelle Strukturen, die sich über die Zeit unbewusst ausgebildet haben. In Unternehmen dagegen sind formale Strukturen für alle verbindlich festgelegt, was insbesondere die Arbeitsteilung betrifft. Informelle Strukturen in Unternehmen stehen deshalb häufig in Widerspruch zu den formalen Strukturen und treten ggf. mit diesen in Konkurrenz. Die Kommunikation in Familien erfolgt direkt und überwiegend mündlich, wohingegen in Unternehmen die indirekte und schriftliche Kommunikation – offiziell einberufene Sitzungen, Protokolle, Formulare, Dossiers – dominiert.

Emotionale Prägung – rationale Prägung: Die Beziehungen in Familien sind durch Gefühle geprägt; auch Konflikte werden in der Regel stark emotionalisiert. In Unternehmen hingegen werden Konflikte oftmals stärker auf der Sachebene ausgetragen. Das Wissen der Familienmitglieder befindet sich in den Köpfen, während Unternehmen bestrebt sind, das vorhandene Wissen schriftlich zu fixieren, zu objektivieren, wodurch die Person als Wissensträger überflüssig wird.

Familie und Beruf: zwei unterschiedliche Regelsysteme

Im Berufsleben müssen Menschen somit immer zwei sich widersprechende logische Rahmen handhaben. Jeder kommt aus einer Familie und bringt die dort gültigen gesunden oder auch pathologischen Regeln mit.

Im Beruf sind dagegen die professionellen Regeln der jeweiligen Unternehmen gefragt. Hier werden Schwächere beispielsweise nicht mitgezogen, es zählt nur das optimale Funktionieren jedes Einzelnen. Da Menschen jedoch eigensinnig sind und sich nicht in erster Linie dem Funktionieren unterordnen, gelingt dieses Ziel nie vollständig.

Dass Menschen die professionelle Rolle unterschiedlich gut leben können, hängt u.a. von ihren Fähigkeiten zur Grenzziehung zwischen Beruf und Privatleben ab. Das Ausmaß der aus der Familie „mitgebrachten" pathologischen Kommunikationsstrukturen (Kumbruck & Kleestorfer 2005) spielt genauso eine Rolle wie die Strukturen der Menschen, auf die sie im Unternehmen treffen. Die familiären Kommunikationsstrukturen setzen sich bei einer „passenden“ Konstellation oftmals auch im Berufsleben durch. Eine weitere Rolle spielt, ob die individuellen familiengeprägten Strukturen zu denen der Organisation passen und ob sich die erlernten Strategien zur Lösung von Konflikten mit denen des Unternehmens vertragen.

Probleme im Berufsleben sind also nicht gleichzusetzen mit Problemen im Familiensystem und daher auch nicht gleich zu behandeln. Die Logik hinter beruflichen Problemen kann eine andere sein als die im Familiensystem. Die vorherrschende Sachorientierung verschließt dem Menschen im Arbeitsleben oftmals den Blick dafür, Beziehungsprobleme als solche zu identifizieren. Der Grad an Komplexität ist in Organisationen höher als in Familien, dafür ist der zu betrachtende zeitliche Horizont in der Regel kürzer.

Der Unterschied zwischen Coaching und Psychotherapie

Insbesondere beim Vergleich von Coaching und Psychotherapie werden wesentliche Unterschiede zwischen der berufsbezogenen und der familienbezogenen Beratung deutlich:

	Therapie	**Coaching**
Thematischer Fokus	Private oder psychische Probleme: Fähigkeiten zur Selbstorganisation werden nicht vorausgesetzt	Probleme im Berufsleben: Fähigkeiten zur Selbstorganisation werden vorausgesetzt
Umgang mit Emotionen	Die Äußerung von Emotionen nimmt viel Raum ein und muss ggf. gebremst werden	Die Äußerung von Emotionen wird vermieden und muss ggf. gefördert werden
Leidensdruck	Klienten kommen aus eigenem Antrieb	Mitarbeiter werden geschickt und verspüren ggf. keinen Beratungsbedarf
Kontext	Die Probleme liegen mehrheitlich im Einflussbereich des Klienten	Die Probleme liegen in den Strukturen von Unternehmen oder Gesellschaft
Kompetenz	Psychotherapeutische Ausbildung	Je nach Auftrag zusätzlich organisationspsychologische und wirtschaftswissenschaftliche Kenntnisse

Die vier Ebenen der berufsbezogenen Beratung

Wir unterscheiden folgende Systemebenen, auf denen die berufsbezogene Beratung stattfindet:

a. System Gesellschaft
b. System Organisation
c. System Individuum in seinen Interaktionen mit anderen
d. System Individuum in (oder außerhalb) der Organisation

Folgende typische Beratungsfragen verdeutlichen diese unterschiedlichen Systemebenen:

a. System Gesellschaft:

i. Welche Umstrukturierungen (z. B. Konzentrierung auf Kernkompetenzen) und Reorganisationen sind notwendig zum Überleben?
ii. Wie lösen wir kulturelle Probleme angesichts einer Fusionierung bzw. feindlichen Übernahme?

In diesen Fällen sind beratende Begleitung von Organisationsentwicklungsprozessen sowie Kulturtrainings und Kulturcoaching angesagt.

b. System Organisation:

i. Wie gehe ich mit Konflikten mit anderen Abteilungen um?
ii. Wie verschaffe ich mir in den Verteilungskämpfen die notwendigen Ressourcen?
iii. Wie gehe ich damit um, wenn mir ein Mitarbeiter informell meine Führungsrolle streitig macht?
iv. Wie setze ich ein Change-Projekt auf?
v. Wie werden strategische Ziele umgesetzt?
vi. Welche Reorganisationen sind notwendig angesichts neuer Umweltanforderungen?

Hierfür steht eine ganze Bandbreite an Beratungsansätzen vom Führungskräftecoaching bis hin zur Beratung bei der Organisationsentwicklung zur Verfügung.

c. System Individuum in seinen Interaktionen mit anderen:

i. Wie werde ich eine gute Führungskraft?
ii. Wie gehe ich mit Macht um? Wie beeinflusse ich andere Menschen?
iii. Wie löse ich Konflikte mit anderen?
iv. Wie entwickle ich die Zusammenarbeit meiner Mitarbeiter?
v. Wie führe ich eine Gruppe?

Für diese Fragestellungen bieten sich an: Coaching, gruppendynamische Seminare, Teamentwicklungsseminare, Teamleitungstrainings, Mediation, Supervision, Kommunikations-, Moderations- und Führungskräftetrainings.

d. *System Individuum in (oder außerhalb) der Organisation:*

i. Wie finde ich den für mich passenden Beruf bzw. die passende Firma?
ii. Wie entwickle ich mich am besten? Warum bin ich nicht auf der Position, die ich anstrebe?
iii. Wie bereite ich mich auf meine neue Aufgabe und Rolle vor?
iv. Was ist wichtig in meinem Leben? Wie bekomme ich Beruf- und Privatleben „unter einen Hut"?
v. Wie entwickle ich Ziele und setze sie um?
vi. Wie motiviere ich mich?
vii. Was mache ich, wenn ich meine Tätigkeit nicht (mehr) als sinnvoll ansehe oder wenn ich ethische Bedenken habe?

In diesen Fällen sind Coaching oder Karriereberatung angesagte Beratungsansätze.

Wie zeigen sich Konflikte auf den unterschiedlichen Ebenen?

Beratung und Coaching wird meist dann gefragt, wenn Konflikte gelöst werden sollen (Schreyögg 2002). Diese finden auf den vorgenannten Ebenen statt und beinhalten die entsprechenden Themen. Die Ursachen finden sich dementsprechend auf der gesellschaftlichen, der organisatorischen, der interaktiven und der persönlichen Ebene. Es ist im Hinblick auf die berufsfeldbezogene Beratung sinnvoll, diese Ebenen näher zu betrachten.

1. Konfliktpotenzial auf der gesellschaftlichen Ebene

Hier finden sich die kulturellen Konflikte (Bourdieu 1997. Kumbruck & Derboven 2009), wie sie beispielsweise aufgrund von Fusionen entstehen.

Was verstehen wir unter Kultur? Kultur ist ein von mehreren Menschen eines Kulturraumes geteiltes Programm, das bestimmte Muster im Denken, Wahrnehmen, Fühlen und Handeln enthält, wodurch sich spezifische Formen herausbilden, Konzepte zu erstellen, diese in die Praxis umzusetzen und Probleme zu lösen. Durch ihre Kultur unterscheiden sich Völker voneinander. Kultur ist des Weiteren ein System, mit dessen Hilfe Menschen ihr Wissen vom Leben und ihre Einstellung mitteilen, erhalten und weiterentwickeln (Geertz 1994, S.7 ff.). In diesem Sinne dient Kultur als *kognitive Landkarte*.

Wenn Menschen mit unterschiedlich ausgebildeter kultureller Prägung zusammenarbeiten sollen, entstehen vielfältige Missverständnisse, die sehr tief gehen können, da die Kultur die eigene Identität prägt. Insbesondere wenn bisherige Konkurrenten durch eine sogenannte feindliche Übernahme zu Teilen einer Firma werden, entstehen massive gegenläufige Kräfte, weil jede Einheit um ihr eigenes bisher gültiges Selbstverständnis und um ihre Identität ringt.

Wirtschaftspolitische Entwicklungen wie Globalisierung und offene Märkte führen zu einem bitteren Überlebenskampf der Unternehmen, den diese nur dadurch erfolgreich führen können, indem sie produktiver und innovativer sind als ihre Konkurrenten. Dadurch herrscht auch innerhalb der Unternehmen ein immenser Konkurrenzdruck, der von den Mitarbeitern extreme Leistungsfähigkeit und Flexibilität fordert.

Der englische Soziologe Sennett (1998) hat den flexiblen Menschen als *„Idealarbeitskraft"* identifiziert. Dieses gesellschaftliche Leitbild löst bei den Beschäftigten jedoch zunehmend Angst und Druck aus, den nur junge Menschen aushalten können, so dass in den Betrieben eine zunehmende Polarisierung von Alt und Jung auf Kosten der älteren Mitarbeiter entsteht. Auch das für diesen Überlebenskampf der Unternehmen typische Managementkonzept des permanenten Wandels *(Change Management)* treibt die Mitarbeiter an die Grenzen ihrer Veränderungsbereitschaft und -fähigkeit und sorgt für ein hohes Ausmaß an Verunsicherung im Unternehmen.

2. *Konfliktpotenzial auf der Ebene der Organisation*

Abgesehen von den ritualisiert ausgefochtenen Konflikten, wie beispielsweise Tarifkonflikten, die kein Gegenstand von Coaching und Organisationsberatung sind, liegen in den Strukturen einer Organisation vielfältige Konfliktpotenziale. Organisationen differenzieren sich maßgeblich durch ihre *Aufbauorganisation* – ihre formale Struktur und ihren Stellenplan – und ihre *Ablauforganisation* – die Gesamtheit aller prozessualen Regelungen. Die *Ablauforganisation* entsteht dadurch, dass die zu erledigende Gesamtaufgabe eines Unternehmens in Einzelschritte zerlegt wird. Dann wird die Art und Weise festgelegt, wie diese Schritte auszuführen sind und welche Personen diese Schritte auszuführen haben. Die Verantwortlichkeiten und Entscheidungsbefugnisse werden in einem hierarchischen System festgelegt, der sogenannten *Aufbauorganisation*.

Da auch bei perfekter Organisation immer Spielräume bleiben, sind diese der Nährboden für Zielkontroversen verschiedener Hierarchieebenen, für Konflikte zwischen Mitarbeitern und zwischen Abteilungen (z. B. um Ressourcen). Die Organisation übt darüber hinaus Druck auf die verschiedenen Abteilungen aus und es können durchaus unterschiedliche Vorstellungen über Qualitätsnormen herrschen. Insbesondere das Mittelmanagement ist infolge seiner Sandwich-Position chronisch frustriert und rivalisiert mit anderen Abteilungen (Picca 2006, S.69 ff.).

2.1 Formale und informale Strukturen

Neben den formalen Strukturen entstehen automatisch immer auch informale. Nicht definierte Arbeitsabläufe werden ergänzt durch Prozesse, die parallel zu den formalen Strukturen laufen. Schwache Vorgesetzte werden durch informelle Führer kompensiert und somit entsteht eine informelle Autoritätshierarchie mit eigenen Normen und Standards. Es entwickelt sich hierbei eine ganz naturwüchsige Gruppendynamik mit individuellen emotionalen Beziehungen.

Nach Selvini Palazzoli et al (1988) ist das Verhältnis zwischen formaler und informeller – „latenter" – Struktur bzw. Hierarchie überwiegend konfliktträchtig. Nach Luhmann (1964, S.304) dienen informelle Strukturen dazu, dysfunktionale Muster der formalen Struktur auszugleichen. In diesem Sinne sind sie eine *„brauchbare Illegalität".*

Beide Ansichten erweisen sich als richtig. Informelle Strukturen zeigen sich auch in typischen Gruppenphänomenen, sei es in einer Leistungssteigerung durch gute Zusammenarbeit, sei es in solidarischem Unterschreiten des Plansolls (Alt et al 1994) oder auch im *„groupthink-Phänomen"* (Janis 1972), also in einer kollektiven Blindheit und Konformität. Informelle Rollen und Gruppen geben wichtige Hinweise auf mögliche Schwächen der Führungskraft, weshalb diese Informationen für die Beratung sehr wichtig sind.

2.2 Organisationskultur

Ein weiteres Potenzial für Konflikte der organisatorischen Ebene liegt in der Organisationskultur. Die Organisationskultur beschreibt insbesondere das Menschen- bzw. Mitarbeiterbild, das in einer Organisation vorherrscht. Dieses ist für die ganze Organisation gültig, kann aber in unterschiedlichen Abteilungen spezifische Ausprägungen annehmen, die man durchaus „Subkulturen" nennen kann. Üblicherweise haben Entwicklungsabteilungen, Fertigungsabteilungen und Vertriebsabteilungen schon deswegen unterschiedliche Subkulturen, weil sie unterschiedliche Organisationstypen sind:

- Die Entwicklung ist eine Wissensorganisation; die Wissensarbeiter benötigen Handlungsspielräume für Kreativität und Individualität für innovative Ideen.
- Die Fertigung ist eine Produktionsorganisation, in der Qualität mit Standardisierung Hand in Hand einhergehen.
- Der Vertrieb ist eine Dienstleistungsorganisation mit starker Außen- bzw. Kundenorientierung, wofür Flexibilität und ein gewisses Maß an Entscheidungsspielraum notwendig sind.

Die Organisationskultur zeigt sich u.a. darin, inwieweit Mitarbeiter an Entscheidungen beteiligt werden, und findet so ihre stärkste Ausprägung im Führungsstil. Weiterhin kommt in der Organisationskultur zum Ausdruck, in welchem Ausmaß die Prozesse geregelt, d.h. die Organisation strukturiert (verregelt) ist. Dies wirkt sich darauf aus, wie schnell und wie gut eine Organisation auf neue Umweltanforderungen eingehen kann.

2.2.1 Die Organisationsstruktur

Die Strukturierung der Organisation (Verregelung) entspricht einem Kontinuum mit zwei Enden.

Die systematische Organisationsstruktur: Hier herrscht eine strenge Verregelung; für jede Eventualität gibt es ein Gesetz oder eine Verfahrensregel. Auch zeitliche Abläufe sind streng fixiert, detaillierte Pläne und Pünktlichkeit werden hoch geschätzt. Systematische Organisationsstrukturen sind mechanistisch, aufgabenorientiert und formal. Sie beruhen auf der impliziten These, dass es sich bei den Grundelementen von Organisationen um Funktionen handele, die durch genau definierte logische Beziehungen koordiniert werden. Auch die Beziehungen zwischen den Menschen werden in erster Linie durch die Funktionen bestimmt, die sie ausüben. Die Wirksamkeit dieser Organisation hängt davon ab, wie gut die Funktionen definiert sind. Eine extreme Ausprägung der systematischen Organisationsstrukturen ist die Fließbandarbeit.

Die organische Organisationsstruktur: Mitarbeiter entwickeln in vielen Situationen ad hoc Verfahrensregeln oder müssen improvisieren. Hier lautet die implizite These, dass Organisationen wie lebende Organismen aus den Bedürfnissen ihrer Mitglieder, ihrer Umwelt und den augenblicklichen Umständen entstehen. Eine Vielzahl von Regelungen würde diesen Situationen nicht gerecht: sie sind nicht notwendig, sondern eher einengend. Stattdessen bestimmen persönliche Beziehungen die Ordnung der Organisation, und ihre Wirksamkeit hängt davon ab, wie gut die Mitarbeiter zusammenarbeiten. Eine extreme Ausprägung der organischen Organisationsstruktur ist ein anarchisches System.

Auch im bloßen Entwicklungsprozess von Organisationen liegen Konfliktpotenziale, denn die Strukturen und Führungsstrategien einer frühen Phase der Organisation eignen sich nicht für eine spätere Phase, in der das Unternehmen längst prosperiert und gewachsen ist. Somit wird die Entwicklung von Unternehmen in *Pionierphase, Kollektivitätsphase, Formalisierungsphase und Integrationsphase* unterteilt.

2.3 Die Führungsebene

Führung zeichnet sich durch folgende Funktionen aus:

- Sachbezogene Beeinflussung aufgabenbezogener Gruppenaktivitäten *(Lokomotionsfunktion)*,
- Aufbau und Pflege persönlicher Beziehungen *(Kohäsionsfunktion)*,
- Mittel wie *Zwang* – Macht –, *Belohnung* – Verhandlung – und *Normen* – internalisierte Moral –, um Mitarbeiter dazu zu bewegen, das zu tun, was sie sollen.

Die Ausgestaltung dieser Funktionen hängt vom Führungsstil ab. Dieser entfaltet sich auf einer Skala von autoritär bis kooperativ, wobei es um den Grad der Beteiligung der Mitarbeiter an Entscheidungen geht. Meetings sind ein besonders wichtiger Gradmesser für den Führungsstil.

Beim *autoritären Führungsstil* gibt es folgende implizite These: Individuen sind vom Wesen her ungleich und die effizienteste oder kompetenteste Person mit dem größten Wissen trifft sinnvollerweise die Entscheidung für die anderen. Autoritäre Führungskräfte wollen in Meetings Informationen erhalten, um auf dieser Grundlage selbst eine Entscheidung zu fällen. Als extreme Ausprägung gilt der absolutistische König.

Auch dem *kooperativen Führungsstil* liegt eine implizite These zugrunde: Alle haben das Recht, gehört zu werden und zu allen Entscheidungen, die sie betreffen, beizutragen. In diesem System ist die Führungskraft die erste Person unter Gleichen (primus inter pares), was besonders daran deutlich wird, dass diese so lange im Amt bleibt, wie sie die Interessen derjenigen vertritt, die sie repräsentiert. Kooperative Führungskräfte wollen in Meetings erreichen, dass Entscheidungen und damit Verantwortung von allen Beteiligten mitgetragen werden. Eine extreme Ausprägung stellt der Kollektivismus mit all den bekannten Nachteilen wie langwierigen Entscheidungsprozeduren und Konformität dar.

2.3.1 Mikropolitik

„Macht ist die Möglichkeit von Personen(gruppen), auf das (die) Handlungsfeld(er) anderer Personen(gruppen) einzuwirken." (Neuberger 1995b, S.52)

Eine weitere Ursache für Konflikte in einer Organisation ist die *Mikropolitik*. Hierbei geht es um die politischen Prozesse bzw. um die interessengeleiteten Auseinandersetzungen innerhalb einer Organisation. Die aktuelle Situation einer Organisation wird von Neuberger als *„Kampf-Spiel-Arena"* (1995) aufgefasst. In diesem *„Spiel"* geht es um Ressourcen, Räume, Mitarbeiter, Sachmittel, Zugang zu Informationen, Aufstiegsmöglichkeiten und um das Ausmaß von Verantwortung. Konflikte entstehen durch die Ausnutzung der stets vorhandenen Entscheidungsspielräume, wobei es typisch ist, dass Machtmittel gegen andere Organisationsmitglieder eingesetzt werden. So werden beispielsweise Koalitionen gebildet, Taktiken angewendet und vieles mehr. Macht ist ein bedeutsames Thema für Führungskräfte. Für viele Menschen, insbesondere Frauen in Führungspositionen, ist dieser Begriff so negativ belegt, dass sie nicht mitspielen wollen oder können. Zum besseren Verständnis hier nun einige Ausführungen zum Aspekt der Macht, denn Macht hat zwei Seiten:

Es gibt Macht, die um des eigenen Egos willen ausgeübt wird; sie geht mit ungezügelter Selbstdurchsetzung einher. Hierbei handelt es sich um Macht ohne Handlungskontrolle, oft verbunden mit Gewalt gegenüber anderen Menschen.

Dann gibt es Macht, bei deren Einsatz Kompetenz, Legitimität und Persönlichkeit genutzt werden, um das Handeln anderer Menschen für Unternehmensziele zu bündeln. Diese Seite der Macht zeichnet sich durch soziale Verantwortung und Hemmungen aus. Die Menschen, die unter diesen Machteinfluss geraten, sollen sich nicht wie Marionetten fühlen.

Macht prägt letztendlich alle sozialen Beziehungen im Sinne von Einflussnahme, denn in allen menschlichen Kontakten findet Einflussnahme wie ein ganz alltäglicher Tauschhandel durch ein wechselseitiges Geben und Nehmen statt. Nur verwenden wir im privaten Kontext dafür nicht die Begriffe „Macht" und „Einfluss", weil es sich nicht fein anhört, von dem Tausch – Nähe gegen Unterstützung – zu sprechen. Aber auch im Arbeitsleben geht es nicht primär um Geld, sondern um Soziales, insbesondere um Wertschätzung, Kompetenzerwerb und Verantwortung. Gerade die Weitergabe von „Macht" in Form von Handlungsspielräumen wird von den Mitarbeitern hoch geschätzt und beispielsweise mit Leistung oder Loyalität der Führungskraft gegenüber vergolten.

3. Konfliktpotenzial auf der interaktiven Ebene

Auf dieser Ebene geht es um die Beziehungen zwischen zwei oder mehreren Menschen, etwa zwischen den Kollegen oder auch zwischen Führungskraft und Mitarbeitern. Hier spielen familiäre Erfahrungen eine bedeutende Rolle, weil die in der Familie erlernten Rollen und Kommunikationsmuster, die Beziehungserfahrungen, Übertragungsprobleme und Projektionen in die beruflichen Beziehungen und Kommunikationen einfließen. Kommunikative Missverständnisse entstehen gemäß den eingangs beschriebenen Schwierigkeiten, einen anderen Menschen zu verstehen (Watzlawick et al. 1966. Schulz von Thun 1981). Insbesondere komplementäre und gekreuzte Kommunikationspositionen, wie sie in der Transaktionsanalyse (Berne 2007) beschrieben werden (s. S.37f.), sind Alltag in der Führungskräfte-Mitarbeiter-Kommunikation und erschweren professionelles Verhalten.

Unterschiedliche Maßstäbe wie Gegensätze in der Werteorientierung, die auf kulturellen Unterschieden basieren, zeigen sich in Meinungsverschiedenheiten. Besonders brisant wird die interaktive Ebene von Organisationen durch die Notwendigkeit der Zusammenarbeit in Teams, Projekten und Gruppen. In Arbeitsgruppen fällt es vielen Menschen schwer, die zwei Ebenen jeder Auseinandersetzung – die Sach- und die psychosoziale Ebene (s. S.43) – zu unterscheiden.

Soziale Systeme, also auch Gruppen, organisieren sich über Kommunikation und können daher nur über Kommunikation verstanden und verändert werden (Lewin 1964). Aus diesem Grund ist die Moderation ein wichtiges Mittel zur Beeinflussung von Gruppen und sollte deshalb von Führungskräften beherrscht werden. *„Konfliktmoderation stellt im Prinzip das ‚tägliche Brot' einer modernen Führungskraft dar"* (Schreyögg 2002, S.116).

4. Konfliktpotenzial auf der persönlichen Ebene

Es ist die persönliche Ebene, auf der sich auch in Unternehmen genauso wie in Familien und Partnerschaften all die Dramen abspielen. Sie beruhen auf gelernten dysfunktionalen Verhaltensmustern und äußern sich in schwierigen Persönlichkeiten, die aufgrund ihrer Sozialisationsbedingungen zu solchen geworden sind.

Die von Tomann (1991) und Schreyögg (2002, S.70) beschriebene Faustregel möchte ich hiermit relativieren: *„Je ähnlicher die aktuelle soziale Situation im Beruf der Situation in der Ursprungsfamilie ist, als desto befriedigender gestaltet sie sich für die Betreffenden, d.h. als desto weniger konfliktträchtig wird sie von allen Beteiligten erlebt."* Diese Regel dürfte nur dort Gültigkeit haben, wo das Ursprungssystem nicht durch Paradoxien gekennzeichnet war, anderenfalls entstehen Verstrickungen, die für die betrieblichen Akteure kaum lösbar sind.

Auf dieser Ebene geht es aber auch um Zielkonflikte, die ein Individuum auf seinem Lebensweg auszutragen hat und die den Rollenerwartungen in unterschiedlichen Lebensbereichen, insbesondere der Familie und dem Beruf, zuzuschreiben sind. Außerdem finden sich hier Motivationskonflikte, die es erschweren, eine Arbeit auszuführen oder ein Ziel zu verfolgen. Motivation ist ein Konstrukt zur Erklärung von Verhalten und umfasst Variablen, die das Verhalten bezüglich seiner Intensität, Ausdauer und Richtung beeinflussen oder kontrollieren. Dazu gehören die teils bewussten, teils unbewussten Vorgänge, die mit den Begriffen Antrieb, Bedürfnis, Drang, Gefühl, Interesse, Motiv, Trieb, Wille etc. einhergehen. Die Zielgerichtetheit, Ausdauer und Intensität unseres Verhaltens wird durch unsere Motivation bestimmt.

Motive werden bereits in der frühen Sozialisation erworben, verfestigen sich und werden zu überdauernden Systemen, die das Verhalten steuern. Je nach Erfahrung kann das Motivsystem aufsuchend (z. B. Hoffnung auf Erfolg) oder vermeidend (z. B. Furcht vor Misserfolg) sein. Jeder Mensch verfügt über alle Arten von Motivsystemen, aber in unterschiedlicher Ausprägung und Richtung. Man unterscheidet *intrinsische Motivation* (von innen kommende, z. B. Spaß) und *extrinsische* (von außen kommende, z. B. Belohnung).

Auch am Arbeitsplatz und im Beruf haben wahre Motivation und inneres Engagement etwas mit Gefühlen zu tun: Die Arbeit macht Spaß, die Mitarbeiter spüren, dass sie eine Bedeutung im Unternehmen haben, sie können Kompetenzen erlangen, auf die sie stolz sind, die Gemeinschaft, in der sie arbeiten, zieht an einem Strang, eine angefangene Arbeit kann vollendet werden, es herrscht ein gutes Betriebsklima und eine vertrauensvolle Atmosphäre. Kommt es dagegen zu Motivationskonflikten, kann es für das Individuum hilfreich sein, mit den einzelnen Stimmen im eigenen Innern zu „verhandeln" und Lösungen zu suchen, die ihnen allen in gewisser Weise entgegenkommen (s.S.120f. 268f.).

Die berufsbezogene Beratung

Der Ansatz der Systemtheorie in der berufsbezogenen Beratung

Weil manche Aufgaben zu groß sind, als dass sie von Einzelpersonen erledigt werden könnten, benötigt man Organisationen. Ihr Zweck ist es, Arbeitsteilung und Aufgabenerledigung im Hinblick auf ein Unternehmensziel optimal zu koordinieren.In der Systemtheorie werden Organisationen als *„mehrdimensionale soziale Systeme"* beschrieben, die ein Innenleben besitzen, eigentlich aber nur als Subsysteme von größeren Systemen existieren können, indem sie mit anderen Systemen kommunizieren und in Beziehung treten. Damit wird die Interdependenz mit anderen Systemen deutlich (Königswieser & Hillebrandt 2007). Des Weiteren wird die Organisation – je nach Perspektive der Akteure im Innen- oder Außendienst, in der Produktion oder Verwaltung, als Mitarbeiter oder Manager – als ein Gebilde mit vielen Wahrheiten beschrieben. Die Entwicklung einer Organisation hängt davon ab, wie es gelingt, dem Einzelnen und dem Ganzen gerecht zu werden. Unternehmen lassen sich grob nach folgenden Kriterien unterscheiden:

- nach der Vision und der Strategie, dem Sinn und den Zielen,
- nach ihrer Struktur, wozu eine formale Hierarchie und die zur Umsetzung nötigen Prozesse gehören,
- sowie nach ihrer Kultur.

Die Unternehmenskultur zeigt sich im Verhalten der Menschen, insbesondere im Umgang von Führungskräften mit den Mitarbeitern und in der Bereitschaft, mit neuen situationsbedingten Umweltanforderungen umzugehen. Organisationsberatung tendiert traditionell dazu, die Organisation nur bezüglich einer dieser Elemente zu betrachten. Nach Königswieser u.a. (2001) sind Organisationen jedoch Systeme, bei denen sich die gezielte Veränderung eines der drei oben genannten Elemente (Vision/Strategie, Struktur oder Kultur) unwillkürlich auch auf die beiden anderen auswirkt. Das bedeutet, dass diese mit einbezogen werden müssen.

- Organisationen führen ein autonomes Eigenleben. Daher sind sie nicht direkt beeinflussbar oder durchschaubar.
- Sie reproduzieren sich durch Kommunikation ständig neu.
- Das Selbstverständnis der Organisation wird geprägt von Sinnkonstruktionen und Weltbildern, zu denen insbesondere die Unternehmensleitbilder gehören. So entsteht einerseits eine hohe Stabilität, andererseits aber auch eine starke Inflexibilität gegenüber neuen Umweltanforderungen.
- Organisationen lernen jedoch nicht nur als Antwort auf Umweltanforderungen. Sie können sich und ihre Umwelten auch aktiv umgestalten.

Daraus ergibt sich für den Coach:

- Beratung ermöglicht, eine Außensicht ins System hineinzubringen: Mehrbrillenprinzip.
- Berater sind Beobachter zweiter Ordnung: Sie sollten die hinter den Personen wirksamen Strukturen und logischen Rahmen des Systems erkennen.
- Berater begleiten die Organisationsentwicklung für eine begrenzte Zeit. Sie befähigen das Klientensystem, sich selbst zu helfen. Das bedeutet, dass sich Berater überflüssig machen.
- Es gibt kein Rezeptwissen für die Organisationsberatung. Alle Interventionen werden für das jeweilige Unternehmen maßgeschneidert und orientieren sich am Prozess.
- Interventionen geben nur Impulse; ihre Wirkung ist begrenzt.
- Interventionen an jeder Stelle der Organisation haben Auswirkungen auf andere Bereiche: Mobileeffekt. Strategie, Struktur und Kultur wirken aufeinander ein. Der „weiche" Faktor „Kultur" darf deshalb nicht vergessen werden.
- Bei Entwicklungsprozessen innerhalb einer Organisation muss eine Balance zwischen Verändern und Erhalten gewahrt werden.
- Regelmäßige Evaluation stellt sicher, dass der Entwicklungsprozess der Organisation den Anforderungen des Unternehmens gerecht wird: Reflexionsschleifen.
- Reflexion wird nicht um ihrer selbst willen betrieben, sondern im Hinblick auf die Umsetzung von Veränderungen.

In seiner Haltung berücksichtigt der Coach die systemischen Grundwerte. Er tritt bescheiden und dem Klienten gegenüber wertschätzend und allparteilich auf. Er vertraut den Fähigkeiten seines Klienten, sich selbst zu helfen, und weiß, dass die Betroffenen über ihre Blockaden und ihre Lösungen am besten Bescheid wissen. Seine Beratung ist ressourcenorientiert.

Coaches sollten die Beratungssituation so gestalten, dass der Klient seine Wirklichkeit inszenieren, beobachten, reflektieren und probehandelnd verwandeln kann. Ob dieses Vorgehen nur im Gespräch, als Visualisierung oder im Rollenspiel umgesetzt wird, hängt von der Situation und dem Klienten ab. Dem systemischen Berater stehen mannigfaltige Methoden zur Verfügung. Er muss nur, genau wie ein Handwerker, der einen Schaden zu beheben oder etwas neu zu bauen hat, genau das richtige Werkzeug einsetzen, das für die Situation und den Klienten angemessen ist.

Gesellschaftliche Lernprozesse

Probleme, die mehrere Organisationen betreffen, müssen oftmals auch innerhalb der einzelnen Organisation angegangen werden. Außerhalb sollten sie durch die Presse vorgestellt und begleitet werden. So wurden beispielsweise Maßnahmen der Gesundheitsförderung initiiert, damit das *„Humankapital"* langfristig besser mit dem Flexibilitätsdruck umgehen kann (d.h. ohne vorzeitigen Verschleiß). Die großen „Gesundheitskassen" wie beispielsweise die Techniker-Krankenkasse subventionieren die Betriebe bei Gesundheitsförderungsprogrammen.

Damit versucht man u.a. der Tatsache zu begegnen, dass ältere Mitarbeiter dem Flexibilitätsdruck nicht gewachsen sind. Da der Anteil älterer Mitarbeiter in Unternehmen aufgrund des demographischen Wandels insbesondere im Facharbeitersegment ständig wächst, müssen Unternehmen dafür Sorge tragen, dass sie nicht in ein paar Jahren unter Mangel an hochqualifiziertem Personal leiden. Mit Unterstützung großer Forschungsprogramme wie dem Schwerpunktprogramm 1184 *„Altersdifferenzierte Arbeitssysteme"* der Deutschen Forschungsgesellschaft (DFG http://www.altersdifferenzierte-arbeitssysteme.de) wird untersucht, wie Arbeitsplätze und Arbeitsorganisation (beispielsweise auch Arbeitszeiten) gestaltet werden müssen, damit ältere Mitarbeiter möglichst lange für das Unternehmen produktiv sein können.

Auch fusionsbedingte interkulturelle Kollisionen führen zu hohen Reibungsverlusten in Betrieben und damit auch für die Volkswirtschaft (siehe beispielsweise die Trennung von Daimler und Chrysler). Daher sollten sie vorbeugend mit Maßnahmen zum interkulturellen Lernen begleitet werden (Kumbruck & Derboven 2009. Kumbruck & Derboven 2006). Das Thema der Verständigung der Kulturen wird in der gesamten Gesellschaft problematisiert, allerdings mehr im Hinblick auf Integration von Migranten. In einem umfassenderen Sinne führen Unternehmen vermehrt das Instrument des *Diversity-Managements* ein, mit dem Ziel, die Vorteile der unterschiedlichen Belegschaften zu nutzen, wie beispielsweise auch die Unterschiede zwischen Männern und Frauen.

Beim interkulturellen Lernen kommt es zunächst darauf an, das Verständnis für die eigene kulturelle Prägung zu wecken. Dabei handelt es sich nicht nur um ein paar „Extravaganzen" oder „Unarten": Unser Weltbild, unsere Werte und Normen, unsere Vorstellungen darüber, wie man Dinge zu sehen und wie man sich zu verhalten hat, sind von unserer kulturellen Prägung abgeleitet und geben unserem Verhalten Sinn. Diese Seite der Kultur ist allerdings unsichtbar und wird unbewusst gelebt. Somit sind Konflikte mit Menschen aus anderen Kulturen geradezu vorprogrammiert. Ursache für diese Konflikte sind also nicht der böse Wille oder der schlechte Charakter der Anderen: Es liegen lediglich typische interkulturelle Missverständnisse vor. Für diesen Lernschritt dienen geeignete Übungen sowie Simulationsspiele und Reflexionen. Erst wenn dieses Verständnis geweckt ist, können Maßnahmen der interkulturellen Zusammenarbeit, der kulturellen Konfliktlösung, ja vielleicht sogar der kulturellen Synergiegewinnung im Sinne eines transkulturellen Unternehmens entwickelt werden. Wesentliche Lernziele dabei sind das gegenseitige Respektieren, das Aushalten von Widersprüchen (*Ambiguitätstoleranz*) sowie die Flexibilität des Perspektivenwechsels (siehe hierzu ausführlich: Kumbruck & Derboven 2009).

Interventionen auf der interaktiven Ebene – Coaching

Die interaktive Ebene wird häufig im Coaching thematisiert (s. u.). Natürlich geht es zunächst um die Analyse der Situation, bevor entschieden wird, welche Art von Konflikt oder Problem vorliegt und wie diesem zu begegnen ist. Konflikte zwischen Einzelpersonen können für den Klienten oftmals mit der *Kommunikationsanalyse* und der *Transaktionsanalyse* durchschaubar gemacht werden. Probleme beispielsweise zwischen Vorgesetzten und Mitarbeitern, die entstehen, weil die Kommunikation nicht auf der Erwachsenenebene stattfindet, können mit Hilfe von *Rollentausch* (für beide Personen gibt es je einen Stuhl; der Klient tauscht die Plätze und äußert jeweils das, was die Person auf dem Stuhl in Realität sagen würde) oder in Rollenspielen „(re)inszeniert", dabei durchschaut und durch Üben der angemessenen Ansprache korrigiert werden.

Die „richtige" Moderation nach Ruth Cohn

Zur Steuerung von Gruppen und zur Lösung ihrer Probleme sollten sowohl externe Berater als auch interne Gruppenleiter die richtige Moderationsmethode erlernen. Hierbei kann auf das Modell der Themenzentrierten Interaktion (TZI) von Ruth Cohn (2004) verwiesen werden. Sie definiert Moderation als *das Balancehalten der drei Gruppengesprächselemente „Ich", „Wir" und „Thema"*.

„Ich" bezieht sich auf das einzelne Gruppenmitglied, seine Ziele, Wünsche und Befindlichkeiten. „Wir" umfasst den Interaktionsprozess und die Dynamik der Gruppe. Und schließlich spielt das „Thema" und seine Bedeutung im aktuellen Kontext eine wichtige Rolle im Gruppengespräch. Kontextbedingungen, wie situative, historische, materielle und soziale Bedingungen, betten diese drei Elemente ein.

Böning (1994, S.34) zeigt in seinen Regeln für gute Moderation auf, dass Moderation insbesondere auf den bekannten Möglichkeiten gelingender Kommunikation beruht. Dazu gehören bei ihm Aktives Zuhören, Aufforderung zum Sprechen durch zielorientiertes Fragen, Spiegeln der Beiträge, Neutralität, Zusammenfassen der Beiträge und Berücksichtigung verschiedener Blickwinkel.

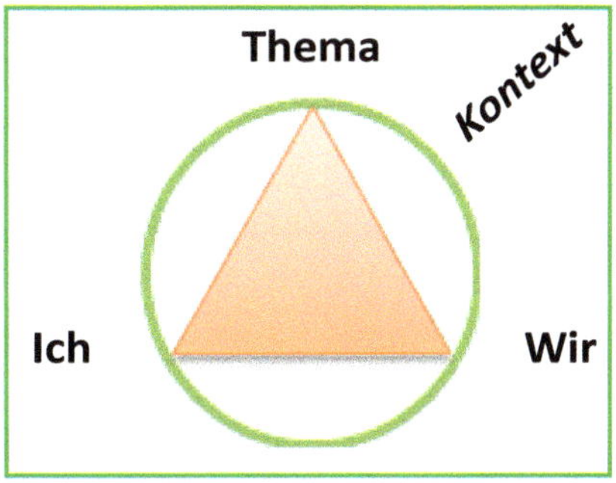

Die Beziehungslandkarte

Bei Konflikten innerhalb einer Gruppe sind Verdeutlichung der Beziehungen in Form von *Beziehungslandkarten* hilfreich, wobei ggf. auch die jeweiligen Rollen benannt werden, die die Teilnehmer innerhalb des organisationalen Gruppenspiels innehaben. Eine Person soll die Namen von Gruppenmitgliedern eintragen und die Beziehungen anhand der Symbole auf S. 153 darstellen. Die *Beziehungslandkarte* kann sowohl mit Einzelpersonen als auch mit Gruppen durchgeführt werden.

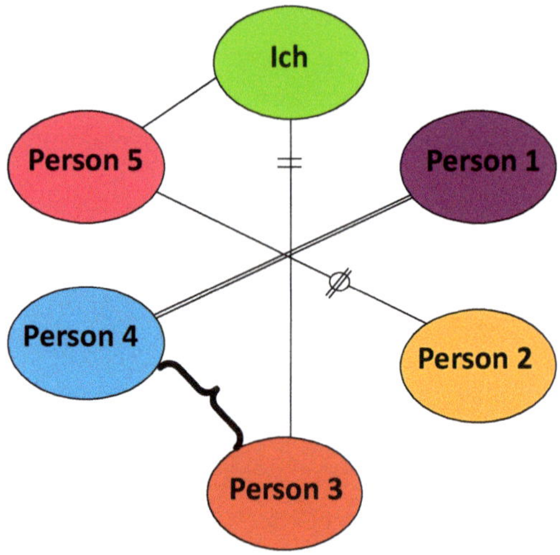

Zeitlinien

In Gruppen und Teams, aber auch für Einzelpersonen sind oftmals lange Prozessverläufe von Interesse. Mit ihrer Hilfe kann die Geschichte nachgezeichnet werden, die ein Team von sich selbst erzählt. Mit *„Zeitlinien"* (ausführlich: von Ameln & Kramer 2007, S.303-308) können Meilensteine und Wendepunkte prägnant dargestellt und dadurch deutlicher ins Bewusstsein gerückt werden. *„Sie können aber auch dazu beitragen, diese Geschichten zu hinterfragen, zu dekonstruieren und zu relativieren, umzuschreiben oder weiterzuführen"* (ebd. S.304). Zur Darstellung einer Zeitlinie verwendet man für jede Phase ein andersfarbiges Seil. Auf Moderationskarten werden die einzelnen Stationen stichwortartig gekennzeichnet und aneinandergelegt. Wird die Arbeit mit Zeitlinien in kleinen Teams durchgeführt, erstellt jede Person eine eigene Zeitlinie. Die Linien werden anschließend verglichen und diskutiert. Größere Gruppen werden in mehrere Kleingruppen aufgeteilt, die dann eine gemeinsame Zeitlinie erstellen.

Outdoor-Trainings

Für die Entwicklung von Teams sind derzeit sog. *Outdoor-Trainings* (ausführlich: ebd. S.181-214) in Mode. Hier lernen die Teilnehmer vor allem, sich aufeinander zu verlassen, weil sie begreifen, dass sie das Ziel nur erreichen, wenn sie gemeinsam handeln. Ob die Teilnehmer im gemeinsamen Handeln aus herumliegenden Materialien eine Brücke bauen und anschließend darüber schreiten oder ob sie sich im

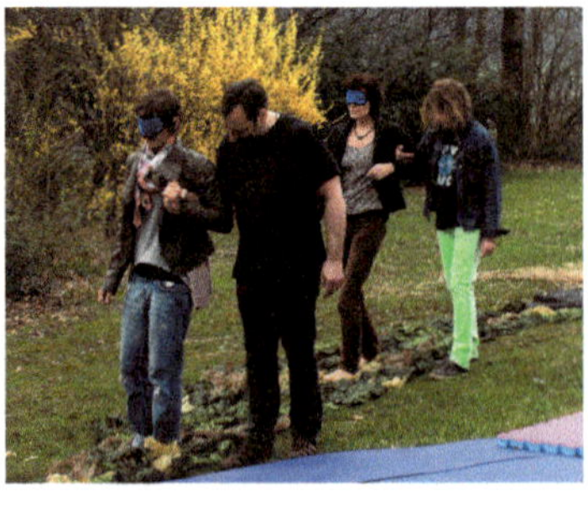

gegenseitigen Vertrauen mit geschlossenen Augen führen oder in die Arme eines anderen fallen lassen, immer ist damit die Gefahr einer Entblößung der Einzelperson vor der gesamten Gruppe verbunden. Bei manchen Menschen können solche Übungen zu Retraumatisierung führen und größeren Schaden anrichten, deshalb sind solche Methoden im betrieblichen Kontext nicht sehr nützlich.

Interventionen auf der individuellen Ebene

Coaching kann definiert werden als das gemeinsame Arbeiten von Coach und Coachee an der Erweiterung der für das Anliegen des Coachees relevanten Interaktions- und Handlungsräume durch die Schaffung von Wahlmöglichkeiten. Lippmann (2006, S.19) legt den Fokus auf Coaching als professionelle Form (individueller) Beratung im beruflichen Kontext mit Fokus auf das Spannungsfeld Person – Rolle(n) – Organisation. Ziel von Coaching ist:

- die Förderung beruflicher Selbstgestaltungspotenziale (Schreyögg 2002, S.26),
- die Förderung aller Managementkompetenzen und gleichzeitig
- ihre Humanisierung.

Coaching befasst sich mit der Fähigkeit von Führungskräften, die ihnen anvertrauten Abteilungen zu steuern und unterstützt auch bei der Planung und Entwicklung angemessener Strukturen. Schwerpunkte bilden allerdings meist die Personal- und Führungsfunktionen sowie die dafür besonders relevanten Rollen und sozialen Kompetenzen. Dabei können die Anlässe wieder auf den bekannten vier Ebenen (gesellschaftliche, organisationale, interaktive und individuelle) angesiedelt sein.
„Im Prinzip lässt sich postulieren, dass eine jeweilige Gruppierung genau das zu verhandeln sucht, was in ihrem Grundberuf zunächst nicht thematisiert wurde“ (Schreyögg 2002, S.26), d.h. Sozialarbeiter stellen Fragen zum organisatorischen Kontext, Ingenieure sprechen individuelle und interaktive Themen an. Anhand dieser Ausführungen sieht man, wie die vier Ebenen immer ineinander greifen.

Führungskräfte-Coaching

„Führungskräfte sollen unterstützt werden, die von ihnen geleitete Organisation oder Abteilung möglichst menschengerecht auszugestalten.“ Schreyögg 2002, S.26

Führungskräfte haben einen besonderen Bedarf an Coaching, weil sie in Organisationen hauptverantwortlich für die Koordination und Kooperation menschlicher Arbeit sind. Da Positionen und Funktionen in Organisationen mit Rollenerwartungen versehen sind, kann sich eine Führungsperson nicht verhalten, wie sie will, sondern muss eine Rolle „spielen“ (Goffmann 1976). Davon leiten sich standardisierte Verhaltensmuster ab, die die Mitglieder der Organisation von den Führungskräften erwarten. Persönliche Wünsche, Bedürfnisse oder Verpflichtungen sind zweitrangig.

Führungskräfte sind Teil der Hierarchie. Die Hierarchie wird selten geliebt, ist aber für das Funktionieren einer Organisation notwendig.

Coaching beabsichtigt, die einzelne Führungskraft oder sonstige Mitarbeiter als Teil des Personals zu fördern. Menschen sind jedoch eigensinnig und durch die Organisationen nicht vollkommen funktional zu vereinnahmen. Oftmals entwickeln sie innerhalb eines Coachings das Ziel, das Unternehmen zu verlassen.

Die Person des Coaches

Ein Coach muss gewisse Anforderungen erfüllen. Er sollte eine breite Lebens- und Berufserfahrung und Persönlichkeit mitbringen. Auch eine Ausbildung zum Coach und entsprechende Qualifikationen sind eine wichtige Voraussetzung. Darüber hinaus sollte ein fundiertes Coachingkonzept, also ein Metamodell darüber, wie Coaching ansetzt und wirkt, vorhanden sein. Er sollte sich mit Theorien und Lehren zu betrieblichen Zusammenhängen auskennen (z.B. Managementlehre, Organisationspsychologie), zwischenmenschliche Verstrickungen verstehen (z.B. Kommunikationstheorie, Psychologie) und über einen „Koffer mit Instrumenten und Werkzeugen" (insbesondere professionelle Gesprächsführung, Psychotherapie, Visualisierungstechniken etc.) verfügen. Schlussendlich sollte eine Berufsethik vorhanden sein.

Anlässe für Coaching:

Jede berufliche Übergangssituation kann Anlass für Coaching sein. Auf persönlicher Ebene beispielsweise der Eintritt in eine Organisation, die Übernahme einer Führungsposition, schleichende Krisen wie Stress, Burnout, berufliche Deformationen. Auf kollektiver Ebene Fusionen, Marktveränderungen, Finanzierungsstrategiemodifikationen, politische Entwicklungen, die mit sozialen Konflikten im Unternehmen einhergehen und vieles mehr. Coaching bietet dabei Karriere- und Rollenberatung, aber auch Konfliktprophylaxe und Unterstützung bei der Bewältigung von Konflikten sowie bei dem Aufbrechen erstarrter Situationen.

Verträge:

Der Coach schließt vor Beginn seines Auftrags Verträge ab: einen formalen und einen psychologischen Vertrag. Der formale Vertrag wird schriftlich fixiert und unterschrieben. Er regelt die Modalitäten wie Dauer, Termine und Ort des Coachings, Honorar und Art der Rechnungsstellung sowie Geheimhaltungspflicht bzw. Art der Informationsweitergabe, wenn Klient und Auftraggeber nicht identisch sind. Der mündlich geschlossene psychologische Vertrag umfasst die Spielregeln der Sitzungen sowie die gegenseitigen Erwartungen, Grenzen des Coachings (d.h., dass es sich um keine Therapie handelt) und die Arbeitsweise des Coachs. Zudem wird natürlich geprüft, ob die Chemie zwischen Coach und Coachee stimmt.

Methoden
Am Anfang jedes Coachings steht die Auftragsklärung, die dem CLEERIT-Schema folgt (Schmidt-Tanger & Stahl 2007):

Kontakt	**Wie?**
Leiden, Symptome	**Was?**
Entwicklungsgeschichte	**Woher?**
Effekt der Veränderung	**Wozu?**
Ressourcen	**Womit?**
Identifizierte Person	**Wer?**
Target, Ziel	**Wohin?**

Für die Identifizierung der Ist- und Soll-Zustände sollte man sich besonders viel Zeit nehmen. Das Gespräch folgt in seinem Aufbau dem systemischen Beratungsgespräch (s. S.110-111). Auch bei der Zielformulierung geht man vergleichbar vor. Das Ziel sollte klar, messbar und attraktiv-motivierend sein, es sollte positiv formuliert werden und durch den Klienten selbst erreichbar sein. Es darf nicht zu klein, aber auch nicht zu groß sein. Es sollte „ökologisch" und sinnvoll vertretbar sein, d.h. die Nebenwirkungen müssen ins Auge gefasst und gegenüber dem Gewinn des zu erreichenden Zieles abgewogen werden. Bei großen Zielen müssen Unterziele gesetzt werden, bei sehr vielen Zielen müssen Prioritäten festgelegt werden.

In der darauf folgenden Phase der Entwicklung von Lösungen geht der Coach ressourcenorientiert vor:

- Beschäftigung mit den bisherigen Lösungsversuchen,
- Fokussieren auf Ausnahmen und ‚Lösungserleben',
- Sammlung weiterer Lösungsideen und Prüfung der Optionen,
- Lösungsgestaltung und ‚Kosten-Nutzen-Analyse' hinsichtlich der Auswirkungen.

Schließlich werden die Ergebnisse gesichert, d.h. die geplanten Maßnahmen und Handlungspläne werden so konkret wie möglich durchgeführt. Zum Ende jeder Sitzung wird dies mit dem Klienten reflektiert.

Emotionalisieren
Im Coaching sollte für eine angemessene emotionale Stimmung gesorgt werden. Die Klienten müssen meist etwas „angeheizt" werden, aber nicht zu viel, denn sie verändern sich am leichtesten, wenn sie auf einem mittleren Niveau emotional beteiligt sind. Das Emotionalisieren kann auf verschiedene Weise erfolgen:

- Der Coach bietet Beziehung an: „Ich bin jetzt ganz für Sie da." „Ich höre Ihnen gerne zu."
- Der Klient wird ermuntert, Details zu erzählen, da es bei detailreichen Schilderungen nicht so leicht möglich ist, rein sachlich zu bleiben.
- Der Coach fragt den Klienten nach seinem Körpergefühl zu den Aussagen, insbesondere wenn er Körperreaktionen wahrgenommen hat.

- Der Coach ist humorvoll.
- Er kann „heilige“ Momente aushalten, d.h. er schweigt eine Zeitlang, wenn ihm wichtige Dinge erzählt wurden.

Richtige Coaching-Killer sind folgende Phrasen:

- „Ich finde, Sie sollten ...“
- „Das stimmt nicht.“
- „Warum machen Sie nicht ... (spezieller Vorschlag)?“
- „Das ist schlecht.“
- „Ihre Sorgen sind gänzlich unangebracht.“
- „Da bin ich ganz anderer Meinung.“
- „So leicht, wie Sie glauben, wird das nicht gehen.“

Feedback geben

Coaching bedient sich in Form der Spiegelung der Methoden des Feedbacks. Kritische Situationen werden noch einmal in einer geschützten Atmosphäre durchlebt, wodurch das eigene Verhalten der damaligen Situation durchschaut und probeweise geändert werden kann. Coaching nutzt die Ressourcenaktivierung und bringt den Coachee dazu, zu lernen, sich selbst wahrzunehmen und auf Unterschiede zu achten (z. B. durch paradoxe Verschreibung, s. S.147).

Das Feedback hat bei Führungskräften eine besonders hohe Bedeutung, denn je höher sie die Karriereleiter in einer Organisation steigen, desto weniger ehrliches Feedback erhalten sie. Der langjährige Top-Manager großer Autofirmen Daniel Goeudevert (1996, S.180) verwendet dafür das Bild der Verwandlung von Fenstern in Spiegel, wodurch die Manager nichts mehr von der Außenwelt wahrnehmen können: *„Steigt man in der Hierarchie eines Unternehmens bis zum Vorsitzenden, dann befindet man sich meist auch auf der letzten Etage des Firmengebäudes. Und je weiter man aufsteigt, desto mehr verwandeln sich die Fenster in Spiegel. Auf der letzten Stufe der Hierarchie schließlich ist man nicht nur allein, sondern man hat auch keine Fenster mehr. Der Blick auf die Außenwelt ist verwehrt. Man sieht nur noch sich selbst. Auch die Mitarbeiter, mit denen man verkehrt, stellen ständig einen Spiegel auf: Gucken Sie mal, Chef, Sie sind der Beste. Selbst wenn man versucht, sie zu Widerspruch und Dialog zu animieren, bekommt man selten eine Resonanz, die zu weiterem Nachdenken stimuliert.“*

Das innere Team (s. S.120f.)

Bei Motivations- und Zielkonflikten oder angesichts bevorstehender wichtiger Entscheidungen eignet sich auch die Arbeit mit dem inneren Team (Schulz von Thun 1998). Hier werden verschiedene Persönlichkeitsanteile bzw. „innere Stimmen“, die nicht einer Meinung sind, bewusst gemacht. Der Klient erkennt, dass diese sich gegenseitig blockieren und somit verhindern, dass er auf sein Ziel zusteuert. Die unterschiedlichen autonomen Anteile werden identifiziert, visualisiert, und auf einem Flipchart unter dem „Dach“ der Gesamtperson dargestellt. Jeder Anteil erhält einen charakteristischen Namen (z.B. „der Verweigerer“) und eine für ihn typische Äußerung (z. B. „Ich will nicht ...“).

Die Teilpersönlichkeiten und ihre Funktionen können je nach Stärke des Einflusses größer oder kleiner dargestellt und mehr oder weniger nah zu einer anderen Teilpersönlichkeit platziert werden. Dabei kann die Position die Wirkung spiegeln, z. B. kann ein Anteil einem anderen im Nacken sitzen. Die Ausstrahlung kann unterschiedlich dargestellt werden, z. B. kann der Charakter durch Teufelshörnchen gekennzeichnet werden oder durch ein freundliches Lächeln.

Sind alle wichtigen Teilpersönlichkeiten versammelt, kann eine „innere Ratsversammlung“ zum anstehenden Thema abgehalten werden. Der Klient leiht jedem dabei seine Stimme, damit die Positionen dargelegt, eine Verhandlung geführt und schließlich ein Ergebnis gefunden werden kann. Bei diesem Instrument wirkt nicht nur die Veranschaulichung der widerstrebenden Kräfte durch die Visualisierung und der Dialog der inneren Stimmen, sondern auch die humorige Darstellung selbst. Sie nimmt in der Regel dem inneren Streit die Schärfe und führt zu größerem Verständnis mit der eigenen „mangelnden Entscheidungsfreude“.

Führung beginnt mit Selbstführung, "Schärfe die Säge“ nach Covey

Selbstführung und Persönlichkeitsentwicklung gelten als eine der fünf Säulen auf dem Weg zu einer lernenden Organisation (Senge 1996, S.15). Was dies bedeutet, erklärt Covey, der Entwickler eines Instrumentes zur Selbstführung, in seinem Buch *„Der Weg zum Wesentlichen“*: *„Wir entscheiden – entweder führen wir unser Leben selbst, oder wir überlassen es anderen. Wenn wir uns selbst und anderen Versprechen geben und sie einhalten, steigern wir allmählich unser Vermögen, bis unsere Handlungsfähigkeit stärker ist als alle auf uns einwirkenden Kräfte. “* (Covey 2007, S.67).

Die wichtigste Lehre des Sich-Selbst-Führens besteht darin, dass man nicht in Aktivismus verfällt, sondern lernt, Wichtiges von Dringendem zu unterscheiden und seinen Lebensweg so einzurichten, dass die dringenden Dinge immer weniger werden, indem man sich Raum für das Wichtige im eigenen Leben schafft: *„Nur eine bewusste Entscheidung für das Wichtige verhindert eine unbewusste Entscheidung für das Unwichtige“* (ebd. S.31).

Aus Sicht Coveys ist die Arbeit an den eigenen Potenzialen, an ihrer Erhaltung und Weiterentwicklung, besonders wichtig. Er nennt diese Aufgabe *„die Säge schärfen“*. Auf allen vier Ebenen unseres Seins, der kognitiven, emotionalen, körperlichen und spirituellen Ebene, sollten wir dafür Sorge tragen, dass die Säge nicht abstumpft und uns schwächt. Selbstverständlich gehört auch der Körper dazu, denn übermüdete Menschen sind nicht mehr in der Lage, für eine Sache zu kämpfen, und treffen extrem viele Fehlentscheidungen (ebd. S.82).

Covey geht bei der Zeitplanung von den zwei Dimensionen „dringend“ und „wichtig“ aus und kombiniert sie zu einer 4-Felder-Tafel.

	dringend	**nicht dringend**
wichtig	**I**	**II**
nicht wichtig	**III**	**IV**

Der erste Quadrant enthält alle Aufgaben, die sowohl wichtig als auch dringend sind. Darunter fallen *„Krisen, drängende Probleme, Projekte, Besprechungen und Vorbereitungen mit Zeitlimit“* (ebd. S.36). Im zweiten Quadranten befinden sich Aktivitäten, die wichtig, aber nicht dringend sind, z. B. : *„Vorbereitung, Vorbeugung, Werteklärung, Planung, Beziehungsarbeit, echte Erholung, Förderung der Selbstverantwortung“* (ebd.). Im dritten Quadranten finden wir Aufgaben, die nicht wichtig aber dringend sind: *„Unterbrechungen, einige Anrufe, manche Post, einige Berichte, einige Meetings, viele anstehende, drängende Angelegenheiten, viele beliebte Tätigkeiten“* (ebd.). Im vierten Quadranten sind nicht wichtige, nicht dringende Aktivitäten zu finden: *„Triviales, Geschäftigkeit, irrelevante Post, manche Anrufe, zeitverschwendende Beschäftigungen, Fluchtaktivitäten, übermäßiges Fernsehen* (ebd.).

Da wir uns übermäßig in den Quadranten I, III und IV aufhalten, verschieben wir die Dinge des Quadranten II immer wieder nach hinten und verpassen, was uns wirklich wichtig ist. Das Versäumen der wichtigen Dinge verursacht dann diverse Krisen: private Beziehungskrisen aufgrund mangelnder Beziehungspflege und geschäftliche Krisen aufgrund schlecht geplanter Projekte etc. Die Bewältigung dieser Krisen ist dann wichtig und dringend und bekommt höchste Priorität. Sie wäre aber nicht nötig gewesen, wenn man sich gleich intensiver mit den Aufgaben des zweiten Quadranten beschäftigt hätte (ebd. S.39). Alles in allem sollte eine Umkehrung der Gewichte stattfinden, so dass wir uns schwerpunktmäßig um Quadrant 2 kümmern und die Aktivitäten von Quadrant IV beispielsweise ganz reduzieren.

Der erste und wichtigste Schritt ist, sich über die eigene Lebensphilosophie klarzuwerden, die Covey *„Leitbild“* (ebd. S.77) nennt: *„Denken Sie darüber nach, wie Sie diese Woche verbringen würden, wenn Sie nur noch ein halbes Jahr zu leben hätten? ... Welcher Unterschied in meiner Lebensführung würde sich aus einer klaren Vision meiner Prinzipien, Werte und höchsten Ziele ergeben“* (ebd. S.80)? Dabei geht es ganz eindeutig nicht nur um berufliche Ziele, sondern um alle Lebensziele – beruflich, privat, gesellschaftlich – und um alle Ebenen unseres Seins – emotional, kognitiv, körperlich und spirituell (ebd. S.46).

Um das zu schaffen, brauchen wir einen *Kompass*, der uns durchs Leben führt, statt Uhren, von denen wir uns antreiben lassen. Wie Alexandra Altmann in ihrem Vorwort zur deutschen Ausgabe schreibt: *„Es ist gut zu wissen, wie schnell man unterwegs ist. Aber es ist wichtiger zu wissen, ob man auf dem richtigen Weg ist"* (ebd. S.7). Die *Uhr* gibt lediglich Auskunft darüber, was wir mit unserer Zeit anfangen und wie wir sie einteilen. Dazu gehören *„Zusagen, Verabredungen, Zeitpläne, Ziele und Tätigkeiten"* (ebd. S.19). Der *Kompass* bezieht sich dagegen auf das, was wir für wichtig halten, und darauf, wie wir unser Leben führen. Dazu gehören *„Vision, Werte, Prinzipien, Leitbild, Gewissen und Orientierung"* (ebd. S.19).

Die im ersten Schritt erarbeitete Lebensphilosophie (ebd. S.104) ist die Grundlage des zweiten Schrittes: Wie lassen sich die verschiedenen Rollen, die man im Leben spielt, mit diesem Leitbild vereinbaren (ebd. S.80ff. 115ff.) ? Jede Person spielt mehrere Rollen in ihrem Leben, z. B. als Student, Kind, Vater, Mutter, Geldverdiener etc. Auch die Rolle, körperlich und geistig, emotional und spirituell für sich selbst zu sorgen, sollte berücksichtigt werden. Covey nennt diese Rolle *„die Säge schärfen"* (ebd. S.82), was bedeutet, dass jede Woche Energie in die Weiterentwicklung der mit dieser Rolle verbundenen Fähigkeiten investiert werden sollte.

Nachdem Sie sich Gedanken über ihre Rollen gemacht haben, sollten Sie über folgende Fragen reflektieren:

- *„Werde ich in meinem Leben oft von ein oder zwei Rollen vollkommen in Anspruch genommen, sodass die anderen nicht die ihnen gebührende Aufmerksamkeit erhalten?*
- *Wie viele meiner ‚wesentlichen Dinge' liegen in Rollen, die nicht den Großteil meiner Energie und Aufmerksamkeit auf sich ziehen?*
- *Tragen die Rollen in ihrer Gesamtheit zur Erfüllung meiner Lebensziele bei?*
- *Wie würde es sich auf meine Lebensqualität auswirken, wenn ich diese Rollen einmal wöchentlich überdenken und so für ein angemessenes Gleichgewicht meiner Handlungen sorgen würde"* (ebd. S.84)?

Deshalb werden im dritten Schritt die Rollen und die damit verbundenen Ziele mit Zeitplänen verbunden (ebd. S.145ff.). Covey empfiehlt, gleich die ganze Woche zu planen, weil dies *„einen breiteren Kontext für unsere Tätigkeiten"* (ebd. S.77) zulässt. Sie sollten sich folgende Frage stellen:

„Was ist das Wichtigste, was ich diese Woche in jeder Rolle tun könnte, um die größte positive Wirkung zu erzielen" (ebd. S.84)*?*

Diese wichtigen Dinge verortet Covey im Quadranten II und vergleicht sie mit *„großen Steinen"* (ebd. S.87), die wir zuerst setzen müssen, damit sie ihren Platz erhalten.

Die kleinen Steine passen mühelos in die Zwischenräume. Gehen wir umgekehrt vor, bleibt häufig kein Platz mehr für die wirklich wichtigen Dinge im Leben.

Notieren Sie zuerst die *„großen Steine"* aus Quadrant II, dann fügen Sie alle weiteren Termine in den Planer, die Sie im Laufe der Woche erledigen müssen. Wenn Sie versäumen, die wichtigen, nicht dringenden Termine zu planen, werden schnell die Tätigkeiten aus Quadrant I und III die Überhand gewinnen (ebd. S.89). Covey schreibt: *„Aber wenn wir die großen Steine zuerst einbauen, kehren wir diese Tendenz um. Wir schaffen einen Rahmen, in dem wir die für uns wichtigen Dinge umsetzen und in den wir andere Aktivitäten nach Bedarf einfügen können"* (ebd. S.90).

Die kurzfristigen Tagespläne dienen dazu, den Überblick zu behalten und Stoßzeiten zu vermeiden. Wichtige Dinge sollten einen Platz bekommen, auch wenn es noch keinen Termin gibt, denn für wichtige Dinge gibt es meist keinen festen Termin. Sie erhalten ihren Platz in der Prioritätenliste und werden baldmöglichst erledigt. Besonderes Augenmerk legt Covey auf den Augenblick, in dem man sich für ein bestimmtes Ziel entscheidet. Hier empfiehlt er persönliche Integrität, um sich nicht von den wichtigen Themen abbringen zu lassen.

Täglich und insbesondere am Ende jeder Woche sollte die Überprüfung von Erledigtem und Unerledigtem erfolgen. Stellen Sie sich folgende Fragen:

- *„Welche Ziele habe ich erreicht?*
- *Welche Herausforderungen sind mir begegnet?*
- *Welche Entscheidungen habe ich getroffen?*
- *Hatte bei diesen Entscheidungen das Wesentliche Vorrang"* (ebd. S.94)*?*

Unerledigtes wird noch einmal aufgeschrieben und muss dann erledigt werden. Werden die wichtigen Dinge weiterhin verschoben, ist dies ein Anlass, den gesamten Plan zu überdenken, die Prioritäten neu zu setzen, radikaler das Unwichtige wegzulassen und durch proaktives Handeln im Bereich der wichtigen Dinge Dringendes zu reduzieren. Covey legt einen besonderen Schwerpunkt darauf, die Wahrnehmung des Klienten für sein eigenes Handeln im Sinne seines Leitbildes zu schärfen. Hierzu empfiehlt er Maßnahmen wie:

- die *Selbst-Wahrnehmung* für die eigenen Handlungen durch das Führen eines Tagebuches zu fördern (ebd. S.114);
- sein *Gewissen* dadurch zu erziehen, dass man über die Weisheitsliteratur der Menschheit reflektiert, aus eigenen Erfahrungen lernt, die Erfahrungen anderer berücksichtigt, auf die innere Stimme hört und ihr gemäß handelt (ebd. S.63);
- den freien Willen durch Selbst-Versprechen statt Fremdsteuerung zu fördern (ebd. S.67);
- die Vorstellungskraft durch Visionen weiterzuentwickeln (ebd. S.109).

Führung beginnt bei der Selbstführung. Coaching, das sich selbst als zeitlich begrenzte Begleitung für einen Wegabschnitt versteht, sollte deshalb einen besonderen Schwerpunkt auf die Hilfe zur Selbsthilfe legen. Autoren wie Böning (2006, S.83 ff.) halten das beschriebene Vorgehen, das tendenziell auf Selbstreflexion und Selbst-Verstehen zielt, insbesondere im Coaching für das mittlere Management für angemessen, bezweifeln aber, dass damit „Executives", also Vertreter des Top- und Seniormanagements erreicht werden können. Für diese zähle eher das „Primat der Tat" (ebd. S.92) für das alltägliche Spiel um Machterhalt und Selbstinszenierung. *„Sie erwarten ein effizientes Vorarbeiten, Vorschläge und Steuerung, denn entscheiden wollen und werden sie trotzdem!"* (ebd. S.98).

Anwendungsfall: Coaching im Familienunternehmen

Zum Abschluss stelle ich einen komplexen Fall vor. Beratung in Familienunternehmen hat immer zwei logischen Rahmen zu genügen: dem der Familie und dem des Unternehmens. Dadurch wird es oftmals äußerst kompliziert. Insbesondere in Übergabeprozessen fragen Familienunternehmen vermehrt nach Beratung und Coaching. Vordergründig geht es meist um Kompetenzvermittlung, persönliche Einführung des Juniors in den Kundenstamm durch den Senior und Verantwortungsübernahme im Zusammenhang mit der zu vergebenden Prokura.

Das Coaching muss ggf. zuerst familiäre Verstrickungen entwirren, bevor die sachlichen Aufgaben angegangen werden können. Oft können Familiennachfolger den besonders großen Erwartungen seitens der Familie nicht gerecht werden. Sie sollen die Familientradition tradieren unabhängig davon, ob sie die Fähigkeiten dafür haben oder nicht. Die Motivation dazu haben sie mit der Muttermilch eingesogen, d.h. sie können nicht mehr zwischen eigenen und zugewiesenen Motiven unterscheiden. Sie sind den Ambivalenzen zweier logischer Rahmen alltäglich ausgesetzt, was häufig zu Krankheiten als einziger Ausstiegsmöglichkeit führt (Simon 2002).

Fallstudie Mittelständisches Unternehmen aus dem Anlagenbau

Ausgangssituation

- Unternehmen 30 Jahre alt: Übergang auf die 3. Generation
- mit 1 Mio. Jahresumsatz, 7 Tätigkeitsbereichen, 12 Mitarbeitern
- Finanzielle Stagnation
- Ausgangspunkt für Übergabe: Sohn kommt seit 2 Jahren nicht „in die Gänge"!

Der Vater beharrt auf seinen bisherigen Routinen, will keine Veränderungen durch den Sohn, weil er Angst vor mangelnder Wertschätzung hat und weil er dem Sohn nicht zutraut, das Unternehmen gut zu führen: „Was ist mein gesammeltes Wissen noch wert?“ Der Sohn meint dagegen: „Hier muss neuer Wind rein!“ Es geht also um das Ausbalancieren von Kontinuität und Veränderung.

Als Maßnahme wird eine Moderation eines systematischen Wissenstransfers eingeleitet. Diese ist extrem wichtig, weil der Vater sein ganzes Erfahrungswissen nur in seinem Kopf, aber nirgendwo schriftlich fixiert hat. Selbst für das Schreiben von Angeboten hat er weder Heuristiken (z. B. in Form von Textbausteinen), noch feste Preislisten. Ohne die Organisation einer systematischen Wissensübertragung müsste der Sohn den ganzen Tag hinter dem Vater herlaufen und versuchen, alles Wichtige aufzuschnappen. Dagegen rebelliert er verständlicherweise: „Ich will nicht auf dem Schoß meines Vaters sitzen“. Zur Lösung erhält der Sohn begleitend ein Coaching zur Rollenklärung, denn er muss bei der Übernahme in der Lage sein, den Vater in die Pflicht zu nehmen und Forderungen an ihn zu stellen. Hierbei wurde viel mit Stühlen gearbeitet.

Der Sohn fragt sich zudem, warum trotz aller Anstrengungen das Unternehmen seit einiger Zeit stagniert. Um mögliche Brennpunkte und Tabus des Unternehmens zu erkennen, wird eine Organisationsaufstellung durchgeführt. Dabei wird deutlich, wie sehr die Firma dadurch belastet ist, dass ein bedeutsamer Teil des Gewinns auch zu einem Bruder des Vaters abfließt. Hier handelt es sich also um eine familiäre Verwicklung, die dem Unternehmensziel auf Dauer zuwiderläuft, ja sein Überleben gefährdet.

Auch wenn auf diese Weise die wirtschaftlichen Rahmenbedingungen geregelt werden können, sieht der Sohn aufgrund seiner Kenntnisse als Betriebswirt, dass die organischen Strukturen nicht mehr passen und auch die Mitarbeiter teilweise nicht mehr für die neuen Aufgaben geeignet sind. Deshalb erhält er Unterstützung bei der Analyse der formalen und personalen Passungenauigkeiten und der Lösungsgenerierung in Form von Organisations- und Personalentwicklung.

Auf der Grundlage dieser begleitenden Maßnahmen werden vielfältige Lösungen entwickelt:

- Die Aufgaben und Rollen werden gemäß dem Motto „Jeder nach seinen fachlichen Stärken“ neu aufgeteilt. Aufgrund seiner technologischen Kreativität soll und möchte sich der Vater nach einer Übergangszeit auf die Rolle des Chefingenieurs konzentrieren, wohingegen der Sohn wegen seines Betriebswirtschaftsstudiums alleine für die Organisation des Unternehmens zuständig sein wird.
- Unter dem Motto „Systematik ergänzt spontan Gewachsenes“ wird ein 5-Jahresplan (Budget) zum Ausbau des Unternehmens (Produkte, Marketing, Ertrag, Finanzen ...) entwickelt.
- Da die Erneuerung ohne Zerstörung des Vorhandenen erfolgen soll, baut der

Sohn neben der vorhandenen Firma ein Profitcenter im Servicebereich auf und integriert dieses. Dadurch gewinnt er einerseits neue, eigene Kunden, andererseits lernt er ein Unternehmen zu führen, ohne in dieser wichtigen Übergangszeit die Stammfirma durch Fehler oder Reibereien mit dem Vater zu gefährden.

- Es wurde auch ein guter Weg gefunden, um aus den Erfahrungen zu schöpfen: Sohn und Vater bearbeiten neue Projekte gemeinsam und lernen wechselseitig voneinander.
- Sogar Innovationen und neue Kooperationen waren auf dieser Grundlage möglich. So wurde eine neue technologische Innovation durch Zusammenarbeit mit Wissenschaft initiiert.
- Die Trennung von nicht mehr zeitgemäßem Vorgehen wurde in kleinen Schritten vollzogen. So wurde eine neue Finanzbuchhaltung und insbesondere die Abwicklung von Angeboten und Fällen über EDV eingeführt.
- Der Sohn holte sich für diverse persönliche Schwachstellen Unterstützung, nämlich für sein Zeitmanagement, die Arbeit an seinen Zielen und die neuen Rollenanforderungen.

Ich habe dieses Beispiel gewählt, um aufzuzeigen, wie sich die verschiedenen Ansätze und Methoden, die in diesem Buch beschrieben sind, ergänzen und oftmals in ihrer ganzen Vielfalt benötigt werden.

Danksagung

Ich danke

- meinem Mann Alexander für die professionelle Zusammenarbeit in Institut und Praxis;
- meinem Sohn Marian für die Grafiken, Mindmaps und das kompetente Lösen vieler technischer Fragen;
- Julia Biskupek-Kamleiter und Christel Kumbruck für ihre Beiträge;
- Martin Burger für seine großartige Unterstützung;
- Sabine und Walter Cormann für die Vermittlung der Grundlagen meines systemischen Wissens;
- Carola Fey und Ragna Krbetschek für das Korrekturlesen;
- Stephan Nachreiner für die Cartoons;
- Simone, Tobias, Hanna, Roberta, Luna und Marilu für die Zeichnungen;
- Anna für das Schaf;
- allen Teilnehmerinnen und Teilnehmern meiner Seminare dafür, dass ihr mir die Möglichkeit gabt, mein Wissen weiterzugeben.

Literaturverzeichnis

Achilles, I. (2005). *und um mich kümmert sich keiner: Die Situation der Geschwister behinderter und chronisch kranker Kinder*. München: Reinhard
Aichinger, A. (2003). Auf der Suche nach einer Wildkatzenmutter – Mit Kindern Kreativität wagen. *Zeitschrift für Psychodrama und Soziometrie.* Heft 2, 2003, S. 253 – 267
Ainsworth, M. D. S. & Blehar, M. C., Waters, E. & Wall, S. (1978). *Patterns of attachment.* Hillsdale: Erlbaum
Alt, R., Althaus, H.-J., Schmidt, W., Deutschmann, Ch. & Warneken, B.J. (1994). *Vom Werktätigen zum Arbeitnehmer. Der Umbruch von Arbeitsbeziehungen und Sozialpolitik in ostdeutschen Betrieben.* Düsseldorf: Hans-Böckler-Stiftung
Andreas, S. (1994). *Virginia Satir, Muster ihres Zaubers.* Paderborn: Junfermann
Argyris, C. (2002). *Die lernende Organisation*. Stuttgart: Klett-Cotta. (2. Aufl.)
Asch, S. E. (1946). Forming impressions of personality. *Journal of Abnormal an Social Psychology,* 41, 258-290
Ausloos, G. (2000). *Die Kompetenz der Familien – Wie man sie findet und therapeutisch nutzt.* Heidelberg: Carl-Auer
Bandura, A. (1961) *Bobo-Doll Experiment*, You Tube
Baron-Cohen, S. (2004). *Vom ersten Tag an anders. Das weibliche und das männliche Gehirn.* Düsseldorf: Patmos Verlag
Bass, B. M. & Avolio, B. J. (1994). *Improving organizational effectiveness through transformational leadership.* Thousand Oaks, CA
Bateson, G. (1996). *Ökologie des Geistes.* FrankfurtF a. M.: Suhrkamp
Bateson, G. (1997).*Geist und Natur*. Frankfurt/M.:Suhrkamp
Bateson, G. & Jackson, D. D. & Haley, J. & Weakland, J. H. (1963). A Note on the Double Bind. *Family Process*, Volume 2/3 Issue 1, pages 154–161. Wiley Online Library
Bateson, G. et al. (1988). *Schizophrenie und Familie*. Frankfurt/M.:Suhrkamp
Bauer, C. & Hegemann, T. (2008). *Ich schaffs! – Cool ans Ziel, Das lösungsorientierte Programm für die Arbeit mit Jugendlichen.* Heidelberg: Carl-Auer
Bauer, J. (2006). *Warum ich fühle, was du fühlst. Intuitive Kommunikation und das Geheimnis der Spiegelneuronen*. Hamburg: Hoffmann und Campe
Baumeister. R. F. & Leary, M. R. (1995). The need to belong: Desire for interpersonal attachments as a fundamental human motivation. *Psychological Bulletin,* 117, 497-529
Baumrind, D. (1966). *Effects of Authoritative Parental Control on Child Behavior, Child Development,* 37(4), 887-907. http://www.devpsy.org/teaching/parent/baumrind_styles.html
Berne, E. (2007). *Spiele der Erwachsenen. Psychologie der menschlichen Beziehungen.* Reinbek: rororo
Bengtson, V. (2002). in Konietzka, Dirk & Huinink, Johannes, (2007) *Familiensoziologie, eine Einführung.* S. 227. Frankfurt am Main: Campus Verlag
Bertalanffy, L. v., (1975). *General System Theory.* New York: Braziller
Binkofski, F. Pressemitteilung vom 11. 7. 2015. *Lernen durch Beobachten: Schlag-*

anfallpatienten könnten von Videoverfahren profitieren. https://www.uni-luebeck.de/aktuelles/nachricht/artikel/lernen-durch-beobachten-schlaganfallpatienten-koennten-von-videoverfahren-profitieren.html
Bless, H. & Fiedler, K. & Strack, F. (2004). *Social cognition: How individuals construct social reality.* New York, NY: Psychology Press
Boeree, G. (2007). *Geschichte der Psychologie. Kapitel 4.6 Behaviorismus.* Webside Social Psychology, Zugang 20.9.2013 http://www.social-psychology.de/sp/h1/4.6?pg=all
Böning, U. (1994). *Moderieren mit System.* Wiesbaden: Gabler. (2. Aufl.)
Böning, U. (2006). *Executive-Coaching: „Formel-1"-Coaching oder „Business as usual",* in: Lippmann, E. (2006): *Coaching.* Heidelberg: Springer, 83-99
Bourdieu, P. (1997). Im Gespräch mit Irene Dölling und Margarete Steinrücke. In: Dölling, I., Krais, B. (Hrsg.): Ein alltägliches Spiel. Geschlechterkonstruktion in der sozialen Praxis. Gender Studies. Frankfurt/M.: Suhrkamp
Bowlby, J. (1969). *Attachment and Loss, Vol.1:* Attachment. London: Hogarth Press; New York: Basic Books; Harmondsworth: Penguin
Bowlby, J. (1973). *Attachment and Loss, Vol.2: Separation: Anxiety and Anger.* London: Hogarth Press; New York: Basic Books; Harmondsworth: Penguin
Bowlby, J. (1980). *Attachment and Loss, Vol.3: Loss: Sadness and Depression.* London: Hogarth Press; New York: Basic Books; Harmondsworth: Penguin
Bowlby, J (1988). *A Secure Base.* London: Routledge,
Brodbeck, F. C. , Maier, G. W., Frey, D. (2002). *Führungstheorien.* In D. Frey & M. Irle (Hrsg.) *Theorien der Sozialpsychologie* (Band 2: Gruppen-, Interaktions- und Lerntheorien, Seiten 329-365). Bern: Huber
Buss, D. M. (1985). Human mate selection. *American Scientist*, 87, 47-51
Buss, D. M. (1989). Sex difference in human mate preferences: Evolutionary hypotheses testen in 37 cultures. *Behavioral and Brain Sciences*, 12, 1-49
Cartwright, D. (1959). *A field theory conception of power. In D. Cartwright (Ed.) Studies of social power* (pp. 183-220): Ann Arbor: University of Michigan
Clark, M. S. & Mills, J. (1993). The difference between communal and exchange relationships: What it is and what it is not. *Personality and Spcial Psychology Bulletin*, 19, 684-691.
Diekmann, A. (1996). *Empirische Sozialforschung, Grundlagen, Methoden, Anwendungen.* Berlin: Rowohlt
Cohn, R. C. (1975). *Von der Psychoanalyse zur Themenzentrierten Interaktion.* Stuttgart: Klett-Cotta
Covey, S. R. (2007). *Der Weg zum Wesentlichen.* Frankfurt/M.:Campus
Diem-Wille, G. (2007). *Die frühen Lebensjahre: psychoanalytische Entwicklungstheorie nach Freud.* S. 124. Stuttgart: Kohlhammer
Dießner, H. (2004). *Neue Gruppendynamische Übungen.* Paderborn: Junfermann
Dießner, H. (2005). *Die Gruppe und Ich, Ich und die Gruppe.* Paderborn: Junfermann
Dießner, H. (2005). *Gruppendynamische Übungen & Spiele.* Paderborn: Junfermann
Dörner, K. & Plog. U. (1996). *Irren ist menschlich, Lehrbuch der Psychiatrie und Psy-*

chotherapie. Bonn: Psychiatrie-Verlag
Duden. (1990). *Das Fremdwörterlexikon.* Mannheim: Meyers Lexikonverlag
Duncan, S. L. (1976). Differential social perception and attribution of intergroup violence: Testing the lower limits of stereotyping of blacks. *Journal of Personality and Social Psychology,* 34, 590-598
Eagly, A. H. (1987). *Sex differences in social behaviour: A social role interpretation.* Hillsdale: Erlbaum
Eagly, A. H. & Karau, S. J. (2002). Role congruity theory of prejudice towards female leaders. *Psychological Review*, 109. 573-598.
Eagly, A. H. & Wood, W. (1999). The origins of sex differences in human behaviour: Evolved dispositions versus social roles. *American Psychologist* 54, 408-423
Egle, U. T. & Hoffmann, S. O. & Joraschky, P. (2000). *Sexueller Mißbrauch, Mißhandlung, Vernachlässigung, Erkennung und Therapie psychischer und psychosomatischer Folgen früher Traumatisierungen.* Stuttgart: Schattauer
Einstein, A. (1927). in Heisenberg.1969. *Der Teil und das Ganze* Piper: München,
Ekman, P. (2010). *Gefühle lesen. Wie Sie Emotionen erkennen und richtig interpretieren.* Heidelberg: Spectrum
Endres, H. (31.08.2015). *„Autisten bei SAP, Kennt man einen, kennt man... einen"* .Zugriff 7. 9. 2015 http://www.spiegel.de/karriere/berufsleben/autisten-bei-sap-hoher-iq-und-technisches-verstaendnis-a-1050313.html
Erikson, E. H. (1973). *Identität und Lebenszyklkus.* Berlin: Suhrkamp
Fehr, B. & Russel, J. A. (1991). The concept of love viewed from a prototype perspective. *Journal of Personality and Social Psychology*, 60, 424-238
Festinger, L. (1957). *A theory of cognitive dissonanz.* Stanford, CA: Stanford University Press
Fiedler, F. (1971). Validation and extension of the contingency model of leadership effectiveness: A review of empirical findings. *Psychological Bulletin*, 76, 128-148
Fiske, S. T. & Neuberg, S. L. (1990). *A continuum model of impression formation from category-based to individuating processing: Influences of information and motivation on attention and interpretation.* In M. P. Zanna (Ed), Advances in experimental and social psychology (Vol. 23, pp 1.74). Orlando, FL: Academic Press
Foerster, H. v. (1974). *Cybernetics of Cybernetics, The Control of Control and the Communication of Communication – Original edition prepared by the students enrolled in the ‚Cybernetics of Cybernetics', a course during the Fall Semester 1973 through the Spring Semester of 1974 at the University of Illinois,* Urbana, Illinois. 2. Auflage. 1995 Minneapolis (Minn.): Future Systems Inc.
Foerster, H. v. (1993). *KybernEthik.* Berlin: Merve Verlag
Foerster, H. v. (1997). *Wissen und Gewissen.* Frankfurt/M.:Suhrkamp
Foerster, H. v. (1998). *Wahrheit ist die Erfindung eines Lügners.* Heidelberg: Carl-Auer
Fraiberg, S. (1980). Zitat in Papusek, M. & Wollwerth de Chuquisengo, R. *Auswirkung mütterlicher Traumatisierungen auf Kommunikation und Beziehung in der frühen Kindheit,* (2003) in Brisch, K-H. & Hellbrügge. (Hrsg.). (2003). Bindung und

Trauma. S. 149. Stuttgart: Klett-Cotta

Furman, B. (2007). *Ich schaffs! Spielerisch und praktisch Lösungen mit Kindern finden – Das 15-Schritte-Programm für Eltern, Erzieher und Therapeuten.* Heidelberg: Carl-Auer

Geertz, C. (1994). *Dichte Beschreibung. Beiträge zum Verstehen kultureller Systeme,* Frankfurt/M.: Suhrkamp

Glasersfeld, E. v. (1993). *Radikaler Konstruktivismus.* Frankfurt/M.:Suhrkamp

Goeudevert, D. (1996). *Wie ein Vogel im Aquarium. Aus dem Leben eines Managers.* Berlin: Rowohlt

Goffmann, E. (1976). *Wir alle spielen Theater.* München: Piper

Goleman, D. (1996). *Emotionale Intelligenz.* München: Hanser

Gottman, J. M. & Levenson, R. L. (1988). *The social psychophysiology of marriage.* In P. Noller & M. A. Fitzpatrick (Eds.) Perspectives on marital interaction (pp. 182-200). Clevedon: Multilingual Matters

Grabe & Bucy (2009). in Nagel, Friederike (2012). *Die Wirkung verbaler und nonverbaler Kommunikation in TV-Duellen, Eine Untersuchung am Beispiel von Gerhard Schröder und Angela Merkel.* S. 53. Wiesbaden: Springer, VS Research

Grossman, M. & Wood, W. (1993). Sex differences in intensity of emotional experience: A social role interpretation. *Journal of Personality an Social Psychology*, 65, 1010-1020

Grünberg, K. (2002). *Tradierung des Nazi-Traumas und Schweigen.* In Sachsse, U. et al. *Trauma und Gesellschaft, Vergangenheit in der Gegenwart.* S.34-64. Göttingen: Vandenhoeck & Ruprecht

GtV Bundesverband Geothermie, *Lexikon der Geothermie,* Zugriff 17.10. 2013 http://www.geothermie.de/wissenswelt/glossarlexikon/g/gleichgewicht-radioaktives.html

Haas, W. (2005). *Familienstellen-Therapie oder Okkultismus? Das Familienstellen nach Hellinger kritisch beleuchtet.* Heidelberg: Asanger Verlag GmbH Kröning

Haley, J. (1977). *Direktive Familientherapie.* München: Pfeiffer

Hargens, J. (2013). *Systemische Therapie ... und gut, Ein Lehrstück mit Hägar.* Dortmund: Verlag modernes Lernen

Haslam, S. A. & Turner, J. C. (1992). Context-dependent variation in social stereotyping 2: The relationship between frame of reference, self-categorization and accentuation. *European Journal of Social Psychology,* 22, 251-277

Hazan, C. & Shaver, P. (1987). Romantiv love conceptualized as an attachment process. *Journal of Personality and Social Psychology,* 52, 511-524

Heineken, E. & Habermann, T. (1994). *Lernpsychologie für den beruflichen Alltag.* S. 48. Heidelberg: Sauer

Heisenberg, W. (1969). *Der Teil und das Ganze, Gespräche im Umkreis der Atomphysik.* München: Piper

Hines, M. (2004). *Brain Gender.* New York: Oxford University Press

Hellbrügge, T. & Brisch, K. H. (Hrsg.) (2003). *Bindung und Trauma, Risiken und Schutzfaktoren für die Entwicklung von Kindern.* Stuttgart: Klett-Cotta

Hoffman & Hoffman (1977). in Konietzka, Dirk & Huinink, Johannes. (2007) *Familiensoziologie, eine Einführung.* S. 171. Frankfurt am Main: Campus Verlag

Hollander, E. P. (1995). *Organizational leadership and followership*. Im P. Collet & A. Furnam (Eds.) Social Psychology at Work (pp. 69-87). London: Routledge

Holmes, T. H. & Rahe, R. H. (1967). *Life-Event-Theorie*. Zugriff: 5. 9. 2015: http://www.stress-ratgeber.de/definition/stresstheorien/holmes%20und%20rahe

Huber, M. (2003). *Trauma und Traumabehandlung Teil 1 und 2*. Paderborn: Junfermann

Internationale Klassifikation psychischer Störungen. *ICD Kaitel V (F). 2005. Klinisch diagnostische Leitlinien.* Bern: Hans Huber Verlag

Islam, M. R. & Hewstone, M. (1993). Intergroup attributions and affective consequences in majority and minority groups. *Journal of Personality and Social Psychology,* 64, 936-950.

Janis, I.L. (1972). *Victims of groupthink.* Boston

Judge, T. A., Bono, J.E., Ilies, R. & Gerhardt, M. W. (2002). Personality and leadership: A qualitative and quantitive review. *Journal of Applied Psychology*, 87, 765-780

Kimura, D. (1999). *Sex and cognition.* Cambridge, Massachusetts: Bradford

Kirkpatrick, L. A. & Hazan, C. (1994). Attachment styles and close relationships: A four-year prospective study. *Personal Relationships,* 1, 123-142

Konietzka, D. & Huinink, J. (2007) .*Familiensoziologie, eine Einführung*. Frankfurt am Main: Campus Verlag

König, O. & Schattenhofer, K. (2007). *Einführung in die Gruppendynamik.* Heidelberg: Carl-Auer

Königswieser, R. & Hillebrand, M. *(2007). Einführung in die systemische Organisationsberatung.* Heidelberg: Carl-Auer

Königswieser, R., Cichy, U. & Jochum, G. (2001). *SIMsalabim. Veränderung ist keine Zauberei.* Stuttgart: Klett-Cotta

Kumbruck, C. & Derboven, W. (2006). Ein Training zur Förderung interkultureller Kompetenzen in der Arbeit, in: *Wirtschaftspsychologie aktuell* No 1, 21-24

Kumbruck, C. & Derboven, W. (2009). *Interkulturelles Training. Trainingsmanual zur Förderung interkultureller Kompetenzen in der Arbeit*, Heidelberg: Springer (2. überarb. Aufl.)

Kumbruck, C., Gnosa, H. & Nickel, W. (2005). Organisationsstellen: Was bewirkt es, was nicht? Ergebnisse einer Evaluation, in: *Journal für Psychologie*, 4, 404-419

Kumbruck, C. & Kleestorfer, E. (2005). *Doppelwirklichkeiten und Doublebinds in Organisationen,* in: Sautter, C. (Hrsg.). Doublebinds Verstehen und lösen. S.149-182 Ravensburg: Verlag für Systemische Konzepte

Kunda, Z. & Thagard, P. (1996). Forming impressions from stereotypes, traits, and behaviors: A parallel-constraint-satisfactory theory. *Psychological Review,* 29 (3), 299-304

Landy, D. & Sigall, H. (1976). Beauty is talent: Task Evaluation as a Function of Performer's Physical Attractive-ness. *Journal of Personality and Social Psychology*. 29 (3), 299-304

Laing, R. D. (1988). In Bateson et al. *Schizophrenie und Familie.* Frankfurt: Suhrkamp

Lee, J. A. (1973). *The colours of love: An exploration oft he ways of loving.* Don Mills: New Press

Leibenstein, H. (1957). in Konietzka, Dirk & Huinink, Johannes. (2007) *Familiensoziologie, eine Einführung.* S. 171. Frankfurt am Main: Campus Verlag

Lewin, K. (1951). *Field theory in social science.* New York, NY: Harper & Row

Lewin, K. (1963). *Feldtheorien in den Sozialwissenschaften, ausgew. theor. Schriften.* Bern u.a. (Huber)

Lewin, K. (1964). Group dynamic and social change, in: *Social change*, 354-361.

Lippmann, E. (2006). *Coaching.* Heidelberg: Springer.

Lippitt, R., White, R. K. (1943). *The ‚social climate' of children's groups.* In R. G. Barker, J.S. Kounin & H. F. Wright (Eds.) *Child behavior and development: A course of representative studies* (pp. 485-508). New York, NY: McGraw-Hill

Lord, R. G. & Maher, K. J. (1990). *Perception of leadership and their implications in organizations.* In J. Caroll (Ed.) *Applied Social Psychology and Organizational Settings,* (pp. 129-154). Hillsdale, NJ: Earlbaum

Luhmann, N. (1964). *Funktionen und Folgen formaler Organisationen.* Berlin: Duncker & Humblot.

Luhmann, N. (1984). Die Wirtschaft der Gesellschaft als autopoetisches System. *Zeitschrift für Soziologie* 13, S. 308-327

Maturana, H. R. & Pörksen, B. (2014). *Vom Sein zum Tun: Die Ursprünge der Biologie des Erkennens.* Heidelberg: Carl-Auer

McGoldrick, G. (1990.) *Genogramme in der Familienberatung*. Bern: Hans Huber,

Merton, R. K. (1948). The Self-Fulfilling Prophecy. *The Antioch Review* Vol. 8, No. 2, pp. 193-210

Minuchin, S., Montalvo, B., Guerney, B., Rosman, B., & Schumer, F. (1967). *Families of the slums.* New York, NY: Basic Books.

Minuchin, S. (1976). *Familie und Familientherapie, Theorie und Praxis struktureller Familientherapie.* Freiburg: Lambertus

Minuchin, S. & Rosman, B. (1978). *Psychosomatische Krankheiten in der Familie.* Stuttgart: Klett Cotta

Moreno, J.L. (1959). *Gruppenpsychotherapie und Psychodrama.* Stuttgart: Thieme.

Moreno, J. L. (2001). *Psychodrama und Soziometrie: Essentielle Schriften*. Edition Humanistische Psychologie

Napier, A. Y. & Whitaker, C. A. (1984). T*atort Familie. Beispiel einer erfolgreichen Familientherapie.* München: Diederichs

Nardone, G. (1997). *Systemische Kurztherapie bei Zwängen und Phobien*. Bern: Hans Huber

Nardone, G. (2007). *Pirouetten im Supermarkt, Strategische Interventionen für Therapie und Selbsthilfe.* Heidelberg: Carl-Auer

Nardone, G. & Watzlawick, P. (1994). *Irrwege, Umwege und Auswege, zur Therapie versuchter Lösungen.* Bern: Hans Huber

Neuberger, O. (1995). Mikropolitik. *Der alltägliche Aufbau und Einsatz von Macht in Organisationen.* Stuttgart: Enke.

Neuberger, O. (1995b). *Führen und geführt werden.* Stuttgart: Enke (5. Aufl.)
Newman, L.S. & Duff, K.J. & Baumeister, R.F. (1997). A new look at defensive projektion: Thought supression, accessibility, and biased person perception. *Journal of Personality and Social Psychology,* 72, 980-1001
Picca, M. della (2006). *Coaching von Führungspersonen im unteren und mittleren Management.* In: Lippmann, E. (2006): Coaching. Heidelberg: Springer, 69-82
Pesso, A. (1998). *Dramaturgie des Unbewussten.* Stuttgart: Klett-Cotta
Reddemann, L. (2001). *Imagination als heilsame Kraft.* Stuttgart: Pfeiffer bei Klett-Cotta
Renner, K-H. & Ströhlein, G. (2012). *Einführung in die Forschungsmethoden der Psychologie.* Kurs 3401 S. 56-59. Hagen: FernUniversität
Richter, H. E. (1976). *Patient Familie, Entstehung, Struktur und Therapie von Konflikten in Ehe und Familie.* Berlin: Rowohlt
Rotthaus, W. (1998). *Wozu erziehen? Entwurf einer systemischen Erziehung.* Heidelberg: Carl-Auer
Rotthaus, W. (Hrsg.)(2001). *Systemische Kinder- und Jugendlichenpsychotherapie.* Heidelberg: Carl-Auer
Rusbuld, C. E. & Buunk, B. P. (1993). Commitment processes in close relationships: An interdependence analysis. *Journal of Social and Personal Relationships*, 10(2), 175-204
Rusbult, C. E. , Olsen, N. , Davis, J. L. & Hannon, P. A. (2001). *Commitment and relationship maintenance mechanisms.* In J. Harvey & A. Wenzel (Eds), *Close romantic relationships: Maintenance and enhancement* (pp. 87–113). Mahwah, NJ: Erlbaum
Russell, B. (1903). *The Principles of Mathematics*, Ch. X. Cambridge
Saint-Exupéry, A. (1950). *Der kleine Prinz*, Kapitel XXI. Düsseldorf: Karl Rauch Verlag
Satir, V. (1999). Kommunikation, Selbstwert, Kongruenz. Paderborn: Junfermann
Satir, V. (1973). *Familienbehandlung: Kommunikation und Beziehung in Theorie, Erleben und Therapie.* 11. Auflage 2003. Freiburg: Lambertus
Satir, V. & Banmen, J. & Gerber, J. & Gomori, M. (1995). *Das Satir-Modell, Familientherapie und ihre Erweiterung.* Paderborn: Junfermann
Sautter, C. (2014). *Eltern: Wunschbild – Feindbild, die unstillbare Sehnsuch nach bedingungsloser Liebe.* Ravensburg: Verlag für Systemische Konzepte
Sautter, C. (7. Auflage 2015). *Wenn die Seele verletzt ist. Trauma – Ursachen und Auswirkungen.* Ravensburg: Verlag für Systemische Konzepte
Sautter, C. (Hrsg.) (2013). *Ein Märchen für dich, Lösungen aus der systemischen Werkstatt für Erwachsene.* Ravensburg: Verlag für Systemische Konzepte
Sautter, C. & Sautter, A. (2007). *Alltagswege zur Liebe, Familienstellen als Erkenntnisprozess.* Wien: Ibera
Sautter, C. & Sautter, A. (2008). *Den Drachen überwinden, Vorschläge zur Traumaheilung,* Ravensburg: Verlag für Systemische Konzepte
Sautter, C. & Sautter, A. (2013). *Aufstellen: systemisch richtig! Was Sie über Aufstellungen wissen sollten und wie Sie sich darauf vorbereiten können*. Ravensburg: Verlag für Systemische Konzepte
Sautter, C. & Sautter, A. (6. Auflage 2015). *Wege aus der Zwickmühle, Doublebinds*

verstehen und lösen. Ravensburg: Verlag für Systemische Konzepte
Sautter, C. & Sautter, A. (3. Auflage 2014). *Wenn die Masken fallen, Paare auf dem Weg zum Wir.* Ravensburg: Verlag für Systemische Konzepte
Sautter, C. & Sautter, A. (2015). *Familienstellen nach Virginia Satir.* in K. Nazarkiewicz & K. Kuschik (Hg) *Handbuch Qualität in der Aufstellungsleitung.* S.285-303. Göttingen: Vandenhoeck & Ruprecht
Schachter, S. (1964). *The interaction of cognitive and physiological determinants of emotional states.* In: L. Berkowitz (Hrsg.) *Advances in experimental social psychology*. New York: Academic Press
Schindler, R. (1957). Grundprinzipien der Psychodynamik in der Gruppe. *Psyche,* 11, 308-314
Schindler, R. (1971). *Die Soziodynamik in der therapeutischen Gruppe*. In A. Heigl-Evers (Hrsg.) *Psychoanalyse und Gruppe* (S. 21 – 32). Göttingen: Vandenhoeck und Ruprecht
Schlippe, A. v. & Schweitzer, J. (2003). *Lehrbuch der systemischen Therapie und Beratung.* Göttingen: Vandenhoeck & Ruprecht
Schlippe, A. v. (1995). *Familientherapie im Überblick.* Paderborn: Junfermann
Schlippe, A. v. & Grabbe, M. (Hg.) (2007). *Werkstattbuch Elterncoaching. Elterliche Präsenz und gewaltloser Widerstand in der Praxis.* Göttingen: Vandenhoeck und Ruprecht
Schlippe, A. v. & Omer, H. (2008). *Autorität durch Beziehung, Die Praxis des gewaltlosen Widerstands in der Erziehung.* Göttingen: Vandenhoeck und Ruprecht
Schmidt-Tanger, M. & Stahl, T. (2007). *Change Talk.* Paderborn: Junfermann. (2. Aufl.)
Schnarch, D. (2009). *Die Philosophie der sexuellen Leidenschaft.* München: Piper
Schreyögg, A. (2002). *Konfliktcoaching.* Berlin: Campus
Schulz von Thun, F. (1981). *Miteinander Reden* 1 und 2. Reinbek: Rowohlt
Schulz von Thun, F. (1998). *Miteinander Reden 3: Inneres Team und situationsgerechte Kommunikation.* Reinbek: Rowohlt
Selg, H. & Schermer, F. J. (2011). *Lernen.* in Schütz& Brand & Selg & Lautenbacher *Psychologie, Eine Einführung in ihre Grundlagen und Anwendungsfelder.* S. 105 - 108. Stuttgart: Kohlhammer
Selvini Palazzoli, M. & Boscolo, L. & Cecchin, G. & Prata. G. (1977). *Paradoxon und Gegenparadoxon.* Stuttgart: Klett-Cotta
Selvini-Palazzoli, M., Anolli, L., DiBlasio, P., Giossi, L., Pisano, J., Ricci, C., Sacchi, M., Ugazio, V. (1988). *Hinter den Kulissen der Organisation.* Stuttgart: Klett-Cotta (3. Aufl.)
Selvini, Matteo (Hrsg.) (1992). *Mara Selvinis Revolutionen, Die Entstehung des Mailänder Modells.* Heidelberg: Carl-Auer
Selye, H. (1953). *Einführung in die Lehre vom Adaptationssyndrom*. Stuttgart: Thieme
Senge, P.M. (1996). *Die fünfte Disziplin.* Stuttgart: Klett-Cotta
Sennett, R. (1998). *Der flexible Mensch.* Berlin: Berlin-Verlag.

Shazer, S. de. (1998). *Das Spiel mit den Unterschieden*. Heidelberg: Carl-Auer
Shazer, S. de. (2005). *Wege der erfolgreichen Kurztherapie*. Stuttgart: Klett-Cotta
Shazer, S. de. (2008). *Der Dreh, Überraschende Wendungen und Lösungen in der Kurzzeittherapie.* Heidelberg: Carl-Auer
Simon, F. B. & Rech-Simon, C. (1999). *Zirkuläres Fragen, Systemische Therapie in Fallbeispielen: Ein Lernbuch.* Heidelberg: Carl-Auer
Simon, F. B., (Hrsg.) (1997). *Lebende Systeme, Wirklichkeitskonstruktionen in der systemischen Therapie.* Frankfurt a. M.:Suhrkamp
Simon, F.B. (2002) (Hrsg.). *Die Familie des Familienunternehmens: Ein System zwischen Gefühlen und Geschäft.* Heidelberg: Carl-Auer.
Snyder, M. & Swann, W. B. (1978). Hypothesis-testing processes in social interaction. *Journal of Personality and Social Psychology,* 36, 1202-1212
Spitz, R. (1992). *Vom Säugling zum Kleinkind.* Stuttgart: Klett-Cotta
Steiner, T. & Berg, I. K. (2009). *Handbuch Lösungsorientiertes Arbeiten mit Kinde*rn. Heidelberg: Carl-Auer
Steinhauser, C. (2002). *Lösungsorientierte Kurztherapie nach Steve de Shazer, Wurzeln, Grundannahmen, Methodik.* Abschlussarbeit zur Erlangung des Grades Master of Arts am Psychology Department der Cosmopolitan University Jefferson-City, Miami
Stenger, C. (2004). *Warum fällt das Schaf vom Baum? Gedächtnistraining mit der Jugendweltmeisterin.* Frankfurt: Campus Verlag
Sternberg, R. J. (1986). A triangular theory of love. *Psychological review*, 93, 119-135
Sternberg, R. J. (1987). Liking versus loving: A comparative evaluation of theories. *Psychological Bulletin,* 102, 331-345
Stierlin, H. (1997). Verrechnungsnotstände: Über Gerechtigkeit in sich wandelnden Beziehungen, in: *Gruppendynamik* 22/2, 136-155.
Stogdill, R. M. (1948). Personal factors associated with leadership. A survey oft he literature. *Journal of Psychology*, 24, 35-71
Stürmer, S. & Lück, H. & Barth, M. & Lotz-Schmitt, K. & Bodansky, A. M. (2015). *Einführung in die Sozialpsychologie I: Personale und interpersonale Prozesse.* Kurs 3407. Hagen: FernUniversität
Stürmer, S. (2015). *Einführung in die Sozialpsychologie II: Intragruppale und intergruppale Prozesse.* Kurs 3408. Hagen: FernUniversität
Tajfel, H., Billig, M. G., Bundy, R. P., & Flament, C. (1971). Social categorization an intergroup behaviour. *European Journal of Social Psychology*, 1, 149-178
Tajfel, H. & Turner, J. C. (1986). *The social identity theory of intergroup behaviour.* In S. Worchel & W. G. Austin (Eds.) *Psychology of intergroup relations* (pp. 7-24). Chicago, IL: Nelson-Hall
Thibaut, J. & Kelley, H.H. (1959). *The social psychology of groups.* New York, NY: Wiley
Thorndike, E. L. (1920). A constant error in psychological ratings. *Journal of Applied Psychology,* 4 (1), 25-29

Tomm, K. (2009). *Die Fragen des Beobachters, Schritte zu einer Kybernetik zweiter Ordnung in der systemischen Therapie*. Heidelberg: Carl-Auer

Tomann, W. (1991): *Familienkonstellationen*. München (5. Aufl.)

Tomann. W. (1996). in Arnold, Eysenck, Meili. *Lexikon der Psychologie*. S. 2386. Augsburg: Bechtermünz

Turner, J. C., Hogg, M. A., Oakes, P. J., Reicher, S. D., & Wetherell, M. S. (1987). *Rediscovering the social group. A self-categorization theory*. Oxford: Basil Blackwell

Tversky, A. & Kahnemann, D. (1981). The framing of decision and the psychology of choice. *Science*, 22, 453-458

Van der Kolk, B. & McFarlane, A.C. &Weiaeth, L. (Hrsg.) (2000). T*raumatic Stress, Grundlagen und Behandlungsansätze*, Paderborn: Junfermann

Varela, F. J. & Maturana, H. R. & Uribe, R. (1974). Autopoiesis. *Biosystems*, 5, 1974, S. 187 -196

Vogt-Hillman, M. & Burr, W. (Hrsg.). (2009). *Kinderleichte Lösungen, Lösungsorientierte kreative Kindertherapie.* Dortmund: Borgmann

Von Ameln, F. & Kramer, J. (2007). *Organisationen in Bewegung bringen*. Heidelberg: Springer.

Watzlawick, P. & Beavin, J. H. & Jackson, D. (1969). *Menschliche Kommunikation*. Bern: Huber

Watzlawick, P. (2005). *Wie wirklich ist die Wirklichkeit?* München: Piper

Watzlawick, P. & Nardone, G. (Hrsg.) (2005). *Kurzzeittherapie und Wirklichkeit*. München: Piper

Wertheimer, M. (1912). *On perceived Motion and Figural Organization.* Mit University Press Group Ltd (2012)

Wertheimer, M. (1924). Über Gestalttheorie, Vortrag vor der KANT-Gesellschaft, Berlin, am 17. Dezember 1924. *Philosophische Zeitschrift für Forschung und Aussprache 1*, 39-60 (1925)

Wienands, A. (2000). *Palo Alto, Die Wiege des systemischen Denken*s, www.GST-Palo-Alto-strategisch

Wissenschaftlicher Beirat für Familienfragen (2005). in Konietzka, Dirk & Huinink, Johannes. (2007). *Familiensoziologie, eine Einführung*. S. 227. Frankfurt a.M.: Campus Verlag

www.juraforum.de/lexikon/elterliches-zuechtigungsrecht, Zugriff 19. 9. 2013

Stichwortverzeichnis

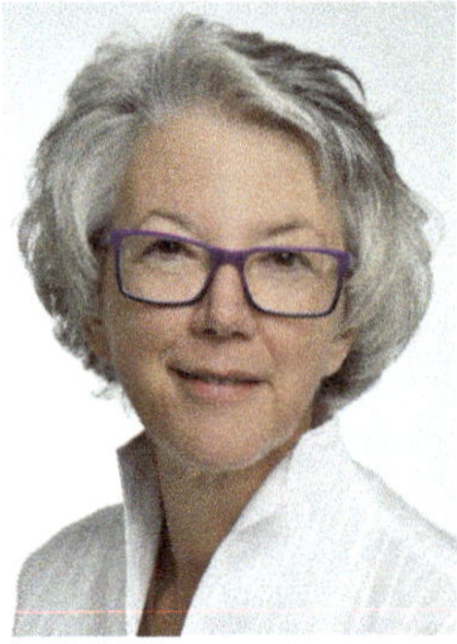

Christiane Sautter

Jahrgang 1956, verheiratet, ein Sohn, Staatsexamen in Musikpädagogik, Flötistin mit Konzertexamen, Stipendiatin des Deutschen Akademischen Austauschdienst (DAAD). Sie unterrichtete 20 Jahre lang Kinder und Erwachsene an verschiedenen künstlerischen Ausbildungsinstituten und konzertierte mit dem Süddeutschen Kammertrio. Sie machte Ausbildungen zur Familientherapeutin (DGSF), Supervisorin (DGSF) und Kindertherapeutin. Sie ist Heilpraktikerin für Psychotherapie. Zu Fortbildungszwecken studiert sie Psychologie an der FernUniversität Hagen im Akademiestudium.
Seit 1996 führt sie zusammen mit ihrem Mann Alexander eine Gemeinschaftspraxis für systemische Therapie und leitet seit 2002 das Institut für Systemische Weiterbildung. Sie ist Autorin zahlreicher Fachbücher und Veröffentlichungen.

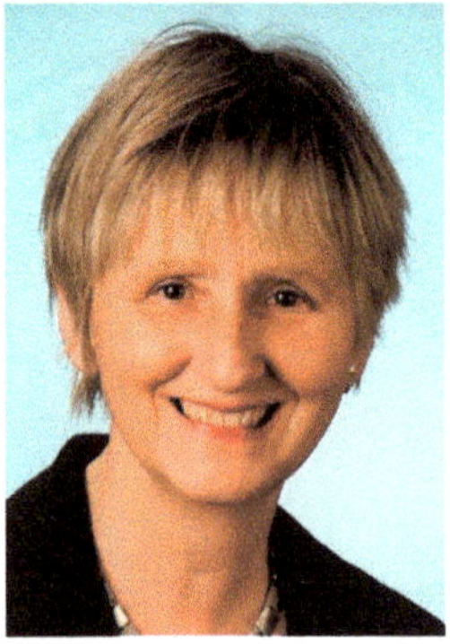

Prof. Dr. Christel Kumbruck

Jahrgang 1952, eine Tochter. Sie ist promovierte und habilitierte Arbeits- und Organisationspsychologin und Arbeitswissenschaftlerin, Mitglied im Bund Deutscher Psychologen. Nach Vertretungs- und Gastprofessuren an den Universitäten TU Hamburg-Harburg und Klagenfurt ist sie heute Professorin für Wirtschaftspsychologie an der FH Osnabrück. Außerdem arbeitet sie als Unternehmensberaterin und Coach für internationale Konzerne und für klein- und mittelständische Unternehmen. Sie veröffentliche den Artikel „Doppelwirklichkeiten und Doublebinds in Organisationen“ in dem Buch „Wege aus der Zwickmühle“ und mit Wibke Derboven das Fachbuch „Interkulturelles Training“.

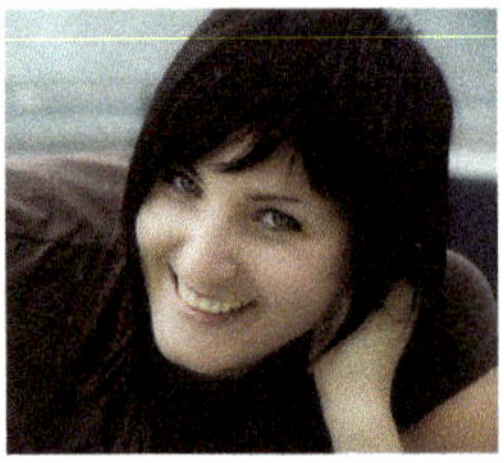

Julia Biskupek-Kamleiter

Jahrgang 1975, verheiratet, ein Sohn und eine Tochter, absolvierte ein Schauspielstudium an der Freiburger Schauspielschule und arbeitete zwei Jahre in Coburg als Schauspielerin. 2003 machte sie sich als Kommunikationstrainerin selbstständig. Es folgten Ausbildungen zum Managementcoach und zur systemischen Beraterin. Sie ist Heilpraktikerin für Psychotherapie und arbeitet in eigener Praxis und deutschlandweit als Coach in Unternehmen. Sie veröffentlichte den Artikel „Der Untergang der Titanic oder wie wir aneinander vorbeireden“ in dem Buch „Wenn die Masken fallen, Paare auf dem Weg zum Wir“.

Nachweis des Bildmaterials

Cartoons:
Stephan Nachreiner — S. 25, 51, 53, 56, 63, 65, 80, 95, 98, 100, 101, 102, 103, 115, 219

Mindmaps:
Marian Sautter — S. 10, 11, 29, 66, 85, 112, 151, 173, 239, 275

Grafiken:
VSK — S. 18, 32, 106, 150, 151, 153, 170, 171, 245, 249, 271, 289
Marian Sautter — S. 61, 62, 63, 64, 93, 110, 11, 125, 290

Zeichnungen:
Tobias Rothenhäusler — S. 105, Simone Rothenhäusler — S. 137, Hanna Rothenhäusler — S. 161, Roberta Hoffmann — S. 158, Marilu und Luna Bühring — S. 160

Fotos:
Xenia Bluhm — S. 108, Verlag für Systemische Konzepte — S. 120, Claudia Fink — S. 148, 149
Manuel Heine — S. 164, Alexander Sautter — S. 242, 291, Sabine Kunzer — Foto Sautter S. 318